QIANBIAOQIGUAN JI ZUZHI CHAOSHENG ZHENDUANXUE

浅表器官及组织超声诊断学

第三版

主 编／姜玉新 李建初 夏 宇

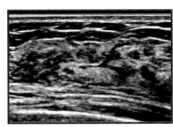
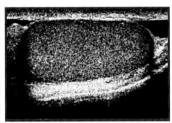

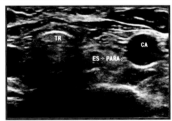
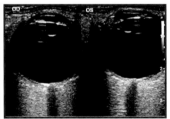

科学技术文献出版社

SCIENTIFIC AND TECHNICAL DOCUMENTATION PRESS

·北京·

图书在版编目（CIP）数据

浅表器官及组织超声诊断学 / 姜玉新，李建初，夏宇主编. —3版. —北京：科学技术文献出版社，2020.5

ISBN 978-7-5189-5143-7

Ⅰ.①浅… Ⅱ.①姜… ②李… ③夏… Ⅲ.①人体组织学—超声波诊断 Ⅳ.① R445.1

中国版本图书馆 CIP 数据核字（2019）第 018945 号

浅表器官及组织超声诊断学 . 第三版

策划编辑：薛士滨　　责任编辑：薛士滨　刘英杰　　责任校对：王瑞瑞　　责任出版：张志平

出　版　者	科学技术文献出版社
地　　　址	北京市复兴路15号　　邮编　100038
编　务　部	(010) 58882938，58882087（传真）
发　行　部	(010) 58882868，58882870（传真）
邮　购　部	(010) 58882873
官 方 网 址	www.stdp.com.cn
发　行　者	科学技术文献出版社发行　全国各地新华书店经销
印　刷　者	北京地大彩印有限公司
版　　　次	2020 年 5 月第 3 版　2020 年 5 月第 1 次印刷
开　　　本	889×1194　1/16
字　　　数	585千
印　　　张	23.25
书　　　号	ISBN 978-7-5189-5143-7
定　　　价	198.00元

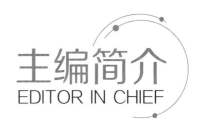

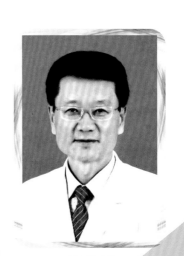

姜玉新

北京协和医院超声医学科主任医师、教授、博士生导师。现任中华医学会超声医学分会主任委员、北京医学会超声医学分会主任委员，中国医师协会副会长，北京协和—美国杰斐逊超声教育中心主任，亚洲超声医学与生物学联合会副主席，中华医学超声杂志（电子版）总编辑。临床与科研工作方向：超声造影、乳腺癌超声早期诊断、甲状腺结节超声诊断、血管与妇产科超声。承担了国家"九五"科技攻关，"863"计划，"十一五""十二五"国家科技支撑计划、国家自然科学基金、教育部博士点基金等多项课题。发表论文及合作发表论文230余篇。主编《医学超声影像学》等多部超声医学教材及专著。科研成果多次获得中华医学科技进步奖、教育部科学进步奖。被评为卫生部有突出贡献中青年专家，享受国务院政府特殊津贴。

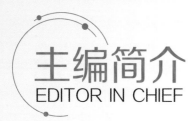

主编简介
EDITOR IN CHIEF

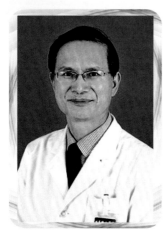

李建初

北京协和医院超声医学科主任、教授、博士生导师。现任中华医学会超声医学分会委员兼秘书长、北京医学会超声医学分会候任主任委员兼秘书长、北京医师协会超声专科医师分会会长、北京市超声医学质控中心主任等。担任多家杂志编委。2001年美国纽约大学医学院蒙萨拉医院访问学者。发表专业论文80余篇。主编专著4部，参与撰写十余部。主持国家级和北京市基金课题6项，获省部级科学技术进步奖5项。

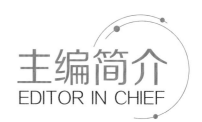

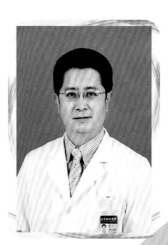

夏 宇

北京协和医院超声医学科副主任，主任医师、硕士生导师。中国医师协会超声专业委员会血管超声分会常务委员，中国临床肿瘤学会（CSCO）甲状腺癌专家委员会委员，北京协和医院教育委员会委员。2008年在日本近畿大学学习超声造影及介入超声新技术，2011—2012年在美国加州大学圣地亚哥分校学习超声分子成像新技术。近年来，参与并承担多项国家级及省部级科研项目，发表SCI论文十余篇。担任卫计委"十三五"专科规划教材《医学影像学》副主编、卫计委"十三五"研究生规划教材《浅表器官超声诊断学》副主编。

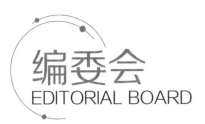

編委会
EDITORIAL BOARD

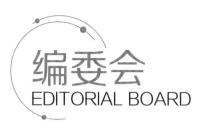

编委会
EDITORIAL BOARD

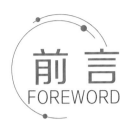

前言
FOREWORD

　　2009年，《浅表器官及组织超声诊断学》初版发行九周年之际，我们推出了本书的第二版，深受广大同行的欢迎和厚爱。如今，又是一个九年，伴随着临床医学的飞速发展，浅表器官疾病对超声检查的需求日益增多，诸如超微血流成像、新型剪切波弹性成像、三维超声、全景超声等超声新技术也陆续涌现，应用于临床并逐渐成熟，浅表器官超声的现状已明显不同于往昔。应广大医务人员的热切要求，我们对本书予以更新和再版。

　　本次再版，沿袭了第一版的体例，首先对文中的部分错漏之处进行了修正。其次依据当下浅表器官临床医疗的发展及超声检查的应用现状，对第二版的内容予以调整，分别从相关临床、超声表现及诊断要点三个方面对疾病予以阐述。同时增加了病种和病例数，更新了大部分的病例配图。此外，本次再版编委会着重设计了全新的网络增值服务，并通过二维码技术将其植入书中，内容丰富翔实、获取途径简洁高效，方便读者参考学习。

　　本书编写过程中得到了各位编委的鼎力支持，衷心感谢各位编委在书稿撰写过程中精益求精和认真负责的态度。此外，本版的修订仍沿用了第二版中的部分文字和配图，在此，对第二版的编者表示由衷的感谢！

　　由于编写时间仓促，书中不尽人意之处在所难免，希望广大同人不吝赐教，以便日后修订，逐步完善。

姜玉新

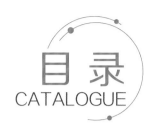

目 录
CATALOGUE

第一章 总论

第一节 概述

早在 20 世纪初，超声波便被用于军事及工业领域，医学超声的出现则始于 1942 年，德国人 Dussik 应用 A 型超声穿透法探测颅脑占位病变，开创了超声诊断疾病的先河。

超声用于浅表器官及组织疾病的诊断，最早始于 20 世纪 50 年代的眼科医学。1956 年，美国眼科医师 Mundt 和 Hughes 首先将 A 型超声用于眼部占位病变；1958 年，芬兰 Oksala 用 A 型超声诊断视网膜剥离；同年，Baum 等用 B 型超声诊断眼内疾病；直到 20 世纪 70 年代，Ronson 使用眼科专用超声诊断仪后，眼科超声才得以迅速地发展。甲状腺的 A 型超声诊断，从 20 世纪 50 年代开始应用于临床，但当时仅能测定甲状腺囊、实性病变。1962 年，日本藤本应用 B 型超声对 103 例甲状腺肿瘤进行了分析，并将其分为四型。甲状旁腺的超声诊断起步较晚，1975 年，Arima 首先报道应用 B 型超声水槽静态法对 10 例甲状旁腺功能亢进者进行了定位。1978 年，Sample 对甲状旁腺疾病进行了全面分析，指出应用频率为 5 MHz 的静态超声诊断仪不能显示正常大小的甲状旁腺，当其直径超过 5 mm 时，超声有可能显示进而做出诊断。乳腺的超声诊断是广大超声工作者关注的焦点。早在 20 世纪 50 年代，Wild（1951 年）、贺井敏夫（1952 年）和 Howry（1954 年）三人开始应用超声诊断乳腺疾病，被人们称为乳腺超声诊断的三位开拓者；20 世纪 60 年代，加入这一行列的代表有：澳大利亚的 Jellins、Reeve 及 Kossof，美国的 Kelly-Fry，英国的 Wells 及日本的小林利次等，他们对乳腺超声的发展做出了巨大的贡献。骨与关节的超声诊断则始于 1952 年，当时 Howry 用 B 型超声仪对四肢进行了复合扫查，但真正应用于临床是在 20 世纪 60 年代。涎腺的超声诊断起步较晚，20 世纪 70 年代，Wagai 及 Macridis 应用 35 MHz 探头加水囊对腮腺进行扫查，获得了成功，开创了在该领域的先例。皮肤及皮下组织的超声诊断，由 Alexander 在 1979 年首次报道，他应用超声对皮肤及皮下组织的厚度进行了测量。高频探头（10～20 MHz）的出现，使皮肤及皮下等浅表组织的超声探测，不仅成为可能，而且有了迅速的发展。综上所述，浅表器官及组织的超声诊断，虽然发展较晚，但随着超声造影、三维超声、弹性成像、超微血流成像等新技术的应用，在 21 世纪有着广阔的前景。

第二节 超声诊断的内容及优缺点

超声波属纵波，即机械振动波。它在不同的总介质中，传播速度亦不相同。超声对人体软组织、脏器（如膀胱、胆囊）内液体有良好的分辨力，有利于诊断及鉴别微小病变。因此，超声不仅能用于心脏、腹腔等脏器，同时，对浅表器官及组织也能进行诊断，而且效果良好。超声的检查内容：①浅表器官及组织形态学检查：体积大小、形态改变、有无占位等，对定性及定位很有帮助。②功能检查：最常用的是心脏功能、胆囊收缩功能及残余尿检测等，对眼球的运动功能、血流是否通畅及流速等也有诊断价值。③介入性超声诊断及治疗：在超声引导下，将穿刺针刺入病灶，进行细胞学及组织学的诊断，同时也可以对某些部位的积液、积脓、囊肿等进行抽液并注入药物治疗。

超声诊断的优点：①无创伤、无放射性；②分辨力高，取得的信息丰富；③可以实时、动态观察组织及器官；④能多方位、多切面地进行扫查；⑤观察血流方向及流速；⑥检查浅表器官及组织不需空腹、憋尿及排便，方便在床旁、急症及手术中进行检查；⑦可以追踪、随访观察，并比较前后两次治疗的效果等。

超声诊断的缺点及不足：①临床医师较难独立阅读超声图片；②操作手法技巧及识别图像水平检查者之间的差异较大。由此可见，对改进仪器性能、规范操作手法、提高识图水平等还需做大量的努力。

第三节　仪器与方法

一、仪器

在超声诊断的仪器中，除了眼部检查有专用超声仪外，一般浅表器官及组织可以使用配备有高频线阵探头的综合超声诊断仪，探头频率一般为 7 ～ 13 MHz。应用于皮肤及眼部的探头，频率应更高。

二、检查方法

常规检查，无须特殊准备。如甲状腺、乳腺，只需充分暴露受检部位，应用高频探头进行检查；对不平滑的界面，需多涂敷耦合剂；对于眼睛、骨关节，则需用特殊探头（参见正文相关章节）。体位以仰卧位为主，当病变位于侧方或背部时，根据需要可变换适宜的体位进行检查。

第四节　新技术的应用

一、弹性成像

1991 年，Ophir 首先报道了定量测量软组织应变与弹性模量的方法。Kromskop 等研究显示乳腺纤维组织的硬度是脂肪组织的 10 ～ 100 倍，而浸润性导管癌的硬度更大。

弹性图的硬度分级：以日立公司 EUB-8500 超声仪为例，介绍弹性成像图的硬度分级。绿色表示平均硬度，红色表示比平均硬度软，蓝色表示比平均硬度硬。目前临床应用的是 Ueno 等的硬度分级标准，将病灶组织的弹性成像表现分为 5 级。良性病变多为 1 ～ 3 级，恶性病变多为 4 ～ 5 级。在 Itoh 等的研究中，乳腺恶性病灶的平均硬度为（4.2 ± 0.9），而良性病变平均硬度为（2.1 ± 1.0）。

弹性成像对显示边界不清、形态不规则的良性病变及部分炎性病变的准确诊断有很大的帮助。但对部分乳腺肿瘤仍存在一定的假阳性及假阴性，仍有待于完善。弹性成像弥补了常规超声的不足，具有广阔的应用前景。

二、超声造影

超声造影是应用微血管成像原理，采用微气泡型超声造影剂（它在高、低机械指数下的特性不同），结合造影剂闪烁——再灌注成像技术，实现高分辨力的微细血管成像。

多数学者认为，通常恶性肿瘤较良性肿瘤的造影增强更明显，增强速度更快；但是，在良、恶性之间仍有一定程度的重叠。从增强曲线看，良性肿瘤一般为单相，而恶性为多相。恶性呈快上慢下型，良性为慢上快下型，两者有显著性差异。此外，造影剂可鉴别术后乳腺癌复发或瘢痕形成，评价化疗疗效及指导活检等。

三、三维超声

三维超声成像概念是在 1961 年由 Baum 等阐述的，其基本成像原理是通过扫描获取带有空间位置信息的一系列二维超声图像，然后进行三维重建与显示。三维超声可以更清晰地显示器官的解剖结构及毗邻关系，多切面观察病变特征。三维超声有助于乳腺良、恶性肿瘤的诊断与鉴别诊断。Rotten D 等研究发现三维成像 C 平面上乳腺癌周边呈锯齿状，而纤维腺瘤周边完整连续。自动容积全乳成像有助于乳腺病灶的检出。薄层容积三维超声可以更好地提高甲状腺癌被膜受侵的显示率，有助于提高甲状腺癌的诊断准确率。

四、放射性核素显像在甲状腺及甲状旁腺中的应用

常用的有 ^{131}I 及 $^{99m}TcO_4^-$ 甲状腺显像。甲状腺显像的适应证：甲状腺的位置、形态、大小及功能状态评估；甲状腺结节功能的判断；异位甲状腺的诊断；甲状腺癌术后转移灶的寻找；甲状腺功能亢进 ^{131}I 治疗前的评估。

利用放射性核素 ^{201}Ti 及 ^{99m}Tc 甲氧基异丁基异腈（ $^{99m}Tc\text{-}MIBI$ ）对甲状旁腺功能亢进患者进行诊断。 $^{99m}Tc\text{-}MIBI$ 双时相法利用甲状腺和甲状旁腺对 $^{99m}Tc\text{-}MIBI$ 清除率不同的原理定性和定位诊断功能亢进甲状旁腺组织，可得到较高的诊断率，灵敏度88%，特异性83.3%，准确性86.8%。常常应用于甲状旁腺增生、腺瘤。 $^{99m}Tc\text{-}MIBI$ 双时相显像也被认为是探测异位甲状旁腺的有效方法。

第五节　现状与进展

随着医疗水平和影像技术的飞速发展，超声已被广泛应用于心脏、腹部、妇产、浅表器官及组织等疾病的辅助诊断。本书涉及的范围：眼部、甲状腺、甲状旁腺、涎腺、颌面与颈部、舌与喉部、乳腺、阴囊与睾丸、阴茎、皮肤与皮下组织、肌肉与肌腱、骨与关节及浅表淋巴结。同时，对术中超声、超声造影、介入超声、三维超声也进行了介绍，目的在于拓宽视野，了解最新成果。最后介绍了 CT、MRI、放射性核素在部分浅表器官的应用，并进行了相互比较，对开展比较影像学诊断做了新的尝试。对哪种影像诊断更客观、合理、有效提供了依据，从而避免不必要的重复。总之，随着新技术的发展和新仪器的应用，超声诊断的应用范围将更加广阔，诊断准确率也将不断提高。

（姜玉新　李建初）

第二章 眼

超声诊断应用于眼部至今已有60余年的历史。目前，眼部超声检查在国内已经相当普及，A型超声用于眼球结构的生物学测量，为白内障摘除联合人工晶状体植入手术提供依据；二维超声用于眼部的形态观察，为疾病的治疗和治疗效果的评估提供帮助；超高频超声（超声生物显微镜）可以清晰地显示眼前段结构，为眼前段疾病的诊断、治疗和发病机制的研究提供条件；而彩色多普勒血流成像在二维结构之上叠加血流信号，为涉及眼局部血管性疾病的诊断提供了新的检查方法。综合应用以上诊断手段，不仅可以对正常和异常的眼球结构变化、血流特征改变进行分析，同时对治疗方式的选择和治疗效果的评估，以及疾病的发病机制研究等均可提供帮助。

第一节 眼的解剖

眼为人体的视觉器官，分为眼球、视路和眼附属器三部分。眼球和视路共同完成视觉功能，眼附属器则起保护、运动等辅助作用。

眼球近于球形，其前后径为 24 mm，垂直径为 23 mm，水平径为 23.5 mm，位于眼眶内。眼球（eye ball）分为眼球壁和眼内容两个部分。眼球壁包括三层膜：外层为纤维膜、中层为色素膜、内层为视网膜。眼内容物包括房水、晶状体和玻璃体（图 2-1-1）。

一、眼球壁

（一）纤维膜

角膜（cornea）和巩膜（sclera）组成眼球外膜，主要由纤维结缔组织构成，故总称为纤维膜。角膜约占1/6，完全透明，中央厚度约0.50～0.57 mm，周边厚度约 1.0 mm，中央较周边薄。周边部的角膜嵌入巩膜内，巩膜前层覆盖在角膜上，角膜和巩膜移行的部分称为角巩膜缘（limbus）。

（二）色素膜

色素膜又称葡萄膜（uvea），是位于巩膜和视网膜之间富含色素的血管性结构，分虹膜（iris）、睫状体（ciliary body）和脉络膜（choroid）三部分。色素膜又称血管膜，其内血供丰富，脉络膜毛细血管网是全身含血量最丰富的部位，其中脉络膜的血供主要来自睫状后短动脉，虹膜、睫状体的血供主要由睫状后长动脉提供。

生理功能：色素膜的主要生理功能是营养眼球。睫状体分泌的房水则营养着晶状体和眼前段结构。虹膜的肌肉可以控制瞳孔的大小，调节进入眼内的光线，睫状肌的收缩可以改变晶状体的形态产生调节作用，此外睫状肌的纵行肌附着在巩膜嵴，它的收缩可以影响房水的外流，具有维持眼内压的作用。

1. 虹膜　为色素膜的最前部分，为一圆盘状膜，由睫状体前部伸展到晶状体前面，中央有一圆孔称为瞳孔。瞳孔收缩和开大时，其边缘在晶状体表面来回滑动，得到晶状体支持。

2. 睫状体　位于虹膜与视网膜锯齿缘之间，前与虹膜根部相连，向后移行于脉络膜，切面为三角形，顶端向后指向锯齿缘，基底指向虹膜，环绕晶状体赤道部。

3. 脉络膜　由视网膜锯齿缘开始，直到视神经孔，覆盖眼球后部。厚度约 0.25 mm，为色素丰富的血管性结构。脉络膜上腔是指脉络膜与巩膜之间的一个潜在的间隙，填有疏松结缔组织，在低眼内压或炎症时可有渗出物和血液存在导致脉络膜和巩膜分离。

脉络膜的最内层为 Bruch 膜，为真正的基底膜，它随年龄的增加而增厚，在儿童期仅 0.2 μm，成年人则在 0.2～0.4 μm。一般在眼球的周边部较薄而后极部较厚。脉络膜黑色素瘤的超声诊断特点中特殊的形状——蕈状，即因为肿瘤生长过程中突破 Bruch 膜的缘故。

脉络膜的血管与其他血管不同，动脉不与静脉伴行。睫状后长动脉在距离视神经约 4 mm 处斜行穿巩膜，走行于脉络膜上腔，供应 50% 的眼前段血流，它的损伤可导致脉络膜上腔出血。睫状后短动脉在视神经周围进入巩膜，也走行于脉络膜上腔，供应赤道后的脉络膜。而静脉的排出主要通过涡静脉系统注入眼上、下静脉，大部分经海绵窦流入翼腭静脉丛到颈外静脉。

生理功能：脉络膜有营养视网膜色素上皮和内颗粒层以外的视网膜的功能。此外还散热、遮光和暗房的作用。黄斑中心凹的血液供应只来自脉络膜毛细血管。

（三）视网膜

视网膜（retina）前界为锯齿缘，后界为视盘周围，外为脉络膜，内为玻璃体。后极部可见一直径 1.5 mm 边界清晰的淡红色圆盘状结构，称为视乳头（视盘）（optic papilla），为视网膜神经纤维汇集穿过巩膜筛板的部位。其中有一小凹陷称为视杯（optic cup）或生理凹陷（physiologic excavation）。视盘有视网膜中央动、静脉通过并分布于视网膜。视盘无视细胞故无视觉，在视野中形成生理盲点。在视盘颞侧 3 mm 处可见直径约 2 mm 的浅漏斗状小凹陷，称为黄斑（macula lutea），其中有一小凹为黄斑中心凹（fovea centralis），为视网膜视觉最敏锐的部位。组织学上视网膜由外至内共分为 10 层，即色素上皮层、杆和圆锥层、外界膜、外核层、外丛状层、内核层、内丛状层、神经节细胞层、神经纤维层、内

界膜。由于视网膜为神经外胚叶发育而成，当视泡凹陷形成视杯时，其外层发育为视网膜色素上皮层（retinal pigment epithelium，RPE），内层分化为视网膜内 9 层。两层之间存在一个潜在的间隙，视网膜脱离即色素上皮层和神经上皮层之间的脱离。

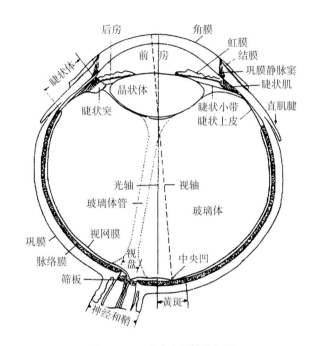

图 2-1-1　眼球水平轴位切面

二、眼内容

（一）晶状体

晶状体（lens）由晶状体囊和纤维组成，形似双凸镜的透明体，借晶状体悬韧带与睫状体相连，固定在虹膜后、玻璃体前，富有弹性。晶状体直径约 9～10 mm，厚度约 4～5 mm，前后两面相接处为晶状体赤道部。晶状体囊为一透明膜，完整包绕在晶状体外面。晶状体纤维在一生中不断增生，作规则排列。晶状体悬韧带是连接晶状体赤道及睫状体的纤维组织，由透明、坚韧缺少弹性的胶原纤维组成。晶状体悬韧带的主要功能是固定并保持晶状体的正常位置。因先天发育或外伤等原因导致悬韧带断离可引起晶状体脱位。

生理功能：晶状体是眼球屈光间质的重要组成部分，其主要功能为充当双凸镜，使进入眼内

的光线折射成像。

（二）玻璃体

玻璃体（vitreous body）为充满眼球后 4/5 空腔内的透明无色胶体，其 99% 为水分，充满于晶状体后，玻璃体内没有血管和神经，在其外层有少量游走细胞。玻璃体组织由玻璃体界膜、玻璃体皮质、中央玻璃体、中央管及玻璃体细胞构成。

玻璃体周围部分密度较高，称为玻璃体膜，为致密浓缩玻璃体，而非真正膜状结构，除玻璃体基底部的前方和透明管的后端外，其余部分均有界膜存在。依其部位的不同又可分为前界膜和后界膜。

玻璃体皮质（vitreous cortex）是玻璃体外周与睫状体及视网膜相贴部分，致密，由胶原纤维、纤维间隙内的蛋白质和黏多糖积聚而成。以锯齿缘为界将玻璃体皮质分为前皮质和后皮质。其中位于锯齿缘前 2 mm 及之后 4 mm 的区域为玻璃体与眼球壁结合最紧密的部位，即使受病理或外伤的影响也不致使之脱离，该处的玻璃体称为玻璃体基底部。

玻璃体中央由后向前有一管状透明区，自乳头连向晶状体后极，称 Cloquet 管，为胚胎发育中的原始玻璃体所在部位，又有透明样动脉残留。

生理功能：玻璃体是眼屈光间质之一，除有屈光功能以外，对视网膜和眼球壁有支持作用。玻璃体自身没有血管，代谢缓慢，其营养来自脉络膜和房水。玻璃体不能再生，因为外伤或手术造成玻璃体丢失其空间由房水充填。

（三）房水

房水（aqueous humor）是眼内透明液体，充满眼前房和后房。房水由睫状突无色素上皮细胞分泌产生，主要功能是维持眼内压，营养角膜、晶状体和玻璃体，保护眼结构的完整性和光学透明性。房水与角膜之间的物质交换在角膜正常代谢过程中发挥重要作用。角膜从空气中获得大部分氧，周边角膜则从角、巩膜缘的血管获得营养成分，中央区角膜从循环的房水中获得葡萄糖，

氨基酸可以通过扩散进入角膜。

正常情况下房水在超声表现下为无回声区，与周边组织之间分界清晰。由于房水的流动速度在 10 μL/h，因此流动的房水不足以引起多普勒效应，在彩色多普勒超声检查时亦无血流信号。

三、眼部血管解剖

眼部血管解剖分为动脉系统和静脉系统，眼眶内血管示意图见图 2-1-2。

（一）动脉系统

1. 眼动脉（ophthalmic artery，OA） 眼动脉是颈内动脉的第一分支。它通过视神经管与视神经相伴行进入眼眶。其在眶内的行程可以分为三部分：在眶外下方向前走行到视神经（第一部分），然后在眶中部穿越视神经到其鼻上方（第二部分）；约 85% 的病例，眼动脉在视神经的上方越过；其余在视神经的下方越过。在视神经鼻侧（第三部分）眼动脉分出其末支。眼动脉为彩色超声多普勒检查中眼眶内部能够识别的最粗大血管。

2. 视网膜中央动脉（central retinal artery，CRA） 离开眼动脉的第二部分，球后约 12 mm 进入视神经下表面，然后在视神经实质中向前行走直到眼球为止。在视神经内，视网膜中央动脉和视网膜中央静脉相伴行，彩色多普勒检查中，两者在视神经暗区中呈红－蓝相间的血流信号，非常容易识别。

3. 睫状后长动脉（long posterior ciliary artery，LPCA）和睫状后短动脉（short posterior ciliary artery，SPCA） 包括 6～8 条短动脉和 2 条长动脉，均在视神经附近从后进入眼内，为脉络膜（睫状后短动脉）、虹膜和睫状体（睫状后长动脉）提供血供。睫状后短动脉为 2～3 支主干再分为 6～8 支终末支，其主干由眼动脉的第二部分的不同处分出，因此其解剖变异较大，但是在视神经的鼻侧和颞侧至少各有一支短动脉。睫状长动脉在距离视神经稍远一些亦可被识别。因睫状后短动脉在视神经两侧的位置比较固定，行彩色多普勒检查时通常选择此部位进行取样。

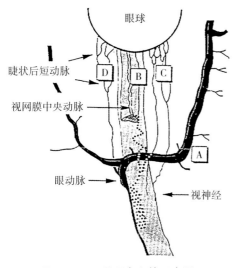

图 2-1-2 眼眶内血管示意图

（二）静脉系统

1. 眼静脉（ophthalmic vein，OV） 眼静脉共两支，即眼上静脉和眼下静脉。其中，眼上静脉是引流眼球和其附属器的主要血管，直接向后引流至海绵窦。眼下静脉在进入海绵窦之前，发出分支汇入眼上静脉，另一支汇入翼状丛。部分血液也向前经内眦静脉引流入面静脉。这些静脉均无静脉瓣，其血流方向由压力梯度决定。

眼上静脉由二根汇合而成，即上根和下根。上根为眶上静脉的延续，从眶缘鼻上方收集血液沿眶顶到提睑肌鼻侧与下根汇合。下根是内眦静脉的延续，穿过眶隔往后上方与上根联合形成眼上静脉的主干，然后向后走行位于上直肌的内侧缘，再至上直肌之下，最后达到上直肌的外侧缘，沿之到眶上裂，进入海绵窦。眼上静脉在正常状态下解剖位置无固定的取样标志，但当病理状态下如眼上静脉扩张等情况，在眼眶内可被彩色超声多普勒轻易取样。

2. 涡静脉（vortex vein，VV） 涡静脉为引流脉络膜、睫状体和虹膜的主要血管。脉络膜后部的静脉向前集合，赤道前的脉络膜血管则向后集合，在赤道部附近形成 4～5 支涡静脉，它们在上、下直肌两侧赤道后部穿出巩膜，长度 2～5 mm。颞上支的涡静脉约在赤道后的 8 mm

处穿出巩膜，鼻上支在 7 mm，颞下支在 6 mm，鼻下支在赤道后 5.5 mm。因涡静脉的穿行处与眼球的赤道相垂直，一般不易为彩色超声多普勒所显示。

3. 视网膜中央静脉（central retinal vein，CRV） 其走行在视神经内与视网膜中央动脉完全相同，经眼上静脉或直接回流到海绵窦。

第二节　检查仪器和方法

一、检查仪器

眼科超声检查的仪器较多，既有眼科专用的 A 型超声、二维超声、超声生物显微镜等检查仪器，也有彩色多普勒超声、三维超声、超声造影等检查手段。本书主要介绍彩色多普勒超声在眼部疾病诊断的应用，但为了让大家对眼科超声诊断有一个比较全面的认识，这里简单介绍眼科专用的超声诊断仪器。

1.A 型超声仪 眼科主要用于眼部的生物学参数的测量，如角膜厚度、前房深度、晶状体厚度、玻璃体腔长度、眼球轴长等。为诊断相关的眼部疾病如屈光不正、青光眼提供帮助，为白内障摘出联合眼内人工晶状体植入手术提供必要条件。

2. 二维超声仪 眼科专用二维超声诊断仪的换能器频率在 10 MHz，为机械扇形扫描，其弧形的聚焦点与眼球的弧度基本一致，对于眼部结构的检查有自己的特点，尤其对眼球壁疾病的检查有独到之处。眼科专用超声诊断仪的探头长径一般在 15 mm 以内，使用十分灵活，对于周边部疾病的显示有本身的特点。

3. 超声生物显微镜 超高频超声检查仪，换能器的频率在 50 mHz 以上，可以得到类似低倍光学显微镜的超声图像。主要用于眼前段疾病如角膜、虹膜、房角、睫状体、晶状体等。超声生物显微镜的出现弥补了眼科专用超声诊断仪在眼前段显示的不足，与之相互补充，可以较全面地反映眼球的全部结构。

至于彩色超声多普勒诊断仪一般只用其高频线阵探头即可，使用与其他小器官超声诊断无异。

二、检查方法

（一）二维超声检查方法

最基本的检查方法有3种，即横切、纵切和轴位扫查。其中横切和纵切较轴位扫查更为常用。横切和纵切法声束可以自晶状体旁通过，降低晶状体对声波传导的干扰，还可以通过探头的移动获得更大范围的检查图像。

横切扫描　如果探头标记方向与角巩膜缘相平行即为横切扫描。这种检查方法声波向探头所在方向的对侧前后移动，所得到的是探头对侧的眼球结构的子午线切面。如果将探头置于9点的角巩膜缘且指示方向向上，所得图像的上方即为2点的图像，下方为4点的图像，中央为3点图像。如果将探头水平置于6点角巩膜缘，则所得图像的中央为12点子午线球壁的图像。一般根据探头所在的位置将横切法分为水平横切（探头标志指向鼻侧，探头置于6点、12点角巩膜缘）、垂直横切（探头标志指向上方，探头置于3点、9点角巩膜缘）和斜行横切（探头方向指向上方，探头置于1∶30，4∶30，7∶30和10∶30角巩膜缘）3种方法（图2-2-1）。

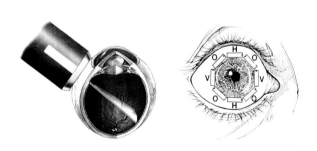

图2-2-1　横切扫描示意图

纵切扫描　将横切法扫描时探头方向旋转90°即为纵切法扫描。即探头的标记方向与角巩膜缘始终垂直，探头做与角、巩膜缘相垂直的前后运动检查。所得图像为探头对侧经线的切面。另一种理解为类似车轮的轮辐状放射状扫描。一

般将周边部的球壁回声显示在图像的上方，将视神经显示在图像的下方。如果将探头置于6点角巩膜缘，将得到12点球壁的径线切面。通过将探头向角巩膜缘或穹窿部的移动，可以将眼球周边和后极部球壁均清晰地显示，探头越接近角巩膜缘后极部，图像显示越清晰，探头越接近穹窿部，则眼前段的图像显示越清晰（图2-2-2）。

轴位扫描　指探头位于角膜的中央，声束自晶状体中央穿过，将眼球的后极部以视神经为中心完整地分为2个部分的图像。但是由于声束自晶状体穿过所产生的声衰减可能导致声波对眼后极部图像显示的能力下降，这也是这种检查方法较横切、纵切使用的局限性。一般轴位法用于与晶状体、视神经相关疾病的诊断和黄斑疾病的评估（图2-2-3）。

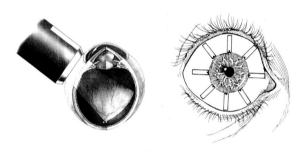

图2-2-2　纵切扫描示意图

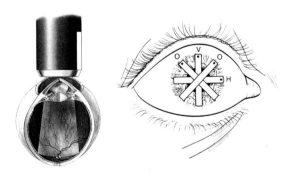

图2-2-3　轴位扫描示意图

通常采用水平轴位检查时，探头标记一般朝向患者的鼻侧，这样黄斑的图像正好在视神经图像的下方。垂直轴位检查探头标记一般向上，斜行轴位即1∶30～7∶30，10∶30～4∶30的轴位检查探头的标记一般向上。

轴旁扫描　与轴位扫描相平行且避开晶状体

的扫描方式。充分、详尽地轴位扫描是轴旁扫描的前提，应用轴旁扫描可以避开晶状体对声波的衰减效能，达到清晰显示眼底图像的作用。

超声图像的评估 进行眼内疾病超声检查时，首先将仪器的增益状态调整至最高，以免将细小的病变遗漏，一般依照如下顺序进行扫查：①横切扫描：首先检查眼球的上方，将探头置于6点角巩膜缘，标记方向指向鼻侧。由于探头在角巩膜缘，首先得到眼球后极部的图像，向穹窿部移动探头，依次得到眼球后极部、赤道部、周边部的图像。然后应用相同的方法分别对眼球的下方、鼻侧、颞侧进行检查；②纵切扫描：如果应用横切扫描在眼球内有异常发现，或者有不能详尽观察的盲区，可以同时进行纵切扫描。即横切扫描发现病变后，旋转探头90°即与横切扫描相垂直，同样自角巩膜缘向穹窿部移动探头，观察病变的情况。对于位于后极部或周边部的病变，应用纵切扫描可以获得比横切扫描更满意的图像特征；③轴位扫描和轴旁扫描：对于一些特殊病例，如与晶状体或视神经关系密切的病变、黄斑病变等，为明确病变与视神经、黄斑之间的关系，必要时可应用轴位扫描；④特殊检查技术的应用：通过对病变超声特征的分析，提供对眼内疾病诊断和鉴别诊断信息。一般包括以下几个方面：形态学改变：主要包括形状、位置、边界等；定量诊断：主要包括回声强度、内回声和声衰减等；动态检查：主要包括后运动、血管征和流动性等。

例如，首先采用横切扫描检查患者的右眼，将探头置于4:30且探头的标记方向向上，此时如果发现病变，表明病变位于右眼的颞上象限即10:30子午线方向，自角膜缘向穹窿部移动探头，即自前向后观察病变情况。然后应用纵切扫描同样将探头置于4:30位置，探头标记指向角膜中央对10:30经线方向进行检查，即检查方向与横切检查相垂直，观察病变在径线方向的情况。同样可以采用轴位扫描观察病变，将探头置于角膜中央，做斜行轴位扫描，探头标志指向10:30方向，此时病变应位于视神经的上方，观察病变与视神经及晶状体之间的关系。综合应用以上3

种检查方法，检查者应当能够建立起病变的三维空间概念，病变的位置及病变与轴位组织之间的关系等。

对黄斑疾病的观察：由于黄斑特殊的解剖位置和生理功能，进行超声检查时需对黄斑区进行仔细地观察。一般有如下4种方法对黄斑进行评估，包括水平轴位、垂直横切、水平轴旁和垂直轴旁扫描。其中以水平轴旁扫描在黄斑病的诊断最有价值，它可以将黄斑区完整地显示，记录病变的大小、边界、形态改变等。对于一些特殊病例，非放射状垂直鼻侧子午线扫描（右眼的3:00位和左眼的9:00位）对病变的评估有一定帮助。

（二）彩色多普勒成像的检查方法

患者一般为仰卧位检查，特殊情况下可以采用坐位检查。检查前应了解患者的基本病情，通过仔细询问病史、阅读病历、必要时应自己重复进行相关检查后根据病情有重点地对眼球进行检查。

检查前应通过与患者的密切交流消除其紧张、恐惧心理，积极主动配合医生的检查，如平稳呼吸、减少瞬目等。检查前要对仪器和患者都有充分的理解，在实际操作时减少不必要的检查时间，尤其多普勒检查的时间。由于眼为视觉器官，对超声的能量和发射功率强度的改变十分敏感，因此应注意调节仪器的能量和功率至较低的水平，以免造成不必要的损伤。

检查方法一般为眼睑法，将耦合剂直接置于眼睑上，探头在眼睑上进行检查。由于彩色多普勒超声诊断仪探头的接触面积均较大，因此在眼科应用自上而下的扫描方式较自左而右的扫描方式要多得多。如果应用此方法对病变和眼球结构显示不满意可以嘱患者眼球转动以配合检查。

眼内结构的检查方法与二维超声基本一致，这里主要介绍眶内血管的检查方法。

探头水平放置做眼球的水平切面，首先充分地显示视神经，因为视神经是进行眶内血管定位的标志。在将多普勒取样框置于眼球后15～25 mm处在视神经的两侧找寻类似英文字母"S"形的粗大血管即眼动脉，在与多普勒取样线平行且没有分支血管处对其进行取样。调整取样框在眼球后 10 mm 左右将视神经置于中央，在视神经的低回声区内可以发现红一蓝相间的血流信号，即视网膜中央动脉和视网膜中央静脉，同样选择与取样线平行的点进行取样（一般在眼球壁后 2～5 mm 处）。在视神经的两侧可以发现单一颜色的条带状血流信号为睫状后短动脉的血流信号，选择与取样线平行的点进行取样即可（一般在眼球壁后 5～8 mm 处）。

第三节　正常声像图

一、眼球的 CDFI 检查

由于线阵探头检查面积较大，一般在一个切面可以将眼球自周边到后极部完全显示，具体表现如下。

1. 眼球的结构　角膜的带状回声，如果探头对角膜加压可见角膜形态发生改变，即角膜顶点的回声局限变平坦。前房为半球形无回声区。虹膜显示为对称的带状回声，中央区回声局限缺如为瞳孔区。晶状体的全部均可清晰显示，呈类椭圆形中强回声。玻璃体表现为无回声区，与眼球壁回声之间界限清晰。球壁回声为类圆形带状强回声，与玻璃体回声形成明显的对比（图 2-3-1）。

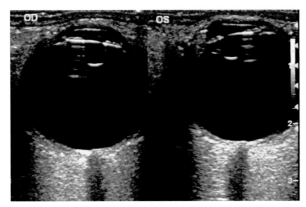

图 2-3-1A　正常眼球二维超声表现

图 2-3-1B　正常眼球超声检查（动态图）

2. 眼球的血管　眼球壁上由于脉络膜和视网膜上均有血管，所以其上可见血流信号，如果仪器的血流敏感性比较好，可以将视网膜和脉络膜的血管清晰地显示。玻璃体内没有血管所以也没有血流信号。在虹膜、睫状体上也有小血管，根据仪器的条件在部分仪器上可以清晰地显示。前房和后房内的房水尽管是流动的，但其流动的速度不足以引发多普勒效应，因此没有血流信号（图 2-3-2）。

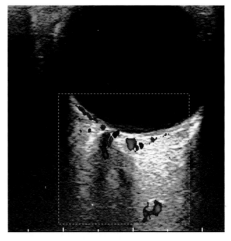

图 2-3-2A　正常眼眶内血管 CDFI 图像

图 2-3-2B　正常眼眶内血管彩色多普勒超声（动态图）

二、眼眶的 CDFI 检查

1. 泪腺的超声检查

首先应用直接检查法将探头置于眼眶外上方的泪腺区观察泪腺。正常的泪腺为类三角形，内回声为中等强度，与周边组织之间界限清晰。应用经球探查法即将探头置于眼球的鼻下方，探头方向指向颞上方显示泪腺，如果泪腺正常，一般无异常回声显示。正常泪腺内可见点状血流信号，但不丰富。泪腺周边可见点状血流信号。

2. 视神经的超声检查

视神经为眼眶的解剖标志，轴位扫描视神经显示为带状低至无回声区，与眶内其他组织之间界限清晰。线阵探头与扇扫探头相比较没有放大效应，可以测量视神经的宽度，但临床意义值得

讨论。

3. 眼外肌的超声检查

眼外肌的超声检查与扇扫探头一样，只是上直肌的检查比较困难。注意对眼外肌的检查患者一定不能转动眼球，以免影响检查结果的准确性。

4. 眶脂肪的超声检查

眶脂肪是眼眶的主要组成部分，表现为回声强度一致的中强回声。应用线阵探头可以显示眼球壁后 40～50 mm 范围，较眼科专用机的范围大得多。

5. 眶内的血管

眼眶内的血管根据其解剖及走行一般只检查眼动脉、视网膜中央动脉和睫状后短动脉（图2-3-3）。

频谱形态：所有的眼局部的动脉血管的频谱

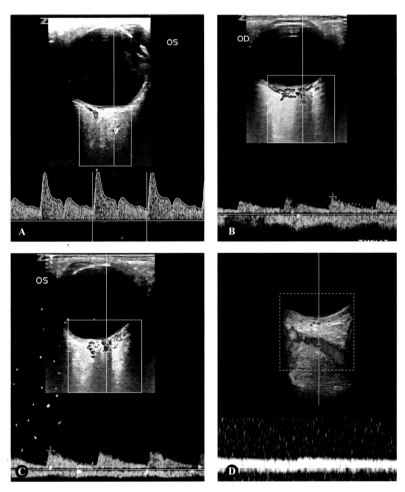

图 2-3-3 眼部血管的脉冲多普勒频谱图像
A. 眼动脉；B. 视网膜中央动脉；C. 睫状后短动脉；D. 眼上静脉

与颈内动脉类似为三峰双切迹状，最大的区别在于频谱所显示的血流为湍流，所以没有频窗，与心脏的心动周期是完全一致的。

眼部的静脉表现为连续有轻度搏动的波形。视网膜中央动脉与视网膜中央静脉相伴行，二者一般同时出现，分别位于 X 轴的上、下。这些特点是眼内其他血管所不具备的，因此也是视网膜中央动脉与睫状后短动脉相鉴别的依据。

第四节　病理声像图

一、玻璃体疾病

（一）玻璃体积血

【相关临床】

玻璃体积血为眼外伤或视网膜血管性疾病所致的常见并发症。任何原因所致视网膜、色素膜血管或新生血管破裂，血液流出并积聚于玻璃体腔内均可形成玻璃体积血。

正常人玻璃体内本无血管，但在玻璃体纤维血管组织增生等情况下，玻璃体腔内可出现新生血管。眼外伤和眼底血管性疾病为临床上引起玻璃体积血的常见原因。眼球穿孔伤或眼球钝挫伤均可造成外伤性玻璃体积血，尤其角巩膜穿孔伤、巩膜穿孔伤和眼后节滞留性异物伤等玻璃体积血的发生率都很高。眼钝挫伤导致眼球瞬间形变引发视网膜、脉络膜破裂而出血，前部玻璃体的积血可因睫状体损伤所致。自发玻璃体积血的原因较多，如视网膜、脉络膜炎症、变性或肿瘤。主要有糖尿病视网膜病变、无脱离的视网膜裂孔、裂孔源性视网膜脱离和视网膜静脉阻塞等。其他如玻璃体后脱离、视网膜血管炎、视网膜静脉周围炎、老年黄斑变性、眼内肿瘤、新生儿视网膜病变等也是导致玻璃体积血的原因之一。手术性玻璃体积血可见于白内障手术、视网膜脱离复位手术、玻璃体视网膜手术等。

自发性出血常突然发作，可以为很少量的出血，如果出血量多则形成致密的血块。出血量少患者可能无法察觉，或仅表现为"飞蚊"症；出血量多时，患者诉眼前暗影飘动，或似有红玻璃片遮挡感；反复出血的患者可自觉"冒烟"，视力下降明显。眼科检查出血较少可见红细胞聚集于玻璃体凝胶的支架中，呈柠檬色尘状。中等量的新鲜出血可致致密的黑色条状混浊。大量出血致眼底无红光反射，视力可下降至光感。

【超声特点】

二维超声表现　少量的玻璃体积血表现为玻璃体内局部弱点状回声，大量的玻璃体积血可以充满整个玻璃体，分布一般与出血的位置有关，也可均匀分布在玻璃体内。点状回声不与眼球壁回声紧密相连，运动实验和后运动实验均阳性。玻璃体内积血运动一般无固定规律，为随眼球运动的随意运动。

玻璃体下积血（subvitreal hemorrhage）　玻璃体积血位于玻璃体后界膜之下，故称为玻璃体下积血。二维超声检查表现为玻璃体内均匀、致密点状回声，不与眼球壁回声紧密相连，运动实验和后运动实验都十分显著。由于有玻璃体后界膜的遮挡，所以积血与正常玻璃体之间界限清晰，部分病例的玻璃体积血可以沿着 Cloquet 管进入整个玻璃体内（图 2-4-1）。

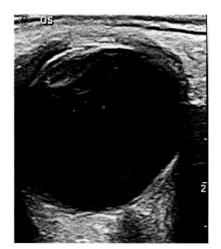

图 2-4-1A　玻璃体下积血超声图像

图 2-4-1B　玻璃体下积血超声（动态图）

图 2-4-2C　玻璃体后积血超声（动态图）

玻璃体后积血（posterior hyphema）　由于玻璃体积血时间长，沉积在下方的陈旧玻璃体积血与正常玻璃体之间形成显著的声学界面称为玻璃体后积血。二维超声检查玻璃体的积血与重力因素有关，如果患者为仰卧位，一般在玻璃体的下方，随体位的变换，积血的位置发生改变为本病的诊断特点（图 2-4-2）。

CDFI 表现　由于玻璃体内的积血有轻微的流动性，但其流动的速度尚不足以引起多普勒效应，所以在玻璃体积血时病变内无异常血流信号发现。

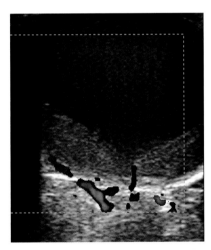

图 2-4-2A　玻璃体后积血超声图像

图 2-4-2B　玻璃体后积血超声（动态图）

【诊断要点】

玻璃体积血为导致眼屈光间质混浊的最常见疾病，超声诊断有自己的特点。超声诊断以点状、条状回声为主，与眼球壁之间的固着关系不紧密，运动和后运动实验都为阳性，CDFI：在其内未见异常血流信号。结合积血的位置、积血的形态、积血与 Cloquet 管之间的位置关系可以确定玻璃体积血的类型。

玻璃体积血单纯依靠超声诊断特征是不够的，一定要结合患者的病史、临床检查和其他相关的检查做出诊断。如有可以导致玻璃体积血的疾病，眼底检查，眼底血管造影等支持玻璃体积血。如无上述相关诊断依据，可以做玻璃体混浊的诊断。此外，超声诊断时需要与玻璃体积脓、玻璃体变性等同样表现为玻璃体内点状回声的疾病相鉴别。如单纯从形态上，积血与积脓很难鉴别，尤其部分病例可能存在积血合并积脓的情况，单纯依靠形态改变将二者完全鉴别有一定困难，需要紧密联系临床表现、病史等仔细鉴别。

（二）玻璃体后脱离

【相关临床】

玻璃体后脱离（posterior vetreous detachment，PVD）是指基底部以后的玻璃体与视网膜相互分离。玻璃体后脱离多为老年变性引起，其发生率随年龄增加而提高。据统计，年龄 50 岁以上有53% 发生玻璃体后脱离，超过 65 岁其发生率可高达 65%。此外，炎症、出血、外伤等也可导致玻璃体后脱离。

玻璃体后脱离起病急，主要症状为飞蚊症和闪光感。眼底镜检查可见视盘前环形混浊（weiss环），即自视盘脱离但仍附着在后玻璃体皮质上的视盘周围胶质样物质。如果胶原组织纤细可能无法观察到此现象，可结合其他检查方法。有时候玻璃体皮质增厚，发生玻璃体后脱离时玻璃体内可见片状混浊物，患者可经常有眼前黑影飘动的感觉。

玻璃体后脱离时约 12% 的病例可以伴发视网膜裂孔，这也是引起玻璃体积血的原因。

【超声特点】

二维超声表现　根据玻璃体后界膜与球壁回声之间的关系将玻璃体后脱离分为两型，即完全型玻璃体后脱离和不完全型玻璃体后脱离。

完全型玻璃体后脱离　玻璃体内连续条带状弱回声，不与后极部眼球壁回声相连，运动和后运动实验均为阳性。玻璃体后界膜脱离的运动有自己的特点，即运动是自眼球一侧向另一侧的波浪状运动。在后极部中央可观察到玻璃体后界膜回声局限增强，可表现为双条带状回声，为 Weiss 环的回声，也是诊断玻璃体后脱离的特征之一（图2-4-3）。

不完全型玻璃体后脱离　由于玻璃体后界膜与视盘、黄斑等结构之间的连接紧密，所以一部分病例检查时可以扫查到玻璃体后界膜与视盘、黄斑或其他后极部眼球壁回声相固着。运动实验

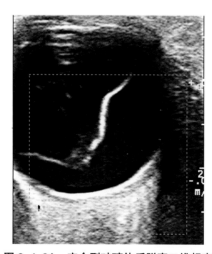

图 2-4-3A　完全型玻璃体后脱离二维超声

玻璃体内连续条带状回声，不与球壁回声相连，CDFI未见异常血流信号

图 2-4-3B　完全型玻璃体后脱离（动态图）

和后运动实验也同样为阳性，只是运动的后界膜为在玻璃体腔内随眼球运动方向摆动而非波浪状运动（图2-4-4）。

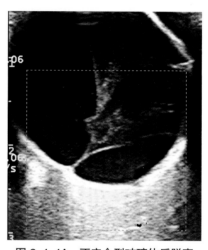

图 2-4-4A　不完全型玻璃体后脱离

二维超声玻璃体内连续条带状回声，与视盘回声相连，CDFI未见异常血流信号

图 2-4-4B　不完全型玻璃体后脱离（动态图）

CDFI 表现　不论是完全型玻璃体后脱离还是不完全型玻璃体后脱离，CDFI 检查均无异常血流信号发现。这也是与其他膜状回声相鉴别之处。

单纯的玻璃体后脱离一般超声检查不易发现，检查时需要将仪器的增益值增大以免漏诊。如果同时合并玻璃体积血，由于积血沉积在玻璃体后

界膜之上，后界膜的回声增强，较单纯的玻璃体后脱离更容易显示。对于完全玻璃体后脱离，其典型的运动特点和连续的条带状回声为其诊断的特点。而不完全玻璃体后脱离由于与眼球壁之间有固着关系，尤其与视盘有固着关系时，与视网膜脱离之间很难鉴别。此时 CDFI 对两者的鉴别有帮助。

【诊断要点】

玻璃体后脱离常发于 60 岁以上的老年人，单纯的玻璃体后脱离一般无重要临床意义，向患者解释清楚即可。但是部分患者由于玻璃体后界膜的牵拉可能导致视网膜破孔甚至视网膜脱离，这是行超声检查时必须注意的。如果玻璃体后脱离与玻璃体积血等同时存在，则玻璃体后界膜与后极部眼球壁之间的固着关系为扫查的重点。在诊断报告中务必明确注明，以利临床医生选择治疗方案和手术方式等。

（三）玻璃体星状变性

【相关临床】

玻璃体星状变性（asteroid hyalosis）为良性玻璃体变性，中老年人好发。80% 为单眼发病，无显著性别差异。组织学检查，玻璃体内变性小球直径 0.01 ~ 0.1 mm，可能由脂肪酸、磷酸钙盐组成，但不含蛋白成分。有人推测它可能为玻璃体纤维变性所致，小球为脂质液晶体，是介于液体与结晶体之间状态的磷脂液晶体。

临床检查玻璃体混浊虽然明显，但患者通常并无视力障碍表现，多为体检或因其他疾病行眼底检查时偶然发现。眼底检查可见玻璃体内无数乳白色圆球形或圆盘状混浊，玻璃体无明显液化，患者眼球运动时混浊物在原位抖动。

【超声特点】

二维超声表现　典型病例玻璃体内可扫查到点状强回声，病变前界不规则，后界呈圆弧形与眼球壁回声之间有显著的界限。在病变与正常眼球壁回声之间通常可扫查到带状正常玻璃体回声

区。点状回声的运动特点为以原位为中心的轻度抖动，后运动实验一般不显著。

特殊情况下也可在前玻璃体内扫查到多个点状强回声，或者在玻璃体的中后部扫查到带状强回声，但其运动方式与典型病例基本相同。此外，玻璃体变性可以合并玻璃体后脱离或玻璃体积血等。

CDFI 表现　玻璃体内无异常血流信号发现（图 2-4-5）。

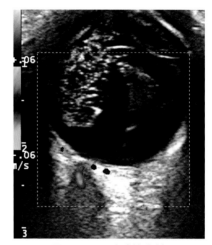

图 2-4-5　玻璃体变性

二维超声玻璃体内可见致密中强点状回声，不与后极部球壁回声相连。CDFI 玻璃体内未见异常血流信号

【诊断要点】

玻璃体星状变性一般不影响视力，所以通常为检查中无意发现。以白内障患者术前检查最为常见，一定不能误诊。如果将变性误诊为玻璃体积血，很有可能导致手术方式的改变，给患者造成不必要的损失。

玻璃体积血与玻璃体星状变性同样表现为玻璃体内点状回声，但是积血的点为均匀细弱的点，变性的点为粗大、回声强的点。玻璃体积血运动实验和后运动实验均阳性，玻璃体星状变性为原位的抖动。这都是两者的相鉴之处。

（四）永存玻璃体动脉

【相关临床】

胚胎发育 8 个月左右，原始玻璃体内玻璃体

动脉可完全退化消失，如果其未按时退化或退化不完全则形成玻璃体动脉残留。残留的玻璃体动脉除血管系统本身组织外，还包括包围血管的胶质纤维及随动脉长入玻璃体胎基内的中胚叶组织。由于在发育阶段受到影响程度的不同，永存玻璃体动脉可以表现为完全残留和不完全残留两种类型。

玻璃体动脉完全残留　自视盘至晶状体后的玻璃体前界膜条索状、扇形、漏斗形灰白组织，随眼球转动而往返运动，其中的动脉可完全闭塞也可含有血液。

玻璃体动脉不完全残留有三种表现：

（1）附于晶状体后部的残留（Mittendorf's dot）表现为晶状体后极部鼻侧下方附近玻璃体灰白致密直径 1.5 ～ 2 mm 大小的圆点，与晶状体后囊相接触。

（2）视盘前残留（Bergmeister's papilla）表现为视盘边缘发出的纤维胶质组织伸入玻璃体内。

（3）玻璃体中残留可附着于视乳头或漂浮在玻璃体中。

【超声特点】

二维超声表现

玻璃体动脉完全残留　玻璃体内可探及带状弱回声，一端与晶状体后相连，另一端与视盘回声相连，与解剖的 Cloquet 管位置完全相同（图 2-4-6）。带状回声表面光滑，一般不合并增生样改变。由于带状回声分别与晶状体和视盘相连，即两端都被固着，因此运动实验为阴性。

玻璃体动脉不完全残留　与其临床表现相同，同样有三型即晶状体后部的残留、视盘前残留和玻璃体中残留。分别在晶状体后，视盘前和玻璃体内探及条带状弱回声。晶状体后残留的病例带状回声与晶状体的后囊相连；视盘前残留的病例带状回声与视盘紧密相连；玻璃体中残留表现为玻璃体内带状回声，固定地存在玻璃体中，一般在 Cloquet 管附近。多数病例同时合并白内障。

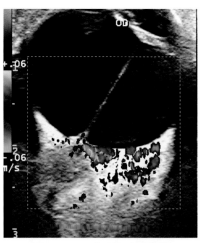

图 2-4-6　玻璃体动脉残留
玻璃体内可见带状弱回声，分别与晶状体后囊和视盘回声相连，CDFI 其上未见血流信号

CDFI 表现

玻璃体动脉完全残留的病例在玻璃体的带状回声上可探及与视网膜中央动脉、静脉相延续的血流信号，频谱为与视网膜中央动脉、静脉完全相同的动脉、静脉伴行的频谱特征。玻璃体动脉不完全残留的病例依据病变情况而定，如果病变与视盘相连，可能观察到血流信号，而与晶状体相连或固定在玻璃体内的病例其上可能无血流信号发现。

玻璃体动脉残留一般同时合并白内障，且一般因白内障而申请超声检查。检查时，如果受检者为婴幼儿，一定注意让患儿保持安静配合检查，必要时可以行镇静后再行超声检查。检查时一定注意视盘前、晶状体后有无异常回声。建议用线阵探头检查，这样可以将眼前段清晰地显示，以免漏诊。此外，如果儿童白内障合并玻璃体混浊，一定注意引起玻璃体混浊的原因及玻璃体混浊的位置与 Cloquet 管之间的关系，以免将不完全玻璃体动脉残留漏诊。

【诊断要点】

如果一个先天白内障的病例经过超声检查发现有玻璃体动脉残留，那么对于其预后将有一定的影响，这是手术前应当向患者家属交代清楚的。如果在术前检查时未能发现玻璃体动脉残留，白内障吸出手术后再发现玻璃体动脉残留时就比较被动，有可能对手术方式的选择产生影响。

原始永存玻璃体增生症 二者有一定的关系。单纯的玻璃体动脉残留一般在 Cloquet 管的位置附近，PHPV（persistent hyperplastic primary vitreous）也是在 Cloquet 管的基础之上的增生样改变。检查时需根据具体表现仔细分辨。

（五）原始玻璃体增生症

【相关临床】

本病多见婴幼儿及儿童，90% 为单眼发病，为胚胎发育时期的原始玻璃体在晶状体后的纤维增生斑块。纤维斑块与睫状突相连，将睫状突拉向瞳孔，瞳孔散大后可以见到延长的睫状突，为本病的特征性表现。位于晶状体后的纤维血管膜，其血管来自玻璃体动脉和睫状体血管的小分支，与晶状体后囊紧密相贴，且可通过后囊的破裂处进入晶状体内，导致晶状体混浊形成白内障。混浊膨胀的晶状体可使虹膜晶状体膈位置前移，前房变浅，可继发青光眼。本病对视网膜影响较小，部分病例在锯齿缘处可见视网膜牵拉现象。

临床可见"白瞳"症，以单眼发生晶状体后白色纤维血管膜和牵引突起的睫状突为临床特征，需要与其他原因导致的白瞳，如视网膜母细胞瘤、早产儿视网膜病变、先天白内障等疾病相鉴别。

少数病例表现为后部型，在视盘处可见原始玻璃体增生，典型病例可以表现为视网膜皱襞。局部视网膜隆起呈皱襞状，形状如镰刀，其中含有玻璃体动脉内的血管，可以发现在眼底的任何象限，但以颞下象限最为多见。多数病例视力差，可以伴有斜视和眼球震颤。

【超声特点】

二维超声表现 玻璃体内可探及带状回声，前端包绕晶状体后，如果仪器分辨力高甚至可以窥清前端与晶状体、睫状体之间的关系。带状回声沿 Cloquet 管向后极部延伸至视盘回声前与视盘回声紧密相连。带状回声表面欠光滑，有弱条带状回声附着。部分病例的玻璃体内可以探及均

匀弱点状回声，不与球壁回声相固着，运动实验和后运动实验均为阳性，为玻璃体病变合并玻璃体积血的超声表现。另外部分病例可以合并视网膜脱离，表现为玻璃体内弧形条带状回声与原始玻璃体动脉的回声相连且连接紧密，运动实验多为阴性。

CDFI 表现 在原始玻璃体动脉上可以观察到与视网膜中央动脉、静脉相延续的血流信号，血流信号的频谱特征与视网膜中央动脉、静脉完全相同。合并玻璃体积血时，玻璃体积血内无异常血流信号发现（图 2-4-7）。

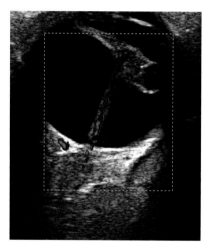

图 2-4-7A 原始玻璃体增生症超声图像
二维玻璃体内可见带状等回声，一端与晶状体后回声相连，另一端与视盘回声相连，CDFI 其上可见与视网膜中央动脉、静脉相延续的血流信号

图 2-4-7B 原始玻璃体增生症超声图像
带状回声无运动，血流信号与视网膜中央动脉、静脉相延续（动态图）

【诊断要点】

原始玻璃体增生症多于婴幼儿时期发现，以

"白瞳"为主要的临床表现。一般通过临床检查可以得到明确诊断，如果合并白内障或屈光间质欠清晰时，超声检查对诊断有帮助。一般单眼发病，病变为以玻璃体原始动脉为基础的增生样改变，可以合并玻璃体积血、视网膜脱离等。检查时应注意对玻璃体全面的观察，尤其眼前段与晶状体和睫状体之间的关系也要详尽地描述。

对于永存原始玻璃体增生症目前尚无很好的治疗方法，主要在于与其他表现为"白瞳"的疾病相鉴别，尤其与视网膜母细胞瘤的鉴别，以免误诊危及患者的生命。还要与其他同样表现为"白瞳"的疾病相鉴别，如Coats病、早产儿视网膜病变、白内障、眼内炎等。详见表2-4-2。

（六）增生性玻璃体视网膜病变

【相关临床】

增生性玻璃体视网膜病变（proliferative vitreoretinopathy，PVR）是孔源性视网膜脱离的常见并发症和手术失败的主要原因。实验和临床研究表明，视网膜表面的细胞增生和收缩是病变的基本病理过程。主要表现为赤道前和玻璃体基底部（前部）和赤道后（后部）的增生性膜及其造成的多种形式的收缩牵拉，以及视网膜后膜形成。

1983年，视网膜协会依据血眼屏障损害、视网膜表面膜和视网膜脱离的位置与程度，将增生性玻璃体视网膜病变分为四级：A为轻度，此期非增生性玻璃体视网膜病变特有；B为中度，视网膜表面有皱褶，裂孔卷边，血管扭曲抬高，提示增生膜存在。C为明显，表现为全层的视网膜固定皱褶。D为广泛，指固定皱褶累及4个象限，以视盘为中心呈放射状折叠或巨大皱褶累及整个视网膜，脱离呈漏斗状。

【超声特点】

二维超声表现　玻璃体内形态不规则的条带状、点状回声，表面欠光滑有弱点状、带状回声附着。可以飘浮在玻璃体内也可与眼球壁回声相固着，固着点不一定。其运动实验有否与其和眼球壁的固着关系相关，如果不与眼球壁回声相固

着，运动实验十分明显，后运动也明显。如果玻璃体内的增生膜与眼球壁之间有多个点固着，其运动实验可能为阴性。有一个或两个固着点的增生膜其运动实验的强度介于二者之间。如果玻璃体内的增生膜与眼球壁回声之间连接紧密，注意是否同时合并视网膜脱离（增生膜牵拉所致）。形态特点见《视网膜脱离篇》。

CDFI表现　玻璃体增生膜上一般无血流信号发现，如果有新生血管膜产生，可能在新生血管膜上发现点状血流信号，但血流信号不与视网膜中央动脉、静脉的血流信号相延续，且血流频谱不典型（图2-4-8）。

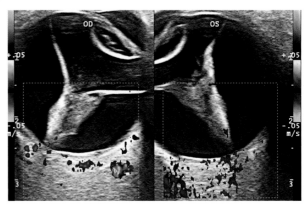

图2-4-8　增生性玻璃体视网膜病变
二维超声可见玻璃体内类T形带状中强回声，表面粗糙，分别与周边球壁回声及视盘回声相连，CDFI其上可见与视网膜中央动脉相延续的血流信号

【诊断要点】

多种疾病均可引起玻璃体增生样改变，以视网膜脱离手术后再脱离、糖尿病视网膜病变等较为常见。检查时注意玻璃体内膜状、条带状回声，与球壁的视网膜回声紧密相连。由于带状回声与眼球壁之间有多个固着点，故运动实验和后运动实验一般均为阴性。由于膜的收缩等可以形成牵拉性视网膜脱离。

值得注意的是，部分病例可以同时合并新生血管膜。由于增生膜和新生血管膜相互结合，可以形成形态特殊的、与球壁回声之间广泛结合的厚膜状回声。同时，由于新生血管膜的出现，可能出现异常血流信号，这是与视网膜脱离的血流

信号相鉴别之处。由于新生血管膜不与视网膜中央动脉之间有确定的关联，所以其血流特征亦不与视网膜中央动脉相同，为不规则的血流频谱，为二者的主要鉴别之处。

二、视网膜疾病

(一) 视网膜脱离

【相关临床】

视网膜脱离 (retinal detachment) 是视网膜色素上皮层与神经上皮层之间的分离。因为视杯的神经外胚叶的外层发育成视网膜的色素上皮层，视杯的神经外胚叶的内层高度分化增厚形成视网膜神经上皮层，二者之间存在一个潜在的间隙。正常情况下两层不分离是由于黏多糖类物质存在于感光细胞与色素上皮之间，而且感光细胞外节插入色素上皮细胞微绒毛之中。此外视网膜的内界膜与玻璃体之间关系密切，玻璃体中的胶原纤维与 Müller 细胞的基底膜粘连在一起，而且它们之间的连接较色素上皮与感光细胞之间的连接更紧密，因此玻璃体与视网膜之间的关系改变对视网膜脱离发生有重要作用。

原发性视网膜脱离多见于近视眼尤其高度近视眼的患者，其中男性多于女性且多为单眼发病，双眼病例约 10%～15%。原发性视网膜脱离的发生与玻璃体及视网膜变性有关。由于视网膜变性产生裂孔与玻璃体后脱离相粘连形成牵拉，液化的玻璃体由裂孔积聚于视网膜下导致视网膜脱离。

初发时有"飞蚊"症或眼前漂浮物，某一方向有闪光感，眼前阴影遮挡且与脱离的视网膜区域相对应。视网膜脱离累及黄斑区时可表现为显著的视力减退，眼内压多偏低。眼底检查可见脱离的视网膜变为蓝灰色，不透明，视网膜隆起呈波浪状，其上有暗红色的视网膜血管。玻璃体有后脱离及液化，含有烟尘样棕色颗粒。充分散瞳后，应用间接检眼镜、三面镜等检查多可发现裂孔。部分病例裂孔形成时视网膜血管破裂引起玻璃体积血。

【超声特点】

二维超声表现　如果是局限性视网膜脱离，二维超声检查时脱离的视网膜表现为带状强回声且与视盘回声相连，脱离的视网膜与视盘之间呈 15°～30° 角，称之为视盘斜入现象。完全的视网膜脱离则表现为玻璃体内类似英文字母 V 形的条带状回声，V 形带状回声的尖端与视盘回声相连，两端分别与周边部球壁回声相连。脱离的视网膜回声表面光滑，与球壁回声的弧度基本一致。运动试验一般为阳性，且视网膜的运动方向一般与眼球壁回声相垂直，为以脱离的视网膜为中心的垂直轻微摆动。如果视网膜下液为液化的玻璃体，则二者之间的回声表现为液性暗区；如果视网膜下液黏稠或视网膜下液为血性，则视网膜与球壁回声之间可表现为均匀的点状回声，这些点状的视网膜下回声运动试验及后运动均表现为阳性。

CDFI 表现　可见脱离的视网膜上有点状、条带状血流信号，且与视网膜中央动脉 (central retinal artery, CRA) 的血流信号相延续。脉冲多普勒频谱分析脱离的视网膜上的血流信号表现为与视网膜中央动、静脉血流频谱完全相同的动、静脉伴行的血流频谱，即在频谱的 X 轴上为规律搏动的动脉型 (CRA) 血流频谱，而位于 X 轴之下的为伴随动脉搏动的静脉型 (CRV) 血流频谱 (图 2-4-9)。

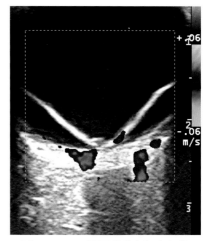

图 2-4-9A　视网膜脱离超声图像

二维超声玻璃体内可见类 V 形中强带状回声，与视盘及周边球壁回声相连，CDFI 其上可见与视网膜中央动脉相延续的血流信号

图 2-4-9B　视网膜脱离
带状回声可见动度和血流信号（动态图）

【诊断要点】

关于视网膜脱离范围的确定　应用超声检查可以对视网膜脱离的范围做出初步的确定。具体做法如下：首先做眼球 12 点与 6 点的轴位断面，确定有无脱离的视网膜回声，然后顺时针转动探头 180° 确定视网膜脱离的范围。如果在探头旋转的过程中出现视网膜脱离的图像特征，表明在相应的时钟方向有视网膜脱离。由于眼球的特殊形态，应用轴位法旋转检查 180° 相当于 360° 全周的眼球均得到显示，将出现视网膜脱离特征的图像钟点顺序相连即为视网膜脱离的范围。

对于视网膜脱离的病例，如果患者的屈光间质清晰，可以确定视网膜脱离的性质时一般不需超声检查。如果患者的屈光间质欠清晰或不能确定继发性视网膜脱离的性质等特殊情况超声检查可为其诊断提供帮助。形态特征和血流特点的相互结合是准确诊断视网膜脱离的基本保证，建议有条件的情况下应使用彩色多普勒超声诊断仪进行检查。

与视网膜脱离形态类似的常见疾病有玻璃体内机化膜、玻璃体后脱离、脉络膜脱离等。鉴别主要以病变的形态、回声强度、病变与眼球的固着关系、运动情况、后运动情况，以及病变内部的血流情况进行鉴别（表 2-4-1）。

表 2-4-1　眼内膜状回声鉴别诊断表

病　种	形　状	固着点	运动	后运动	血流情况
视网膜脱离	带状，规则，光滑凹面向前"V"	一端与视盘相连，一端与周边球壁相连	（＋）	（－）	与视网膜中央动、静脉相延续频谱特征亦为动静脉伴行型
脉络膜脱离	带状，规则，光滑，多个，凸面向玻璃体	一般在眼赤道部之前，不与视盘回声相连	（＋/－）	（－）	血流信号丰富，血流频谱为低速动脉型血流
玻璃体后脱离	连续带状，光滑弧形	不确定，可与眼球的任意部分相固着	（＋）	（＋）	病变上无血流信号
玻璃体积血	不规则，均匀点状	一般不与球壁回声相连	（＋）	（＋）	病变上无血流信号

（二）糖尿病视网膜病变

【相关临床】

糖尿病是一种复杂的代谢性疾病，可以引起全身许多组织、器官的广泛损害。糖尿病视网膜病变是一种主要的致盲眼病，一般而言 1/4 左右的糖尿病患者并发视网膜病变，约 5% 有增殖性糖尿病视网膜病变。糖尿病视网膜病变（diabetic retinopathy，DR）的发生和发展，不仅取决于代谢障碍的程度，亦与糖尿病的发病年龄、病程长短、遗传因素和糖尿病的控制情况有关。

糖尿病视网膜病变初期，一般无自觉症状，随病程发展可表现为不同程度的视力障碍。如果病变累及黄斑视野可见中心暗影，中心视力下降和视物变形等症状。视网膜小血管破裂出血进入玻璃体内，可见眼前黑影，视力急剧下降。合并新生血管或视网膜血管闭塞、增殖性视网膜病变等均可导致视网膜脱离，视力可能丧失。

没有新生血管形成的糖尿病视网膜病变称为单纯型病变，也称为背景期视网膜病变。包括我国分类方法的Ⅰ～Ⅲ期，这一阶段的病变局限在视网膜内。视网膜微动脉瘤和/或小出血点为最早出现并比较确切的视网膜病变的体征；黄白色硬性渗出说明血管通透性增大，血液成分溢出血管外；白色软性渗出表示微循环重度紊乱，血管破坏严重，有局灶性或广泛的视网膜无灌注，预示新生血管发生的可能。Ⅳ～Ⅵ期为增殖型病变，从新生血管产生开始。新生血管突破视网膜的表层内界膜，位于视网膜与玻璃体之间的间隙，随着纤维增生增多，新生血管穿过玻璃体界膜进入玻璃体内，增生的组织或玻璃体的收缩均可引起视网膜脱离或玻璃体积血而影响视力。

【超声特点】

二维超声表现　一般Ⅰ～Ⅲ期的患者超声检查无异常发现。Ⅳ期以上的病例可有相应的改变。依病程将出现玻璃体积血即玻璃体内均匀点状回声，不与球壁回声相固着，运动和后运动实验均为阳性等；玻璃体后脱离即玻璃体内连续条带状回声，与球壁回声之间的固着关系不确定，可以无固着关系亦可有一至多个固着点；牵拉性视网膜脱离即玻璃体后脱离与球壁回声相连处，如果球壁回声有局部隆起，与牵拉的玻璃体后界膜之间形成类似英文字母X形的回声。

CDFI 表现　如果没有合并视网膜脱离，玻璃体内一般无异常血流信号发现。合并牵拉性视网膜脱离时其上可见异常血流信号，与视网膜中央动脉、静脉相延续，频谱特征与视网膜中央动脉、静脉完全一致。如果由于玻璃体机化膜上有新生血管存在，可能在检查过程中发现异常血流信号，需与视网膜的血流信号相鉴别。通过对眼局部的血流参数进行测定，结果表明视网膜中央动脉和睫状后短动脉的血流参数均下降，以收缩期峰值和舒张末期的血流参数下降显著。下降程度与病变分期有关，即Ⅵ期较Ⅴ期、Ⅴ期较Ⅳ期舒张末期的血流参数下降更显著，甚至为0，阻力指数升高，表明视网膜远端血管灌注不良。视网膜中央静脉的血流参数也会发生相应的改变（图2-4-10）。

【诊断要点】

糖尿病视网膜病变的超声诊断相对比较复杂，尤其对新生血管膜和牵拉视网膜脱离的诊断更困

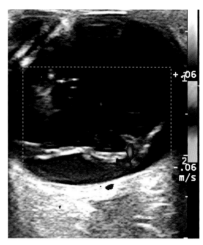

图 2-4-10A　糖尿病视网膜病变
二维超声玻璃体内可见带状等回声，与后极部球壁回声相连，CDFI 其上可见血流信号

图 2-4-10B　糖尿病视网膜病变
病变无运动、无血流信号（动态图）

难。应用 CDFI 检查技术，对二者的鉴别有一定的帮助。脱离的视网膜上的血流信号与视网膜中央动脉是相延续的，而且血流频谱为与视网膜中央动脉、静脉完全相同的动脉、静脉伴行的血流频谱。新生血管膜上的血流信号与视网膜中央动脉之间无确定的延续关系，频谱无特征甚至无血流频谱发现。

此外，糖尿病视网膜病变的超声诊断有一定的特点，即一般均双眼发病，且玻璃体内病变以眼球的后极部为主，与普通的玻璃体积血、机化膜不同，积累一定的经验后诊断就比较容易。

（三）视网膜母细胞瘤

【相关临床】

视网膜母细胞瘤（retinoblastoma，RB）为婴幼儿常见的眼内恶性肿瘤，严重危害患儿的生命

和视力。视网膜母细胞瘤的发病率在 1∶23160，但近年有逐渐增高的趋势。60%～82% 为单眼发病，双眼发病为 18%～40%。无显著性别差异。平均发病年龄单眼病例为 24 个月（7 岁以上少见），双眼病例在 10 个月左右（3 岁以上少见），有家族史者的发病年龄较单独发生的病例发病年龄早。

视网膜母细胞瘤可分为遗传型和非遗传型两类。约 40% 的病例为遗传型，其发病为合子前决定，即由患病的父母或基因携带者父母遗传所致，为常染色体显性遗传。约 60% 的病例为非遗传型，为视网膜母细胞突变所致，不遗传。少数病例（约 5%）有体细胞染色体畸变。根据其发展过程，临床可分为 4 期。

1. 眼内生长期　早期症状和体征是视力障碍和眼底改变。早期病变可发生于眼底任何部位，但以后极偏下居多。如果肿瘤位于后极部，可较早地引起视力障碍，产生斜视或眼球震颤。肿瘤允满整个眼球或视网膜广泛脱离则视力丧失。由于视力丧失，瞳孔开大，经瞳孔可见黄白色反光，称为"黑蒙性猫眼"。临床以"猫眼"为视网膜母细胞瘤的早期症状。

2. 眼内压增高期　眼内肿瘤生长增大，可引起眼内压升高，出现头痛、眼痛、结膜充血、角膜水肿等眼内压升高的表现。

3. 眼外扩展期　肿瘤向眼外扩展的途径如下：穿破角膜或巩膜后形成突出于睑裂的肿块，表面可见出血和坏死；穿破巩膜或巩膜上导管蔓延至眼眶内形成肿块，使眼球突出；沿视神经或视网膜中央动脉向眼眶内或颅内蔓延，此为最常见的扩展途径。

4. 全身转移期　晚期肿瘤可经视神经向颅内转移；经淋巴管向局部淋巴结、软组织转移；经血液循环向骨骼、肝、脾、肾及其他器官转移，最终死亡。

【超声特点】

二维超声表现　既往根据肿瘤的形态将其分为肿块型、不规则型和弥漫浸润型。但这种分型与临床及病理均无联系，且比较烦琐，下面将仅根据病变的超声表现进行描述。

形状　肿瘤形状多样，可以为半球形、V 形、不规则形等；可以表现为眼球壁的广泛增厚；可以充满整个玻璃体腔；可以为单一病灶，可以为多发病灶。

大小　病变的大小超过 1 mm 即可被仪器所发现，但此时多不具备超声诊断特征，需要结合眼底检查等确定诊断。如果已经有典型的临床改变，如"黑蒙"、"白瞳"等来就诊一般均可有典型表现。对病变的大小进行测量时，首先确定病变的最大基底所在的位置进行测量，然后旋转探头 180°测量此点的病变大小准确记录以利随诊观察。

位置　肿瘤可以位于眼球的任何部位，但以后极部病变居多，位于周边的病变可以累及睫状体。由于黄斑的特殊生理功能，检查时务必注意肿瘤与黄斑区之间位置关系，是否存在黄斑回避现象。

边界　肿瘤边界清晰，与周围组织之间可以准确地鉴别。形态不确定，有的光滑连续，有的表面有凹陷。

内回声　病变的内回声不均匀，70%～80% 的病变内可探及不规则形斑块状强回声，即"钙斑"。"钙斑"之后可见声影。多数病例为强回声与中强回声相间，部分病例在病变内可探及不规则形无回声区。

继发改变　由于肿瘤为视网膜的肿瘤，因此受肿瘤生长的影响极易出现视网膜脱离。表现为玻璃体内条带状回声，与视盘回声相连，可以与视网膜的肿瘤相延续，亦可位于病变的对侧。此外，如果肿瘤蔓延至眶内，可在眶内发现与球内病变相延续且内回声强度一致的病变。如果肿瘤生长过程中破坏了视网膜上的血管，可以并发玻璃体积血。

CDFI 表现　病变内可以发现与视网膜中央动脉、静脉相延续的血流信号，呈树枝状广泛地分布在病变内，频谱特征为与视网膜中央动脉、静脉完全一致的动脉与静脉伴行的血流频谱。如果肿瘤直接蔓延到眼眶内则在眼眶内可发现与病变相延续的血流信号（图2-4-11）。

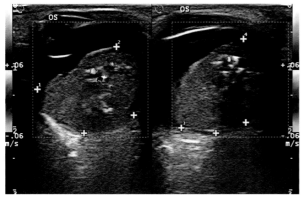

图 2-4-11A　视网膜母细胞瘤
二维超声检查玻璃体内可见不规则形实性病变，内可见点状不规则形强回声

图 2-4-11B　视网膜母细胞瘤
CDFI病变内可见与视网膜中央动脉延续的血流信号，呈"树枝"状分布在病变内（动态图）

【诊断要点】

视网膜母细胞瘤为婴幼儿眼内的恶性肿瘤，直接威胁患儿的生命，因此准确地诊断并及时地治疗是非常重要的。超声诊断技术的出现，为视网膜母细胞瘤的诊断和鉴别诊断都提供了一种检查手段，经过近五十年的应用，积累了较丰富的经验，有很高的诊断价值。

在既往的研究中，由于很多疾病均可表现为"白瞳"，单纯依靠裂隙灯显微镜检查、眼底镜检查对视网膜母细胞瘤的诊断是远远不够的。超声诊断的出现，突破了屈光间质清晰与否的禁区，通过对视网膜母细胞瘤形态特征和血流改变的研究，可以准确地诊断视网膜母细胞瘤。

此外，对于视网膜母细胞瘤，可以采用放射治疗、化学治疗、冷冻治疗和激光治疗等保存视功能疗法，应用超声检查可以及时了解治疗后病变的大小和形态变化，以及血流变化等，为观察治疗效果提供依据。

本病主要需与其他同样表现为"白瞳"的疾病进行鉴别，如Coats病、原始永存玻璃体增生症、早产儿视网膜病变、先天性白内障、眼内炎等相鉴别，详见表2-4-2。

表 2-4-2　白瞳症鉴别诊断表

病种	发病年龄	患侧	形状	内回声	血流情况
视网膜母细胞瘤	婴幼儿期发病可有家族史	单侧或双侧	球形、不规则形单个或多个病灶	强弱不等，典型病例内可见"钙斑"	病变内呈"树枝"状分布，与网膜中央动静脉相延续，频谱特征亦为动静脉伴行
Coats 病	儿童期多见	单侧或双侧	类 V 形条带状回声，其下均匀点状回声	典型病例均匀点状有流动性	带状回声上有与视网膜中央动静脉相延续的血流信号，频谱特征亦相同
早产儿视网膜病变	婴幼儿期发病有不足月分娩、吸氧及低体重	双侧	晶状体后花冠状包绕向后与视盘回声相连	均匀，中强回声	病变内可见与视网膜中央动脉相延续的血流信号，频谱特征亦相同
原始玻璃体增生症	各年龄段均可发病，儿童多见	单侧或双侧	圆锥形，自晶状体向后与视盘回声相连	均匀，中强回声	病变内可见与视网膜中央动脉相延续的血流信号，频谱特征亦相同

（四）早产儿视网膜病变

【相关临床】

早产儿视网膜病变（retinopathy of prematurity，ROP）以往被称为晶状体后纤维增生（retrolental fibroplasia）。1942年，首先由 Terry 描述，1951年，Campbell 发现与患儿大量吸氧有关。

本病好发于出生时低体重的早产儿，尤其合并呼吸障碍症候群者，患儿常有大量吸氧的病史。早产儿出生时视网膜血管尚未到达锯齿缘，该区为无血管区，正在向前发育的血管前端组织尚未分化为毛细血管，因此对氧特别敏感，但吸入高浓度氧气时，脉络膜血液中氧张力增加，提供给视网膜高浓度氧，致视网膜血管收缩和闭塞。当吸氧停止时，氧张力下降，脉络膜血管不能提供足够的氧到视网膜而形成缺血，刺激新生血管形成。

病变最早发生在视网膜周边部，以颞侧最常见，重症病例可累及鼻侧。特征性改变为周边部血管异常扩张，不易区分动脉和静脉。大多数婴儿（85%）随年龄的增大，病变自然停止进入退行期，周边视网膜由混浊逐渐透明，不留后遗症。其余的病例病情发展进入瘢痕期。瘢痕期根据病变的部位和程度分为5期，主要表现为周边玻璃体膜形成、视网膜皱褶、牵拉以至视网膜脱离，最终由于结缔组织增生和机化膜形成致视网膜全脱离。表现为"白瞳"，视力仅存光感或手动。

【超声特点】

对于1期、2期、3期仅有血管改变的病例，超声诊断一般无阳性发现，此期的诊断需要密切结合临床眼底检查。4期、5期的病例，由于合并玻璃体积血、视网膜脱离等，且晶状体后有纤维增生膜，屈光间质欠清晰，应用超声检查可有典型表现。

二维超声表现　4期病变表现为玻璃体内弱条带状回声，起自一侧周边球壁回声且颞侧较鼻侧多见，向后极部球壁回声相延续与视盘回声相连。玻璃体内可见弱点状回声，不与球壁及玻璃体内条带状回声相固着。5期病例表现为玻璃体内晶状体后团状回声与晶状体回声紧密相连并包绕其周围，可向一侧周边球壁回声延伸（颞侧较鼻侧多），合并视网膜脱离时病变类似"荷花"状，前段膨大的"花体"与晶状体紧密相连并包绕之，向后逐渐变细为"茎部"呈弱条带状回声与视盘相连。手术后的病例，超声检查玻璃体内可见类似英文字母 V 形的带状回声，其尖端与视盘回声相连，两端分别与周边球壁回声相连，为开放的视网膜脱离。与手术前相比最大的不同在于晶状体后和视网膜表面的增生消失，仅保留脱离的视网膜，但视网膜未完全复位。

CDFI 检查　如果为单纯晶状体后病变，其内未见异常血流信号；如果合并视网膜脱离，在病变的"茎部"可见与视网膜中央动脉－静脉相延续的血流信号，脉冲多普勒频谱分析为动脉－静脉伴行的血流频谱，与视网膜中央动脉－静脉完全相同（图2-4-12）。

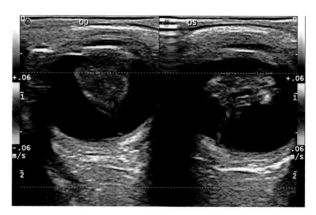

图 2-4-12A　早产儿视网膜病变
二维超声双眼玻璃体内均可见带状等回声，前端包绕在晶状体后，后端与视盘回声相连

图 2-4-12B　早产儿视网膜
病变 CDFI 病变内可见与视网膜中央动脉相延续的血流信号（动态图）

【诊断要点】

应用线阵探头可以清晰地显示 ROP 病例眼前段改变，尤其晶状体后的形态改变及病变与周边玻璃体之间的关系，对晶状体后的纤维增生膜及视网膜与球壁之间的关系可以准确分辨。此外，对合并视网膜脱离的病例，在二维结构上叠加血流信号提供病变的血供信息，对视网膜上的血流信号进行频谱分析并与视网膜中央动脉进行对比分析，可以得出准确的结果。

对早期 ROP 的病例超声检查不能得到满意的诊断结果。部分病例其形态改变与原始永存玻璃体增生症极其类似，如果不根据病史和临床检查单纯依靠超声检查很难将二者准确鉴别。由于脱离的视网膜上和原始玻璃体动脉上均存在与视网膜中央动脉相延续的血流信号，频谱特征也同样表现为动脉与静脉伴行的血流频谱，故绝不能单纯根据图像特点进行诊断，以免误诊。

永存玻璃体动脉（persistent hyaloid vessels）为玻璃体动脉全部或部分未按时退化残留于眼内，分为完全性残留和不完全性残留两型。完全性残留：自视盘至晶状体后可探及带状回声，表面光滑，与视盘和晶状体连接紧密。CDFI 检查可见点状血流信号，频谱为动脉－静脉伴行的血流频谱。不完全性残留：玻璃体内条带状回声，根据病变的位置可以分别与晶状体、视盘相连，亦可悬浮在玻璃体中央，CDFI 检查均可探及点状血流信号。

永存原始玻璃体增生症（persistent hyperplastic primary vitreous，PHPV）典型超声检测表现为玻璃体内条带状回声，一端与视盘回声相连，另一端与晶状体后回声相连，晶状体后可见不规则点状、条带状回声与前述条带状回声相连。CDFI 检查可见与视网膜中央动脉－视网膜中央静脉相延续的血流信号，频谱为动脉－静脉伴行的血流频谱，与视网膜中央动脉、静脉完全相同。部分病例玻璃体内可见点状回声，不与球壁回声固着，动度活跃，后运动阳性。CDFI 检查未见异常血流信号。

（五）Coats 病

【相关临床】

Coats 病又称外层渗出性视网膜病变（external exudative retinopathy）或外层出血性视网膜病变（external hemorrhagic retinopathy）。1908 年，首先由 Coats 报告而得名。

儿童、青少年多见，平均发病年龄 5.9 岁，绝大多数单眼发病，男性多于女性。早期无自觉症状，由于多为单眼发病，故患者不易察觉。至视力下降或瞳孔出现黄白色反射、眼球外斜方引起注意。眼底检查的典型改变为视网膜渗出和血管异常。病变开始可出现于眼底任何位置，以颞侧尤其围绕视盘、黄斑附近最为常见。渗出为白色或黄白色，位于视网膜深层的视网膜血管后，附近可见点状发亮的胆固醇结晶小体及点状和片状出血。随病情发展，渗出占据整个眼底同时引起球形视网膜脱离。脱离的视网膜隆起至晶状体后出现白色瞳孔。最后视网膜下和视网膜内渗出、机化被瘢痕组织替代。玻璃体由于积血、机化产生增生性玻璃体视网膜病变。晚期病例合并虹膜睫状体炎、并发白内障、继发青光眼最终致眼球萎缩。

【超声特点】

二维超声表现　玻璃体内可以探及与视盘回声相连的条带状回声，为强回声，表面光滑。其下为均匀点状回声，回声强度不同，内可见点状强回声。带状回声下的点状回声有自运动现象，即不需眼球运动点状回声有自上而下的运动。部分病例在后极部玻璃体内可见多个点状强回声相互融合形成斑块状强回声。

CDFI 表现　玻璃体内的条带状回声上可探及与视网膜中央动脉、静脉相延续的血流信号，频谱为动脉、静脉伴行的血流频谱。其下的点状回声由于有自运动现象，因此可有频闪伪像（图 2-4-13）。

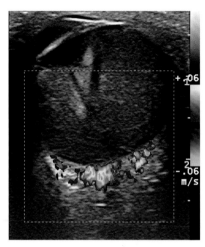

图 2-4-13A　Coats 病

二维超声玻璃体内可见带状弱回声，分别与视盘及周边球壁回声相连，其下可见均匀点状回声

图 2-4-13B　Coats 病（动态图）

CDFI 带状回声可见与视网膜中央动脉相延续的血流信号，点状回声有自运动

【诊断要点】

Coats 病为婴幼儿易发疾病，由于儿童为特殊的发病群体，需要检查者更细心地检查。超声检查可以结合 Coats 病特殊的超声表现和血流特点将其与其他表现为"白瞳"的疾病准确鉴别。

本病主要与其他表现为"白瞳"的疾病相鉴别，如视网膜母细胞瘤、原始永存玻璃体增生症、早产儿视网膜病变、眼内炎、先天性白内障等疾病相鉴别。详见表 2-4-2。

（六）视网膜血管瘤

【相关临床】

视网膜血管瘤病为少见疾病，多在 20 岁以后发病，约 20% 的病例有家族显性遗传史。1904 年，由德国人 von Hippel 首先描述。1926 年，瑞典学者 Lindau 描述视网膜血管瘤合并小脑血管瘤性囊肿的病例称为 Von Hippel－Lindau 病。视网膜血管瘤病可以单独存在亦可合并颅内血管瘤。

周边型视网膜血管瘤即通常所述的 von Hippel 病。最初肿物不明显，为小红点或小灰点，类似视网膜微血管瘤。随着毛细血管增生和瘤体的增大，形成动静脉短路造成输入小动脉及输出小静脉的迂曲扩张。在瘤体生长过程中，纤维血管组织突破内界膜进入玻璃体形成玻璃体牵引因素，加之血管瘤的渗液形成视网膜脱离。

近视乳头型毛细血管性血管瘤（juxtapapillary capillary hemangioma）瘤体位于视盘表面或附近向球内隆起，遮蔽视盘，瘤体界限清晰、色鲜红、无蒂，表面可见新生血管及纤维增生，可引起视网膜脱离。

【超声特点】

二维超声表现　玻璃体内椭圆形、圆形病变，内回声均匀为中强回声，边界清晰、光滑。多数病例同时合并视网膜脱离，为脱离的视网膜上的局限病变。

CDFI 表现　病变内可探及红－蓝相间的血流信号，自视网膜一直向病变内延伸，频谱特征与视网膜中央动脉、静脉完全相同（图 2-4-14）。

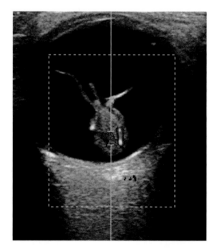

图 2-4-14A　视网膜血管瘤

二维超声视盘前可见椭圆形实性病变，内回声均匀为中强回声，表面有带状回声相连

图 2-4-14B　视网膜血管瘤

CDFI 病变内可见与视网膜中央动脉、静脉相延续的血流信号（动态图）

【诊断要点】

本病一般不危及生命，所以可以采用激光等方法进行治疗使瘤体萎缩，供养血管变细。应用超声检查可以定量地测量病变的大小，为治疗提供依据。

（七）老年黄斑变性

【相关临床】

老年黄斑变性（senile macular degeneration）是一种随年龄增加而发病并导致中心视力下降的疾病，又称之为年龄相关黄斑病变（age－related maculopathy，AMD）。人到中年以后，色素上皮胞质中消化不全的残余体脂褐质颗粒逐渐增多，消化残屑不断沉积在玻璃体膜上形成弥漫性的基底线状沉积，导致玻璃膜增厚或局限堆积在玻璃膜上形成玻璃膜疣等症状。由于色素上皮损害程度加重发生一系列病理变化，累及相应的感光细胞及脉络膜毛细血管，继发临近组织的损害和萎缩，出现老年黄斑变性。

老年黄斑变性临床可分为萎缩型和渗出型两型。

萎缩型　又称干性或非渗出性老年性黄斑性，多为双侧发病，但可一先一后或一轻一重。主要感觉为中心视力敏锐度不断下降，除非合并色素上皮脱离，一般很少有视物变形或小视症状，最终留下永久性中心暗点。

渗出型　又称湿性或新生血管性老年性黄斑变性。与萎缩型不同的是，渗出型不仅有色素上皮细胞退变还有脉络膜新生血管进入色素上皮下，引起渗出、出血和瘢痕形成的病理过程。其病变过程可分为三期，即渗出前期、渗出期和结瘢期。渗出前期眼底检查主要为玻璃膜疣和色素上皮改变明显。渗出期以色素上皮下新生血管的大量渗出和出血为特征。由于新生血管的渗漏导致视网膜色素上皮脱离。部分病例新生血管破裂出血，形成血性色素上皮脱离，色素上皮下呈灰蓝色或灰黑色且向前隆起，易误诊为脉络膜黑色素瘤。出血严重的病例，可突破色素上皮进入玻璃体内造成玻璃体积血而不能窥见眼底。患者的视力由于突然出现的黄斑部浆液性渗出或出血而显著下降。结瘢期色素上皮及神经上皮下的渗液或出血逐渐被吞噬细胞搬运吸收、成纤维细胞修复形成瘢痕化。

【超声特点】

1. 干性老年黄斑变性

二维超声表现　检测显示黄斑区呈局限扁平梭形实性病变，边缘清晰，内回声为均匀中强回声。部分患者可见形态规则的强回声，并伴有声影。病变高度一般不超过 1.5 mm，玻璃体内通常无继发性改变。病变的基底部可见较丰富的血流信号，而病变的内部和表面无异常血流信号。

CDFI 表现　多数干性老年黄斑变性患者 CDFI 检测通常无阳性发现，即黄斑区无上述特点，病变一般经检眼镜检查或荧光素眼底血管造影、相干光断层扫描等发现。白内障、玻璃体积血等屈光间质不清的患者，超声检查可见黄斑部异常回声，如黄斑区眼球壁回声局部隆起，CDFI 在病变的基底部发现集中的血流信号等。行超声检查时如黄斑区有上述异常回声，应考虑存在黄斑变性的可能（图 2-4-15）。

2. 湿性老年黄斑变性

二维超声表现　显示黄斑区不规则形实性病变，内回声欠均匀，以中低回声为主，间有小的无回声区。病变边缘不光滑，可为波浪状、锯齿状等，部分患者的边缘回声区可探及局限缺如。玻璃体内可探及点状或条带状回声与黄斑区病变

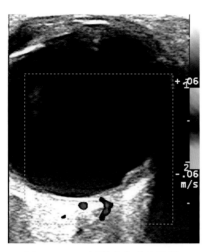

图2-4-15 干性老年黄斑变性

二维超声视盘颞侧的球壁回声局限隆起，病变表面欠光滑，CDFI未见异常血流信号

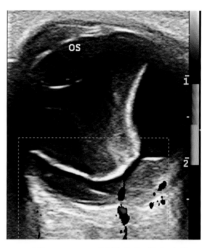

图2-4-16 湿性老年黄斑变性

二维超声视盘颞侧球壁回声呈半球形隆起，表面光滑，其内为均匀点状回声，CDFI病变内未见血流信号。玻璃体内伴有玻璃体积血和玻璃体后脱离表现

相连，运动实验和后运动实验均为阳性。少数患者近球壁处可探及不规则形强回声，并伴有声影。此类患者多伴有玻璃体积血，玻璃体后脱离，且病变的隆起度较高。部分连续观察的患者，可见到典型病变的动态变化过程：黄斑区病变隆起度逐渐增高→内回声减低→病变边缘的形态由规则变为不规则→呈局限性变薄、破裂及边缘回声局限缺如或活瓣样改变→玻璃体内由无回声变为均匀点状回声→黄斑区病变隆起度降低→内回声增强→经治疗后玻璃体回声逐渐减少，黄斑区回声逐渐平复。

CDFI表现 病变基底部和表面均可探及丰富的血流信号，但病变内部未见异常血流信号。基底部的血流信号一般与睫状后动脉相延续；表面的血流信号一般与视网膜中央动、静脉相延续，显示为动、静脉伴行的脉冲血流频谱（图2-4-16）。

【诊断要点】

对于干性老年黄斑变性患者，由于其视网膜色素上皮的局部色素增生、萎缩、脱离等，可致视网膜厚度改变，通常表现为视网膜厚度变薄，对此类患者不能单纯依靠CDFI检测结果予以判断，因为有些干性老年黄斑变性患者的CDFI图像可完全正常，需结合临床表现予以诊断。但对于那些合并有玻璃膜疣的老年黄斑变性患者，

CDFI检测结果有一定参考价值。位于视网膜下或Bruch膜水平的玻璃膜疣，二维超声检测表现为局限的点状强回声。由于玻璃膜疣的存在，可以导致局部的视网膜色素上皮脱离、增生及细胞排列紊乱；同时其下的Bruch膜可以表现为不规则增厚，并发胶原组织钙化，这正是本组老年黄斑变性患者二维超声图像显示病变呈扁平低回声的原因。老年黄斑变性患者黄斑区球壁的局限性隆起与组织的水肿及玻璃膜疣的存在有关，本组患者CDFI图像的点状强回声即为病变内的玻璃膜疣所致。应用二维超声和CDFI诊断干性老年黄斑变性有一定的局限性。

对于湿性老年黄斑变性患者，由于其视网膜下或脉络膜新生血管的形成，可以引发局部渗出、出血等一系列改变。尤其合并玻璃体积血时，由于屈光间质不清，无法应用相干光断层扫描、荧光素眼底血管造影等方法检测，因此临床诊断有一定困难。但应用CDFI检测湿性老年黄斑变性患者较干性老年黄斑变性患者的图像特征明显，可为临床诊断提供更多的信息。湿性老年黄斑变性患者的CDFI图像表现为视网膜下、脉络膜新生血管的出血程度与视网膜色素上皮下的空间呈不同形态，表现为"冢盖"形、半球形、不规则形等，内部回声为均匀中强回声。如果有玻璃膜

疣存在，其病变内可见点状强回声。如果局部出血量较大，血液可以突破视网膜内界膜进入玻璃体内，CDFI检测可见到内界膜的突破点，同时由于视网膜下积血释放至玻璃体内，可致病变形态和高度改变。

CDFI检测正常黄斑区可以存在血流信号，但表现为与其源血管相延续的血流信号。如果在黄斑区发现上述病变的形态改变，则CDFI检测仅显示病变下局部有较丰富的血流信号，病变内及视网膜下新生血管处或积血内则无异常血流信号。这也是老年黄斑变性与其他类似病变的形态鉴别要点。

三、色素膜疾病

（一）脉络膜脱离

【相关临床】

由于脉络膜血管内皮细胞结合疏松，仅靠少量结缔组织和单层内皮细胞的窦腔连接，在外界因素的作用下，血管外压力突然下降导致血浆大量渗出，积聚于脉络膜上腔发生脉络膜脱离（choroidal detachment）。脉络膜脱离多见于外伤性眼病或眼内手术后，也可见于巩膜炎、葡萄膜炎等炎症疾病和眼局部循环障碍性疾病。

一般患者的视力下降不显著，眼底检查在眼底周边部可发现灰褐色或棕黑色环形隆起，边缘清晰，表面的视网膜正常无脱离。脉络膜脱离受涡静脉的影响可以被分割为大小、形态各不相同的多个局限性球形隆起。严重的脉络膜脱离可以越过涡静脉向眼球后极部发展甚至到达视神经的周围。

脉络膜脱离通常在1～2周内可以自行消退，且消退后不留痕迹。但如果脉络膜脱离时间长，痊愈后眼底检查可见"斑驳"状或"颗粒"状色素改变。

【超声特点】

二维超声表现 轴位切面上可以探及至少两个条带状回声，一般在眼球的周边部，与眼球赤道附近的球壁回声相连。带状回声的凸面相对，其下为无回声区。类冠状切面上可以探及多个弧形带状回声，有多个点与眼球壁回声相连，形态类似"花瓣"状，即"花瓣"征阳性。横切面上脱离的脉络膜呈双带状回声，但可能不与球壁回声相连。

CDFI表现 脱离的脉络膜上有较丰富的血流信号，但血流信号不与视网膜中央动脉的血流信号相延续，血流频谱呈低速动脉型血流频谱，与睫状后短动脉的血流频谱特征相同。但应注意的是在脱离的脉络膜表面有视网膜被覆，由于视网膜上有视网膜中央动脉通过，所以取样时很可能将视网膜中央动脉一同取样，则频谱表现为动脉、静脉伴行的血流频谱（图2-4-17）。

【诊断要点】

脉络膜脱离由于一般继发于眼外伤或眼内手术之后，且患者一般没有显著的视力障碍，在诊断上存在一定困难。超声检查结合其特殊的形态改变和血流特点一般可以得到准确诊断，对疾病的诊断和治疗有极大的帮助。

本病主要与其他表现为眼内膜状回声的疾病相鉴别如视网膜脱离、玻璃体机化膜、玻璃体后脱离等。详见表2-4-1。

（二）脉络膜黑色素瘤

【相关临床】

脉络膜黑色素瘤（choroidal melanoma）由恶性黑色素性瘤细胞组成的肿瘤，其组织发生于脉络膜基质内的黑色素细胞。

临床表现与肿瘤位置和大小有密切关系。位于眼球周边部的肿瘤或体积小的肿瘤早期症状不明显；位于后极部或黄斑区的肿瘤多以视力下降、视野缺损和玻璃体内漂浮物为就诊的主要原因。典型病例眼底检查早期为结节状色素性肿物，由于生长在Bruch膜下，故生长速度缓慢；如果随瘤体的增大突破Bruch膜和视网膜的色素上皮层，则病变沿破裂处向视网膜下生长呈典型的蕈状病

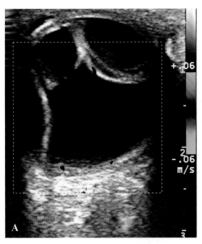
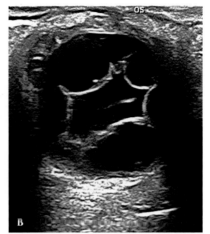

图 2-4-17 脉络膜脱离
A.二维超声玻璃体内可见类"八"字形带状中强回声，分别与周边球壁和赤道部的球壁回声相连；B.类冠状切面可见"花环征"；C.CDFI 其上可见丰富的血流信号（动态图）

变，其表面可见斑块状"橘皮"样色素沉着，可以引起继发浆液性视网膜脱离。继发性病变与临床病理联系。

1.Bruch 膜破裂　随肿瘤体积增大，可引起局部 Bruch 膜破裂，瘤细胞经此裂隙向视网膜下生长，为脉络膜黑色素瘤蕈状生长的主要原因。

2.色素上皮增生或萎缩　肿瘤表面的色素上皮细胞通常有不同程度萎缩或增生性改变。体积小的肿瘤常伴有玻璃膜疣，一些增生的色素上皮细胞可以转变为黑色素性巨噬细胞呈小灶状聚集在瘤体表面，这种组织化学变化在眼底表现为瘤体表面"橘皮"样色素沉着。

3.视网膜变性和脱离　由于脉络膜毛细血管血供不足导致视细胞缺血性病变，肿瘤局部的视网膜常发生早期变性或消失。临床检查可见相应的视野盲点。大多数脉络膜血管瘤可以引起继发性浆液渗出性视网膜脱离，体积较大的肿瘤可以引起广泛的视网膜脱离。

4.玻璃体积血和混浊　由于视网膜血管或脉络膜新生血管的破裂可引起玻璃体积血。部分病

例的瘤细胞或黑色素性巨噬细胞侵入玻璃体内；坏死的肿瘤细胞诱发眼内炎性反应等均可导致玻璃体混浊。

5.其他　脉络膜黑色素瘤可引起虹膜红变、晶状体后囊混浊和继发性青光眼等。

【超声特点】

二维超声表现

1.半球形病变　为肿瘤细胞未穿透 Bruch 膜时病变的形状。病变位于视网膜下，呈半球形平坦状，可见声衰减。可以继发视网膜脱离，一般视网膜在病变的中央与病变连接紧密，周边可见隙状回声。病变的隆起度不高，一般不超过 5 mm。

2.蕈状病变　肿瘤突破 Bruch 膜后所具备的典型表现。一般有如下特征。

①形状（sharp）：病变为典型的"蘑菇"状，即头膨大，中央有缩窄区，基底较宽大。②边界：病变边界清晰，当肿瘤表面有完整的视网膜时，病变的边缘光滑。在声像图上近场回声强，接近

球壁时减弱甚至消失。③内回声：病变内回声不均匀，以中低回声为主。由于肿瘤边缘血管呈窦样扩张，故声像图上前缘回声强，向后回声逐渐减少，接近球壁形成无回声区，即所谓"挖空"（acoustic quiet zone）现象。

3.脉络膜凹（choroidal excavation） 肿瘤所在部位的脉络膜被瘤细胞浸润，形成局部脉络膜无回声区，呈盘状凹陷带，一般在病变的基底部可探及此征，约65%的患者可发现此征。

4.声影 因声衰减显著，肿瘤后眼球壁及球后脂肪回声较低或缺乏回声，用低灵敏度检查，声影更易发现。

5.继发改变 超声可显示玻璃体混浊及继发视网膜脱离。肿瘤穿破巩膜后，可见相邻眶脂肪内出现低或无回声区。

CDFI表现 肿瘤的内部和肿瘤的表面均可探及丰富的血流信号。肿瘤表面的血流信号为被覆在肿瘤表面的视网膜上的血管所产生，频谱分析表现为动脉-静脉伴行的血流频谱，与视网膜中央动脉、静脉的血流特征完全相同。病变内可探及丰富的血流信号，可以呈树枝状分布在整个瘤体内，血流频谱表现为单纯动脉型血流频谱，与睫状后短动脉的血流特征相同。这均与其病理组织学改变完全相同（图2-4-18）。

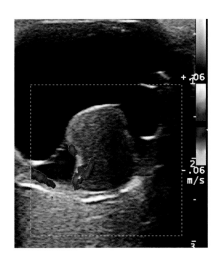

图 2-4-18A　脉络膜黑色素瘤
二维超声玻璃体内可见蕈状实性病变，内回声欠均匀，可见"挖空"征，病变表面可见带状回声被覆

图 2-4-18B　脉络膜黑色素瘤
CDFI 病变内可见血流信号（动态图）

【诊断要点】

应用超声检查诊断脉络膜黑色素瘤有一定的优势，典型病例具有上述声学特点，但一般6条特点中有4点相吻合就已经满足超声诊断的要求了，不必追求每一个点都满足要求。此外，如果应用线阵探头检查，一般很难发现肿瘤内回声由强及弱的典型改变，"挖空"征亦较难发现。此外，检查时应注意仪器增益值的调节，不要将增益值设置过高，以免将声学特点掩盖。此外还需与以下疾病鉴别。

1.脉络膜色素痣 脉络膜痣病变边界清晰，表面光滑且隆起度一般不超过2mm。超声检查内回声均匀且回声强度强，CDFI检查病变内无异常血流信号。

2.脉络膜血管瘤 血管瘤呈橘红色圆形实性病变，表面可有色素沉着。但内回声均匀，为中等强度，无脉络膜凹陷和声衰减等超声特点，荧光血管造影检查与脉络膜黑色素瘤亦不相同。

3.脉络膜转移癌 为视网膜下结节状扁平隆起，边界欠整齐。内回声缺乏变化较均一，典型的边界特点为其超声诊断的特征之一。

4.脉络膜出血 视网膜下圆形黑红色隆起，超声检查内回声低且不均匀，CDFI其内未见异常血流信号。

5.老年黄斑变性 为视网膜色素上皮下的新生血管，超声检查内回声不均匀，CDFI在病变的基底可见较丰富的血流信号，病变内无异常血流信号。

对于脉络膜黑色素瘤手术摘除不是最终的追求目标，如何能够做到既治疗肿瘤又保存患者的有用视力是最高的追求。应用超声检查可以及时了解病变的性质、内部回声变化、准确测量病变的大小等，为保存视力治疗提供帮助。此外，对于病变内血流信号的观察也是了解治疗效果很好的指标。

（三）脉络膜血管瘤

【相关临床】

脉络膜血管瘤（choroidal hemangioma）为良性、血管性、错构性病变。大多数为海绵状血管瘤，毛细血管型血管瘤极为罕见。临床上将脉络膜血管瘤分为孤立性和弥漫性两类。孤立性脉络膜血管瘤多发生在眼球后极部，边界清晰；弥漫性脉络膜血管瘤无明显界限，一般自锯齿缘延伸至眼球后极部，而且常伴发脑－颜面血管瘤病（Sturge-Weber 综合征）。

脉络膜血管瘤发生部位　如果病变发生在黄斑下方，早期可出现视力下降或单眼远视，为瘤体推顶视网膜前移所致。如果肿瘤发生在黄斑区以外的部位且未引起视网膜脱离，可以在相当长的时间内无明显临床症状。

继发性改变　脉络膜血管瘤内无明显细胞增生现象，提示脉络膜血管瘤无生长倾向或仅有缓慢生长的倾向。肿瘤病变区的变化及临床症状的发展主要与肿瘤引起的继发性视网膜病变有关，如视网膜囊样变性、视网膜脱离和色素上皮增生等。继发性青光眼主要见于弥漫性血管瘤，多认为青光眼的发生与前房角组织发育异常有关，由于发病早，可导致眼球体积增大。部分病例由于合并视网膜脱离，导致晶状体－虹膜膈位置前移、虹膜根部与房角结构前粘连所致。

【超声特点】

二维超声表现

孤立型的超声表现为眼球后极部实性病变，形态以半球形为主，病变边界清晰，内回声均匀，回声强度呈中等程度到强回声。病变与周围组织之间界限清晰，没有显著的声衰减，无"挖空"征和脉络膜凹陷。部分病例可以同时伴有视网膜脱离、玻璃体积血等超声表现。

弥漫型的超声表现为眼球壁回声的普遍增厚，在病变的早期，如果不仔细分辨可能会漏诊或者误诊为脉络膜水肿，但是结合临床特点需要仔细鉴别。随着疾病的发展，可以有局限的眼球壁回声增厚，回声强度较正常脉络膜回声强，与正常脉络膜回声之间界限清晰。总体来说，病变隆起度不高，一般在 5 mm 之内。

CDFI 表现　在病变的基底部和病变内均可探及十分丰富的血流信号，以基底部分布最为丰富，可以呈"血管池"样表现。频谱为低速动脉型血流频谱，与睫状后短动脉的血流频谱完全相同。但对病变表面的血流信号需要仔细分辨，可能为被覆在肿瘤表面的视网膜血管，因此频谱可以表现为动脉－静脉伴行的血流频谱（图 2-4-19）。

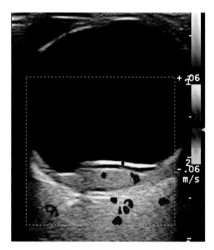

图 2-4-19A　脉络膜血管瘤

二维超声球内扁平实性病变，内回声均匀，表面可见带状回声被覆

图 2-4-19B　脉络膜血管瘤

CDFI 其内可见丰富的血流信号（动态图）

【诊断要点】

在脉络膜的主要占位病变中，脉络膜血管瘤的内部回声是最强的，也是最均匀的。病变形态规则，结合临床表现一般容易诊断。

最大的困难是弥漫性脉络膜血管瘤，由于病变隐蔽，低隆起度缺乏诊断经验时极易漏诊。因此，对于有着特殊临床表现的，如颜面部血管瘤、眼底检查血管迂曲、青光眼眼压不易控制等情况，均需除外弥漫性脉络膜血管瘤的存在。

主要与其他脉络膜实性占位病变相鉴别，如脉络膜黑色素瘤、脉络膜转移癌、脉络膜骨瘤等。

对于脉络膜血管瘤一般均可以应用激光、冷冻、放射治疗等方法消灭肿瘤，达到改善视力的目的。因此应用超声检查可以定量测量病变的大小，应用CDFI可以定量测量肿瘤内的血流情况，二者相互结合对疾病的治疗效果的观察有很大帮助。

（四）脉络膜转移癌

【相关临床】

葡萄膜转移性肿瘤（metastatic tumor of uveal）为身体内其他部位或器官的恶性肿瘤经血液循环扩散转移到葡萄膜的肿瘤性改变。由于葡萄膜血流丰富且血流速度缓慢，而眼球内组织不存在淋巴管，因此体内其他器官的肿瘤一般经过血行转移到眼内且种植在葡萄膜内。视网膜或视神经的转移癌十分少见。葡萄膜转移性肿物中主要为癌瘤，肉瘤罕见。

视力下降和继发青光眼为葡萄膜转移性肿瘤的主要症状。转移癌多发在后极部脉络膜，发生在虹膜和睫状体较少见。睫状体转移癌很难早期发现。虹膜转移癌多发于虹膜表面，表现为无色素弥漫性肿物，生长速度快。常伴有前葡萄膜炎或继发青光眼的症状，病变可单眼发病亦可双眼发病。

【超声特点】

二维超声表现　一般为眼球后极部扁平实性病变，内回声均匀，但回声强度较脉络膜血管瘤低。

边界清晰但不光滑，表面呈"波浪"状或表面有切迹。大多数病例可以同时伴有视网膜脱离且脱离的视网膜一般不与病变相连。

CDFI表现　病变内可发现较丰富的血流信号，频谱表现为低速动脉型血流频谱。如果病变隆起度低，发现血流可能会比较困难（图2-4-20）。

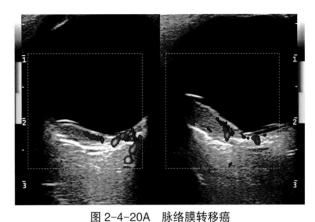

图2-4-20A　脉络膜转移癌
二维超声玻璃体内可见扁平实性病变，边缘欠光滑，表面可见带状回声被覆

图2-4-20B　脉络膜转移癌
CDFI病变内可见血流信号（动态图）

【诊断要点】

密切结合临床、详尽了解病史为诊断的条件之一。如果在脱离的视网膜下发现实性病变更要高度注意，除外脉络膜转移癌的可能。对于无原发癌病史或转移癌出现在原发肿瘤之前的病例，应详尽地进行相关的体检，除外原发病灶。高度怀疑的病例可以密切随诊以免漏诊。

脉络膜转移癌有着特殊的超声表现，虽然多数病例有原发肿瘤病史，但其中有一些病例是眼科首先发现为转移癌再体检查到原发病灶的。因此熟练掌握其临床特点和超声诊断特点能为诊断提供极大帮助。

转移性肿瘤的预后较差，平均存活时间为确诊后18个月。眼内转移癌的治疗一般视肿瘤有无生长倾向，患者全身健康状况，转移癌与原发癌的部位等，依据病情进行放疗、化疗、手术治疗或定期观察。超声检查可以对病变的变化进行观察，对治疗效果进行评估，为临床治疗提供帮助。

（五）脉络膜骨瘤

【相关临床】

脉络膜骨瘤（choroidal osteoma）为成熟骨组织构成的一种良性肿瘤。发生机制尚不明确，多数学者认为其为骨性迷离瘤（choristoma），即胚胎性骨组织遗留在脉络膜内，出生后发展为骨瘤。与其他眼病引起的眼内组织骨化或钙化不同，患者不存在任何诱发脉络膜骨化的病史，除眼底改变外无其他眼部病变。

脉络膜骨瘤青年女性好发，多为单眼发病，双眼发病的病例少见。主要表现为视力减退、视物变性和与肿瘤部位相应的视野暗点。病变以眼球后极部视盘旁多见，可累及黄斑部。眼底检查瘤体为黄白色椭圆形轻度隆起，其周边多为橙红色，瘤体表面可见不均匀的色素沉着。可以继发浆液性视网膜脱离。

脉络膜骨瘤一般呈扁平状，厚度为0.5～2.5 mm，镜下肿瘤由分化成熟的骨小梁结构和少量血管组成，其间可见骨细胞、骨母细胞和破骨细胞等。瘤体表面的脉络膜毛细血管层可变窄或闭塞。肿瘤顶部的色素上皮细胞可见萎缩、破坏暴露下方的骨组织，眼底镜检查瘤体为黄白色。肿瘤累及黄斑区可引起视网膜变性、视网膜下新生血管形成和出血，最终视力丧失。

【超声特点】

二维超声表现　眼球后壁局限不规则形实性病变，内回声均匀，为强回声，病变隆起度低，一般不超过3 mm。病变与周围组织之间界限清晰，病变后回声衰减。降低仪器增益值，病变不随增

益值的下降而下降，始终为眼内的强回声。部分病例可以并发玻璃体内积血，表现为玻璃体内点状回声，不与球壁回声紧密相连，运动实验和后运动实验均为阳性。

CDFI表现　病变内无异常血流信号发现（图2-4-21）。

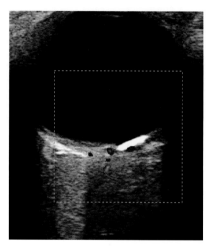

图2-4-21　脉络膜骨瘤
二维超声显示后极部眼球壁回声局限增强，后有声影，CDFI未见异常血流信号

【诊断要点】

脉络膜骨瘤发展缓慢，目前无很好的治疗方法。超声检查可以定量测量病变的大小，观察疾病的发展。CT为脉络膜骨瘤最佳诊断方法。

（六）暴发性脉络膜出血

【相关临床】

脉络膜出血的原因很多，脉络膜新生血管为主要原因。主要见于老年黄斑变性和高度近视黄斑病变。此外中心性渗出性脉络膜视网膜病变、急性脉络膜炎、视盘水肿等，以及全身疾病如高血压、动脉硬化、血液病、糖尿病等均可发生脉络膜出血。

暴发性脉络膜出血（expulsive choroidal hemorrhage）为严重的脉络膜出血，为眼内手术罕见的并发症。由于眼球壁的完整性遭到破坏，

眼内压突然下降，脉络膜血管急剧扩张引起血管破裂造成暴发性脉络膜出血。由于出血量大，可将脉络膜和视网膜推向眼球中轴，脉络膜内积聚大量血液，形成出血性脱离。

【超声特点】

二维超声表现　单纯的脉络膜出血可以局限在眼球的某一象限，表现为玻璃体内条带状回声，两端分别与球壁回声相连，其下为均匀点状回声，无运动。如果是暴发性脉络膜出血在轴位切面上玻璃体内可探及双带状强回声，弧面相对，与球壁回声相连，但一般不与视盘相连。类冠状切面可见多个带状弧形回声，分别与周边球壁回声相连，一般固着点为涡静脉穿行处。横切面玻璃体内可见双带状回声，可以不与球壁回声相连。带状回声之下可以探及点状、斑块状中强至低回声，不与眼球壁回声相固着，活动度与病程及病情相关。应当注意的是脉络膜下的点状回声或斑块状回声随病程的改变有相应的变化。在疾病的早期，一般为均匀的点状回声；随病程的发展，在病程的中期一般在均匀点状回声内有斑块状中强回声；在病程的晚期，可以又恢复至均匀点状回声甚至为无回声区。即脉络膜下积血由液态到部分凝固再到液化的过程。通过对这一过程的观察，可以指导手术的时机和手术方式，为改善和恢复患者的视功能提供帮助。

CDFI表现　玻璃体内大的带状回声上可见较丰富的血流信号，但不与视网膜中央动脉、静脉相延续，脉冲多普勒频谱表现为以单纯动脉型血流为主的血流特征，与睫状后短动脉的血流特征相同。其下的点状、斑块状回声内无异常血流信号发现。眼动脉的血流参数一般无异常改变，但是视网膜中央动脉和睫状后短动脉的血流速度较正常显著下降，以视网膜中央动脉的血流参数下降显著。但是治疗成功的病例，其视网膜中央动脉、睫状后短动脉的血流参数可较治疗前有大幅度地提升，甚至可以接近正常水平，同时患者的视功能也有显著改善（图2-4-22）。

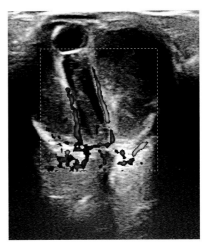

图2-4-22　暴发性脉络膜出血
二维超声显示玻璃体内可见双弧形带状回声，不与视盘回声相连，CDFI其上可见血流信号。其下可见均匀弱点状回声，CDFI未见异常血流信号

【诊断要点】

暴发性脉络膜下出血既往在眼科为非常严重的并发症，几乎可以称为视力丧失的代名词。而很多患者都是由于无法控制的脉络膜下出血而临时将手术改变为眼球摘除手术，患者不仅完全失去了复明的可能，同时还失去一只眼球。现代眼科显微手术技术的发展，将手术的切口在逐渐缩小，在手术的过程中眼内压改变的差距正逐渐减少，出现暴发性脉络膜下出血的可能性也逐渐减小。而且即便出现了暴发性脉络膜下出血也可以通过及时关闭手术切口而保全患者的眼球。所以在手术后通过超声检查及时确定脉络膜下出血的诊断对于治疗有很大的帮助。通过对脉络膜下回声情况的观察可以及时了解脉络膜下出血的吸收和变化情况，即均匀的点状回声代表非凝固的出血；斑块状的中强回声代表血液为凝集状态；无回声表明为均质液体。通过对脉络膜下液体回声改变的观察，帮助临床医生决定手术时机，为挽救患者的视功能提供帮助。

脉络膜脱离　脉络膜脱离与暴发性脉络膜下出血最主要的鉴别点在于脱离的脉络膜下的回声情况。即如果脱离的脉络膜下为无回声区，一般为脉络膜脱离；如果脉络膜下为点状、斑块状弱至中强回声，则为暴发性脉络膜下出血的可能比较大。

四、眼外伤

（一）异物

【相关临床】

异物（foreign body）占眼外伤的 2%～6%，其中眼前段异物占眼内异物的 13.2%～15%，虹膜睫状体异物不到 5%。异物伤中最多见为金属异物，其中磁性异物占 78%～90%。有些位于前房和晶状体内的异物可在裂隙灯下被直接发现，而另一些位于虹膜后睫状体附近的微小异物，穿孔伤口细小且已闭合，或是巩膜伤口被出血遮挡不易被发现，即使在裂隙灯下也需要仔细辨认，使用常规定位的辅助检查也存在着一定的困难。多数病例需要借助于影像学检查及二维超声等方法寻找异物。

【超声特点】

二维超声检查 球内和眶内的异物可以应用二维超声检查。

眼球内异物 位于眼球内的异物，不论异物的性质是金属异物还是非金属异物，都表现为眼内的最强回声。异物的形态不规则，内回声根据异物的性质不同而不同，但一般都比较均匀。异物之后可见声影。部分病例球后的声波逐渐减低直至消失称为声衰减，也称为"彗尾"征（图 2-4-23）。

眼眶内异物 由于球后脂肪为强回声体，一般较小的异物不论是金属还是植物性异物较难显示，除非体积较大。检查较小的眼眶异物，常需要将增益降低，以显示异物。较大异物二维超声显示为强回声光斑，声影。超声在判断眶内异物，尤其是滞留眶内时间较长的植物性异物上较 CT 更佳。因为植物性异物长期存留眶内与组织液或脓液混合后在 CT 上显示为高密度，难于鉴别软组织和异物。而超声显示异物多为强回声光斑，和周围的软组织或纤维组织易于鉴别。

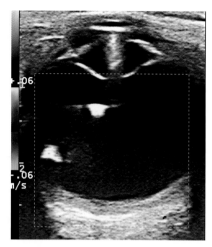

图 2-4-23A　眼球内异物
玻璃体内可见 2 个不规则形强回声，"彗尾"征阳性，声影阳性

图 2-4-23B　眼球内异物
CDFI 玻璃体内强回声旁可见频闪（动态图）

【诊断要点】

应用超声检查诊断眼球内异物，对确定异物在眼内的位置有很大帮助，如异物在玻璃体内、眼球壁上等，由于超声检查可以将眼球和异物置于一个平面上，因此可以准确显示异物的位置。此外，应用超声检查可以对异物伴随的情况进行诊断，如是否合并玻璃体积血、玻璃体积脓、视网膜脱离、脉络膜脱离等。

（二）巩膜裂伤

【相关临床】

由于眼内充满液体，可以被看作是可压缩的球体。如果眼球受到外力引起形态改变，但是体积没有发生改变，那么将只能增加表面积，这样在薄弱部位可以引起巩膜破裂。由于巩膜受到外力破裂眼球立即减压，因此眼球结膜几乎无破裂现象。

临床检查可见严重的结膜充血和水肿、结膜下出血、眼内压降低、前房积血、视力急剧下降，在眼球壁破裂的象限眼球的运动可以受限。

【超声特点】

二维超声检查 病变一般在眼球的后极部，视神经的周围，表现为眼球壁回声局限缺如。玻璃体内一般都有点状回声，为外伤后的玻璃体积血。部分病例可以同时合并视网膜脱离和脉络膜脱离。劈裂的眼球壁后可以探查到不规则的无回声区，为自眼球内外溢的玻璃体。

CDFI检查 破裂的眼球壁一般无异常血流信号发现。如果玻璃体内有脱离的视网膜、脉络膜可以有相关的表现（图2-4-24）。

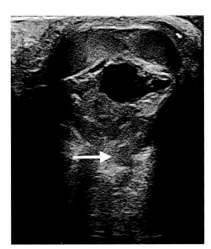

图2-4-24 后巩膜裂伤
二维超声后极部球壁回声局限缺如（↑），玻璃体内伴有玻璃体积血表现

【诊断要点】

后巩膜裂伤由于位置隐匿，单纯依靠临床检查诊断有一定的困难。必要时甚至需要手术探查以明确诊断。应用超声诊断可以避免手术探查，准确诊断后巩膜裂伤，有推广价值。

（三）晶状体脱位

【相关临床】

晶状体位于虹膜之后，由晶状体悬韧带固定于睫状突，其前极居瞳孔中央，晶状体轴与视轴基本一致。正常情况下，即使用药物充分散大瞳孔，也看不到晶状体赤道部，更不能望及悬韧带。由于睫状肌的收缩、舒张，使悬韧带的紧张度发生微小变化，从而使晶状体的屈光状态发生改变，这就是所谓调节。由于外伤或先天因素，纤细的悬韧带可发生部分断离或全部断离，从而使悬韧带的固定作用产生不对称或完全丧失作用，由此产生晶状体不全脱位（半脱位）或全脱位。轻度的晶状体不全脱位，在临床上有时很难发现，即使在裂隙灯检查下，虹膜震颤也不明显。重度的不全脱位，患者可主诉单眼复视，检查可发现前房深浅不一，瞳孔区可见部分晶状体边缘，检查眼底时可发现所谓"双重眼底"现象。

先天性晶状体位置异常，常见者有：① Marfan综合征（长指趾晶状体半脱位综合征），多为双侧，晶状体半脱位，身材细长，"蜘蛛"样指趾，病因不明，可能与结缔组织弹性纤维异常有关，为常染色体显性遗传；② Well—Marchesani综合征，亦称短指晶状体半脱位综合征，双眼晶状体半脱位，短指，短粗体型，双眼晶状体小。

晶状体全脱位可向前脱入前房，向后脱入玻璃体。晶状体不全脱位或全脱位均可引起继发性青光眼。

【超声特点】

二维超声检查 如果晶状体脱位明显或者晶状体完全脱离正常的解剖位置进入玻璃体内可借助二维超声检查。

如果晶状体为不完全脱位，可以探及晶状体部分脱离正常的解剖位置，但仍有部分与正常附着点相附着。

如果晶状体完全脱入玻璃体内，则在玻璃体内可以探及类椭圆形环状病变，环为中强回声，内为无回声区。椭圆形环可与球壁回声相连，亦可独立地存在于玻璃体内，此时可有轻度的运动。如果晶状体与眼球壁回声紧密相连，应注意有无视网膜脱离存在。

CDFI检查 脱位的晶状体上无异常血流信号

发现（图 2-4-25）。

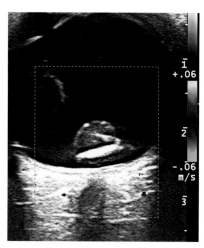

图 2-4-25A　晶状体脱位

二维超声玻璃体内可见类椭圆形中强环状回声，与球壁回声相连，正常晶状体回声缺如

图 2-4-25B　晶状体脱位

环形回声有运动，玻璃体内伴有弱点状回声（动态图）

【诊断要点】

超声检查尤其 UBM 检查可检测出用其他手段发现不了的轻微晶状体不全脱位，避免了临床漏诊，可精确测出前房深浅不一的程度与范围，并能显示出房角情况，对推测预后有可靠的依据。避免了散瞳的烦琐，又能判断晶状体脱位，精确测出晶状体脱位的范围、程度。能清晰显示晶状体与睫状突的关系，是否有接触、刺激，范围多少，对估计预后、决定手术有根本性的指导意义。

五、眼眶疾病

眼眶（orbit）为四边棱形骨性腔，左右对称，其开口向前向外，尖端朝向后内。眼眶的周围由骨质构成，前面为眼睑，内为眼球和其他组织。成年人眼眶深度约 40 ～ 50 mm，容积约 25 ～ 28 mL。眼眶外侧壁相对偏后，因此眼球暴露机会相对较多，视野较鼻侧开阔，但同时也增加了受伤的机会。

眼眶内除眼球、眼外肌、泪腺、血管、神经和筋膜外，各组织间还充满脂肪，借以保护眼眶内的各组织结构。眼眶的容积增加可以引起眼球突出（exophthalmos），可以因为眼眶内炎症、循环障碍性水肿、肿瘤、血管扩张、眼外肌肥大、血肿及寄生虫等原因引起。反之，眼眶容积减小也可以造成假性眼球突出，如眼球增大、直肌麻痹，以及由于骨质异常所致眼眶的变浅。眼部炎症后的结缔组织牵引、脂肪吸收或眶底骨折等均能引起眼球内陷（enophthalmos）。

（一）海绵状血管瘤

【相关临床】

海绵状血管瘤（cavernous hemangioma）是成年时期最常见的眼眶原发性良性肿瘤。由于肿瘤由充满血液的管腔构成间隔为纤维结缔组织，从而在超声上显示出一种较特殊的超声特征。

海绵状血管瘤主要见于成年人，平均发病年龄接近 40 岁。主要临床表现为轴位眼球突出，无自发性疼痛。晚期可引起视力下降和眼球运动障碍。肿瘤长期压迫可致视神经萎缩、脉络膜皱褶。如肿瘤原发于眶尖，早期可出现视力下降；肿瘤位于眶前部时可触及有弹性肿物，表面光滑。

【超声特点】

二维超声表现　海绵状血管瘤主要位于肌锥内，呈圆形或椭圆形，边界清楚，光滑，一般不与眶内正常结构粘连，除非肿瘤原发于眶尖。由于肿瘤包膜完整，B 超显示为边界清晰的占位病变，内回声较多，分布均匀。因为肿瘤有一定的弹性，在超声检查用探头压迫眼球可致肿瘤体积变小。但临床确实可见肿瘤原发于眶尖，且体积较小，所以超声可能出现假阴性。

CDFI 表现 肿瘤内血流信号不丰富，部分病例的肿瘤内部可探及点状血流信号（图 2-4-26）。

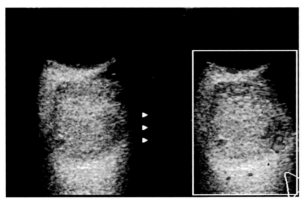

图 2-4-26 眶海绵状血管瘤
眶内可见类椭圆形实性病变，边界清晰，内回声均匀，病变的边缘可见点状血流信号

【诊断要点】

超声诊断眼眶海绵状血管瘤其准确性可高达 96% 以上，尤其 A 超对性质的判断更可靠。其意义在于对手术治疗中手术入路的选择非常重要。

临床上最容易和海绵状血管瘤相混淆的是神经鞘瘤，两者均发生于肌锥内，但后者发病率稍低。在超声诊断上，海绵状血管瘤是多回声或高反射性肿瘤，而神经鞘瘤是低回声、弱回声，低反射性肿瘤，尤其在 A 超上鉴别更容易。另外，在 A 超、B 超上更像海绵状血管瘤的是泪腺良性多形性腺瘤，但后者主要发生于眼眶外上方的泪腺区，因肿瘤质地较硬，常引起局部骨质凹陷，而在 B 超上显示出肿瘤后界向后突出，这是海绵状血管瘤所不具备的超声特征。

（二）神经鞘瘤

【相关临床】

神经鞘瘤（neurilemmoma）是神经鞘膜细胞增生形成的一种缓慢增长的良性肿瘤。神经鞘瘤可发生于各个年龄，但以成年人就诊多见，无明显性别差异。临床表现隐匿，很少有特征性的症状出现。如病变累及Ⅲ、Ⅳ、Ⅵ颅神经的分支可引起复视；病变在眶尖可压迫视神经，引起视力

减退；临近眼球壁的肿瘤可以压迫眼球变性，视力可下降。文献报道，本病 10% ～ 15% 伴有神经纤维瘤病，皮肤可有"咖啡"斑。

【超声特点】

二维超声检查 病变一般为圆形、椭圆形或不规则形实性占位病变，边缘光滑可见肿瘤晕，肿瘤内回声低，部分病例病变内可见液性暗区，内有带状回声分隔，为囊样变的结果。肿瘤有轻度的压缩性，但声衰减少。

CDFI 检查 病变内血流信号不丰富，病变边缘可见点状血流信号（图 2-4-27）。

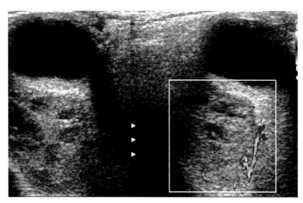

图 2-4-27 神经鞘瘤
二维超声眶内可见类椭圆形实性病变，内回声欠均匀，可见囊样低回声区

（三）神经胶质瘤

【相关临床】

视神经胶质瘤（optic nerve glioma）是发生于视神经胶质细胞的良性或低度恶性肿瘤。多为单侧发病，病变进程缓慢，不引起血行和淋巴转移。肿瘤可发生于眶内或颅内，但多起自视神经孔附近，向眼眶内或颅内发展。儿童较成人多见，位于眼眶内的肿瘤，由于肿瘤逐渐增大，导致视力下降、眼球向正前方突出、视神经水肿或萎缩等一系列视功能损害。但一般视力下降多发生在眼球突出之前。眼底检查可见明显的视神经萎缩，是本病与其他肌锥内肿瘤相鉴别的重要特点。肿瘤较大的病例，眼底可见放射状条纹。如果肿瘤

向颅内蔓延，可以引起视神经孔增大，眼底无明显改变。晚期肿瘤增大，眼球高度突出，由正前方变为向眼球的外下突出，可在眼眶的内上触及质地坚硬的肿块。

【超声特点】

二维超声检查　视神经呈梭形增粗，内回声较弱，增粗视神经边界清楚。

应用线阵探头可以清晰地显示增粗的视神经的全貌，视神经可呈扭曲状态，有中度声衰减。视盘回声受到肿瘤的影响可以向眼球内突出，与视神经水肿也有关。

CDFI 检查　为血流不丰富的肿瘤，部分病例可在病变内发现异常血流信号。但需与正常的视网膜中央动脉相鉴别（图 2-4-28）。

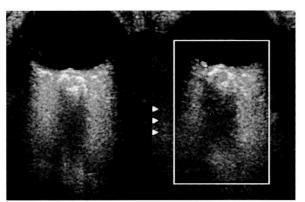

图 2-4-28　神经胶质瘤
二维超声可见视神经回声增粗，视盘回声局部隆起

（四）脑膜瘤

【相关临床】

脑膜瘤（meningioma）是一种起源于视神经鞘蛛网膜细胞的肿瘤，为良性肿瘤，但也可恶变，一般生长缓慢，恶变后发展迅速。常见于成年人，女性多于男性，年龄越小恶性程度越高。

由于肿瘤逐渐生长，眼球多向正前突出，晚期可向外下突出且眶缘可触及病变。临床特点为未发生眼球突出之前视力正常，发生眼球突出之后视力逐渐下降，有的病例可以在眼球突出很久

之后视力仍然保持不变。由于视神经受到机械性压迫，可见视盘慢性水肿、血管扩张、出血、黄斑区"星芒"状渗出等，晚期病例可见视神经萎缩。

【超声特点】

二维超声检查　视神经呈管状、锥形增粗，视神经的宽度增加，边界清晰，内回声低且不均匀，增粗视神经内常有强回声光斑或钙化，声衰减明显。因声衰减显著病变的后界一般显示欠满意。

CDFI 检查　病变内血流信号丰富，频谱分析以动脉型血流信号为主（图 2-4-29）。

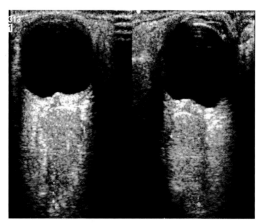

图 2-4-29　脑膜瘤
二维超声显示视神经回声增粗，边界清晰，内回声欠均匀

（五）泪腺混合瘤

【相关临床】

泪器（lacrimal apparatus）分为两个部分即泪液的分泌部和排出部。前者包括泪腺和副泪腺，后者包括泪小点、泪小管、泪囊和鼻泪管组成。

泪腺（lacrimal gland）为分泌泪液的器官，位于眼眶的外上方额骨和眼球之间的泪腺窝内，由细管状腺和导管组成。长约 20 mm，宽 12 mm，主要功能为分泌泪液，借结缔组织固定于眶骨膜上。提上睑肌将其分割为较大的眶部泪腺和较小的睑部泪腺。泪腺由眼动脉分出的泪腺动脉供给血液，受三叉神经的第一支泪腺神经支配。

泪腺良性多形性腺瘤（benign pleomorphic

adenoma of lacrimal gland）是最多见的泪腺良性肿瘤。因肿瘤内含有中胚叶间质成分和外胚叶上皮成分，且形态多样，又称为泪腺混合瘤（mixed tumor）。

本病多见于成年女性，表现为眼球突出和内下方移位，眶外上方可触及硬性肿物，一般无眼睑肿胀和压痛。受病变的影响可导致眼球形变，引起屈光系统改变导致部分病例伴有视力下降。眼球向上运动受限。

【超声特点】

二维超声表现　病变呈圆形、类圆形或椭圆形，边界清楚，内回声较多，分布均匀，声衰减中等。此肿瘤多压迫局部骨质，二维超声显示病变后界呈明显向后突出，骨壁回声光滑，这是泪腺上皮性肿瘤的较典型特征，也是和其他泪腺区肿瘤鉴别要点之一。偶尔可见肿瘤内有液化腔。线阵探头二维图像可以将睑叶和眶叶泪腺病变完整地显示，病变形态不规则，类似椭圆形，内部回声不均匀，以中强回声为主，间有小的囊样无回声区，压缩性阴性。

CDFI表现　CDFI检查病变内可见较丰富的血流信号，病变的周边可探及点状、条带状血流信号。脉冲多普勒频谱分析为中速动脉型血流频谱（图2-4-30）。

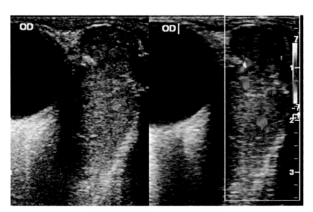

图2-4-30　泪腺混合瘤
二维超声泪腺区可见不规则形实性病变，内回声欠均匀，CDFI病变内可见血流信号

【诊断要点】

泪腺位于眼眶外上方，除了泪腺本身的肿瘤外，还可发生表皮样囊肿、炎性假瘤等。有时此位置的表皮样囊肿和多形性腺瘤有非常类似的A超、B超图像鉴别困难，必要时应参考CT图像。在超声上和此瘤类似的是海绵状血管瘤，后者很少发生于泪腺区。

泪腺炎性假瘤在超声上常显示为低回声性占位病变，一般容易鉴别。

（六）炎性假瘤

【相关临床】

炎性假瘤（pseudotumor）一词用来描述一组炎性病变，它可累及眶内所有结构，如泪腺、脂肪、眼外肌、视神经、骨膜，甚至骨壁和眼球。病变可位于眼眶任何位置，可局限性增生，也可弥漫性不规则生长。在病理上此类病变主要由淋巴细胞构成，间有少许纤维结缔组织和其他细胞。一般根据病变内淋巴细胞的多少分为：淋巴细胞浸润性炎性假瘤、硬化性炎性假瘤和混合性炎性假瘤。

【超声特点】

由于炎性假瘤波及范围较广，因病变累及的部位不同，超声特征也不同。

泪腺炎型炎性假瘤　这是较常见的炎性假瘤，与其他位置的炎性假瘤不同的是此类炎性假瘤常累及泪腺，且在病理上以淋巴细胞增生为主，纤维结缔组织间质较少，所以在B超上呈扁圆形，边界清楚，内回声很少，声衰减不明显。病变在A超上呈现内反射较低的反射。在临床应鉴别的是泪腺上皮性肿瘤，后者在超声上显示为中高反射，类似海绵状血管瘤。淋巴瘤病变体积较大，内回声较少。还有一种是泪腺炎，多呈急性发作，眼睑红肿，疼痛，结膜充血，局部压痛。超声显示泪腺肿大，内回声较多，泪腺常呈网格状增大。

肿块型炎性假瘤　病变可位于眼眶前部和眼眶后部。和其他眼眶良性肿瘤不同的是患者除眼球突出外，常有反复发作史，并合并眼睑红肿、疼痛等症状。超声多显示病变不规则，边界不清楚，内回声可多可少，但常可发现眼球筋膜囊水肿，这是诊断眼眶炎性病变的超声特征。

眼外肌型炎性假瘤　当炎性假瘤主要侵及眼外肌时称眼外型炎性假瘤。临床表现为突然发生眼球突出，眼球运动障碍，眼球运动时疼痛加重，眼外肌附点结膜充血。B超显示眼外肌增厚，内回声较少，并累及肌肉附着点。

CDFI检查　眼眶炎性假瘤CDFI常显示病变内有数量不等的动脉、静脉血流，提示病变可能在急性期（图2-4-31）。

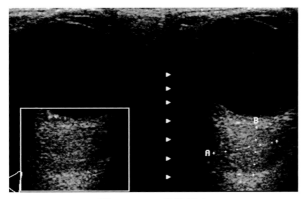

图2-4-31　炎性假瘤

二维超声眶内可见不规则形低回声区，边界欠清晰，CDFI病变边缘可见血流信号

【诊断要点】

超声鉴别淋巴瘤和炎性假瘤确实困难，需要结合临床其他症状、体征和影像学诊断。当然有些硬化型炎性假瘤主要由纤维组织构成，超声显示病变不规则，衰减明显，内回声少，无明显可压缩性。在炎性假瘤的超声诊断中，如发现筋膜囊水肿对判断病变性质非常重要。

（七）颈动脉海绵窦瘘

【相关临床】

颈动脉海绵窦瘘（carotid-cavernous sinus fistula，CCF）是海绵窦内颈动脉因外伤或其他原因引起的瘘，导致眼眶静脉扩张，动脉化及所有眼眶软组织充血。虽然颈动脉海绵窦瘘多是单侧，但双侧也可见。临床上常将病变分为高流瘘（流速快）和低流瘘（流速慢）。一般来讲，流速快者多是由于颈内动脉海绵窦瘘所致，而流速慢的常合并硬脑膜海绵窦交通。

1. 颈动脉海绵窦瘘（Carotid-cavernous sinus fistula）

常为严重头外伤引起，部分可自发于动脉瘤的破裂，由于特征性的临床表现较容易诊断。体征包括浅层巩膜静脉扩张、搏动性眼球突出、结膜水肿、眼部听诊有杂音，部分病例合并眼压增高。长期者引起眼底静脉压增高、出血。

【超声特点】

二维超声表现　目前临床使用的眼科专用超声一般很难发现正常眼上静脉，所以眼上静脉扩张是本病的特征表现。眼上静脉位于上直肌与视神经之间，呈圆形或管状低回声。扩张的眼上静脉自鼻上方向眶上裂方向延伸。超声发现眼上静脉扩张的同时，用探头压迫可见扩张的血管明显搏动，压迫同侧颈动脉可使搏动消失。眼上静脉依瘘内的血液速度和瘘口的大小呈轻度或中高度扩张，严重时可扩张至10 mm以上。部分病例可同时显示眼下静脉扩张。其他的超声所见有眼外肌厚、视神经增粗及少见的脉络膜脱离。

CDFI表现　彩色多普勒则显示此眼上静脉扩张并呈动脉频谱，并显示低阻力动脉化频谱，根据血流动力学测定可鉴别高流瘘和低流瘘（图2-4-32）。

【诊断要点】

临床引起眼上静脉扩张的疾病除本病外，还有许多病变，但扩张程度较低，如硬脑膜海绵窦瘘（以下详述）、眶尖肿瘤、甲状腺相关眼病、炎性假瘤。除硬脑膜海绵窦瘘与本病只是程度较轻而各种表现均很类似外，其他病变均有相关超声发现，如眶内肿块、眼外肌肥厚等。

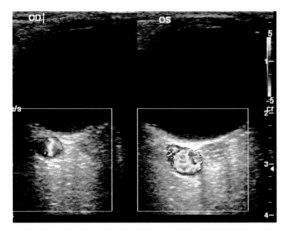

图 2-4-32 颈动脉海绵窦瘘

二维超声眶内可见低回声区，CDFI 其内可见多色血流信号

2. 硬脑膜海绵窦瘘

硬脑膜海绵窦瘘（dural-cavernous sinus fistula）也称红眼短路综合征（red eyed shunt syndrome）多自发于中老年妇女，导致眼眶软组织充血。临床表现为浅层巩膜静脉扩张、充血，轻度眼球突出和眼压增高。一般没有或轻度眼球搏动及杂音。

硬脑膜海绵窦瘘的超声表现包括轻、中度眼眶软组织充血，脂肪垫扩大，眼外肌和视神经轻度增厚。常发现眼上静脉轻度扩张，也可正常粗细或无法发现扩张的眼上静脉，这是和颈动脉海绵窦瘘的不同之处，甚至没有扩张眼上静脉的搏动。彩色多普勒对诊断也有帮助，但也可能为正常所见。此时需要与眼眶其他疾病区别，如甲状腺相关眼病等。

需要引起临床注意的是并非所有硬脑膜海绵窦瘘都能发现眼上静脉扩张，少部分可能眼上静脉正常。

（八）眶静脉曲张

【相关临床】

静脉曲张（varix）是发生于眼眶内的静脉畸形扩张，可为囊状或多腔性。此种病变多认为是先天所致，但多在青年时期发病。

典型的体征为体位性眼球突出，即直立时眼球内陷（enophthalmos）或无突出，当头低位、Valsalva 法等动作时，眼球即突出。随即出现一系列急性眶压增高的症状，如头痛、恶心、呕吐、视力下降，严重者因短期眼球不复位致视力丧失。一般当头高位或直立后，或压迫眼球数秒钟眼球恢复原位。长期病变不断压迫球后脂肪引起脂肪萎缩，眼球内陷。

【超声特点】

二维超声表现 当颈部加压或患者低头时，眶内畸形血管充血，可见球后脂肪随之变大，正常球后脂肪内出现一个或多个低回声占位，呈圆形、椭圆形或不规则形；眼眶静脉曲张的病变内常有静脉石出现，对诊断非常有帮助。B 超不仅发现病变的范围、形状，还要注意病变与眶内正常结构的关系。偶尔静脉性血管瘤，尤其是儿童时期发病，病变本身也有一定的体位性，即颈部加压后病变稍有扩大。

CDFI 表现 可提供血液动态图像彩色多普勒对发现和定位畸形病变的导血管有参考意义。由于颈部加压后，血液向眶内充盈，可显示眶尖或眶上裂部位出现红色血流信号，即朝向探头；当压力消失时，血液向颅内回流，血流信号由红色变为蓝色。检查时需要耐心操作，以发现病变的导血管（图 2-4-33）。

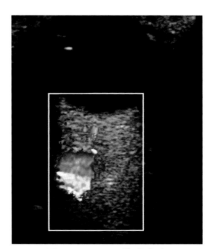

图 2-4-33 眶静脉曲张

二维超声眶内可见不规则形无回声区，CDFI 可见血流信号

【诊断要点】

此病诊断仅靠体位性眼球突出，后眶内出现的占位病变即可诊断，超声的意义在于定位病变范围、是单囊性或多腔性、与眼眶正常结构的关系，为手术提供依据。

（九）甲状腺相关眼眶病

【相关临床】

甲状腺相关性免疫眼眶病（thyroid-related immune orbitopathy，TRIO）又称内分泌性眼外肌肌病（endocrinic external myopathy）、Graves 病，为甲状腺功能异常引起的以眼球突出、上睑退缩、迟落，复视和眼球运动障碍为特征的一组综合征。TRIO 可发生于甲状腺功能亢进或正常的人，患者有单侧或双侧眼球突出，结膜充血水肿，上睑退缩。二维超声或 CT 常可发现眼外肌肥大，以肌腹部为主。病变最常累及下直肌和内直肌，其他肌肉也可受累。在疾病的早期由于眼眶组织和眼外肌的水肿、炎症，眼球向各方向运动均可受限，并出现复视。在疾病的晚期眼外肌水肿消退，但纤维化改变使之失去弹性，因而向拮抗肌方向运动受限。严重者肿大的眼外肌在眶尖肌锥部压迫视神经和血管，造成恶性突眼，视力下降。组织学检查眼外肌的间质水肿，淋巴细胞浸润。牵拉试验呈阳性，手术时可见肌肉纤维化而失去弹性。在疾病的炎症期应用皮质类固醇激素及免疫抑制剂治疗有效。但肥大的眼外肌多不能恢复正常的形态及运动功能。

为更好地理解甲状腺相关眼眶病，首先介绍眼肌的解剖。眼肌分两组：眼内肌在眼球内，包括瞳孔括约肌，瞳孔开大肌和睫状肌；眼外肌（extraocular muscles）共有 6 条，即 4 条直肌和 2 条斜肌。4 条直肌是内直肌（medial rectus）、外直肌（lateral rectus）、上直肌（superior rectus）和下直肌（inferior rectus）；2 条斜肌分别是下斜肌（inferior oblique muscle）和上斜肌（superior oblique muscle）。除下斜肌外其余的眼外肌均起自视神经孔周围的总腱环，向前附着于赤道部附近的巩膜上。

内直肌起自总腱环内下方，沿眼眶内壁向前走行止于角膜缘内侧 5.5 mm，司眼球内转；下直肌起自视神经下方的总腱环，沿眼眶下壁向前外方走行，止于角膜缘下 6.5 mm，司眼球下转、内转和外旋；外直肌起自总腱环上、下两处，沿眼眶外壁向前走行，止于角膜缘外 6.9 mm，司眼球外转；上直肌起自总腱环上部，向前走行于提上睑肌下，止于角膜缘上 7.7 mm，司眼球上转、内转和内旋。

上斜肌起自总腱环，沿眼眶上方向前至眶内上缘，穿过滑车向后外转折，经过上直肌的下面到眼球赤道部后方附着于眼球外上方，司眼球下转、外转和内旋。下斜肌起自眶壁内下缘后方的骨壁，经下直肌下面向外上方延展，在赤道部后穿过眼球筋膜止于眼球后外侧，司眼球上转、外转和外旋。

上直肌、内直肌、下直肌和下斜肌由动眼神经支配，外直肌由展神经支配，上斜肌由滑车神经支配。眼外肌血液供应来源于眼动脉的肌支。

【超声特点】

二维超声表现　通过眼外肌（主要四条直肌）厚度的测量（表 2-4-3），本病除显示眼外肌增粗外，还可显示眼上静脉增粗、眼球筋膜囊水肿（急性期），甚至视神经增粗。眼外肌增粗以下直肌和内直肌多见（图 2-4-34）。

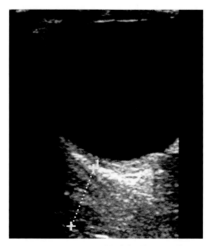

图 2-4-34　甲状腺相关眼眶病
二维超声显示眼外肌较正常显著增厚

表 2-4-3　眼外肌测量的正常参考值

肌肉	正常范围（mm）
上直肌 / 提上睑肌复合体	3.9～6.8
外直肌	2.2～3.8
下直肌	1.6～3.6
内直肌	2.3～4.7
全部肌肉总数	11.9～16.9

【诊断要点】

TRIO 是累及全眼外肌的病变。根据病变的程度、病程的长短，不同眼外肌受累的程度也不同。肌肉止端的改变与肌腹的肥大程度是一致的。在疾病的炎症期，肌腹和肌止端的水肿肥大程度较恢复期更为明显。超声检查可以作为评价眼外肌病变程度和疾病过程的方法之一。

总之，随着临床诊断水平的提高、诊断及治疗仪器的改进，超声诊断已经成为眼科重要的辅助检查之一。不仅可以提供病变的形态改变特征，而且可以为确定合理的治疗方案、了解手术后的眼部形态变化等提供可靠的依据。超声诊断的发展将与眼科临床诊断的提高同步发展，为更好地保障广大群众的眼部健康提供保证。

（杨文利）

第三章　甲状腺

20 世纪 50 年代，国内外即开始应用 A 型超声进行甲状腺探测，当时只能分辨肿物的囊性及实性，对体积大小、侵犯范围及病变来源鉴别尚有困难。1962 年，日本藤本应用 B 型超声对 103 例甲状腺肿瘤进行了分析，应用探头的频率为 5 MHz，并将甲状腺肿瘤分为四型，经手术及病理结果分析认为：Ⅲ 型以甲状腺癌为多，Ⅰ 型及 Ⅱ 型以甲状腺瘤较多。1965 年，日本贺井敏夫应用 B 型超声进行甲状腺测定及估计其重量。1975 年，Jellins 及 Kossoff 于澳大利亚国立超声研究所用 B 型超声对甲状腺进行了一系列研究，使图像清晰、分明，为今后观察甲状腺打下了基础。1979 年，Scheible 等应用实时显像进行甲状腺疾病的诊断，由于能看清血管的搏动及甲状腺随吞咽活动等，因此对甲状腺疾病、颈部及周围组织疾病的诊断及鉴别具有重要价值，并广泛地应用于临床。20 世纪 90 年代，很多学者先后应用彩色多普勒超声诊断甲状腺疾病，特别是原发性甲状腺功能亢进（Graves 病）患者的甲状腺内血流信号极为丰富，五彩缤纷，称为"火海"征，具有特征性变化，对诊断很有利。

20 世纪 70 年代，国内开始应用 A 型超声诊断甲状腺疾病，主要是鉴别肿物的囊性或实性；20 世纪 80 年代，北京、上海、武汉等地开展了 B 型超声对甲状腺的探测。北京协和医院曾对甲状腺正常值及甲状腺结节进行了 B 型超声的研究，并发表了论文，对开展这项工作，具有一定的推动作用；此后，对甲状腺病变，如结节、炎症、肿瘤等均进行了一系列的观察，发表了不少文章，取得了一定的成绩；之后又对甲状腺良性或恶性病变进行了穿刺细胞学或组织学的诊断及注射治疗，并结合病理观察超声回声及血流变化关系，对确定诊断有一定的价值。20 世纪 90 年代后，很多学者应用彩色多普勒超声对甲状腺进行观察，对多种因素影响血流信号，提出了自己的见解。除了说明原发性甲亢血流信号增加外，对甲状腺炎、高功能结节或腺瘤发生的血流增多做了解释，对甲状腺功能减退（又称甲减）有时亦有血流信号的原因进行了分析；对日后超声在甲状腺检查的应用，做出了有益的尝试。

超声造影广泛应用于肝脏的良、恶性疾病的鉴别，特别是对于肝癌的诊断具有较高的价值。21 世纪初，超声造影、弹性成像开始应用于甲状腺良、恶性病变的鉴别，现有的研究表明超声造影、弹性成像与二维超声联合诊断对鉴别甲状腺结节的良、恶性具有较高的诊断价值。近几年，三维成像技术开始应用于甲状腺疾病的诊断，其对甲状腺恶性结节被膜的侵犯有一定的诊断价值，但是该技术尚处于初期阶段，尚不能做出有效的鉴别。因此，甲状腺良、恶性病变的鉴别，仍然是摆在超声工作者面前的重要任务。

（席雪华　张　波）

第一节　解剖与生理

一、甲状腺解剖

甲状腺位于颈前区，呈"H"形或"U"形，多数位于第五颈椎至第一胸椎水平之间，少数情况下可异位至上颈部、胸骨后或前上纵隔等处。甲状腺由两个侧叶及连接两侧叶的峡部组成。

10% ～ 40%的人在发育过程中还有从峡部伸向舌骨的锥状叶，多数情况下，锥状叶随着年龄增长而退化。

（一）毗邻关系

甲状腺位于气管前方及外侧，前方是舌骨下肌群，前外侧是胸锁乳突肌。其后内侧的气管食管沟内分布有气管旁淋巴结、喉返神经及甲状旁腺（左右各2个），后外侧则毗邻颈动脉、颈内静脉及迷走神经（图3-1-1）。

（二）腺体结构

1. 甲状腺腺体

成年人甲状腺平均重量为20 ～ 25 g，一般不超过30 g。正常甲状腺的体积大小也因性别、体型、生理状态等原因变异较大。甲状腺两侧叶大小不一定对称，侧叶有上下两极，侧叶三个径线中长径即上下极之间距离变异较大，多数长度在4 cm以上。侧叶的宽度多小于2 cm，厚度多在1 ～ 1.5 cm。中间峡部连接两侧叶，峡部的厚度一般在0.2 ～ 0.4 cm。

2. 甲状腺被膜

正常甲状腺组织质地较软，表面覆盖两层被膜：气管前筋膜形成的甲状腺假被膜和甲状腺自身的纤维外膜即甲状腺真被膜。后者致密覆盖于甲状腺组织上，向腺体内部伸展分隔腺体呈小叶结构。真假被膜之间的间隙是甲状腺手术进行外科分离的重要解剖位置。

3. 甲状腺的动脉血供及静脉回流

甲状腺上动脉：颈外动脉的第一分支，在甲状腺侧叶的前表面走行，之后分支深入腺体内部，甲状腺上动脉的上中段走行与喉上神经关系非常密切。

甲状腺下动脉：来自锁骨下动脉的分支甲状颈干，沿前斜角肌内侧缘垂直上升并向内弯曲走行至气管食管沟再经颈动脉鞘深面上行至甲状腺侧叶后方，分数支进入甲状腺，供应甲状腺下部。甲状腺下动脉在甲状腺侧叶下极的后方与喉返神经位置关系密切。

甲状腺静脉：分为上、中、下三条，甲状腺上静脉与同名动脉伴行，甲状腺中静脉自甲状腺侧叶外侧缘穿出，两条静脉均回流至同侧颈内静脉。甲状腺下静脉则自甲状腺下极穿出，回流至头臂静脉。

甲状腺上下动脉的血流频谱特征呈低阻力型。血流速度个体差异较大，通常正常甲状腺上动脉的流速在15 ～ 45 cm/s。

4. 甲状腺的淋巴回流

甲状腺的淋巴循环非常丰富，滤泡之间的众多的淋巴管向多个方向引流。首先引流至腺体周围的淋巴结如喉前、气管前及气管旁淋巴结，上述淋巴结沿喉返神经分布。气管旁淋巴结（Ⅵ区）引流至纵隔；腺体侧方区域则分别回流至颈静脉链区（包括Ⅱ～Ⅳ区）及副神经链区（属于Ⅴ区）。

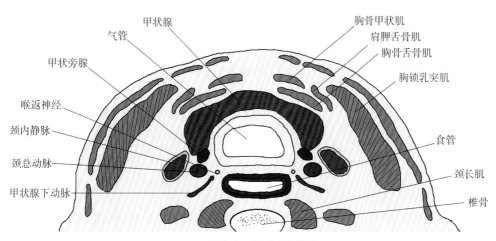

图3-1-1　甲状腺及周围毗邻器官组织

二、甲状腺胚胎起源

胚胎第三周时，甲状腺起源于第一和第二咽囊（内侧原基），由咽腔腹侧的内胚层下陷形成憩室样结构，甲状腺原基细胞增殖扩散过程中，逐渐沿着甲状舌管表面到达甲状腺正常位置。在此移行过程中停顿或下降过多，都形成甲状腺组织的异位。甲状腺发育过程中甲状舌管自行退化，如退化不全则可形成颈部的甲状舌管囊肿。

三、甲状腺生理

甲状腺是人体最大的内分泌腺体。其内含有许多单层滤泡细胞围成的圆形或椭圆形滤泡。滤泡腔内充满胶质。滤泡细胞是甲状腺激素合成与释放的部位，而腺泡腔的胶质是激素的贮存库。在甲状腺滤泡之间滤泡旁细胞，又称 C 细胞，分泌降钙素。

甲状腺的最重要功能是合成甲状腺激素，调节机体代谢，最重要的甲状腺激素组成部分为四碘甲状腺原氨酸（T4）及三碘甲状腺原氨酸（T3），T3、T4 主要与甲状腺球蛋白结合后储存在滤泡胶质中，水解掉甲状腺球蛋白分子的甲状腺素释放入血液中行使生理功能。血液中的甲状腺激素水平可以通过下丘脑—垂体—甲状腺轴反馈调节甲状腺功能。

甲状腺激素的生物学作用主要有下列几方面：促进生长发育、调节能量和物质代谢、维持神经系统的兴奋性、使心肌收缩力增强，心率加快。当甲状腺素明显增多时，临床可出现消瘦、多汗、心率加快等表现，即甲状腺功能亢进；如甲状腺激素分泌不足，引起机体代谢率降低，增加体内水的蓄积，出现黏液性水肿等表现，则称为甲状腺功能减退。

（杨　筱）

第二节　甲状腺疾病病理分类

甲状腺疾病病理学分类主要包括甲状腺肿、甲状腺炎和甲状腺肿瘤。

一、甲状腺肿

包括单纯性甲状腺肿和弥漫性毒性甲状腺肿。

（一）单纯性甲状腺肿

甲状腺滤泡上皮增生，滤泡内胶质堆积而成。后期会形成结节甲状腺肿，形成不对称性肿大结节，结节多且大小不一，一般边界清楚，可伴发真性腺瘤。镜下可见甲状腺滤泡扩张，大小不一，也有上皮较扁平的囊性滤泡或复旧表现，甚至囊肿形成。

（二）弥漫性毒性甲状腺肿

简称"甲亢"，甲状腺体积增大，质地坚实，血流丰富。镜下表现为滤泡上皮增生，滤泡腔内胶质稀薄，间质血管丰富，充血。

二、甲状腺炎

根据病程长短，可分为急性甲状腺炎、亚急性甲状腺炎和慢性淋巴细胞性甲状腺炎。

（一）急性甲状腺炎

由细菌感染引起的化脓性甲状腺炎，较少见。镜下表现为大量中性粒细胞浸润，可形成脓肿。

（二）亚急性甲状腺炎

甲状腺肿大约 1 倍，切开为透明胶质，镜下见腺泡为肉芽组织代替，有较多的炎性细胞。胶质颗粒的巨细胞形成，病变与结核结节相似，故又称肉芽肿性甲状腺炎或巨细胞性甲状腺炎。

（三）慢性淋巴细胞性甲状腺炎

也称为桥本甲状腺炎，主要是淋巴细胞与浆细胞浸润、纤维化和出现继发性淋巴样滤泡等。镜下检查，早期甲状腺间质内大量淋巴细胞浸润；晚期纤维组织增生，甲状腺滤泡萎缩。

三、甲状腺肿瘤

根据其是否具有恶性生物学特征，可分为甲

状腺良性肿瘤和恶性肿瘤两大类。

（一）甲状腺良性肿瘤

甲状腺腺瘤是甲状腺滤泡上皮发生的一种常见的良性肿瘤。单纯性腺瘤包膜完整，由大小较一致、排列拥挤、内含胶质、与成人甲状腺相似的滤泡构成。

另外，根据新版 WHO 肿瘤分类，甲状腺良性肿瘤还包括一些少见的组织学类型，包括异位胸腺瘤、副神经节瘤、外周神经鞘瘤（PNSTs）、良性血管源性肿瘤、孤立性纤维性肿瘤及卵巢甲状腺肿等。

（二）甲状腺恶性肿瘤

1. 乳头状癌　由滤泡上皮细胞分化、具有一系列特征性细胞核特点的恶性上皮源性肿瘤。通常为浸润性，需具备乳头、浸润或甲状腺乳头状癌（papillary thyroid carcinoma，PTC）细胞核特点。2017 新版 WHO 肿瘤分类第四版中乳头状癌的主要分型如下：

1）微小乳头状癌：直径小于等于 1 cm 的 PTC。有报道称 PMTC 可表现为恶性生物学行为，尤其伴有 BRAF 基因突变者。

2）包裹型亚型乳头状癌：具有典型 PTC 细胞学特点，具有完整的纤维包膜，也可有局灶浸润。

3）滤泡亚型乳头状癌：完全或几乎由滤泡组成，但具有乳头状癌特征性核改变的肿瘤；肿瘤性滤泡拉长，大小不一，滤泡细胞排列不规则，形成皱襞、小嵴、出芽，向腔内突起；间质内常有砂粒体。主要包括浸润型和浸润性包裹型。

4）弥漫硬化型：一种弥漫累及双侧或一侧甲状腺，伴显著纤维化的乳头状癌。超声提示弥漫沙粒状钙化。

除以上分类外，还有柱状细胞亚型、高细胞型、筛状－桑葚状型、鞋钉型、结节性筋膜炎样型、实性/梁状型、嗜酸细胞亚型、Warthin 瘤样型（Warthin tumor-like variant）、梭形细胞型和透明细胞亚型等罕见类型。

2. 滤泡癌　结节包膜不完整，镜下可见不同分化程度的滤泡。根据浸润程度，分为微小浸润型、包裹型血管浸润型和广泛浸润型。

3. 髓样癌　又称 C 细胞癌，是由滤泡旁细胞发生的恶性肿瘤，单发或多发，可有假包膜，镜下可见肿瘤细胞呈实体片巢状或乳头状、滤泡状祥瘤，间质内常有淀粉样物质沉积，电镜下可观察到神经分泌颗粒。免疫组化染色：降钙素阳性。

4. 未分化癌　病变不规则，无包膜，广泛浸润，常有出血和坏死。镜下癌细胞大小、形态、染色深浅不一，核分裂象多。

另外，根据新版 WHO 肿瘤分类，甲状腺癌还包括一些少见的组织学类型，包括嗜酸细胞肿瘤、低分化癌、鳞状细胞癌、混合性髓样－滤泡性癌、黏液表皮样癌、黏液表皮样癌伴嗜酸性粒细胞增多、黏液癌、显示胸腺样分化的梭形细胞肿瘤、甲状腺内胸腺瘤、副神经节瘤和间叶/平滑肌源性肿瘤、血管肉瘤、平滑肌源性肿瘤、淋巴造血系统肿瘤、生殖细胞肿瘤及继发性肿瘤等。

（王　莹　张　波）

第三节　仪器与方法

一、仪器与探头

目前临床应用的大部分彩色超声检查仪器均具备甲状腺扫查的条件，通常选取 5～12 MHz 的线阵式高频探头，不同厂家的设备探头频率范围可略有上下浮动。运用仪器内厂家预设的甲状腺检查程序进行检查。由于患者的甲状腺大小、肥胖程度差异，还需要根据实际情况在预设甲状腺程序的基础上进行调节，以达到图像清晰，显示完整，方便检查测量的目的。

二、检查前准备

进行甲状腺检查前，患者一般无须特殊准备，颈部有项链等饰品者应嘱患者在检查前取下并妥善保管。检查需要充分暴露颈前区，因此患者宜穿低领衣物，并在衣领与检查区域之间以纸巾进行隔离。如穿高领上衣者，应嘱其脱去后再进行检查。

三、体位

常规采用仰卧位，患者下巴略上抬，呈头低颈高位，更好暴露颈前区以方便扫查，必要时可于肩及颈后垫一枕头以达到更好的暴露。检查过程中根据需要为更好地显示侧颈部可嘱患者将脸转向对侧之后进行扫查。

四、扫查方法

为了对甲状腺进行全面的评估，纵向和横向扫查都是不可遗漏的，必要时还需要局部进行斜向扫查。扫查应以恰当的速度进行，不宜过快，以保证形成清晰的图像。测量甲状腺长径时通常需要运用宽景成像功能。

横向扫查往往能更好地发现甲状腺病灶，常常更有助于观察甲状腺内病灶与毗邻的大血管、气管等结构的关系；纵向扫查有助于评估甲状腺腺体回声的整体情况，甲状腺的血流分布；甲状腺被膜的连续性中断则需要在横切和纵切两个方向上进行验证。

进行甲状腺的超声检查时，需要评估：

（1）甲状腺腺体的大小、腺体回声、腺体内的血流分布；

（2）如果有甲状腺结节，需要评估：甲状腺结节的位置、大小、形态、边界、回声强度、内部回声均匀程度、结节的血流模式、周边相邻区域的淋巴结情况；

（3）相邻结构的观察：包括气管、食管、颈前肌肉、颈部大血管等。

（杨　筱）

第四节　正常声像图

一、甲状腺正常声像图

1. 横切扫查时观察　由浅至深层，依次观察到的为弧形强回声带的颈前皮肤、低回声的皮下脂肪、浅层颈前肌肉及胸锁乳突肌呈现的条状低回声、"H"形或"U"形的甲状腺、甲状腺峡部后方呈弧形回声衰减的气管、气管深部左侧椭圆的食管回声、甲状腺两侧叶后方的颈总动脉及颈内静脉（图3-4-1）。

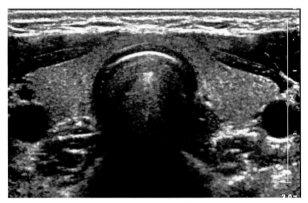

图3-4-1　正常甲状腺横切声像图

2. 纵切时观察　甲状腺侧叶呈常梭形或长椭圆形，边界清晰，内部呈均匀细密中等回声（图3-4-2A）；周边为清晰、完整的强回声被膜，彩色血流显像可见腺体内短棒状或点状的散在血流信号（图3-4-2B）。

二、甲状腺的测量

1. 正常甲状腺　各径线变异较大，测量前后径较其他径线更有意义，前后径超声测值一般不大于2 cm。

2. 甲状腺上动脉　内径一般小于2 mm，血流频谱呈低阻动脉频谱，其流速波动范围大，15～45 cm/s（图3-4-3）。

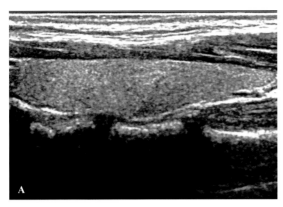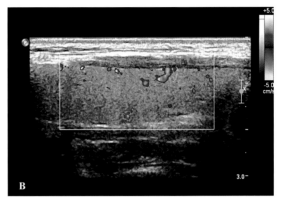

图 3-4-2　正常甲状腺彩色血流显像

A.正常甲状腺纵切声像图；B.正常甲状腺彩色血流显像

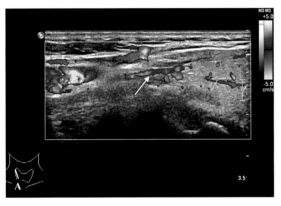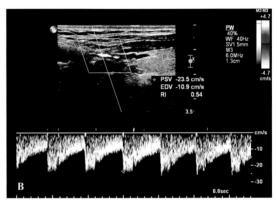

图 3-4-3　正常甲状腺上动脉频谱图

A.正常甲状腺上动脉，↑：甲状腺上动脉；B.正常甲状腺上动脉频谱图

（杨　筱）

第五节　甲状腺结节的超声诊断思维

超声是应用最广泛、临床依赖程度最高的诊断甲状腺结节的影像学方法。甲状腺结节的声像图变化多样，良恶性特征交叉重叠，诊断具有一定的挑战性，需要在全面了解患者病史的前提下，对甲状腺及其周围邻近器官进行详尽的扫查，观察结节特征及甲状腺周围组织结构，结合超声造影、弹性成像及其他影像学检查结果，排除其他器官来源疾病，从而做出正确判断。

一、甲状腺结节及邻近结构的常规超声评估

包括两部分内容：结节的超声特征及邻近结构，后者包括颈部淋巴结、颈部血管、食管、气管和舌骨下肌群等。

（一）甲状腺结节的超声特征评估

1. 大小　结节良恶性与结节大小无关。纵切面测量最大长径、横切面测量前后径及横径。

2. 成分　描述结节的内部结构，即软组织及液体的组成比例。包括：①实性结节：结节完全或几乎完全由软组织组成，仅有极少的囊性成分；②实性为主结节：软组织占结节体积的50%以上；③囊性为主结节：软组织占结节体积的50%以下；④囊性结节：完全为液性成分；⑤"海绵"征：

主要由微小囊性成分组成，占结节体积的 50% 以上。15%～27% 的实性结节为恶性结节，囊实性结节无论囊性为主还是实性为主，其恶性比例较低，纯囊性或"海绵"征结节恶性风险极低。

3. 单发与多发　不能作为判断良恶性结节依据，应对每个结节超声特征单独分析，以鉴别多发结节中的恶性结节。

4. 回声水平　结节内实性部分（非钙化）的回声水平，参照物为周围甲状腺组织。分为高回声、等回声、低回声及极低回声，其中极低回声是指回声水平低于邻近肌肉，目前研究表明低回声及极低回声恶性比例较高，高回声结节恶性可能性较小，等回声的恶性可能介于两者之间。

5. 边缘　结节与甲状腺腺体组织或邻近腺体外结构的边界或界面。包括边缘光滑、不规则（毛刺、成角）、分叶、边界不清、腺体外侵犯及晕，其中边缘不规则、分叶及腺体外侵犯高度提示恶性。

6. 形态　即纵横比，指横切面上前后径和左右径的比值，纵横比 >1 多见于恶性结节。

7. 强回声灶　相对于周围组织回声显著增加的局部病灶，大小、形态不一，单发或簇状分布，后可伴声影。包括微钙化、粗大钙化、周边钙化及"彗星尾"征（大"彗星尾"征：> 1 mm，小"彗星尾"征：≤ 1 mm）。砂粒体样微钙化更多见于恶性结节；结节内出现钙化，恶性的风险增加 2～3 倍；在囊性或囊实性结节内发现大"彗星尾"征则良性可能性大，实性成分内出现的小"彗星尾"征可见于恶性结节。

8. 彩色多普勒血流显像　甲状腺结节的血流信号分布表现为三种模式：①结节内部及周边完全没有血流信号；②结节周边有血流信号；③结节内部丰富、杂乱分布的血流信号，周边有或没有血流信号。模式 3 通常为恶性，而模式 1 与 2 多为良性结节的血流特征。

9. 警惕桥本病背景下的实性结节　原因有两点：①桥本病合并恶性肿瘤的可能性较没有桥本病显著增加；②甲状腺非霍奇金淋巴瘤多发生在桥本病的背景上，淋巴瘤的声像图变化多端，部分与炎症病灶难以鉴别。

10. 重视滤泡病变　滤泡病变包括以下疾病：腺瘤、滤泡癌、滤泡型乳头状癌。超声不易判断滤泡病变的具体病理类型。

（二）甲状腺结节超声风险分级

自 2009 年以来，一些专业学会和研究者制定了超声风险分级来评估甲状腺结节。包括 Horvath 版、Kwak 版、Park 版及美国放射学会（American College of Radiology，ACR）版的甲状腺影像报告与数据系统（thyroid imaging-reporting and data system，TI-RADS）分级及 2015 年美国甲状腺学会（American Thyroid Association，ATA）《成人分化型甲状腺癌诊治指南》（简称 ATA 指南）。本书就 Kwak、ACR 版 TI-RADS 分类及 2015 年 ATA 指南做出详细介绍。

1. Kwak 版 TI-RADS 分类　Kwak 版 TI-RADS 分类：5 项可疑超声征象，包括实性、低回声或极低回声、边界不规则、微钙化及纵横比大于 1。分类标准见表 3-5-1。

表 3-5-1　Kwak 版 TI-RADS 分类

TI-RADS		超声特征	恶性风险
1		正常甲状腺	0
2		良性	0
3		无可疑超声特征	0
4			5%～80%
	4a	1 个可疑超声特征	
	4b	2 个可疑超声特征	
	4c	3 或 4 个可疑超声特征	
5		5 个可疑超声特征	>80%

2. ACR TI-RADS 评分标准、FNA 指征及随访（图 3-5-1）。

3. 2015 年 ATA 指南分级、FNA 指征及随访见表 3-5-2。

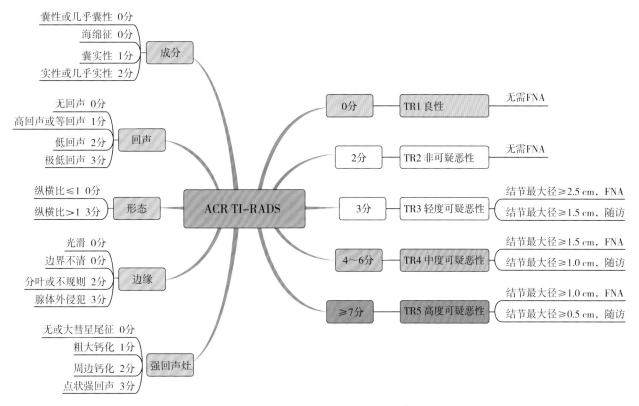

图 3-5-1　ACR TI-RADS 评分标准、FNA 指征及随访

表 3-5-2　2015 年 ATA 指南分级、FNA 指征及随访

超声风险分层	超声特征	恶性风险	FNA 指征（结节最大径）	随访周期
高度可疑恶性	实性低回声或囊实性结节中的实性成分为低回声，同时具有以下一项或多项超声特征：①不规则边缘（小分叶、毛刺、浸润性）；②微钙化；③纵横比＞1；④边缘钙化中断，低回声突出钙化外；⑤甲状腺被膜外侵犯	70%～90%	≥1 cm	＜1 cm，6～12 个月
中度怀疑恶性	实性低回声结节，边缘光滑、规则，无微钙化、纵横比＞1 及腺体外侵犯	10%～20%	≥1 cm	＜1 cm，12～24 个月；＜0.5 cm，无须超声随访
低度怀疑恶性	等回声或高回声的实性结节或囊实性结节的实性部分偏心，无微钙化、边缘不规则、纵横比＞1 及腺体外侵犯	5%～10%	≥1.5 cm	＜1.5 cm，12～24 个月；＜0.5 cm，无须超声随访
极低度可疑	①"海绵"样的结节；②囊实性结节实性部分不偏心，无微钙化、边缘不规则、纵横比＞1 及被膜外侵犯	＜3%	≥2.0 cm	1.0～2.0 cm，24 个月；＜1.0 cm，无须超声随访
良性	囊性结节	＜1%	无须 FNA	无须超声随访

（三）颈部淋巴结的超声评估

超声鉴别淋巴结良、恶性的特征包括淋巴结门是否存在、形状、内部回声及血流模式。良性反应性淋巴结和正常淋巴结的淋巴结门存在，呈卵圆形，而转移性淋巴结的淋巴结门消失或部分消失，多呈圆形，部分内部可见囊性坏死、点状钙化、回声水平高于颈部肌层的回声，血流信号常不规则。

（四）其他邻近器官的超声评估

超声检查甲状腺结节时，同时需检查淋巴结以外的其他甲状腺邻近器官。例如颈总动脉或颈内静脉内出现血栓、舌骨下肌群受侵、甲状腺外侵犯包括食管、气管和喉返神经，均是诊断恶性结节的线索。

二、超声造影和弹性成像

1. 超声造影　环状增强通常作为良性病变的诊断标准，而不均匀增强为甲状腺恶性结节最常见的增强模式。

2. 超声弹性成像　弹性成像是一种比较客观的评价结节坚硬度的方法。与良性结节比较，恶性结节通常质地较硬，恶性转移性淋巴结硬度也明显高于周围软组织。

三、其他影像学检查

胸部 X 光片检查可以发现肺部有无转移病灶。如果肿瘤已侵犯喉部、食管、气管、椎前筋膜或大血管时，MRI 的评估则优于超声。CT 的主要功能是发现肺部和骨骼的转移灶。PET-CT 可能会为转移灶的部位和大小方面提供有益信息。

四、鉴别诊断

在疾病的自然史过程中认识疾病是重要的诊断思维方法，患者来就诊时可能处于疾病自然史的不同阶段，病理改变不同，声像图表现不同。对于某些难于与恶性病变相鉴别的炎症病灶，随访及针吸细胞学检查是一个非常重要的方法。如

桥本氏甲状腺炎可经历解剖结构无明显改变、腺体明显增大、纤维化加重腺体缩小等过程。另外，需要识别甲状腺癌和淋巴结癌转移的假阳性征象，包括食管、咽食管憩室、甲状旁腺腺瘤等。

总之，超声在诊断甲状腺结节中发挥重要作用。深刻理解甲状腺结节的超声特征，遵从在疾病的自然史过程中认识疾病的正确诊断思维，去伪存真，辩证分析，可提高甲状腺结节的诊断正确性。

（张　波　赖兴建　刘如玉）

第六节　甲状腺疾病超声诊断

一、甲状腺弥漫性病变

甲状腺弥漫性病变是一类弥漫性累及甲状腺腺体组织的异质性疾病。由自身免疫、病毒感染、细菌感染等多种原因所致甲状腺滤泡结构破坏。患者可以表现甲状腺功能正常、一过性甲状腺毒症或甲状腺功能减退症，有时病程中三种功能异常均可发生，部分患者最终发展为永久性甲减。临床上较常见的为结节性甲状腺肿、弥漫性毒性甲状腺肿、亚急性甲状腺炎和桥本甲状腺炎。

（一）结节甲状腺肿

【相关临床】

结节性甲状腺肿简称"结甲"，由于甲状腺滤泡上皮反复增生，形成多个增生结节，结节间有纤维条索间隔。

临床表现：可有甲状腺肿大及甲状腺结节表现。

【超声特点】

1. 甲状腺两叶增大、多发结节，以实性、囊实性或以囊性为主。

2. 与正常甲状腺组织回声相比，结节回声不均匀，可呈高回声、等回声或低回声，无回声。

结节内部可出现粗大钙化或蛋壳样钙化。常出现"彗星尾"征象。

3. CDFI：无特异性表现（图 3-6-1）。

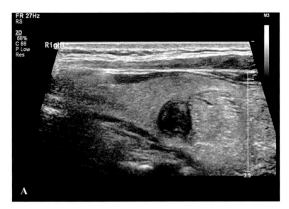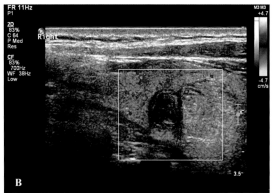

图 3-6-1　结节性甲状腺肿声像图表现

A.二维超声显示腺体背景回声不均，右叶囊实性结节，边缘呈层状结构，符合结节性甲状腺肿；B.彩色多普勒超声显示周边可见点条状血流

【诊断要点】

结节性甲状腺肿应与甲状腺腺瘤相鉴别，结甲较为常见，结节常为多发，被膜完整。其内部常有出血、坏死、囊性变、纤维化或瘢痕灶、吸收肉芽形成。

（二）弥漫性毒性甲状腺肿

【相关临床】

毒性弥漫性甲状腺肿（toxic diffuse goiter）又称原发性甲状腺功能亢进症、突眼性甲状腺肿或 Graves 病，是一种伴甲状腺激素分泌增多的特异性自身免疫病。本病多见于 20～40 岁青年女性，男女比例约为 1∶5。主要病理改变是实质组织的增生和肥大。临床特征为多器官受累和高代谢状态，主要表现：心慌、怕热、多汗、食欲亢进、大便次数增多、消瘦、情绪激动等，约 1/3 的患者伴有眼球突出。

【超声特点】

1. 甲状腺弥漫性对称性肿大，被膜完整。

2. 弥漫回声减低型：双侧腺体弥漫性回声减低、较为均匀（图 3-6-2A），CDFI 表现为"火海"征（图 3-6-2B）。

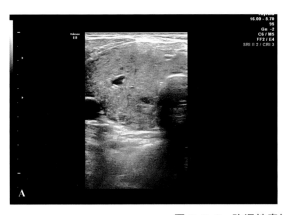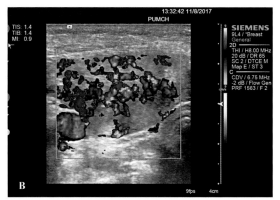

图 3-6-2　弥漫性毒性甲状腺肿声像图表现

A.二维超声显示双侧腺体弥漫性回声减低；B.彩色多普勒超声显示血流信号增多，"火海"征

3.散在回声减低型：双侧腺体内见多个边界模糊的片状回声减低区，CDFI表现为回声减低处血流信号尤为丰富。此型常见于年龄较大者。

4.病程较长或反复发作者，腺体回声水平可与正常腺体相当，不均匀，部分病例因形成纤维分隔而出现条状高回声。

5.多数病例甲状腺上、下动脉内径增宽，流速明显加快，阻力减低。

【诊断要点】

甲状腺扫查怀疑弥漫性毒性甲状腺肿时应注意腺体主要径线有无增大、是否对称、有无压迫气管、血流信号有无增多等。此外应注意结合甲状腺功能检测等结果。需要注意的是"火海"征不是本病的特异性表现，凡是能引起甲状腺素分泌增多的疾病，彩色多普勒超声均可以发现血流信号非常丰富，表现为"火海"征。

1.弥漫性毒性甲状腺肿的弥漫回声减低型鉴别：与早期桥本甲状腺炎，后者以侧叶前后径和峡部增大为主且腺体回声伴有条状高回声或呈"网格"样改变；与单纯性甲状腺肿，后者回声为正常水平、不均，血流信号为正常或轻度增加。

2.散在回声减低型鉴别：与亚急性甲状腺炎，探头加压时前者回声减低区缩小，后者病变区无明显变化；与单纯性结节性甲状腺肿，后者甲状腺腺叶肿大，表面不光滑、不对称，并伴有大小不等的结节。

（三）亚急性甲状腺炎

【相关临床】

简称"亚甲炎"，多认为是病毒感染后引起的免疫反应所致。女性多见。

临床表现：可同时伴有上呼吸道感染、低热、咽喉痛等症状，查体可触及甲状腺轻度肿大，压痛。实验室检查：白细胞升高，血沉加快。早期可有甲亢，中后期可伴有甲减或恢复期症状。

【超声特点】

1.典型声像图特征为低回声改变。以局限性回声减低为多，即一侧或双侧甲状腺内出现一个或多个不均匀回声减低区，边缘模糊，形态不规则，少数为弥漫性。

2.部分病例可见到低回声灶从内延伸至表层与前颈部肌群粘连融合。

3.CDFI：低回声区内血流信号增多且分布不均，病变内血管走行自然，无扭曲及粗细不均现象，无周边环绕征，其内动脉血流为低阻低速（图3-6-3）。

【诊断要点】

与急性化脓性甲状腺炎相鉴别。两者的临床症状和体征非常相似，但后者作为化脓性炎症，主要病理变化为早期病原菌使组织变性、坏死，晚期脓肿形成等，超声可见不规则无回声区。常规超声鉴别诊断较为困难时，可行超声引导下细

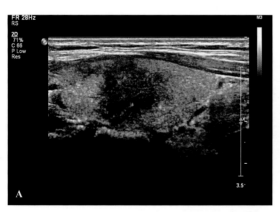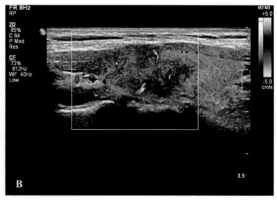

图3-6-3 亚急性甲状腺炎声像图表现
A.二维超声显示片状回声减低区；B.彩色多普勒超声显示血流信号稍丰富

针抽吸活检来明确诊断和选择正确治疗方法。

（四）慢性淋巴细胞性甲状腺炎

【相关临床】

也称为桥本甲状腺炎，是一种自身免疫性疾病，多见于中年女性。

临床表现：早期甲状腺大小正常或略增大，晚期呈弥漫性肿大。无特异性临床症状，多为查体时偶然发现。查体可触及甲状腺质韧，略呈结节状。

【超声特点】

1.甲状腺呈弥漫性轻、中度增大，前后径及峡部增厚明显，不与颈部肌群粘连，部分患者甲状腺也可正常。

2.内部回声改变则以弥漫性回声减低型为主。早期腺体呈弥漫性回声减低，轻度不均。随着病程的进展，甲状腺内呈现散在条状中强回声，实质内呈分隔状或网络状。少数表现为多发结节型和局限性回声减低型，前者甲状腺回声减低，其内见多个中等或低回声结节，后者甲状腺实质内出现局部低回声区，周围为正常组织。

3. CDFI：弥漫性桥本甲状腺炎的甲状腺内血流信号明显丰富，亦可呈"火海"征。一般仅在病变处血流信号丰富，其余部分则无改变或略有增加。甲状腺上、下动脉的管径扩张。可高达5～10 cm（正常人＜2.5 cm），流速增加的程度，一般低于"原发性甲亢"（图3-6-4）。

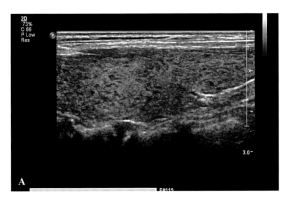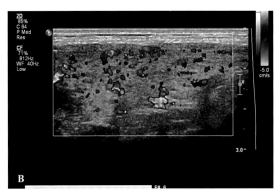

图3-6-4　慢性淋巴细胞性甲状腺炎声像图表现

A.二维超声显示腺体背景回声减低、不均、实质呈网格状；B.彩色多普勒超声显示血流信号稍增加

【诊断要点】

根据甲状腺弥漫对称性肿大，回声减低伴不规则"网格"样改变，以及低回声区内血流信号明显增多等声像图特征，再结合临床和实验室检查，诊断桥本甲状腺炎尚无太大困难。超声表现为甲状腺回声减低，血流丰富，甲状腺上、下动脉管径扩张，而流速轻度加速。局限性桥本病超声常显示血流呈"火海"征。

1.与"亚甲炎"相鉴别。见亚甲炎相关章节。

2.局限性桥本病要与甲状腺癌相鉴别。后者发展快，可转移颈淋巴结及侵犯喉返神经。而桥本病病程长，有免疫机制障碍等可加以区分。

（五）其他甲状腺弥漫性病变

除上述的甲状腺炎，还有急性化脓性甲状腺炎，以及慢性侵袭性甲状腺炎，又称Riedel甲状腺炎、木样甲状腺炎（woody thyroiditis），其中后者十分罕见；主要发生在中年妇女。病因尚不明确，有人指出组织学上有嗜酸细胞浸润，并有纤维组织自身免疫反应，局部质地坚硬如"木板"样是其特点。其声像图主要表现为甲状腺包膜不清，病灶回声增强不均质，彩色多普勒血流信号稀少。

（王莹 高琼 张波）

二、甲状腺腺瘤

【相关临床】

甲状腺腺瘤是起自腺上皮组织的良性肿瘤，可分为滤泡型腺瘤、乳头状腺瘤和混合型腺瘤，其中滤泡性腺瘤最多见。腺瘤以中青年女性多见，多为单发，生长缓慢，一般无明显自觉症状，若肿瘤内突然出血，则肿块迅速增大，伴局部疼痛。约20%的腺瘤属于高功能性，可引起甲状腺功能亢进症状。10%的腺瘤可以发生癌变。

【超声特点】

1.多为单发，极少数为多发；呈圆形或椭圆形，边界清晰，肿物长轴常与腺体的长轴平行，如位于峡部的腺瘤的长轴与矢状面垂直。

2.内部回声多数为中等回声，少数为低回声；较大者易合并出血囊性变或坏死，内部有不规则无回声区、钙化灶或浓缩胶质。浓缩胶质表现为点状强回声后方伴"彗星尾"征，此为良性结节的特征性表现。

3.肿物边界清楚，有高回声包膜，80%的肿物周边可见"晕环"征（halo sign）。

4.多数腺瘤内部可见丰富血流信号，呈网状或彩球状；周边常见较为完整的环绕血流（图3-6-5）。

【诊断要点】

1.甲状腺腺瘤与结节性甲状腺肿相鉴别时要注意观察结节的大小、数目、边界、回声，以及甲状腺腺体整体的大小和回声。后者多为多发且结节大小不一，边界不清晰、内部回声不均，整个腺体轮廓不平，回声不均。

2.与甲状腺癌相鉴别：甲状腺癌形态不规则，边界模糊不整齐，内部回声不均，后方回声多衰减，且内部多可见点状强回声，有颈部淋巴结转移，可鉴别。

3.甲状腺腺瘤合并囊性变时与甲状腺囊肿的鉴别：注意观察结节内部回声，后者为单纯性囊肿，为无回声，内部无任何回声点及散在回声，壁薄，后壁回声可增强。

（席雪华　张　波）

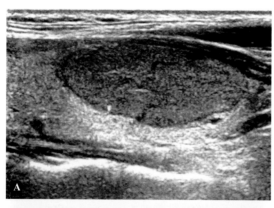

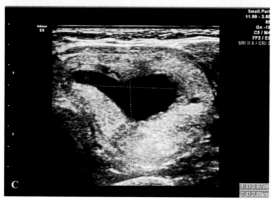

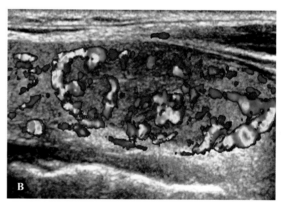

图3-6-5　甲状腺肿瘤的声像图表现

A.二维超声显示低回声结节边界清晰，周边有低回声晕；B.彩色多普勒超声显示结节内部血流信号较丰富，周边可见环绕血流信号；C.二维超声显示结节合并囊性变，中心处见无回声

三、甲状腺癌

【相关临床】

甲状腺癌（thyroid cancer）在甲状腺疾病中占的比例较小，癌瘤较小时，与良性肿瘤几乎难以区分，因此在鉴别时应从多个途径进行检查及诊断。据临床分析，甲状腺癌以女性较多，好发于各种年龄，以中老年为多见。肿瘤生长缓慢，可在甲状腺内局限数年，病灶可经腺体内淋巴管自原发部位扩散至腺体的其他部位和颈部淋巴结，也可局限数年。甲状腺乳头状癌经典型的发病率呈逐年增加趋势，其预后与多种因素相关，包括年龄、性别、肿瘤大小、是否有包膜外侵犯、是否有远处转移等。据临床随访发现，有 80% 儿童时期有胸腺、扁桃体、鼻咽部增殖，以及淋巴组织接受过放射线治疗而引起。对长期使用促甲状腺激素者，由于甲状腺素分泌增多的刺激，个别人亦可发生癌变。从病理上分，乳头状癌占 50%～80%，癌瘤呈乳头样增生，滤泡腔变窄、胶质减少、细胞呈高柱形，以 30～40 岁为易发病年龄，10 年存活率高达 80%～90%。滤泡癌占 10%～20%，发病的高峰在 50 岁左右，通过血行散播，转移至骨及肺内，10 年存活率约为 50%。手术切除为目前主流的治疗方法，在日本有两个大型的观察性研究对 1465 例甲状腺肿瘤患者进行了观察，得出绝大部分的低危甲状腺肿瘤都为惰性，很多患者都不需要手术治疗而可以选择监测随访。

髓样癌起源于甲状腺 C 细胞，各年龄均可发病，仍以中年发病为多。如髓样癌同时合并肾上腺嗜铬细胞瘤，则为多发性内分泌肿瘤的一种，称 MEN-Ⅱ型。其他癌瘤有未分化癌、转移癌、嗜酸性癌、肉瘤等，所占比例较小。

【超声表现】（动态图 3-6-6E，动态图 3-6-6F）

（1）癌瘤的边界不整，界限不清，呈锯齿状，边缘不光滑；但癌瘤较小时，边界可以光滑、整齐（图 3-6-6A，图 3-6-6B）。

（2）癌瘤内部常常是低回声（图 3-6-6A，图 3-6-6B）。

（3）癌瘤内可出现点状、簇状、微粒状的强回声钙化点（图 3-6-6A，图 3-6-6B）。

（4）癌瘤可出现纵横比＞1（图 3-6-6C）。

（5）癌瘤较大时，可出现坏死或囊性变，局部呈无回声区，液化不全时，呈囊实性改变。

（6）彩色多普勒超声显示，肿瘤内有新生血管出现，但目前，血流模式对甲状腺良恶性的鉴别意义尚无统一认识（图 3-6-6D）。

（7）侵犯周围小血管时，可见血管内癌栓；侵犯颈部淋巴结时，可见淋巴结肿大；侵犯喉返神经时，有声音嘶哑和声带麻痹。

【诊断要点】

1. 甲状腺癌诊断要点

（1）甲状腺癌细胞大而重叠，间质成分少，多呈实性低回声。

（2）甲状腺癌内沙粒样钙化，由于肿瘤生长迅速，周围纤维组织生长增生而形成钙化。

（3）甲状腺癌生长迅速，血管丰富，甲状腺位于浅表。CDFI：血流增多，显示清晰。

（4）颈部及气管、食管沟处淋巴管肿大，是隐匿性甲状腺癌诊断的重要依据。本病的发生率为 33.3%～60.9%。

2. 甲状腺隐匿性癌高频超声特征

（1）甲状腺内低回声结节。

（2）结节边缘不规则。

（3）结节纵/横 >1。

（4）结节内的沙粒样钙化灶。

（5）血流模式对甲状腺良恶性的鉴别意义尚无统一认识。

3. 甲状腺癌颈部淋巴结转移超声特点

据刘丽等报道，对 96 例甲状腺癌患者 134 个颈部肿大的淋巴结超声检查结果，经病理证实有 88 个为转移性淋巴结，46 个为淋巴结反应性增生。超声显示转移性淋巴结特点：①呈圆形或类圆形 74 个占 84.1%，其中呈融合状 16 个占 18.2%；②边界不清 76 个占 86.4%，内部呈不均质低回声

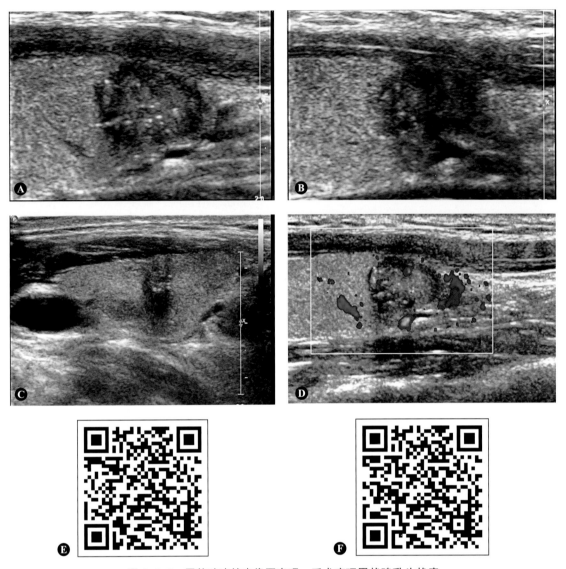

图 3-6-6　甲状腺癌的声像图表现，手术病理甲状腺乳头状癌

A. 甲状腺右叶纵切面可见低回声，大小 1.1 cm × 0.7 cm，边缘欠清，内见多个点状强回声；B. 甲状腺右叶横切面可见低回声，边缘欠清，内见多个点状强回声；C. 甲状腺右叶横切面可见低回声，大小 0.5 cm × 0.9 cm，纵横比＞1，边缘欠清，内见多个点状强回声；D. 彩色多普勒显像示周边及内部少许条状血流信号；E. 甲状腺癌右叶乳头状癌横切动态扫查图；F. 甲状腺癌右叶乳头状癌纵切动态扫查图

71 个，占 80.7%；③可见淋巴门结构 17 个，占 19.3%；④有小的钙化灶 50 个，占 56.8%。

从甲状腺癌颈部淋巴结转移的病理类型分析，在本组的 96 例中，有 72 例甲状腺癌发生颈部淋巴结转移，病理分型：乳头状癌 61 例（84.7%），滤泡状癌 8 例（11.1%），未分化癌 2 例（2.8%），髓样癌 1 例（1.4%）。

4. 甲状腺癌的诊断价值

巴咏梅等报道，对 152 例甲状腺癌患者超声提示：①甲状腺癌为 111 例，占 73%，误诊率 27%，微小癌误诊率高达 71%；②以低回声为主和混合回声为主，并伴有沙粒样钙化；③CDFI 显示峰值流速（37.12 ± 13.3）cm/s，阻力指数 0.78 ± 0.08。

（高璐滢　席雪华　张　波）

第七节　甲状腺疾病超声诊断新进展

一、甲状腺结节与超声造影

超声造影是一种新的超声成像方式，利用超声造影剂成像，通过显示造影剂的运动、分布，了解感兴趣区域的血流灌注状态及血流动力学变化，可以在微观水平评估组织灌注。超声造影的出现使微小血管的观察成为可能。下面从基本原理、病理生理基础、造影增强模式、定量评估、血管生成评价、临床应用及优势与局限性七个方面进行简单介绍。

（一）超声造影基本原理

超声造影剂注入体内后，具有较强的声波散射性，与周围血液形成高声阻抗差，使血管中血液的回声增强，使体内的小血管甚至微小血管得以显示。其直径小于红细胞，可以通过毛细血管床，通过体循环、肺循环进入全身各组织内，同时微米级的造影微泡不能通过血管内皮屏障进入组织间隙，使之保持在血管中。造影剂进入血液后，行为与红细胞相似，因此微泡到达脏器中的数目及进出的速率可以反映该组织的微循环血流灌注状态。

在声场中，组织呈线性散射，造影微泡呈非线性散射，这是超声造影成像的基础。目前超声造影成像方法多数采用反向脉冲谐频成像技术，探头发射和接收两个超声脉冲宽频（基频和谐频）信号，第二个发射脉冲信号和第一个发射脉冲信号相反，组织来源的线性信号受到抑制而来源于微泡的非线性信号被保留并成像。

超声造影具有三个重要的优势：①微泡增加了血液的背向散射 20 ～ 30 dB（转换系数 100 ～ 1000），提高了信噪比；②微泡产生强烈的非线性信号将来自微循环的信号同周围组织区分开来；③定量评价感兴趣组织的灌注情况。

超声造影剂是使组织回声增强的注入体内的物质。目前我国临床中最常用的造影剂为 SonoVue，SonoVue 的核心为惰性气体六氟化硫（SF6），溶解度低，扩散率低，静脉注射后，在血流中的持续存在时间长，能为临床检查提供足够的时间。具有较血液高很多的背向散射系数，通过静脉推注即可显著增强血液的回声。该微泡柔韧性好，即使低机械指数时亦能产生明显的谐波效应。因此，可利用 SonoVue 低机械指数实时观察脏器及病变的血管分布、形态及微血管灌注状态。

（二）甲状腺结节超声造影的病理生理基础

甲状腺是血供极为丰富的内分泌器官。注入 SonoVue 造影剂后，正常甲状腺表现为快速均匀一致增强。甲状腺结节形成后，出现异于正常实质的增强表现。研究表明，血管生成是甲状腺结节形成与生长的重要调控环节，甲状腺良、恶性结节的血管生成均较正常甲状腺增多。恶性结节的新生血管内皮细胞分化差，形态不规则，粗细不一。甲状腺良、恶性结节微血管在解剖结构和空间分布存在差异，是超声造影鉴别甲状腺良、恶性结节的基本病理生理基础。

（三）甲状腺结节造影增强模式

Bartolotta 利用 SonoVue 对 18 例甲状腺实性结节进行的造影研究中将甲状腺结节的增强模式分为四种：不增强、点状增强、均匀弥漫性增强和非均匀弥漫性增强。恶性结节表现为不增强（4/13）、点状增强（4/13）和弥漫性增强（5/13）。良性结节表现为均匀弥漫性增强（3/5）或非均匀弥漫性增强（2/5）。北京协和医院将甲状腺结节的增强模式分为四大类：无增强、均匀增强、不均匀增强、环状增强（图 3-7-1）。甲状腺良恶性病变的增强模式总体上有差别：甲状腺恶性结节的典型超声造影表现为不均匀增强，而良性结节的典型超声造影表现为环状增强。不均匀增强诊断恶性病变的敏感度 88.2%，特异度 92.5%，阳性预测值 91.8%，阴性预测值 89.1%，准确率 90.4%。环状增强诊断良性病变的敏感度 83.0%，

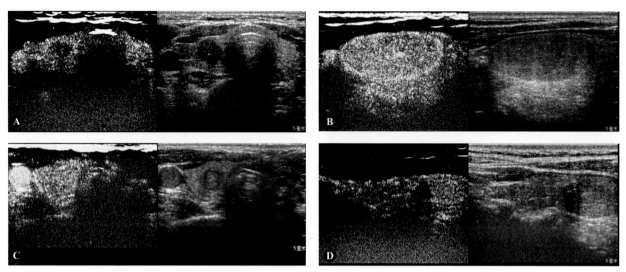

图 3-7-1　甲状腺结节的超声造影增强模式
A. 不均匀增强；B. 环状增强；C. 均匀增强；D. 无增强

特异度 94.1%，阳性预测值 93.6%，阴性预测值 84.2%，准确率 88.5%。无增强的实性或囊实性结节高度提示为良性病变。

（四）定量评估：时间 – 强度曲线

准确定量评估实性器官的实质灌注对于判断组织性质、活性及血管生成重塑药物疗效具有重要的意义。超声造影定量评估组织灌注的原理是微泡的浓度与微泡信号强度之间存在线性关系，使用特定软件（如 Qlab）进行定量分析即可绘制出时间 – 强度曲线（图 3-7-2）。

甲状腺结节定量分析的研究表明快速进入、快速达峰及多相洗出曲线与恶性有关。Argalia 运用 Levovist 能量多普勒超声造影评估 61 个甲状腺实

性冷结节，良性病变中，93%（40/43）的廓清曲线为规则单向，7%（3/43）为多向廓清。恶性病变中，89%（16/18）的廓清曲线为不规则和多向，11%（2/18）为单向廓清。研究得出时间 – 强度曲线诊断恶性病变的敏感性为 88%，特异性为 93%。

（五）甲状腺结节血管生成评价

对甲状腺良性结节及恶性结节之间生物学行为差异机制的研究发现，血管生成处于非常重要的地位。实验室评估使用显微镜对活检组织定量半定量分析，测定微血管密度（MVD）和血管生成因子（VEGF）是目前评价肿瘤血管生成的常用方法。超声造影能使实质脏器微血管（内径 < 7 ～ 10 μm）显像，可以无创评估甲状腺结

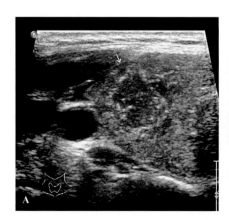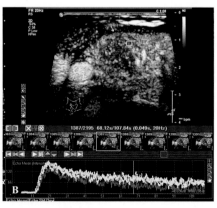

图 3-7-2　甲状腺结节的时间 – 强度曲线
A. 甲状腺右叶实性结节（↑）的灰阶图；B. 甲状腺右叶实性结节的时间 – 强度曲线

节内新生血管。总体而言，良恶性结节 CD34 标记的 MVD 有差别，良性结节的 MVD 明显低于恶性结节。比较不同组织类型甲状腺结节的中心和边缘的 MVD，发现 CD34 标记的乳头状癌的边缘 MVD 明显高于中心，差别最大。而良性结节边缘和中心的差别很小。区域增强与 MVD 和 VEGF 呈正相关，环状增强是良性结节的特征，其 VEGF 较低。时间 - 强度曲线的多项参数与 MVD、VEGF 存在相关性。由此，超声造影可以反映肿瘤的微血管生成情况。

（六）超声造影在甲状腺结节诊断中的临床应用

超声造影应用于甲状腺结节诊断的多个方面。

1. 超声造影对于鉴别甲状腺良、恶性结节具有重要意义，结合灰阶及彩色多普勒特征进行分析可以明确提高诊断效率。

2. 研究表明高增强或等增强为微小乳头状癌发生中央组淋巴结转移的独立危险因素，因此超声造影可能反映肿瘤的转移状况。

3. 通过对超声造影显示的甲状腺结节内的增强区域进行细针抽吸活检有助于提高甲状腺病变活检的阳性率，有效降低了假阴性率。

4. 在甲状腺结节的射频消融治疗中，超声造影可以反映消融区血管充盈缺损情况，评价消融程度及坏死范围，对消融术的进行起着指导作用，有效监控消融疗效并指导适时结束消融；同时用于甲状腺结节射频消融治疗后随访和疗效评估。

（七）超声造影的优势与局限性

超声造影剂无肾毒性，不良反应发生率低，即使发生，多数为瞬间反应，且症状较轻，易于使用，患者容易接受，可以实时动态评估病变血管的形态、功能。尽量采用低机械指数，同时避免长时间的超声检查。

超声造影不能获得 CT 或 MRI 的宽幅图像，因此，在观察多个病灶时需要反复多次注入造影剂。此外，与传统超声比较，费时，同样具有操作者依赖性。甲状腺滤泡病变（包括结节性甲状腺肿腺瘤样变、甲状腺腺瘤、甲状腺滤泡癌）的鉴别诊断，是目前临床与影像检查的难点，超声造影对甲状腺滤泡癌与甲状腺良性滤泡病变的鉴别作用不大。

（张　波　赵瑞娜）

二、三维超声

（一）定义

三维超声成像最初由 Baun 和 Greewood 在 1961 年提出，20 世纪 80 年代末，静态三维超声成像技术诞生，又相继出现了动态三维超声成像技术，实时三维超声成像技术及立体三维超声成像。目前使用的计算机辅助超声三维成像是通过超声诊断仪，从人体某一部位的几个不同位置和角度按一定规律采集二维图像信息，然后将这些二维图像及它们之间的位置和角度信息输入计算机，由计算机进行处理后，重建三维图像，从而出现该部位或器官的立体影像，描绘出脏器的三维形态。

（二）原理与方法

三维图像重建的方法有立体几何构成法、表面轮廓提取法及体元模型法，目前最常用的动态三维超声成像技是体元模型法，在体元模型法中，三维物体被划分成依次排列的小立方体，一个小立方体就是一个体元（也称体素），一定数目的体元按相应的空间位置排列即可构成三维立体图像。

三维超声成像的基本步骤包括图像的采集、处理和显示。采集方式包括机械驱动扫查、自由扫查及一体化探头扫查；机械驱动扫查是由计算机控制扫查路线，自由扫查则是人工控制扫查路线，一体化探头扫查是利用三维容积探头，其位置固定于感兴趣区域，探头内部具有摆动装置，进行内部扫查的方式。图像数据的处理是将原始图像进行模数转换后储存，并对其图像间的间隔进行像素插补、平滑，进行适当的滤波处理，形成立体数据库，而后提取数据进行三维重建，包括体积成像和表面成像。三维图像的显示根据显示层次不同分为表面模式和透明模式，根据显示形式不同分为渲染（render）模式、多平面成像（multiplane）模式、超声断层成像（tomographic ultrasound imaging，TUI）模式及自由解剖切面（ominiview）模式。

三维超声进行多平面成像时，可调节三个平面（A、B、C）及各平面上 X、Y、Z 三个不同的方向；也可设置角度范围使三维图像动态显示。能提供二维超声所无法显示的冠状面。同时omniview 技术是一种新的三维超声容积数据后处理技术，可通过经任意方向和角度人工描记直线、曲线、折线或轨迹线，同时展现相对应的 1 ～ 3 个独立非正交曲面平铺成像。

（三）临床应用价值

三维超声成像能够多角度、多切面、多方位观察病灶特征，提供的信息量较丰富，显示二维超声不能显示的冠状切面，目前主要应用于妇产科、心脏、肝肾血管、膀胱及乳腺等方面，在甲状腺方面的临床应用较少。文献研究表明，三维超声在甲状腺方面应用如下。

1.甲状腺体积测量

通过自动或手动选择待测组织边界径线最大的平面，并按一定的角度选择、系统自动积分求

出待测体的体积，具有较高的精确性和可重复性。用于评估缺碘所致的甲状腺肿大、Graves 病、桥本，以及甲状腺癌新辅助治疗的药物剂量及治疗效果，其观察者差异较二维超声小，重复性更好。

2.良、恶性甲状腺结节鉴别诊断

三维超声评估结节形态、腺体外侵犯方面优于二维超声，部分超声特征的三维超声显示结果不同于二维超声（图 3-7-3），特别是腺体外侵犯这一典型恶性特征（图 3-7-4），且三维超声对大部分特征识别的观察者差异较小。

三维彩色多普勒成像（three-dimensional color doppler imaging，3D-CDI）和三维彩色血管能量成像（three- dimensional color power angiography，3D-CPA）可立体观察结节内外的血流分布，良性病灶多血管走行规则，空间分布对称，结节内及周边实质不存在局限性血流丰富（图 3-7-5）；恶性病灶多走行不规则，空间分布不对称，结节内及周边实质存在局限性血流丰富（图 3-7-6）。定量分析甲状腺结节血管指数（vascularization index，VI）、血流指数（flow index，FI）、血管血流指数（vascularization flow index，VFI）等，结果显示恶性结节多数低于良性结节。

3.囊性及囊实性结节内部结构的观察及治疗效果监测

对于含液性的甲状腺结节，三维超声因能多角

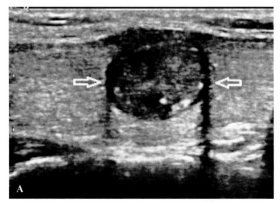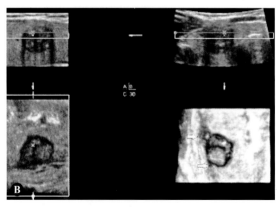

图 3-7-3 甲状腺乳头状癌，女性，34 岁
A.二维灰阶超声显示低回声甲状腺结节（最大径 14 mm），形态规则，边界清，微钙化（↑）；B.三维超声 Multiplane 重建及薄层三维灰阶 Render 表面光滑模式下显示结节出现不规则分叶（↑）

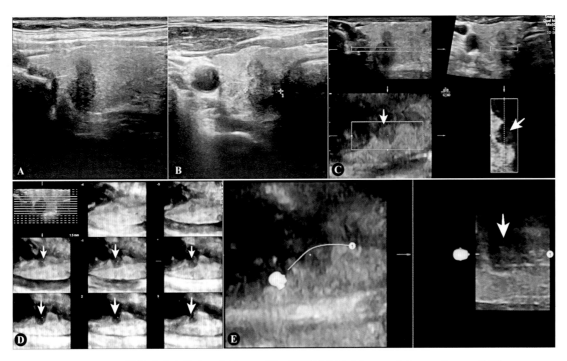

图 3-7-4　甲状腺乳头状癌，女性，53 岁，甲状腺右叶 0.8 cm × 0.8 cm × 1.4 cm 结节

A. 二维超声纵切面显示边界不清，形态不规则低回声结节；B. 二维超声纵切面显示结节与气管关系密切；C. 三维超声 Render 模式 C 平面及三维重建图像显示结节腺体外侵犯（↑）；D. 三维超声 TUI 模式（层厚 1.5 mm）多层面显示腺体外侵犯；E. 三维超声 omniview 模式下沿甲状腺被膜表面画取样线，获得的曲面成像显示甲状腺被膜内见低回声结节（↑）

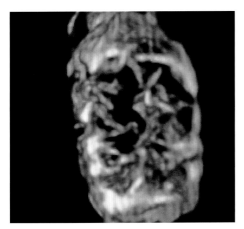

图 3-7-5　三维能量多普勒超声血管成像：血管走行规则、分布对称，手术病理：结节性甲状腺肿

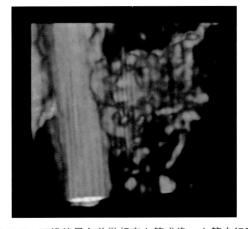

图 3-7-6　三维能量多普勒超声血管成像：血管走行不规则，分布不对称，手术病理：乳头状甲状腺癌

度、多切面对病灶进行切割，故而能清晰显示肿块内的实性结构形态、边缘、表面及其与囊壁或基底部的关系，有助于良、恶性结节鉴别，结节实性部分随访变化，以及治疗后形态变化监测等。

4. 甲状腺腺体血流评估

正常者甲状腺内部血管分布呈均匀的立体交

叉网格样，弥漫性病变者血管分布呈现不均匀趋势；此外可通过三维彩色多普勒成像观察血管是否受压等变化，以除外局灶性病变；定量评估腺体内血流显示甲状腺功能亢进患者 VI、FI、VFI 等指数高于压临床甲状腺功能减退患者。

5. 手术或放射治疗定位

术前准确定位病灶；设计并执行完成创伤最小的手术路径；完整切除病灶；病灶切除后即时局部检查以确保无癌组织残留，颈清术后患者行甲状腺局部放疗时，使用 3D-US 联合平扫 CT 能使 95% 的患者拟订放疗照射范围明显缩小。相比单独使用 CT 成像，两者联合能有效地提高检查者操作的一致性和定位放疗区域的准确性。

（刘如玉　张　波）

参考文献

[1] Detmer P R，Bashein G，Hodges T，et al. 3D ultrasonic image feature localization based on magnetic scan head tracking：in vitro calibration and validation[J]. Ultrasound Med Biol，1994，20（9）：923-936.

[2] 陈淼，沈嫱. 三维超声在乳腺癌中的诊断价值 [J]. 现代医药卫生，2011，27（13）：2013-2015.

[3] 王春美. 三维超声成像技术的原理及临床应用 [J]. 第一军医大学学报，2001，21（S1）：66-68.

[4] Li W B，Zhang B，Zhu Q L，et al. Comparison between Thin-Slice 3-D Volumetric Ultrasound and Conventional Ultrasound in the Differentiation of Benign and Malignant Thyroid Lesions[J]. Ultrasound Med Biol，2015，41（12）：3096-3101.

[5] 蔡洁，刘志聪，滕淑琴，等. 三维超声成像诊断甲状腺囊性肿块的价值 [J]. 中国超声诊断杂志，2002，3（9）：714-716.

第四章　甲状旁腺

甲状旁腺为内分泌腺，调节机体钙、磷代谢，对维持血钙平衡具有重要作用。甲状旁腺功能亢进分泌过多甲状旁腺素，引起钙、磷代谢紊乱，主要表现为骨吸收增加、肾结石、高钙血症和低磷血症等。临床上常因寻找甲状旁腺功能亢进和高钙血症的病因而要求检查甲状旁腺，常见的病变有甲状旁腺腺瘤、增生、癌及多发性内分泌肿瘤等。

第一节　解剖生理和正常声像图

一、解剖

（一）位置

甲状旁腺位于甲状腺背侧，紧贴甲状腺被膜，前方为甲状腺，后下方为颈长肌，内侧为气管、食管，外侧为颈总动脉、颈内静脉。

上甲状旁腺与甲状腺共同来源于第四咽囊，在胚胎期移行甚小，位置相对恒定，多位于甲状腺侧叶后方上中 1/3 交界处（为 70% ～ 85%），异位常见于气管食管旁、食管后、颈动脉分叉、甲状腺内等，甚至高过甲状腺上极。下甲状旁腺与胸腺共同来源于第三咽囊，在胚胎期随心脏降入胸腔而下降，位置变化较大。多位于甲状腺下极的下方、侧方或后方（约 60%），甲状胸腺韧带或颈部胸腺内（为 26% ～ 39%），也可低至纵隔。下甲状旁腺如果与胸腺分离过早，位置则较高，沿甲状腺下极水平以上颈总动脉走行分布，位于颈动脉分叉或颈动脉鞘内，甚至高过甲状腺上极。

（二）形态、大小、数目

甲状旁腺为卵圆形或球形小体，也可为杆状、分叶状等，质软，呈棕黄色或暗红色。表面覆有薄层结缔组织被膜，血管、神经和淋巴管随结缔组织间隔出入腺体。腺实质细胞排列成索状或团状，其间有丰富的毛细血管、少量结缔组织和散在脂肪细胞。脂肪细胞随年龄增长而增多，青少年几乎无脂肪细胞，25 ～ 30 岁脂肪细胞占甲状旁腺的 10% ～ 25%，老年人脂肪细胞约占整个腺体的 60% ～ 70%。成人每个甲状旁腺长 2 ～ 8 mm，宽 2 ～ 4 mm，厚 0.5 ～ 3 mm，重 25 ～ 40 mg。一般为 4 个，上下两对，超过 4 个者占 2% ～ 13%，少于 4 个者约占 3%。

（三）血供

上甲状旁腺主要由甲状腺上动脉或甲状腺下动脉或两者的吻合支供血，下甲状旁腺主要由甲状腺下动脉供血，异位甲状旁腺主要由甲状腺下动脉或纵隔动脉（乳内动脉或胸腺动脉）供血。静脉回流由成对的甲状腺上、中、下静脉完成，甲状腺下静脉汇入无名静脉，甲状腺上、中静脉汇入颈内静脉。异位甲状旁腺静脉回流至甲状腺下静脉、乳内静脉、胸腺静脉或奇静脉。

二、生理

甲状旁腺主细胞分泌甲状旁腺素，具有升高血钙和降低血磷的作用。作用于骨细胞和破骨细胞，从骨动员钙，使骨盐溶解，血液中钙离子浓度增高。促进肾远球小管对钙的重吸收，使尿钙减少，血钙升高；抑制近球小管对磷的重吸收，促进尿磷排出，使血磷降低。甲状旁腺素还激活肾内 α- 羟化酶，使 25- 羟维生素 D$_3$（25-OHD$_3$）转变为有活性的 1，25- 二羟维生素 D$_3$（1，25-（OH）$_2$D$_3$），促进肠道对钙、磷的吸收。甲状旁腺素的分泌主要受血钙浓度的负反馈调节，并与甲状腺 C 细胞分泌的降钙素，以及 1，25-（OH）$_2$D$_3$ 共同调节钙磷代谢，控制血钙和磷的水平。分泌不足时血钙下降，出现手足抽搐症；功能亢进时则引起骨质过度吸收，容

易发生骨折。

三、正常声像图

正常甲状旁腺体积小，与周围组织不能形成良好的反射界面，超声不易显示。一般为卵圆形或球形中高回声，边界清，可有或无血流信号（图 4-1-1 和图 4-1-2）。

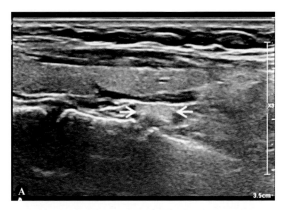

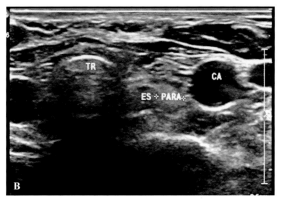

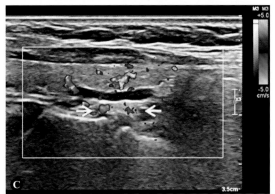

图 4-1-1 正常左下甲状旁腺

A. 正常下甲状旁腺纵切面，箭头所指为正常甲状旁腺；B. 正常下甲状旁腺横切面；C. 正常下甲状旁腺纵切面彩色多普勒显示数条血流信号，箭头所指为正常甲状旁腺

PARA：甲状旁腺；TR：气管；ES：食管；CA：颈动脉

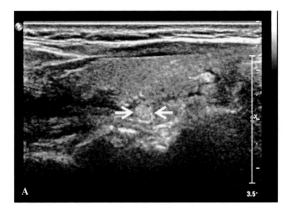

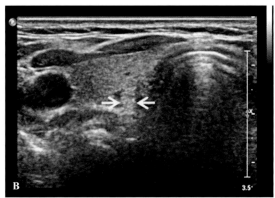

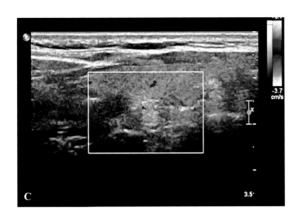

图 4-1-2　正常右上甲状旁腺

A.正常上甲状旁腺纵切面，箭头所指为正常甲状旁腺；B.正常上甲状旁腺横切面，箭头所指为正常甲状旁腺；C.正常上甲状旁腺纵切面彩色多普勒显示无血流信号

第二节　仪器调节和检查方法

通常选用 7.5 ～ 12MHz 高频线阵探头。患者取仰卧位，头后仰，充分暴露颈部。先自上而下对甲状腺连续横切检查，在甲状腺内后方仔细寻找甲状旁腺，然后再纵切。要特别注意甲状腺下极下方及气管食管旁，有时位置较低及气管食管旁的甲状旁腺病变容易受周围软组织结构的影响而不易显示或与淋巴结等混淆。

异位甲状旁腺常见于气管食管旁、食管后、纵隔、胸腺、甲状腺内、颈动脉鞘等，对这些部位也要仔细检查。对胸骨锁骨后检查时探头向后及足侧倾斜，显示至头臂静脉水平，并嘱患者做吞咽动作，使病灶提升，必要时选用 3.5 ～ 5 MHz 扇形探头。

当患者有甲状旁腺功能亢进的症状和体征而超声未发现甲状旁腺病变时，要尽可能扩大检查范围并结合其他影像检查。甲状旁腺病变可能不止一个，检查要全面。

第三节　甲状旁腺疾病

一、原发性甲状旁腺功能亢进

（一）病理和临床表现

原发性甲状旁腺功能亢进是甲状旁腺自主分泌过多的甲状旁腺素，不受血钙的反馈调节，使血钙持续升高引起的一种全身性疾病。患病率约 1 : 7000，男女比例 1 : 2 ～ 3。临床表现为疲乏、恶心、呕吐、骨骼疼痛、身材变矮、易发生病理性骨折和尿路结石等。实验室检查血甲状旁腺素和血钙升高，血磷降低。腺瘤占78% ～ 90%，大多单个受累，少数为 2 个或 2 个以上。增生占 15% ～ 20%，一般 4 个腺体都增生肥大，也可以一个腺体增大为主。癌占 0.5% ～ 4%，癌多比腺瘤大，生长速度较一般癌症慢，有包膜和血管的浸润，局部淋巴结常见，远处转移以肺部最常见，其次为肝和骨骼，切除后可复发。甲状旁腺囊肿罕见。

（二）超声表现

1. 甲状旁腺腺瘤

腺瘤多单发，少数为 2 个或 2 个以上。典型者位于甲状腺与颈长肌、颈总动脉与气管之间，呈卵圆形，长轴与身体矢状面平行（图 4-3-1）。与甲状腺实质回声相比，为均匀低回声，边界清晰，可见包膜（图 4-3-2）。血流丰富，可见供血动脉（主要为甲状腺下动脉）绕行，并有多条分支进入内部，有时可显示血管蒂（图 4-3-1，图 4-3-2）。也有一些腺瘤表现不典型，回声与甲状腺接近（图 4-3-3），或回声不均，出现囊性变（图 4-3-4）、钙化等（图 4-3-5），无血流（图 4-3-6）或少血流（图 4-3-7）。

2. 甲状旁腺增生

增生常多发，四个腺体均有不同程度的增大，也可以一个腺体增大为主。增生与腺瘤超声表现

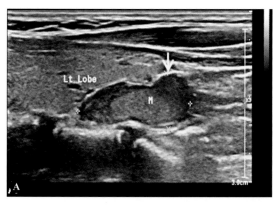 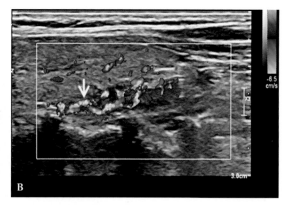

图 4-3-1　左下（M）甲状旁腺腺瘤

A. 左下甲状旁腺腺瘤（M），箭头所指为包膜；B. 左下甲状旁腺腺瘤，彩色多普勒血流丰富，箭头所指为血管蒂。Lt lobe：甲状腺左叶

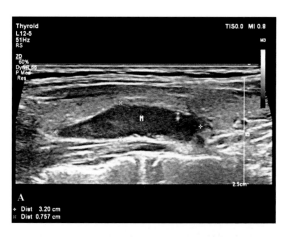 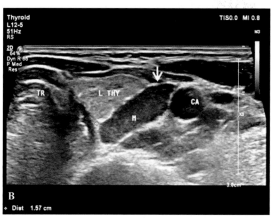

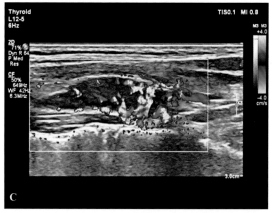

图 4-3-2　左上（M）甲状旁腺腺瘤

A. 左上甲状旁腺腺瘤（M）纵切面；B. 左上甲状旁腺腺瘤（M）横切面，箭头所指为包膜；C. 左上甲状旁腺腺瘤，彩色多普勒血流丰富

L THY：甲状腺左叶，TR：气管，CA：颈动脉

类似（图 4-3-8，图 4-3-9），二者鉴别困难。

3. 甲状旁腺癌

癌一般体积较大，形态不规则或呈分叶状，回声不均，边界不清，血流丰富、不规则（图 4-3-10）。可侵犯邻近组织结构如甲状腺、血管、肌肉等，可伴局部淋巴结和远处转移，手术切除后可复发（图 4-3-11）。癌与腺瘤有时鉴别困难，对体积大、血甲状旁腺素和血钙明显升高的患者要考虑到甲状旁腺癌的可能，浸润和转移有助于癌的诊断。

4. 甲状旁腺囊肿

囊肿少见，绝大多数无功能，在颈部超声检

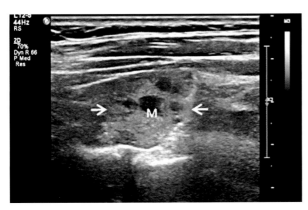

图 4-3-3　左下甲状旁腺腺瘤（↑）
回声与甲状腺接近（M）

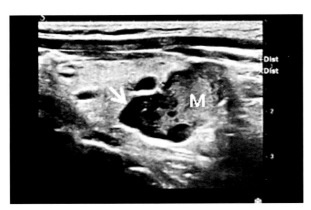

图 4-3-4　左下甲状旁腺腺瘤（M）
伴囊性变（↑）

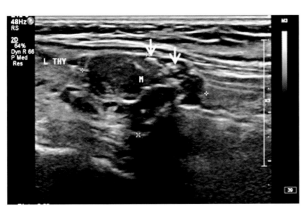

图 4-3-5　左下甲状旁腺腺瘤（M）
伴钙化（↑）；L THY：甲状腺左叶

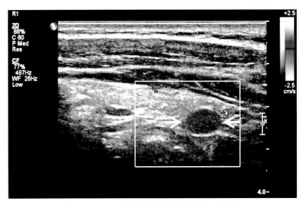

图 4-3-6　左下甲状旁腺腺瘤（↑）
无血流

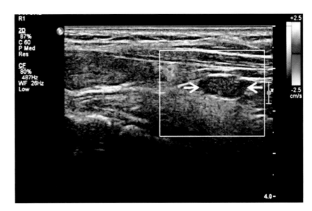

图 4-3-7　左下甲状旁腺腺瘤（↑）
少血流

查时偶然发现。能引起甲状旁腺功能亢进的囊肿罕见，一类是由胚胎期第三、四咽囊残留物或甲状旁腺内胶质储留形成的单纯囊肿；另一类是由甲状旁腺腺瘤囊性变、坏死形成的囊肿（图 4-3-12）。因囊内含有高水平的甲状旁腺素，可引起高钙血症，超声表现与其他部位囊肿类似。

二、继发性甲状旁腺功能亢进

继发性甲状旁腺功能亢进是由于各种原因导致的低钙血症，刺激甲状旁腺，使之增生肥大，分泌过多的甲状旁腺素，见于肾功能不全、骨质软化症和小肠吸收不良等。血甲状旁腺素升高，血钙不高。甲状旁腺一般为增生，超声表现如前所述。

三、多发性内分泌肿瘤

多发性内分泌肿瘤是累及多个内分泌腺体的一种遗传综合征，常累及甲状旁腺，多为甲状旁腺增生，少数形成腺瘤，超声表现如前所述。由于受累内分泌腺不同，可分为三型：Ⅰ型主要累及甲状旁腺、胰腺及垂体；Ⅱ型和Ⅲ型主要为甲

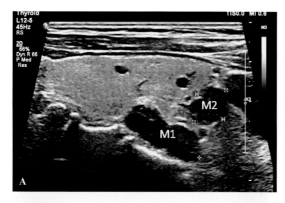
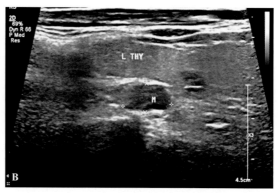
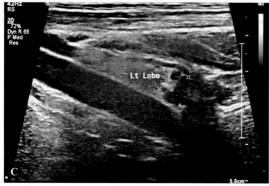

图 4-3-8　慢性肾衰继发性甲状旁腺功能亢进患者，四个腺体均增生

A. 右上（M1）和右下（M2）甲状旁腺增生；B. 左上甲状旁腺增生（M）；C. 左下甲状旁腺增生（测量标记）；L THY/Lt lobe：甲状腺左叶

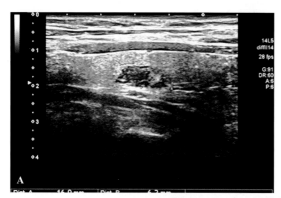
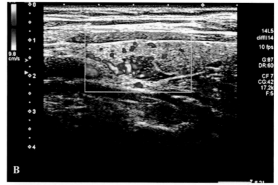

图 4-3-9　右上甲状旁腺增生（测量标记）

A. 右上甲状旁腺增生（测量标记）；B. 右上甲状旁腺增生，血流丰富

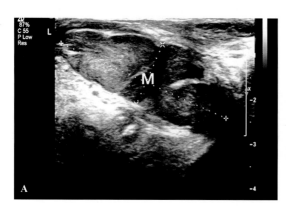
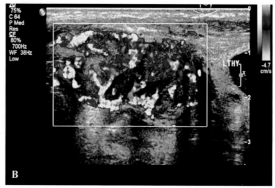

图 4-3-10　左上甲状旁腺癌（M）

A. 4.5 cm×1.5 cm，呈分叶状，回声不均；B. 血流丰富

L THY：甲状腺左叶

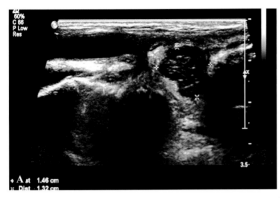
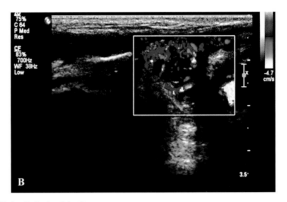

图 4-3-11　甲状旁腺癌术后复发

A.呈分叶状，回声不均，内见条状高回声；B.血流丰富不规则

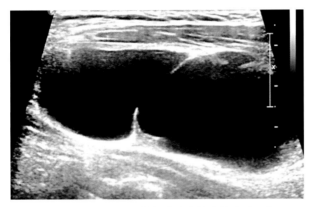

图 4-3-12　右上甲状旁腺腺瘤伴囊性变（M）

状腺髓样癌、肾上腺嗜铬细胞瘤、Ⅱ型合并甲状旁腺增生。

第四节　甲状旁腺病变与甲状腺结节及颈部淋巴结鉴别

甲状旁腺病变与甲状腺结节及颈部淋巴结的

鉴别要点见表 4-4-1 和表 4-4-2，其中甲状旁腺功能亢进及血管蒂的有无对鉴别更为重要。甲状旁腺病变有时与甲状腺结节及颈部淋巴结不易鉴别，特别是在患者临床表现不明显，血甲状旁腺素和血钙未知的情况下。甲状旁腺病变体积较大、发生囊性变、钙化或异位到甲状腺内时容易误诊为甲状腺结节（图 4-3-4，图 4-3-5，图 4-4-1）。而甲状腺外突结节，尤其是表现为低回声，边界清，血流丰富的外突性甲状腺滤泡性病变，容易误诊为甲状旁腺病变。甲状旁腺低回声病变的周边或局部脂肪堆积呈中高回声时可能误诊为淋巴结（图 4-4-2，图 4-3-8C）。而淋巴结，尤其是低回声颈部转移淋巴结可能误诊为甲状旁腺病变。因此，超声诊断一定要结合临床、核素显像等影像检查。对甲状旁腺功能亢进的患者要考虑到甲状旁腺病变的可能，并注意与甲状腺结节及颈部淋巴结等鉴别（表 4-4-1，表 4-4-2）。对无甲状旁腺功能亢进的患者要考虑到甲状腺结节、淋巴结等颈部肿物。

表 4-4-1　甲状旁腺病变与甲状腺结节超声鉴别要点

	甲状旁腺病变	甲状腺结节
甲状旁腺功能亢进	有	无
部位	甲状腺后方或异位	甲状腺内
回声	低回声	低、等、高、混合回声
囊性变、钙化	少见	常见
形状	长卵圆形	球形
血管蒂	常见	少见

表 4-4-2　甲状旁腺病变与颈部淋巴结超声鉴别要点

	甲状旁腺病变	颈部淋巴结
甲状旁腺功能亢进	有	无
部位	甲状腺后方或异位	颈部血管周围
皮髓质结构	无	常见
淋巴门型血流	无	常见
血管蒂	常见	少见

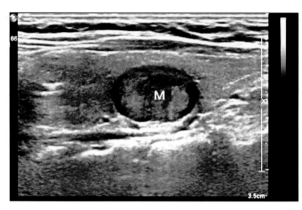

图 4-4-1　甲状腺内的甲状旁腺（M）

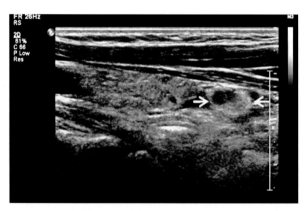

图 4-4-2　左下甲状旁腺（↑），周边呈中高回声，容易误诊为淋巴结

第五节　甲状旁腺疾病的超声诊断价值及与其他影像学检查方法比较

高频超声具有较好的分辨率、无创、方便，已成为甲状旁腺功能亢进术前定位的首选检查方法，与核素、CT、核磁等联合应用对甲状旁腺疾病的诊断敏感性高达 95%。超声检查除与仪器条件和检查者经验有关外，还受病变位置、回声、大小，以及是否伴有甲状腺疾病、有无颈部手术史等因素影响。

一、超声检查影响因素

（一）病变位置

超声对正常位置甲状旁腺病变诊断敏感性达 90% 以上，对异位甲状旁腺诊断困难。甲状旁腺可异位到甲状腺下极下方的脂肪组织内、气管食管旁、咽食管后、胸腺、纵隔、甲状腺内、颈动脉鞘内、甲状腺上极之上、下颌角、上颈部等，这些可能发生异位的区域要尽可能地检查。甲状腺下极下方及气管食管旁的病变容易受周围软组织结构的影响而不易显示或与淋巴结等混淆，检查时先横切有利于病灶的显示，探头可以适当加压，然后再纵切，并观察彩色多普勒血流情况（图 4-5-1）。对胸骨锁骨后检查时探头向后及足侧倾斜，显示至头臂静脉水平，并嘱患者做吞咽动作，使病灶提升，必要时可选用 3.5～5 MHz 扇形探头。对异位到甲状腺内、颈动脉鞘内、甲状腺上极之上、下颌角、上颈部等的病变，要注意甲状旁腺病变特征的识别，并与颈部其他肿物鉴别。

（二）病变回声

典型甲状旁腺病变为低回声，超声容易发现。但当甲状旁腺病变回声与甲状腺接近，或伴囊性变、钙化时，容易误诊为甲状腺结节。有时甲状旁腺病变局部脂肪堆积呈中高回声，容易误诊为淋巴结。还有些甲状旁腺病变回声与周围组织结构相近（图 4-5-2），超声不易发现。

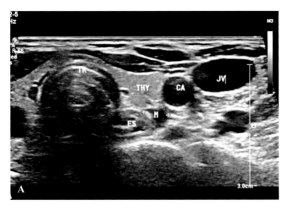

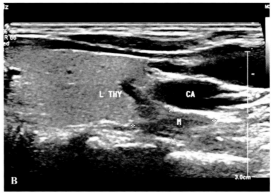

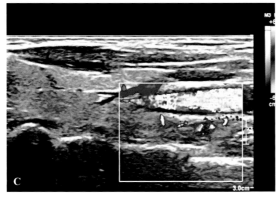

图 4-5-1　左下甲状旁腺腺瘤

A.横切面；B.纵切面，横切面较纵切面更易显示；C.血流丰富。M：甲状旁腺；L THY：甲状腺左叶；TR：气管；ES：食管；CA：颈动脉；JV：颈内静脉

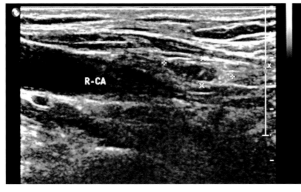

图 4-5-2　右下甲状旁腺腺瘤，位于右颈动脉根部，回声与邻近组织接近

R-CA：右侧颈动脉

（三）病变大小

超声可以显示 0.5 cm 左右的病变，尤其是病变位于正常位置且甲状腺大小结构无异常时。病变越大，越容易发现，但如果病变巨大，使甲状腺受压移位、变小，可能与甲状腺结节不易鉴别。

（四）甲状腺疾病及颈部手术

结节性甲状腺肿、毒性甲状腺肿、桥本病等患者甲状腺增厚肿大、回声不均伴多发淋巴结等增加了超声检查的难度，使敏感性降低，尤其在病变较小、回声不典型的情况下。颈部手术后解剖关系紊乱和瘢痕的影响，给病变的识别带来困难，可造成假阳性和假阴性。

二、弹性成像、造影及三维超声在甲状旁腺中的应用研究

有报道甲状旁腺病变、甲状腺结节及颈部淋巴结的超声弹性值有差异，对鉴别诊断有帮助。超声造影有助于甲状旁腺病变的识别及与颈部其他肿物鉴别。三维超声冠状面能更好地显示甲状旁腺病变与甲状腺的关系及其血供特征，有助于与甲状腺结节鉴别。但相关文献较少，仍处在研究阶段。

三、超声与其他影像学检查方法比较

超声对正常位置甲状旁腺病变敏感性高，对异位和伴发甲状腺疾病者敏感性降低。核素显像利用甲状旁腺对药物的吸收与排泄速度进行显像，

不受病变部位影响。敏感性与病变大小和细胞活性高低有关，假阴性见于体积小、位置深、低代谢病灶等，假阳性见于甲状腺结节、淋巴结等。

CT 和 MRI 对小病变的检出不理想，在诊断异位甲状旁腺方面有一定优势。

（刘　赫　夏　宇　吕　珂）

第五章　涎腺

涎腺超声检查开始于20世纪70年代早中期，Macridis 于 1972 年首次采用闭式水囊机械线阵扫查 3.5 MHz 探头，检查涎腺肿物获得成功。此后 20 年内，国内外学者应用灰阶实时成像技术不断地对涎腺疾病的诊断进行了研究。近 20 年来，随着高分辨力、高频实时超声显像仪及小器官探头的发展及广泛使用，超声可以检查绝大多数涎腺疾病，并以其方便、安全、无创的优点在涎腺各种疾病诊断中发挥着越来越重要的作用。特别是近年来彩色多普勒超声及超声造影、弹性成像、介入性超声在涎腺检查中的运用，增加了超声对涎腺疾病的鉴别诊断能力。可以说，随着超声仪器的不断改进和完善，超声检查对涎腺疾病的诊断越来越为临床医师所重视。本章将阐述涎腺解剖、仪器选择使用、检查方法、正常声像图及涎腺疾病的病理声像图表现，并介绍超声新技术在涎腺疾病诊断中的应用。

第一节　解剖

涎腺（salivary glands）主要由三对腺体组成，腮腺、颌下腺、舌下腺，也包括无数分布于舌部、唇部、面颊部、腭部等处的小涎腺。它们各有导管通向口腔并分泌涎液，与吞咽、消化、味觉和语言功能有密切关系。由于各涎腺的解剖生理特点不同，其疾病的发生、发展规律及声像图的表现也各有其特点。

一、腮腺

腮腺（parotid gland）起源于上、下颌突分

叉处的外胚层上皮，是涎腺中最大的一对，分别位于颜面两侧外耳的前下方、下颌骨升支与胸锁乳突肌之间的下颌后窝内，并向前达咬肌后方的浅面（图 5-1-1）。腮腺被颈筋膜形成的结缔组织囊所包裹。其外形大致呈楔形，长约 5 cm，宽 3 ～ 3.5 cm，厚 2 ～ 2.5 cm。腮腺质软，呈浅黄色，重 15 ～ 20 g。值得注意的是，腮腺的形态由于受邻近结构的影响，很不规则，不同的横断面和纵断面，形成不同的形态；另外，部分人体有副腮腺，副腮腺是邻近腮腺导管，但与腮腺分离的、孤立的外观呈扁平状的腺质小体，在正常人群中其发生率较低，一般有一蒂部与腮腺浅叶相连，常位于腮腺前缘与咬肌前缘之间，腮腺导管的上方，大小不一，通过一个或多个小的分支腺管汇入腮腺导管。腮腺可分为深浅两叶，浅叶紧邻皮下，位于咬肌后方的表面，形似倒置的锥体，较宽且平坦，尖朝下；深叶位于下颌升支后内侧，

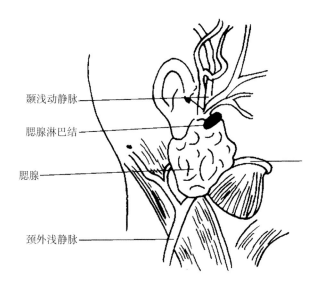

颞浅动静脉 ———

腮腺淋巴结 ———

腮腺 ———

颈外浅静脉 ———

图 5-1-1　腮腺解剖示意图

77

浅叶的下面，为腮腺位于下颌后窝内的部分，其深部突向咽侧壁。浅深两叶于下颌支后缘处以腮腺峡相连。由于浅叶位置表浅，超声下易于观察，而大部分腮腺肿瘤发生在浅叶，因超声检查有优越性，可以较早发现病变。深叶位置较深，且受下颌骨升支的影响，难于超声观察及临床触诊，所以腮腺深叶的肿瘤常在较大时才能发现。多数腮腺的分支导管汇合成一单独的腮腺总导管。该导管自腮腺前缘发出，长约 5 cm，开口于平对上颌第二磨牙的颊黏膜处。腮腺组织主要为腺泡、导管和结缔组织构成，腺泡位于最细小的导管末端，呈球状或囊泡状，由许多锥体形细胞包绕一个小的中心腔构成，分泌涎液（唾液）入腺泡腔，再经导管入口腔；结缔组织深入腺实质，将腺体分成若干小叶。

二、颌下腺

颌下腺（submaxillary gland）起源于下颌舌沟，舌下肉阜处外胚层上皮；位于颌下三角内，略呈椭圆形，被颈筋膜形成的结缔组织囊包绕。颌下腺的大小尚无一确切数据，一般认为如核桃大小。颌下腺也分为深浅两叶，浅叶较大，邻近皮下，深叶较小，位于浅叶深面。颌下腺导管长约 5 cm，开口于舌系带侧方的小乳头上。颌下腺的组织结构与腮腺相接近，这是二者声像图上回声近似的基础（图 5-1-2）。

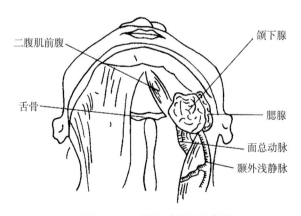

图 5-1-2　颌下腺解剖示意图

三、舌下腺

舌下腺（sublingual gland）为三对涎腺中最小者，位于口底黏膜下，舌系带的两侧，由于舌下腺的腺体位于口底黏膜及下颌舌骨肌之间，所以正常情况下，超声一般观察不到舌下腺，只有当舌下腺发生肿瘤时，才能为超声所观察。舌下腺导管有 20 余条，开口于口底黏膜上。

头颈部淋巴结群收纳头颈部器官的淋巴回流液，大致呈环形和纵行分布。分浅和深两群；浅群的淋巴结多位于皮下，由于位置表浅，肿大时易为检查者所触及。但不论浅群、深群，肿大时均可为超声所探及。头颈部淋巴结的分布主要包括（图 5-1-3）：①枕淋巴结有浅深之分，浅淋巴结位于枕部皮下，斜方肌枕骨起点的浅面，收纳枕部、颈部的淋巴管。②耳后淋巴结位于耳后、胸锁乳突肌附着处的表面，收纳邻近皮肤的淋巴管。③腮腺淋巴结有浅深之分，浅群位于腮腺的表面，在耳前或耳下；深群位于腮腺实质内，收纳腮腺及周围皮肤的淋巴管。④下颌下淋巴结在下颌三角区内，有 4～6 个，收纳面部软组织、牙和牙龈、颌下腺及舌下腺等的淋巴管。⑤颈部浅淋巴结位于胸锁乳突肌浅面，沿颈外静脉排列。⑥颈部深淋巴结有 15～20 个，沿颈内静脉成纵排列呈链状，下段可分布至锁骨下动脉。颈部浅及深部淋巴结群，收纳头颈部大部淋巴管而注入颈干。了解上述淋巴结群的分布和回流的情况对颈部肿物与肿大淋巴结的鉴别都有一定的帮助。

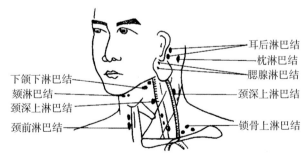

图 5-1-3　颈部淋巴结解剖示意图

第二节　仪器与方法

一、仪器

涎腺超声检查与颈部其他器官的超声检查一样，选择高频实时彩色超声诊断仪（尤其是频率大于 12 MHz），线阵探头，其优点是检查费时少、操作简便、图像分辨力高，可以提供一个动态的、连续的、高质量的二维图像，以连续观察涎腺肿物及其和血管的关系。这里必须指出，应用高频线阵探头检查，虽能获得满意的图像和效果，但与其他超声诊断仪一样，涎腺和颈部的超声检查必须首先熟悉颈部及涎腺的解剖结构及其相互关系，这是进行影像诊断的先决条件。另外，肿物较大时，观察区域受到一定限制，无法全面观察较大肿物与周围结构的关系，有时由于颈部的轮廓和患者颈部的曲张程度的影响，不适宜于线阵探头，这时用衬垫（水囊等）与凸阵探头也有其优点。

恰当的选择和使用探头频率是获得涎腺疾病满意声像图的基本条件。由于涎腺位置表浅，目前有条件者均选用高频线阵小器官探头，探头频率 7.5～15 MHz。高频超声可以更细致地观察到腺体内部的结构，如用 10 MHz 以上频率可以观察到面神经结构、腺管结构等。若采用间接探测法，加用水囊或高分子材料特制的隔离垫时，探头频率可为 5 MHz。

目前的彩色多普勒超声诊断仪均配有高频线阵探头，是涎腺超声的最佳选择。彩色多普勒超声诊断仪不仅二维图像清晰，而且可以获得涎腺及病灶的血流情况，帮助病变的诊断与鉴别，并可指导细针穿刺，减少出血。彩色多普勒血流显像仪检查时，脉冲重复频率（PRF）一般设置在 800～1500 Hz，常用在 1000 Hz，由于涎腺位置表浅，检查过程中尽量不要加压，以防彩超检查血流时出现人为血流信号减少或进行血流频谱分析时出现误差。

二、查前准备

进行涎腺超声检查，查前患者一般无须特殊准备；检查腮腺时，若鬓角毛发过多需刮掉，以利于探头和水囊与皮肤良好地接触。

三、体位

患者一般取仰卧位，检查颈前部区及颌下腺时，应嘱患者充分伸展颈部，必要时在颈后加一枕垫，增加颈部伸展度；检查侧颈部和腮腺区时，应嘱患者头偏向健侧，使探测区充分显露。

四、探测方法

1. 直接探测法

指直接将探头置于被探测区皮肤上进行扫查的方法。目前的高频超声扫查均采用此方法。检查时，对被检区域做纵切和横切扫查，并检查颈部淋巴结情况，横切扫查可由下至上或由上至下，纵切时注意与腺体长轴一致。检查颌下腺时应嘱患者尽量伸展颈部，从颌下对该区域进行横切与斜切扫查。检查颈部淋巴结时，常先纵切扫查找到颈总动脉及颈内静脉，然后由下至上横切扫查，观察淋巴结或肿物与颈部血管的关系。

2. 间接探测法

间接探测法指在探头与皮肤间加一隔离装置，如水囊、高分子块状胶冻物等以增加探头与皮肤间的间距，利于浅表结构观察的方法。国外大都用一种高分子的胶冻状物代替水囊做隔离垫（ultrasound standoff pad）。这种隔离垫柔软、韧性大，能使皮肤与之充分接触，较水囊效果佳。由于高频超声的应用，目前已少用间接探测法，但由于部分超声图像近场分辨力不够高，对位置浅的小肿物，为提高浅层结构的图像质量，可以加垫间接扫查。另外，涎腺肿物较大时，线阵探头不便整体观察肿物及周围结构，用间接法，适当降低探头频率增大扫查范围。检查时，放置好水囊或隔离垫后，用探头做被检区域的横切或纵切扫查。

第三节　正常声像图

一、腮腺

在两侧耳前下及耳下的腮腺区进行扫查，可获得腮腺图像。高频超声下，从浅到深可观察到的结构依次为：①皮肤组织（有时可见包膜外浅表淋巴结）；②浅筋膜；③腮腺实质；④深筋膜。声像图上正常腮腺由均质细密的中低回声构成，与正常甲状腺回声相似，但一般来讲，正常腮腺回声稍强于正常甲状腺回声，腮腺实质回声点均匀、细腻，较周围软组织回声强，其表面边缘尚清晰，后面及两侧边缘不甚清晰（图5-3-1～图5-3-6）。纵切腮腺时声像图上腮腺形态似倒置"金字塔"样，腮腺大小的正常值，国内外文献上尚无一定论，声像图上不能分出腮腺的深浅叶。因腮腺深叶位于下颌骨升支的后内方，所以声像图上难于观察到完整的正常腮腺，高分辨力的高频超声扫查腮腺可见腮腺实质内有许多与皮肤平行的回声线，为腺体内正常腺导管回声。若自导管注入1～2 mL空气可见强回声线更亮，为改善后方及内侧边界的观察，可在咬肌收缩和放松时检查。横切扫查时能观察到腮腺下方呈低回声的肌肉和韧带结构。腮腺导管起于腺体前部，在咬肌表面下行，高频超声偶尔可以在腮腺前部浅面观察到呈强回声的主腺管。若探头频率达到10 MHz以上，约30%可观察到穿过腮腺的面神经，为一纤细的低回声结构，可以帮助判断肿物与面神经

的关系，指导手术。彩色多普勒血流显像可观察到腮腺及其邻近的血管：①下颌后静脉，位于腮腺表浅层；②颈外动脉，与前者平行，位置更深，接近腮腺后外方处，腮腺实质内血流多呈点状散在分布。

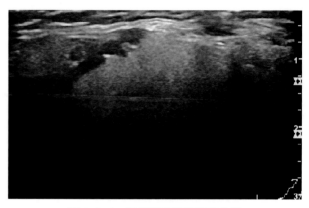

图5-3-2　正常腮腺横切面声像图

腮腺呈均匀细腻回声点，较甲状腺回声略强，后面及侧面边界不清

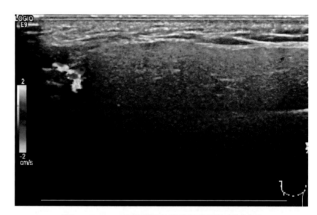

图5-3-3　正常腮腺纵切面彩色超声图

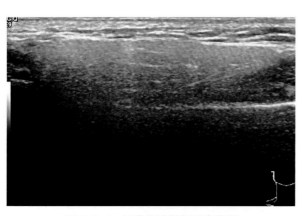

图5-3-1　正常腮腺纵切面声像图

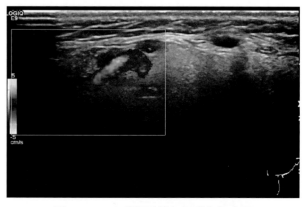

图5-3-4　正常腮腺横切面彩色超声图

图 5-3-5　正常腮腺纵切面扫查（动态图）

图 5-3-6　正常腮腺横切面扫查（动态图）

二、颌下腺

正常情况下，只要采取合适的位置和方法，超声可以在颌下三角区内观察到完整的颌下腺。颌下腺的大小约为腮腺的一半，位于颌骨体与二腹肌之间。后方借茎突下颌韧带与腮腺相通。颌下腺形似杏核，在声像图上，正常颌下腺的回声特征与腮腺一致，但边缘清楚；有时略呈椭圆形，内部为均匀中低回声，较周围软组织回声略强。颌下腺较腮腺显示更充分，且后方无衰减（图 5-3-7～图 5-3-9）。

颌下腺表面被以皮肤及皮下组织、颈阔肌等，深部有二腹肌等肌群，外侧有颌骨回声，超声检查时颌下腺导管一般观察不到，在颌下腺区域内，有时可以观察到面部静脉的回声结构，位于颌下腺浅面。

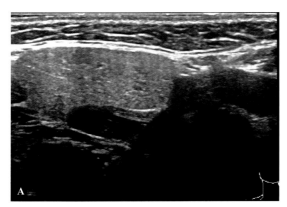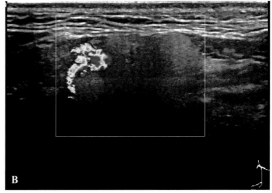

图 5-3-7　正常颌下腺

A.二维声像图，颌下腺较腮腺边界清楚，腺体显示更充分；B.彩色多普勒超声声像图，图中显示面动脉

图 5-3-8　显示正常颌下腺横切扫查（动态图）　　　图 5-3-9　显示正常颌下腺纵切扫查（动态图）

三、舌下腺

舌下腺是三个腺体中最小的一对腺体，位置也较深，位于口腔底部，下颌骨与颏面肌之间，与颌下腺导管毗邻。左右舌下腺可以连在一起，呈马蹄形环绕。一般正常舌下腺不能被超声观察到，只有当舌下腺肿大或有病变时才可以观察到。

用彩色多普勒超声对涎腺分泌过程的研究表明：涎腺分泌时，彩色血流信号明显增加；流速增快，阻力降低，说明涎腺分泌时血流量明显增加。

四、颈部浅表淋巴结

正常情况下，由于颈部表浅淋巴结与周围组织回声特性相同，而且较小，所以超声检查时一般不能被观察到；只有在头颈部淋巴结肿大时才能被显示。事实上，在进行颈部超声检查时，由于颈部结构复杂，即使颈部有一较大的脂肪瘤结节，有时亦难于与周围组织鉴别。

第四节　病理声像图

一、涎腺肿瘤

涎腺肿瘤（salivary gland tumor）在口腔颌面肿瘤中的发病比例是比较高的，其中腮腺肿瘤几乎占到80%（国外报道更高，占85%）；颌下腺肿瘤次之，约占15%；舌下腺肿瘤最少，约占5%。腮腺肿瘤中，80%～90%是无症状或仅有轻微症状的良性肿瘤，且良性肿瘤基本为腺瘤，仅有少部分约17%是恶性。颌下腺肿瘤中恶性肿瘤所占比例高于腮腺，约占38%。而舌下腺肿瘤中，恶性肿瘤占舌下腺肿瘤的33%，对于小于40岁的患者，良性肿瘤更常见。而对于小涎腺肿瘤，约半数以上为恶性。

超声评价一个可扪及的涎腺包块时，主要观察：①包块的位置，并鉴别是腺体内还是腺体外。②包块的大小、边界、内部回声是囊性或实性的或混合性回声，初步鉴别其良、恶性。③包块内

及结节周围血流情况，有助于良、恶性鉴别。④若可能指出包块与面神经的关系。文献报道，高频超声对腮腺肿瘤的敏感性可达98%。对小的和/或临床未扪及的包块，高频超声均可清晰显示。但对于腮腺深叶少部分区域的肿瘤，由于下颌骨遮挡，超声显示仍有困难，可能漏诊。

（一）多形性腺瘤

【临床表现】

涎腺多形性腺瘤（pleomorphic adenoma）又称混合瘤（mixed tumor），因肿瘤含有肿瘤性上皮组织和黏液样组织，组织学上呈混合性或多形性而得名。混合瘤是最常见的涎腺良性肿瘤，约占全部涎腺良性肿瘤90%，发生部位以腮腺最多。有报道其在腮腺的发生率几乎比颌下腺高10倍，大多发生在腮腺浅叶。

涎腺混合瘤可发生在任何年龄，但以40岁以上多见，男女发病率无明显差异，临床上主要表现为无痛性、生长缓慢的涎腺肿块，肿瘤小者数毫米，大者可达20 cm，但多数在2～5 cm，多为单侧发生。触诊肿块呈圆形或不规则形，表面呈结节状，边界清楚，活动，质地中等硬度，合并囊性变时可扪及波动感。

肉眼观察到肿瘤通常为圆形或卵圆形，表面大部分有结节或呈分叶状，也有的表面光滑。肿瘤包膜完整，切面为实性，其内可见软骨样组织或胶冻状的黏液组织。发生囊性变时见小囊腔，肿瘤较大时有出血，坏死灶。多形性肿瘤不仅膨胀性生长，而且可局部浸润穿过包膜，有的包膜内甚至包膜外可见瘤细胞侵入。因此，多形性腺瘤虽然生长缓慢，大多呈良性过程，但不同于一般的良性肿瘤，其中部分肿瘤包膜不完整，局部浸润性生长，若手术切除不彻底，极易复发。

【超声表现】

涎腺混合瘤为实质性良性肿瘤。声像图上具有一般良性肿瘤的特点。如形状较规则、边界清楚、内部回声均匀等。当肿瘤较大时，可呈分叶

状，瘤组织内可发生变性、出血、坏死而致回声不均呈混合性回声。此外，腺导管部分可被探及，腮腺混合瘤的声像图特点如下。

（1）腺体呈局限性增大。

（2）腺体内见一圆形、椭圆形或分叶状，边界光滑的低回声区，较周围正常腺体组织回声低（图5-4-1）。

（3）病变低回声区内回声均匀，当肿块较大时其内回声可不均，出现强回声，无回声或分隔等（图5-4-2～图5-4-6）。

（4）病灶与周围正常腺组织分界清楚。

（5）后方回声部分可见增强，尤其是当肿瘤的回声很低时。

（6）当病灶边界不规则，内部回声不均匀时，提示肿瘤穿破包膜。特别是肿瘤生长加速时，应警惕恶性变的可能。此时要注意扫查一下部分淋巴结是否有肿大，必要时可进行超声引导下细针穿刺活检。

（7）彩超上肿瘤内可见"提篮"样血流，为细小血管网包绕肿瘤，并分支进入瘤内供养肿瘤的表现，少数肿瘤内血流信号很少，但报道肿瘤血流多少与肿瘤大小之间并无直接关系。

目前报道的能观察到的最小腮腺混合瘤直径为0.4cm，此时临床尚不能触及。其他影像诊断技术亦难于显示，表明超声检查对肿瘤早期小病灶诊断的优越性。

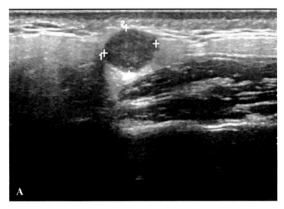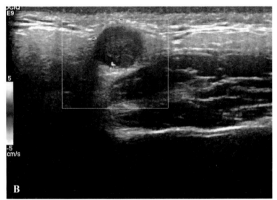

图5-4-1 腮腺混合瘤

A. 左侧腮腺混合瘤二维超声图像，左腮腺见一0.9cm×0.7cm的椭圆形低回声区，边界清，内回声均匀，后方回声增强；B. 左侧腮腺混合瘤彩色多普勒超声图像，彩色多普勒可见肿物周边血流呈小分支状流入低回声区

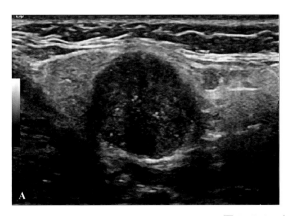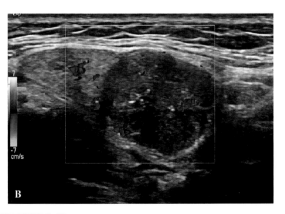

图5-4-2 颌下腺混合瘤

A. 左侧颌下腺混合瘤二维超声图像，左颌下腺内可见2.5cm×2.1cm的低回声区，边界清，内回声不均，可见多发点状强回声，后方回声增强；B. 左侧颌下腺混合瘤彩色多普勒图像，彩色多普勒可见肿物内少许条状血流信号

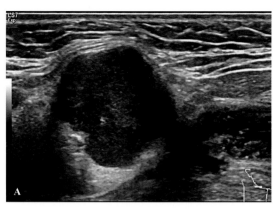
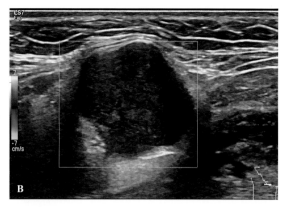

图 5-4-3 颌下腺混合瘤

A. 右侧颌下腺混合瘤二维超声图像，右颌下腺见一 2.3cm×1.9cm 的低回声区，呈分叶状，边界清，内回声不均；B. 右侧颌下腺混合瘤彩色多普勒图像，彩色多普勒可见肿物内少许条状血流信号

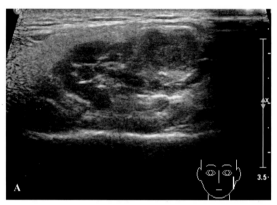
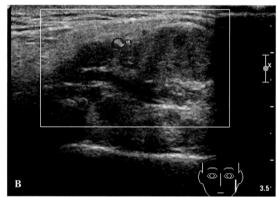

图 5-4-4 腮腺混合瘤

A. 左侧腮腺混合瘤二维超声图像，左侧腮腺见一 3.3cm×1.7cm 的低回声区，边界尚清，形态欠规则，内回声不均，见不规则中等略高回声；B. 左侧腮腺混合瘤彩色多普勒图像，肿物周边及内部见少许点状血流

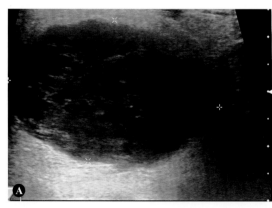
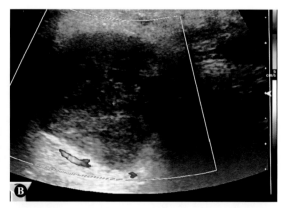

图 5-4-5 腮腺混合瘤

A. 右侧腮腺混合瘤二维超声图像，右侧腮腺可见 4.0cm×2.6cm 的低回声区，内回声不均，可见无回声区及部分条状高回声；B. 右侧腮腺混合瘤彩色多普勒图像，彩色多普勒可见肿物内部少量条状血流信号

图 5-4-6　腮腺混合瘤

A. 显示左腮腺内不均质低回声区（动态图）；B. 彩色多普勒显示其内可见少许点条状血流（动态图）

【鉴别诊断】

一般来说，根据临床表现、触诊情况，结合超声检查及 X 线检查，涎腺混合瘤的诊断并不困难，但在鉴别诊断上应注意以下几点。

1. 应注意良、恶性混合瘤的鉴别　若临床上肿块生长较快，并伴有疼痛，声像图上见肿瘤边界不规则，内部回声不均，呈混合回声时，应考虑恶性变的可能，若此时超声发现颈部有肿大的淋巴结，更提示恶性变存在。虽然大部分恶性混合瘤边界模糊，但是仍有一部分虽然为恶性，但边界依旧清晰，所以单纯靠边界特点两者较难鉴别。事实上，单纯依靠影像检查，完全鉴别腮腺肿瘤的良恶性较困难。特别是良性肿瘤不易与低度恶性者鉴别。近年来，文献报道高频超声与彩色多普勒超声结合，有助于涎腺肿瘤良、恶性鉴别。主要依据肿瘤内血供丰富程度、血供类型及频谱多普勒测值分析。一般认为，良性肿瘤内血流信号较少，恶性肿瘤血流信号丰富。良性肿瘤以外周型血供为主（"提篮"样血流），而恶性肿瘤则以中心型血供为主。此外，恶性肿瘤一般可能出现低阻血流，由动-静脉瘘存在所致。有关肿瘤内血流峰速的判断，Marfinoli 认为，PSV > 60 cm/s 时，可以排除良性病变，但 PSV < 60 cm/s 并不能排除恶性。詹维伟等提出以 PSV > 35 cm/s 作为恶性的判断标准。

2. 与慢性涎腺炎的鉴别　少数慢性涎腺炎可以表现为涎腺区无痛性、局限性的肿块。根据临床的反复感染等病症，声像图上无明确界限、回声不均匀等，大都可以与肿瘤鉴别。但有少数患者表现为界限较清的局限性低回声（为包裹局限的炎性肿块），此时鉴别较难，可结合临床及 X 线检查等判断。鉴别困难时可进行超声引导下细针穿刺活检或手术确定。

3. 慢性淋巴结炎也可以表现为涎腺区无痛性肿块，主要见于颌下腺。此时除根据临床上反复淋巴结炎的感染病史外，声像图上常见不止一个低回声病变区域，且回声很低，后壁回声增强较混合瘤明显；抗感染治疗有效。另外，淋巴结核同样可表现为一个涎腺区的无痛性肿块。此时除结合临床及生化检查外，声像图上淋巴结核多表现为内部回声不均的极低回声区，也可有一个以上结节存在。

（二）腺淋巴瘤

【临床表现】

腺淋巴瘤（adenolymphoma）又名乳头状淋巴囊腺瘤（papillary cystadenoma lymphomatosum）或 Warthin's 瘤，主要发生在腮腺，为腮腺肿瘤的 5% ～ 15%，是腮腺肿瘤中居第二位的良性肿瘤，目前研究显示其发生与吸烟有关，男性多于女性，且多发生于 40 岁以上。临床主要表现为无痛性涎腺肿块，病程较长，生长缓慢。

腺淋巴瘤几乎都发生在腮腺，仅极少数发生在颌下腺或鼻咽部，多为单侧发生。瘤体积一般不大，直径一般多在 3 ～ 4 cm 以内，很少超过 4 cm，并多发生在腮腺后面浅层或腮腺下极，所以腺淋巴瘤的肿物几乎都位于耳下。肿瘤形态呈圆形或卵圆形，表面光滑或略呈分叶状，包膜薄而完整。触之，一般周界清楚、活动、质较软，肿瘤切面大部分呈均质实性，部分呈囊性，囊内含黏液。颈下见肿瘤由上皮和淋巴样组织组成，上皮样成分形成不规则的大腺管或囊腔，此即肉眼所见囊性部分。

【超声表现】

腮腺区扫查时，可见腮腺呈局限性增大。其内见一圆形或卵圆形、边界清楚、规则的低回声区。

后壁回声增强较明显，直径一般很少超过 3 cm。且大多数位于腮腺下极（图 5-4-7～图 5-4-11）。有极少数病例腺淋巴瘤的直径可以超过 5 cm。低回声可以很低，近似无回声区，内见多个分隔，后壁回声增强更明显，为瘤内含多个囊性区域所致（图 5-4-12～图 5-4-14）。

彩超可见与淋巴结相似的门样血流伸入瘤内（图 5-4-9，图 5-4-10）。此种血流方式与腮腺混合瘤的"提篮"样血流方式易于鉴别。

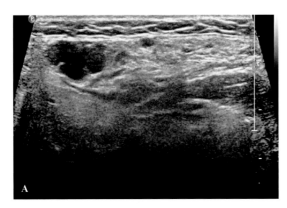
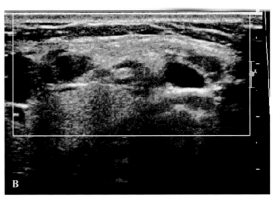

图 5-4-7 颌下腺腺淋巴瘤

A. 左侧颌下腺腺淋巴瘤二维超声图像，左侧颌下腺见低回声区，边界清，略呈分叶状，内可见小短线样分隔；B. 左侧颌下腺腺淋巴瘤彩色多普勒图像，彩色多普勒超声肿物内未见明确血流信号

图 5-4-8 显示左侧颌下腺内低回声，内回声不均，可见小片状无回声（动态图）

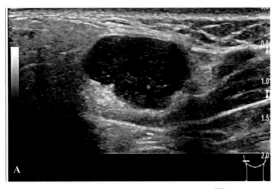
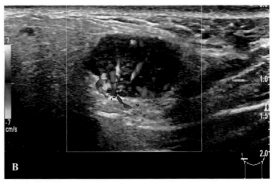

图 5-4-9 腮腺腺淋巴瘤

A. 右侧腮腺腺淋巴瘤二维超声图像，右侧腮腺见一 2.1cm×0.9cm 的低回声区，边界清，内回声不均，可见纤细条索样高回声，后方回声增强；B. 右侧腮腺腺淋巴瘤彩色多普勒图像，彩色多普勒可见肿物内与淋巴结相似的门样血流信号

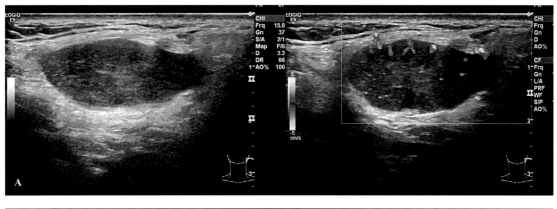

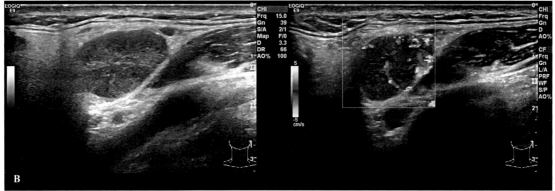

图 5-4-10 左侧腮腺淋巴瘤

　　A.横切图；B.纵切图；可见不均质低回声区，边界清，内回声不均，可见纤细条索样高回声，后方回声略增强；彩色多普勒可见与淋巴结相似的门型血流信号

图 5-4-11 腮腺腺淋巴瘤

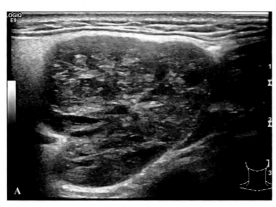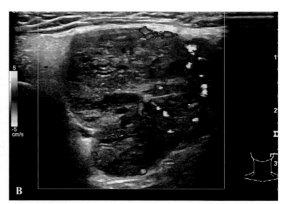

图 5-4-12 腮腺腺淋巴瘤

A. 左侧腮腺腺淋巴瘤二维超声图像，左侧腮腺可见 3.0cm×2.8cm 不均质低回声区，边界清，内可见高回声区，后方回声略增强；B. 左侧腮腺腺淋巴瘤彩色多普勒图像，彩色多普勒显示周边内部条状血流信号

图 5-4-13 腮腺腺淋巴瘤

A. 显示横切面扫查（动态图）；B. 显示纵切面扫查，其内可见高回声及无回声区（动态图）

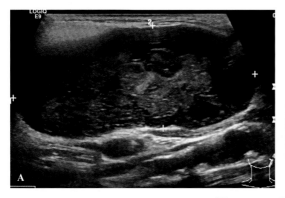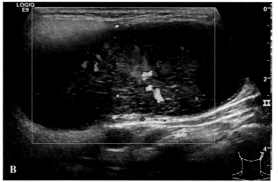

图 5-4-14 腮腺腺淋巴瘤

A. 左侧腮腺腺淋巴瘤二维超声图像，左侧腮腺见一 6.8cm×2.9cm 混合回声区，边界清，内可见无回声及团状稍高回声，后方回声增强；B. 左侧腮腺腺淋巴瘤彩色多普勒超声图像，彩色多普勒超声显示肿物高回声内可见条状分支血流信号

【鉴别诊断】

由于腺淋巴瘤的临床及声像图表现均为良性肿瘤的特点，因此应注意与腮腺混合瘤鉴别。临床上腺淋巴瘤一般较小，且多位于腮腺后面或下极，触诊在耳垂下方见一肿块，质地较软，直径很少超过 3cm。声像图上腺淋巴瘤的低回声区较混合瘤更低，后壁回声增强更明显，且多位于腮腺下极。有近期文献研究表明，腺淋巴瘤囊性变的发生率较混合瘤高；混合瘤平均横纵径比一般小于腺淋巴瘤平均横纵径比，可以小于 1；且混合瘤较腺淋巴瘤更容易呈现分叶状，其原因也可能与两者的组织成分有关，多形性腺瘤成分复杂，有向周围浸润的倾向，而腺淋巴瘤成分则相对简单，一般无周边浸润。此外，同位素 ^{99m}Tc 的检查

也是鉴别诊断的主要方法之一。腺淋巴瘤中浓度集中较其他肿瘤明显，彩超检查腺淋巴瘤与混合瘤有不同的血供类型，亦有助于鉴别。

腺淋巴瘤还应与涎腺区淋巴结炎鉴别，后者在声像图上也可表现为涎腺区回声较低的结节。鉴别要点是临床上后者有感染史，结节时大时小，抗感染治疗有效等。结合声像图及同位素扫描，可以做出判断。

与混合瘤不同，腺淋巴瘤完全属良性肿瘤，切除后很少复发，有些报道术后复发，其实为多发性原发肿瘤。

（三）其他良性肿瘤

在涎腺少见的良性肿瘤中，脂肪瘤和血管瘤的超声表现有较典型的特点。

涎腺脂肪瘤十分少见。国外报道其仅占所有涎腺肿瘤的 0.5% ～ 1.0%。性别有轻微差异，据统计男女发病率之比为 4 : 3，发病年龄为 22 ～ 90 岁，平均发病年龄为 59 岁。其中大部分（约 61%）发生在腮腺，48% 发生在颌下腺，13% 发生在舌下腺。临床表现为无痛性、缓慢生长的肿块，肿物表面光滑，质地柔软，肿块活动与皮肤无粘连。术前 MRI 检查对脂肪瘤诊断有重要的提示作用，确诊需靠术后病理检查，根治性切除后肿瘤一般不再复发。

声像图上脂肪瘤呈圆形或椭圆形，边界规则，探头加压可被压缩，回声水平较腮腺低。内部可见条状或线状中强回声。根据上述特点，超声一般可以做出诊断。当然，由于瘤内含脂肪组织，CT 也可确诊。高频超声的优点是可以明确鉴别脂肪瘤包块是在腺内或位于皮下，彩超上涎腺脂肪瘤内一般无血流信号（图 5-4-15）。

血管瘤主要见于儿童，与其他部位血管瘤相比，溃疡发生率高达 54%，腮腺部位血管瘤周围临近颈部大血管、面神经、外耳道等，手术和局部注射药物难度较大，目前治疗方法未见统一。声像图特点是边界不清的中等回声，包块也有压缩性。内部见蜂窝状低回声，彩色多普勒血流显像可见慢速的血流信号。

（四）黏液表皮样癌

【临床表现】

黏液表皮样癌（mucoepidermoid carcinoma，MEC）是最常见的涎腺恶性肿瘤，占全部涎腺肿瘤的 5% ～ 12%，其中大多数发生在腮腺。根据瘤细胞分化程度及生物学行为分为高分化（低度恶性）和低分化（高度恶性）两型，其中以高分化型多见。

大体病理上，高分化型黏液表皮样癌与混合瘤相似，呈圆形或不规则形，与周围组织界清，大部分有不完整的包膜，切面可见大小不等的囊腔，内含黏液；低分化型者切面以实性为主，完全缺乏包膜。

临床上，高分化型黏液表皮样癌表现为涎腺区生长较缓慢的无痛性肿块，一般较小，多为

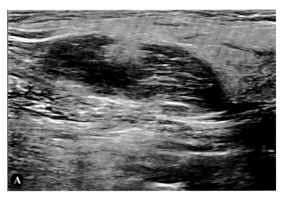
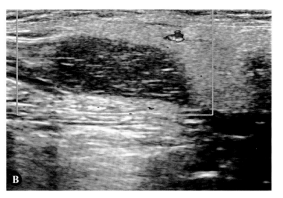

图 5-4-15 颌下腺脂肪瘤

A. 右侧颌下腺脂肪瘤二维超声图像，右侧颌下腺可见低回声结节，边界清晰，形态规则，内可见条索样高回声；B. 右侧颌下腺脂肪瘤彩色多普勒超声图像，彩色多普勒显示肿物内部无明显血流信号

2～3 cm，少数大于 5 cm，活动，质软，边清，囊性感；高分化型虽呈浸润性生长、复发率较高，但很少发生区域淋巴结或远处转移，术后生存率高；低分化型临床病程短，肿瘤生长快，与周围组织粘连,活动度差,可有淋巴结转移或远处转移，术后生存率较低。

【超声表现】

高分化型黏液表皮样癌，病灶多较小（＜3 cm），呈较均匀的低回声区，后方回声可有增强，边界尚规则与周围组织分界尚清。二维图像上与良性肿瘤鉴别较困难。有报道，血流信号较丰富，可帮助提示恶性。如为低分化型者，肿瘤呈浸润性生长，边界不规则，与周围组织界限不清，后方回声一般不增强，内部回声不均，可有钙化、不规则无回声或絮状中强回声，可呈囊实性（图 5-4-16）。彩色多普勒血流显像呈多血管性表现，血流较丰富，流速可较高（＞35 cm/s）。并且一般情况下，低级别的肿瘤体积会较高级别肿瘤小。

【鉴别诊断】

较小的高分化型黏液表皮样癌应与涎腺混合瘤等鉴别，彩色多普勒超声对鉴别有一定帮助，单纯依靠超声鉴别较困难，应结合临床及其他的影像检查判断。一般情况下，涎腺混合瘤表现为单发性，边缘规则的低回声，边界清晰，部分病灶内血供稀少；较大的黏液上皮癌及低分化型者

具有边界不清不规则，内部回声不均或可见无回声区等特点，都可与良性肿瘤鉴别，其内血流丰富且分布杂乱，特别是彩色多普勒血流显像可见丰富的血流或测到高速动脉血流＞35 cm/s，国外学者认为＞60 cm/s 时，均提示涎腺恶性肿瘤的存在。且合并同侧淋巴结肿大也是鉴别二者的特征之一。鉴别困难时，超声引导下细针穿刺活检也可用于涎腺肿瘤的诊断。

（五）腺样囊腺癌

腺样囊腺癌（adenoid cystic carcinoma，ACC）又称圆柱瘤（cylindroma），也是较常见的涎腺恶性肿瘤之一，约占涎腺恶性肿瘤的 17%；常发生在腮腺，颌下腺，硬腭部位；也以 40 岁以上成年人多见，无明显性别差异；临床上表现为单发、活动，圆形或卵圆形涎腺肿块。肿块生长缓慢，早期可以无痛，继续发展可出现疼痛，而且肿瘤易沿神经扩散，从而导致面神经麻痹。肉眼观肿瘤呈圆形或结节状，直径多不超过 4 cm，质较硬，无包膜，或包膜不完整。有时见有囊性变，有较强的侵袭力，浸润性生长是该瘤的显著特点，常随组织间隙向周围蔓延扩展，尤其倾向沿着或围绕纤维生长，极易浸润神经，出现疼痛，皮肤麻木感或面瘫等。肿瘤侵犯血管时，易形成肿瘤栓子并经血液远处转移。虽然该瘤生长缓慢，即使术后复发，亦可带瘤生长较长时间，但因其浸润性较强，浸润范围常超出肉眼所见。术后易复发，且高达 40% 有远处转移，故仍倾向其为较高恶性

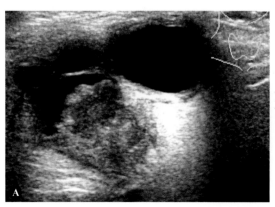
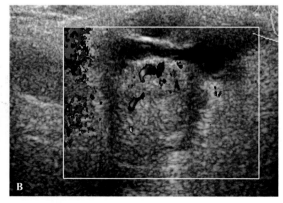

图 5-4-16　黏液表皮样癌
A. 灰阶声像图；B. 彩色多普勒血流图

度的肿瘤。声像图上腺样囊腺癌与大多数涎腺恶性肿瘤一样，当肿瘤较小，尚为早期病灶时与良性肿瘤的回声特点相似，即表现为一个边界清楚、规则，内部回声均匀的低回声区，后壁回声可有增强。此时应与混合瘤、腺淋巴瘤等鉴别。肿瘤较大时，与涎腺其他恶性肿瘤的声像图相似，边界不规则、不清，内部回声不均等，无明显特异性（图 5-4-17）。但该瘤有较强的浸润性，尤其易侵犯面神经出现面瘫，若涎腺肿瘤发生面瘫，要考虑到该瘤的诊断。

（六）涎腺恶性混合瘤

涎腺恶性混合瘤（malignant mixed tumor），大多数是由于良性混合瘤的复发而来，也有少部分早期即表现为恶性的，所以有人认为此种情况是原发恶性混合瘤，或叫真性恶性混合瘤。肉眼观察前者是在良性混合瘤的病灶中见恶变的小病灶，而后者则完全为恶性混合瘤的病灶，肿瘤形态可不规则，包膜大都不完整或完全无包膜，剖面与良性混合瘤相似，但坏死、出血更常见，该肿瘤侵袭性强，常迅速致死。

临床上多数病例，病程较长而有近期生长迅速的病史，肿瘤较固定，局部有时出现疼痛或麻木感，还可累及周围组织及面神经而出现面瘫等。少数病例一开始即可表现为一个生长迅速、固定的肿块，可伴有疼痛，皮肤麻木或面瘫。判定一个恶性涎腺肿瘤是否起源于一个现存的良性混合瘤并非易事，除了患者病史外，必须有现存的良性肿瘤组织证据或见同一肿瘤中见良、恶性成分并存才能确立诊断，而真性恶性混合瘤一般上皮及间质成分均表现为恶性的特点，上皮常以导管癌的形式出现，后者呈软骨肉瘤样改变。

声像图上涎腺恶性混合瘤（主要为腮腺恶性混合瘤）表现为涎腺区一个边界不清，边缘不规

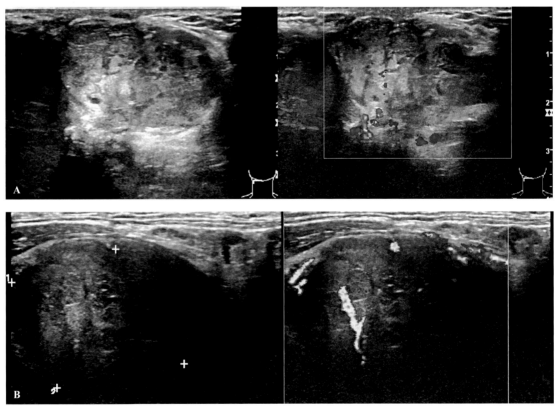

图 5-4-17 腺样囊腺癌

A. 右侧颌下腺见一低回声区，3.7 cm×2.3 cm，边界部分不清，内回声不均；彩色多普勒可见内部条状血流信号；B. 右侧颌下腺见一低回声区，3.5 cm×2.7 cm，边界不清，内回声明显不均，后方衰减；彩色多普勒其内可见粗大血流信号

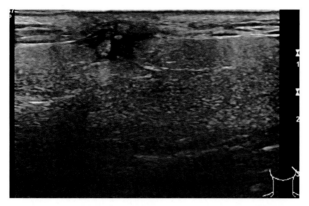

图 5-4-18　左侧腮腺内可见 1.2 cm×0.7 cm 低回声区，边界不清，形态不规则，内回声不均，为混合瘤局灶恶变

则，内部回声不均匀的回声区，以低回声为主，部分为不规则的中等强回声及无回声（图 5-4-18）。肿块大小不一，一般较良性混合瘤大，颈部淋巴结可见转移灶。彩超上也可见较丰富的血流（图 5-4-19）。

较小的涎腺恶性混合瘤与良性混合瘤在鉴别诊断时比较困难，后者的边界规则，而前者则多数边界不规则，有向周围浸润的现象。但有时由于恶性病灶较小或良性肿瘤较大，发生变性坏死时，鉴别还是较困难。此时应结合临床考虑，且由手术、病理确诊。

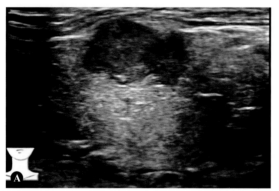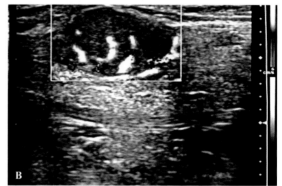

图 5-4-19　颌下腺恶性混合瘤

A. 左侧颌下腺恶性混合瘤二维超声图像，左侧颌下腺内可见 1.7 cm×1.1 cm 低回声区，边界部分不清，形态欠规则，内回声不均，为混合瘤恶变；B. 左侧颌下腺恶性混合瘤彩色多普勒超声图像，彩色多普勒可见肿物内部丰富血流信号

（七）非上皮性涎腺肿瘤

非上皮性涎腺肿瘤（nonepithelial-salivary gland tumor）是发生在涎腺间叶组织的肿瘤，这些肿瘤与身体其他部位同样来源的软组织肿瘤无多大区别，其中良性的包括纤维瘤、脂肪瘤、血管瘤等；恶性的包括恶性淋巴瘤、纤维肉瘤等。这些肿瘤的声像图特点也与身体其他部位的同类肿瘤一样，如血管瘤表现为涎腺内一个均匀、边界尚清或欠清的圆形或椭圆形中等回声区。恶性淋巴瘤、转移癌等多表现为低回声区，边界清或不清，内部回声较均匀，后壁回声增强（尤其淋巴瘤等明显）。

非上皮性涎腺肿瘤罕见，仅占涎腺肿瘤极少部分。其临床特点和声像图表现与其他部位同类肿瘤相似。但由于与涎腺上皮肿瘤有相似特点，

高频超声上表现与其他恶性肿瘤相似，鉴别诊断上仍有困难。

二、涎腺其他疾病

下面将讨论一些涎腺非肿瘤性病变，包括急、慢性涎腺炎，涎石症，涎腺淋巴上皮病变，涎腺良性肥大等，高频超声对这些涎腺疾病的诊断起着重要的作用。

（一）涎腺良性肥大

涎腺良性肥大（sialadenosis）是指一类非炎性的涎腺慢性无痛性肿大，以腮腺多见。基本病理变化为涎腺的腺泡增大是正常的 2～3 倍，其病因学主要与先天因素、营养缺乏、过多地摄入淀粉、酒精中毒、甲状腺疾病、尿毒症、糖尿病、

肥胖及内分泌失调等有关。超声检查可帮助证实涎腺的均匀性肿大，而排除肿瘤的存在。

临床上绝大多数累及腮腺，少数累及颌下腺，可单侧或双侧发病，表现为涎腺逐渐肿大，为弥漫性较硬无压痛。

涎腺良性肥大临床经过是良好的，当影响因素清除后涎腺可恢复正常。

声像图上主要表现为涎腺（主要是腮腺）弥漫性增大，形态正常，回声结构正常，有时因伴有脂肪性变，回声可增强，但无局限性包块。

（二）涎腺炎症

涎腺主要发生于腮腺和颌下腺，小涎腺少见炎症，包括化脓性特异性及病毒性炎症，其中化脓性多见。

1.急性涎腺炎

【临床表现】

急性涎腺炎（acute sialadenitis）多发生在腮腺，可为全身性严重疾病的并发症，如急性传染病、慢性消耗性疾病及大手术后。由于免疫系统受到抑制所致，或周围临近结构的感染，如牙、耳、皮肤等感染发展而来，多发生于一侧。初期为浆液性炎症，表现为腮腺区肿胀、疼痛、压痛、腮腺导管口红肿，随之发展为化脓性，疼痛肿胀加剧，疼痛为持续性或跳痛，可伴高热，周围血象有白细胞增高等。压迫腮腺导管可见有脓液流出，

镜下涎腺组织坏死，其内散在多个小脓肿，小脓肿可融合成较大的脓肿。

超声检查对诊断急性炎症有更多的优越性，因为此时 X 线涎管造影检查可引起逆行感染，不能进行。

【超声表现】

急性化脓性腮腺炎早期声像图可表现为一边界清楚、内部回声均匀的增大涎腺，涎腺整体回声可不低，继续发展则可见到腮腺出现边界尚清的无回声区。无回声区或多或少有一些点状回声或絮状强回声团，且边界不规则为脓肿形成的表现。探头加压时有压痛。有报道用 13 MHz 以上的高频探头可见到腮腺表面皮肤有增厚，需要注意。急性炎症改变较轻时要与健侧比较，方可做出判断。超声同时可引导脓肿穿刺及动态观察炎症的恢复情况（图 5-4-20，图 5-4-21）。

【鉴别诊断及临床意义】

急性化脓性腮腺炎由于其临床经过迅速，症状明显，有典型的急性感染指征，临床上大多可以做出诊断。诊断困难时可以依靠超声来判断是否有脓肿存在，可与其他腮腺炎如流行性腮腺炎鉴别，后者多发生在儿童，多为双侧受累。

2.慢性涎腺炎

【临床表现】

慢性涎腺炎（chronic sialadenitis）是一种常

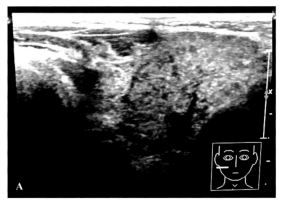
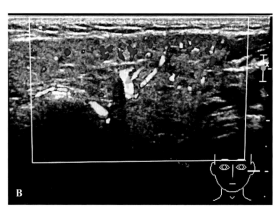

图 5-4-20　急性腮腺炎
A.腮腺回声不均；B.腺体内血流信号丰富
（该图片由江西省宜丰县人民医院吕琼芳医师提供）

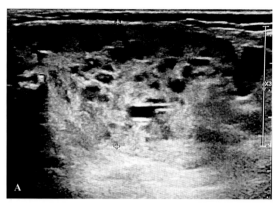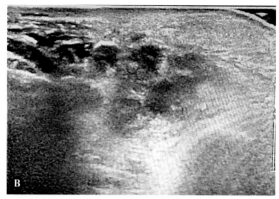

图 5-4-21　急性腮腺炎

A.腮腺体积增大，内回声明显不均；B.显示病灶局部边界不清，脓肿形成

（该图片由延边大学附属医院金光明医师提供）

见的涎腺炎，多发生在腮腺和颌下腺，慢性化脓性腮腺炎是腮腺最常见的炎症。慢性涎腺炎可由急性涎腺炎转变而来，也可因结石、异物等阻塞导管，继发感染而发病。后者又可称之为慢性阻塞性腮腺炎，是由各种原因引起腮腺分泌管排泄受阻，致腮腺反复肿胀及导管上溢脓，多为一侧发生，病程较长。早期可因无明显症状而忽视，主要表现为涎腺区域局部肿大，反复或持续的胀痛、不适，唾液分泌减少，导致口干、口臭等，疼痛于进食后加重。由于涎腺被纤维组织分隔成多个小叶，所以由急性炎症转变而来者可能在涎腺内（尤其是腮腺）形成局限性包裹性的小脓肿，触之呈局限性结节状，需与肿瘤鉴别。

【超声表现】

慢性涎腺炎在声像图上可表现为腺体的均匀性增大，回声稍减低但均匀，其内有时可见呈弥漫性分布的条索状强回声（为腺导管上皮增生所致）和呈囊状扩张的腺管，涎腺边缘回声可稍模糊，后壁回声增强不明显（图 5-4-22，图 5-4-23）。有时腺内可见反应性的小淋巴结。值得注意的是慢性化脓性炎症有包裹性小炎性病灶或小脓肿形成时，可表现为腮腺的局限性肿大。腮腺内见一边界清楚的圆形或不规则形低回声区，其内回声均匀或不均匀。

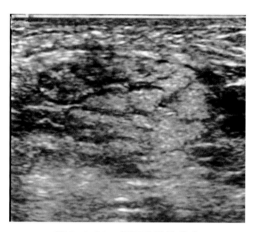

图 5-4-22　颌下腺慢性炎症

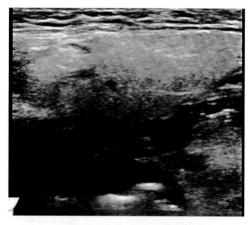

图 5-4-23　颌下腺正常

【鉴别诊断及临床意义】

慢性涎腺炎的临床表现，当感染史不明显、疼痛症状不重时，主要表现为涎腺区肿大，触之

呈结节状，与肿物相似，故应与肿瘤等鉴别。此时超声检查可以帮助判断肿大的涎腺内是否有肿物存在，有肿物时涎腺区内存在一有界限的异常回声区域，而涎腺炎则表现为涎腺增大，无局限包块。

（三）涎腺淋巴上皮病

【临床表现】

涎腺淋巴上皮病（lymphoepithelial lesions）包括 Mikulicz's（米库利奇病）和 Sjogren's（舍格林）综合征两种病症。米库利奇病是 Mikulicz 于 1888 年首先报道的，双侧腮腺、泪腺肿大病例活检发现泪腺、颌下腺有大量圆形细胞浸润、腺泡萎缩，称为 Mikulicz 病（米库利奇病）。舍格林综合征是 Sjogren 于 1933 年报道，干燥状角膜结膜炎、多发性关节炎、腮腺肿大并存的病例，称为 Sjogren's（舍格林）综合征。目前，有学者认为二者为同一病变的不同阶段；也有学者认为虽然组织病理相似，但仍没有足够的临床证据证明是同一种病。普遍认为有口干、眼干及结缔组织病（多为风湿性关节炎）等症状中的两种存在，即可称为舍格林综合征。

淋巴上皮病属于自身免疫性疾病，其主要病理变化是涎腺（腺体）内淋巴组织增生，腺体被淋巴细胞破坏或代替，临床上多见于女性，且多为 40～50 岁以上的成年人。主要表现为单侧或双侧涎腺无痛性肿大，以腮腺肿大为多见，其次是颌下腺的肿大，涎腺质地较硬，边界不清楚，表面光滑，无压痛，活动。有时也可形成似肿瘤样结节。发病初期主要表现为涎腺及泪腺的肿大伴轻度不适感，偶有疼痛及口干，此时称为 Mikulicz's 病，以后出现口干、眼干、鼻干，并可伴发关节炎，此时多称 Sjogren's 综合征、干燥综合征，实际上临床很少将二者完全分开，统称为淋巴上皮病。

【超声表现】

声像图上主要表现为腺体回声不均匀，单侧或双侧腺体内均可见多个相邻囊性区域存在，边界清晰，形状不规则，这些改变在干燥综合征早期即可出现，是由于周围非梗阻性腺管扩张所致，囊性区域常表现为多发，亦可为单发多个分隔的囊性包块（图 5-4-24）；在病后期由于纤维化和炎性改变，腺体回声明显不均。

需要指出的是，涎腺淋巴上皮病的超声检查可以帮助确定涎腺的均一性肿大，排除肿物的存在。但不论超声检查还是 CT 检查都不能对此病做出较明确的诊断，需结合临床及 X 线涎腺导管造影术等综合判断。近年来，尽管高频超声的广泛使用，大大改善了对舍格林综合征涎腺内散在的囊性结构（扩张腺管）的观察，但一个正常的涎腺声像图并不能完全排除舍格林综合征的存在。X 线涎管造影仍然是此病最敏感的诊断方法。

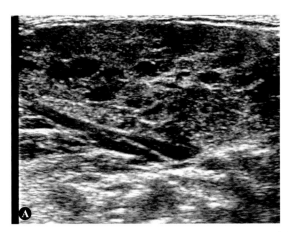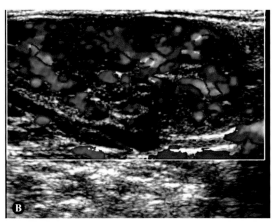

图 5-4-24　涎腺淋巴上皮病
A. 腮腺回声不均，腺体内见多发囊性包块；B. 腺体内血流信号丰富
（该图片由赤峰市第二医院王艳丽医师提供）

有报道，彩超上舍格林综合征表现为血流信号增加，但无特异性。

（四）涎石病

涎石病（sialolithiasis）是指涎腺或其导管内形成结石，并发生一系列病理改变，其病因仍不十分明确，多发生于颌下腺，颌下腺结石约占涎腺结石的 80%，腮腺占 19%，舌下腺仅占 1%。涎石多发生于颌下腺导管的原因是颌下腺涎液黏蛋白含量高，较黏稠，且导管长，行程不规则，影响涎液排泄，易致钙质沉着。涎石病主要见于中年人，男性较女性多见，一般涎石为一个，多个者少见。涎石病多发生于单侧，偶见双侧发病者，临床上早期无症状，当涎石阻碍唾液分泌时，则出现进食后涎腺区肿大、疼痛。涎石症一般伴有腺体的慢性炎症，如腺体增大、变硬、压痛等。位于导管内的颌下腺结石，触诊时常可触及硬块，病理上涎石形态不一，视其位置不同可分为细条状、长柱状或椭圆形（如位于腮腺内时），大小可由沙粒到 2 cm 不等。

涎石症的诊断根据临床及 X 线表现并不困难，X 线平片能观察到阳性结石，而颌下腺涎石则有较多阳性结石，故诊断较易。但腮腺涎石则有较多阴性结石，此时如进行涎腺导管造影术（sialography），则观察不到。事实上，超声检查也是一个行之有效的诊断涎石的方法。有文献报道，超声对涎石病诊断敏感性 94%，特异性 100%，准确率 96%。所以大多数涎石，都可依靠超声来观察，除非位置较深或受下颌骨影响，超声则不易于观察，或涎腺周围组织钙化灶也可造成假阳性的结果。超声检查涎腺时不仅能观察到涎石，而且能观察涎腺实质回声情况。了解涎腺炎症的程度，导管的扩张等，尤其是当导管插入失败时，超声检查更是重要。

涎石主要声像图表现是在涎腺内有增强的光点、光条或光团，后方伴声影（图 5-4-25 ～图 5-4-27），即使 1 ～ 2 mm 的涎石，高频超声上（>10 MHz），后方都可能显示出声影。腮腺涎石若位置较深时，由于下颌骨遮挡可能漏诊，但一般情况下均能为超声显示，并且超声可以对结石的部位做出较明确定位。当结石不在腺管内时，多见一扩张的管状低回声或无回声位于其一侧，特别是近端腺管扩张很易观察到，涎腺可均匀性增大，内呈慢性炎症的声像图表现。有学者报道，用柠檬汁刺激涎液分泌，然后用超声观察腺管阻塞扩张情况，对 X 线上有涎腺钙化而超声上未见到结石的患者诊断帮助较大。

（五）涎腺及颌部囊肿

1. 腮腺囊肿

【临床表现】

腮腺囊肿（parotid cyst）并不常见，国外统计占腮腺肿瘤的 2% ～ 5%，发生学上可以是先天

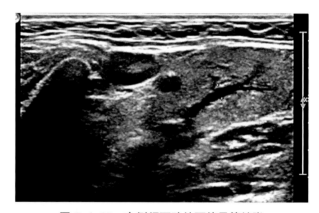

图 5-4-25　右侧颌下腺结石伴导管扩张
（该图片由衡水市冀州区医院冯晓丽医师提供）

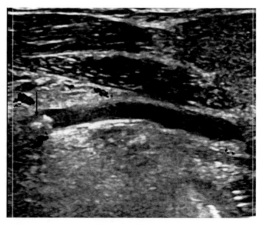

图 5-4-26　左侧颌下腺结石伴导管扩张（↑）
（彩色多普勒）
（该图片由吉林大学第一附属医院孙晓峰医师提供）

图 5-4-27　右侧颌下腺结石（动态图）
（该视频由吉林大学附属第一医院孙晓峰医师提供）

性或是后天性的，但主要原因可能是导管堵塞所致。可发生在有外伤、炎症、结石或肿瘤压迫时。囊内液体主要为潴留性涎液，有淀粉酶存在，临床主要表现为是腮腺区无痛性肿块，生长缓慢，肿块触之较软、活动。

【超声表现】

主要表现为腮腺区有一个边界清楚的无回声区，呈圆形或椭圆形或稍不规则，后壁及后方回声增强。彩超上病灶内无血流信号，具有较典型的囊肿声像图特点（图 5-4-28）。

图 5-4-28　腮腺小囊肿（动态图）

【鉴别诊断】

应注意与腮腺良性肿瘤，如混合瘤、腺淋巴瘤等鉴别，尤其是后者，可以表现为一个极低的回声区，后壁回声增强较明显，似无回声，有时可能误诊，此时应加大增益，观察无回声区内点状强回声情况，如加大增益无回声区内出现多量回声点，为实性病变，目前高频超声则有较好的分辨力，可以很清楚地进行鉴别。但事实上，由于腮腺囊肿中含较稠的涎液，要仔细观察有时也

可出现回声点。但回声点分布较稀疏，且边缘有囊壁回声可以帮助鉴别。此外应注意腮腺囊肿可能同时存在肿瘤、腮腺炎、结石等。

2. 舌下腺囊肿

【临床表现】

舌下腺囊肿（sublingual gland cyst）也是涎腺一种潴留性囊肿，是由于舌下腺导管炎症、涎石、损伤或其他因素致涎液潴留，导管呈囊状扩张所致，或导管损伤分泌物外渗形成，多见于青年和儿童，无性别差异。临床上主要表现为口底一侧生长缓慢无症状的囊性包块，扪之有波动感，部分病例囊肿可循口底肌肉间的筋膜薄弱处凸入颌下或颏下肿块。此时口底囊肿可不明显，舌下腺囊肿可继发感染而出现肿块疼痛。

诊断上大多数舌下腺囊肿表现为口底一侧呈浅紫蓝色，突起的囊性肿块，穿刺抽出黏液，临床即可诊断，超声检查则困难，但当少数舌下腺囊肿表现为颌下肿块时，需与颌下腺肿瘤鉴别，尤其是当合并感染时，囊肿张力高，触之较硬。出现疼痛时，超声检查对诊断有较大的帮助。

【超声表现】

颌下区的舌下腺囊肿主要表现为一个边界清楚，但边缘欠规则的无回声区，合并感染时，无回声区内可出现回声点或絮状回声团。

【鉴别诊断】

颌下腺区肿瘤多为实性或以实性为主，依靠声像图表现不难与颌下腺囊肿鉴别，但颌下腺区其他囊肿与舌下腺囊肿依靠声像图则较难鉴别。

第五节　彩色多普勒超声在涎腺肿块中的应用

近几年，彩色多普勒血流显像，在全身各部位血管及腹部实质性脏器中的应用越来越普及，一般彩超均带有高频（多数频率能达到 10 MHz 以上）、线阵的小器官探头，能获得更清晰、满意的高质量图像，使浅表器官如乳腺、甲状腺、涎腺等检查更为方便、快捷、安全、准确，并可同时获得检查区域的血供情况，对浅表器官疾病诊断的帮助很大。CDFI 在涎腺肿块中的诊断作用也逐渐为大家认识，国内外一些学者在这方面做了细致的研究。

目前，涎腺超声通常采用短聚焦、高频、高分辨力探头。频率一般在 7.5 ～ 13 MHz，在二维超声上，可根据涎腺肿块的大小、回声水平、内部回声结构等判断肿块的性质。多数学者认为，鉴别涎腺肿块良、恶性最主要的标准是肿块边界是否清楚，边缘是否规则，包膜是否完整及内部回声是否均匀等，再结合临床资料考虑。Gritzman 报道，根据肿块超声特点并结合临床对良、恶性涎腺包块的鉴别诊断，准确率达 94%。

但若以病灶边界清楚与否作为鉴别涎腺良、恶性标准，则仍有 28% 的恶性肿瘤（主要是转移瘤和淋巴瘤）有清晰边界，不能与良性鉴别。另外，早期恶性肿瘤（< 2 cm），也可表现为均匀病灶，鉴别困难，对于这些病例，除密切结合临床外，应仔细检查是否有颈部淋巴结肿大。此外，彩超对涎腺肿块的鉴别也有其独特的意义。

多数学者认为彩色多普勒超声鉴别肿瘤良、恶性，主要基于肿瘤内血流丰富程度、分布情况，以及对瘤内血管的多普勒频谱分析，三者综合判断。在涎腺肿块中，除非霍奇金淋巴瘤外，大多数原发或转移的涎腺恶性肿瘤都是多血管性，有较丰富的滋养血管进入瘤内，且分布规则；而涎腺良性肿瘤相对血流信号少。肿瘤的血流分布即血供类型，国内外学者研究发现多形性腺瘤（混合瘤）多数呈典型的周边型供血，血流分布呈"提篮"样，此点对混合瘤诊断有一定特异性，其他类型涎腺肿瘤无论良性、恶性，多表现为中心型供血。因此，单纯了解更多的诊断信息，对诊断与鉴别诊断有一定帮助。除 CDFI 外，近年发展的彩色能量图超声（PDU）也已用于涎腺肿块诊断，对显示涎腺肿块内血流较 CDFI 更敏感，可以联合应用。

近年来，介入性超声也用于涎腺肿块的诊断。通常采用高频的专用穿刺探头，也可用普通高频线阵探头进行。用细针或自动穿刺活检针穿刺时，首先，定好相应穿刺点，再测量皮肤至病灶距离，估测进针深度，穿刺中超声可清晰观察针尖位置，指导活检取材。对诊断困难的涎腺肿块，超声引导下细针或自动穿刺针活检可以取得相应的细胞学或组织学病理，对明确诊断可以起到决定性作用，而且超声引导下穿刺活检安全、准确，完全可以替代传统的肿块切开活检。因此，遇到临床及各种影像检查难以确定的涎腺肿块时，可考虑进行超声引导下穿刺活检。

参考文献

[1] 杜燕飞. 超声弹性成像在腮腺肿瘤诊断中的研究进展 [J]. 医学影像学杂志，2014，24（3）：484-486.
[2] 轩维锋. 浅表组织超声与病理诊断 [M]. 北京：人民军医出版社，2015：68，79-80.
[3] Juan Rosai. Rosai and Ackerman's Surgical pathology. St Louis, United States. Mosby，2011：898，881-882.
[4] 郭俊辰，孙玲玲. 小涎腺肿瘤的影像学分析 [J]. 中国临床医学影像杂志，2016，27（8）：543-546.
[5] Dumitriu D，Dudea S M，Botar-Jid C，et al.Ultrasonographic and sonoelastographic features of pleomorphic adenomas of the salivary glands[J]. Med Ultrason，2010，12（3）：175-183.
[6] Adel K El-Naggar，John KC chan，Jenifer R Grandis，et al. WHO Classification of Head and Neck Tumors[M]. 4th ed. Lyon：IARC，2017：188，193.
[7] 李毓红，裴小青，曾辉. 腮腺多形性腺瘤与腺淋巴瘤的超声、病理对照分析 [J]. 中华医学超声杂志(电子版)，2011，8（2）：370-375.
[8] Rong X，Zhu Q，Ji H，et al. Differentiation of pleomorphic adenoma and Warthin's tumor of the parotid gland：ultrasonographic features[J]. Acta Radiol，2014，55（10）：1203-1209.
[9] 朱秀华，朱辞名，张力，等. 腮腺脂肪瘤1例报告 [J]. 创伤与急危重病医学，2017，5（1）：62-63.
[10] 刘学键，秦中平，邵茂众，等. 普萘洛尔治疗婴幼儿腮腺血管瘤的临床观察 [J]. 中华口腔医学杂

志，2010，45（5）：292-294.

[11] Gong X，Xiong P，Liu S，et al. Ultrasonographic appearances of mucoepidermoid carcinoma of the salivary glands[J]. Oral Surg Oral Med Oral Pathol Oral Radiol, 2012, 114（3）：382-387.

[12] Carotti M，Ciapetti A，Jousse-Joulin S，et al. Ultrasonography of the salivary glands：the role of grey-scale and colour/power Doppler[J]. Clin Exp Rheumatol, 2014, 32（1 Suppl 80）：S61-70.

[13] Heaton CM，Chazen J L，van Zante A，et al. Pleomorphic adenoma of the major salivary glands：diagnostic utility of FNAB and MRI[J]. Laryngoscope, 2013, 123（12）：3056-3060.

[14] Hancox S H，Sinnott J D，Howlett D C. Re：Differentiation of pleomorphic adenoma and Warthin's tumour of the salivary gland：is long-to-short ratio a useful parameter[J]. Clin Rodiol, 2016, 71（4）：400-401.

[15] Ryoo I，Suh S，Lee Y H，et al. Vascular Pattern Analysis on Microvascular Sonography for Differentiation of Pleomorphic Adenomas and Warthin Tumors of Salivary Glands[J]. J Ultrasound Med, 2018, 37（3）：613-620.

[16] Janet-Ofelia G C，Rafael M V，Guillermo G A，et al. Mucoepidermoid Carcinoma of the Salivary Glands：Survival and Prognostic Factors[J]. J Maxillofac Oral Surg, 2017, 16（4）：431-437.

[17] Vasudevan G，Bishnu A，Singh B M K，et al. Mucoepidermoid Carcinoma of Salivary Gland：Limitations and Pitfalls on FNA[J]. J Clin Diagn Res, 2017, 11（5）：Er4-Er6.

[18] He S，Li P，Zhong Q，et al. Clinicopathologic and prognostic factors in adenoid cystic carcinoma of head and neck minor salivary glands：A clinical analysis of 130 cases[J]. Am J Otolaryngol, 2017, 38（2）：157-162.

[19] Cao C，Ge M，Chen X，et al. Clinical outcomes and prognostic factors of salivary gland adenoid cystic carcinomas：a case control study[J]. Oral Surg Oral Med Oral Pathol Oral Radiol, 2017, 123（5）：531-535.

[20] 汪海燕，杨宏宇，杨辉俊，等. 涎腺黏液表皮样癌诊断与治疗 [J]. 临床口腔医学杂志，2010，26（8）：477-479.

[21] 罗卫民，陈玉英，谭丽珊. 涎腺恶性混合瘤 1 例并文献复习 [J]. 实用医学杂志，2007，23（3）：395-396.

[22] Yang X，Cole A，Oktay M，et al. Fine needle aspiration of an unusual malignant mixed tumor in the parotid gland[J]. Lab Med, 2014, 45（2）：141-146.

[23] Chikui T，Tokumori K，Yoshiura K，et al. Sonographic texture characterization of salivary gland tumors by fractal analyses[J]. Ultrasound Med Biol, 2005, 31（10）：1297-1304.

[24] Francis C L，Larsen C G. Pediatric sialadenitis[J]. Otolaryngol Clin North Am, 2014, 47（5）：763-78.

[25] Choi J S，Hong S B，Hyun I Y，et al. Effects of Salivary Secretion Stimulation on the Treatment of Chronic Radioactive Iodine-Induced Sialadenitis[J]. Thyroid, 2015, 25（7）：839-845.

（王 勇 戴 晴）

第六章　颌面－颈部

第一节　解剖

一、颌面部

颌面部上起眶上缘或眉间点水平线，下至下颌骨下缘，两侧达下颌支后缘，其中上 1/3 区域为眼及其周围组织，中下 1/3 浅部为颌面软组织，深部为骨骼。颌面部由浅入深依次为皮肤、皮下脂肪、肌肉及骨骼。

颌面部的体表分区有鼻区、唇区、颏区、眶区、眶下区、颊区、颧区、腮腺咬肌区、额面区（外下部）、颞面区（前下部）等（图 6-1-1）。重要的体表解剖标志是眼内外眦（角）、鼻根－背－尖、鼻唇沟（鼻面沟和唇面沟相连而成）、口角、耳屏等。这些分区和标志对超声检查时的病变定位十分重要。

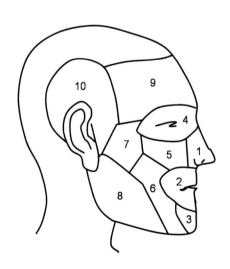

图 6-1-1　颌面部体表分区
1：鼻区；2：唇区；3：颏区；4：眶区；5：眶下区；6：颊区；7：颧区；8：腮腺咬肌区；9：额面区；10：颞面区

在颌面部，上、下颌骨、肌肉及筋膜之间含有丰富的脂肪或疏松结缔组织，从而形成了诸多蜂窝组织间隙，内含血管、淋巴组织、神经及唾液腺。主要有眶下间隙（上－下、内－外及前－后界限分别为眶下缘－上颌骨牙槽突、鼻侧缘－颧大肌及表情肌－上颌骨前壁）、颊间隙（前－后、内－外界限分别为咬肌前缘－下颌支和颊肌前缘、颊肌－咬肌）、咬肌间隙（内－外、前－后界限分别为下颌支－咬肌、磨牙后区－腮腺）、腮腺间隙（腮腺鞘内的筋膜间隙）、舌下间隙（上－下、前－后界限分别为口底黏膜－下颌舌骨肌和舌骨舌肌、下颌骨体内侧面－舌根）等。这些间隙彼此相通，加上组织疏松和血管神经的穿行，一旦感染，极易相互波及，甚至上达颅内，下至纵隔。

二、颈部

颈部介于头部与上肢及胸部之间，上界为下颌骨下缘、乳突（尖）、上项线及枕外隆突之间的连线，下界为胸骨柄颈静脉切迹、胸锁关节、锁骨上缘、肩峰及第七颈椎棘突之间的连线。

颈部以斜方肌前缘为界，分为前方的固有颈部和后方的项部。前者又以胸锁乳突肌为界分为三区，其前缘至颈部前正中线为颈前三角，双侧合一统称颈前区（部），其后缘与斜方肌前缘及锁骨上缘之间为颈后三角，肌肉所在是胸锁乳突肌区，后两者又统称为颈侧区（部）。颈前区以舌骨为界又分舌骨上区和舌骨下区，前者包括颏下三角（两侧二腹肌前腹和舌骨之间）和颌下三角（二腹肌前后腹和下颌骨下缘之间，内含颌下腺），后者包括颈动脉三角（胸锁乳突肌、二腹肌后腹和肩胛舌骨肌上腹之间）和肌三角（胸锁乳突肌、肩胛舌骨肌上腹和颈部前正中线之间）。颈后三角以肩胛舌骨肌下腹为界，分为上方的枕三角和下方的锁骨上三角（图6-1-2）。颈部的重要体表标志有舌骨、甲状软骨、环状软骨、胸锁乳突肌等。

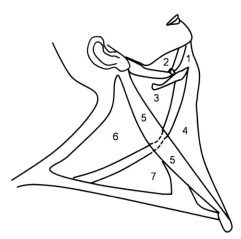

图6-1-2 颈部体表分区
1：颏下三角；2：颌下三角；3：颈动脉三角；4：肌三角；5：胸锁乳突肌区；6：枕三角；7：锁骨上三角（窝）

胸锁乳突肌起自胸骨柄前面和锁骨胸骨端，止于颞骨乳突，其肌束较大，不仅是颈部分区也是颈部淋巴结分区及协助病变定位的重要解剖标志。颈部大血管由颈动、静脉系统组成。颈动脉系统包括颈总动脉、颈内动脉和颈外动脉。颈静脉系统包括浅静脉和深静脉系统，前者包括颈外静脉和颈前静脉，后者即颈内静脉。颈总动脉、颈内动脉、颈内静脉及颈部迷走神经一起被包被在颈鞘之中，迷走神经行走于颈总动脉与颈内静脉之间后侧，颈内静脉位于颈总动脉外侧。喉返神经属迷走神经的分支，均走行于气管—食管沟，与甲状腺关系密切。

在颈部肌肉、血管、神经干及器官之间充填有脂肪或疏松结缔组织，也形成了许多蜂窝组织筋膜间隙，如颏下间隙（两侧二腹肌前腹与舌骨之间、底为下颌舌骨肌、顶为颈部深筋膜浅层）和颌下间隙（颈深筋膜深浅两层与下颌骨之间）。同样，炎症在这些间隙之间容易相互蔓延。

第二节 检查方法

一、仪器设备

采用彩色多普勒超声诊断仪，一般采用7.5～14 MHz的高频探头，病变较大、较深时再换用较低频率探头。

二、检查方法

颌面－颈部超声检查无须特殊准备。一般取仰卧位，检查颌面部时，头部稍抬高，检查颈部时项部枕垫，头稍后仰，以利暴露颈部，并向对侧稍有倾斜。探头适当紧贴皮肤，避免过度加压，但在鉴别囊实性或判断病变质地时，可采用加压、推动等手法。扫查应按顺序进行，如依次扫查甲状腺、唾液腺、淋巴结、软组织、大血管及颌面部等，并对两侧同样结构、同样水平区域进行对比。

第三节 正常声像图

一、表层结构

由浅入深依次为皮肤、皮下脂肪（层）、肌肉。皮肤呈线条状中等强回声，厚度均匀；皮下脂肪一般呈稍强回声或等回声，内部所见线条状强回声为结缔组织间隔所致；肌肉组织一般呈稍低回声或等回声，内部也可见条状（纵切面）或点状（横切面）强回声，为结缔组织成分的肌束膜、肌外膜及肌筋膜等结构所致。上述脂肪与肌肉的回声强度取决于两者相互的比较。

胸锁乳突肌是颈部双侧较大型的肌肉，纵横切面均可清晰显示，肌腹较大，轮廓规整，内侧紧邻颈鞘（见下文）。肩胛舌骨肌之肌腹较细长，斜行于内上方舌骨和外下肩胛骨之间，颈部横切面呈椭圆形或梭形，有时类似淋巴结形态，但纵切面即为长条或带状肌肉结构，探头横切面上下滑动时具有连续性，借此两点可予区别。

101

二、颈鞘

颈鞘由颈总动脉、颈内动脉、颈内静脉、迷走神经及周围结缔组织构成。颈内静脉位于颈总动脉的前外侧，压之易变扁，无明显主动性搏动；两者腔内均呈无回声，但有时颈内静脉较膨大，血流速度缓慢，故可见管腔内点状回声飘动；两者主要毗邻胸锁乳突肌后内侧、前斜角肌前方、甲状腺侧叶外侧。迷走神经位于颈总动脉与颈内静脉之间后方沿血管纵向走行，纵切面表现为平行的低回声束状结构，低回声束之间有线样高回声，横切面呈圆形中等回声结构，周边为环状高回声，其内呈点状的弱回声结构。

三、其他结构

沿颈部正中自上而下可探及舌骨、甲状软骨、环状软骨、气管颈段和胸骨上窝。成人男性的甲状软骨前上部突出形成喉结。声像图上舌骨、甲状软骨及环状软骨表面呈强回声，伴后方声影。气管内含气体，故腔内显示多重反射伪像。喉返神经位于甲状腺背内侧的气管食管沟，有时在超声上可以显示。

第四节　病理声像图

一、颌面（部）间隙炎症

【相关临床】

颌面（部）间隙炎症（inflammation of the maxillofacial region）主要是细菌性感染，常继发于牙源性或腺源性炎症，前者如牙根尖周炎，后者如扁桃腺炎，血源性感染较为少见。大多数为化脓性炎症，最常见的致病菌为链球菌和金葡菌，极少数可由结核杆菌所致。颌面部存在多个潜在软组织间隙，而且各相邻间隙间相互连通，因此发生感染时，某一个间隙可扩散到其他间隙形成蜂窝组织炎，若未能得到有效的治疗或控制，则可发展成脓肿。临床发病较急，有发热、乏力、不适等全身症状，白细胞增多，病变局部有不同程度的红肿热痛表现。脓肿形成时可扪及波动感。少数患者发病较缓或呈慢性，相对症状及体征较轻。

【超声特点】

1. 病变区肿胀，以皮下或较深侧软组织为主，回声不均匀减低，病变界线不甚清晰，局部血流信号增多（图6-4-1）；邻近软组织可有不同程度的水肿，呈较强回声，皮肤也可有增厚。局部可见淋巴结肿大。

2. 脓肿形成时，初期为病变内不均匀改变加重，出现液化区，并逐渐融合，呈较大的无回声区，可伴散在细小点状强回声，边界变得清晰，脓肿壁可见血流信号。

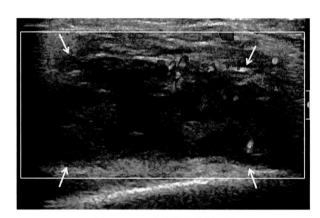

图6-4-1　右侧颊区横切面

男性，56岁；右颊间隙增厚，呈不均匀低回声（↑），周边血流信号增多

【诊断要点】

局灶性炎症应与恶性肿瘤鉴别。前者有红肿热痛的临床表现，内部回声早期表现为不均质低回声，边界有向周围移行的表现，有脓肿形成时病变内出现液化区，边界变得清楚。后者少有红肿热痛的临床表现，短期内生长迅速，局部出现疼痛，多为实性低回声肿块，分叶状或不规则形，边界欠清晰或不清，无或可有包膜，质地较硬，抗感染治疗后无明显变化。

二、鳃裂囊肿

【相关临床】

鳃裂囊肿（branchial cleft cyst）为胚胎鳃裂或咽囊残余组织形成的畸形之一。发生于下颌角以上和腮腺咬肌区者来源于第一鳃裂；发生于下颌角和肩胛舌骨肌之间者来源于第二鳃裂；发生于颈根部者，则来源于第三、第四鳃裂。其中第二鳃裂来源者最多见，其次是第一鳃裂。囊肿被覆鳞状或柱状上皮，周围绕以丰富的淋巴细胞，囊内为黄色、清亮、含或不含胆固醇的液体，极少

数可恶变为鳞癌，即鳃裂癌。此病变可发生于任何年龄，常见于 20～50 岁，多为单侧，临床上表现为颈侧区或腮腺下极无痛性肿物，质软伴有波动感，病程较长。囊肿易发感染，若破溃经久不愈可形成鳃裂瘘。

【超声特点】

1. 病变表现为圆形或椭圆形囊肿,囊壁菲薄,透声性良好或后方回声增强；囊壁可有血流信号；探头压之较软（图 6-4-2）。

2. 若继发感染，内部出现沉积物，呈中等回声，也可见散在点状强回声，透声性减低（图 6-4-3），

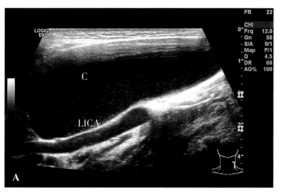 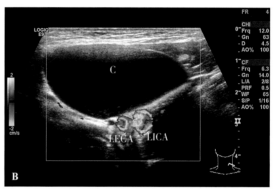

图 6-4-2　左颈部鳃裂囊肿

A. 左颈部纵切面显示鳃裂囊肿（C）位于左颈内动脉（LICA）浅侧，内透声性好，壁薄；B. 左颈部横切面显示鳃裂囊肿（C）位于左颈内动脉（LICA）、左颈外动脉（LECA）浅侧

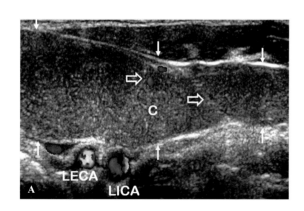

图 6-4-3　左颈部鳃裂囊肿

A. 左颈部横切面显示鳃裂囊肿（C，↑）位于左颈血管鞘浅侧，内见致密点状回声，有分隔（⇑），分隔上有血流信号；LECA：左颈外动脉，LICA：左颈内动脉；B. 左颈部横切面显示鳃裂囊肿位于颈血管鞘浅侧，内见致密点状回声均匀分布（动态图）；C. 左颈部纵切面显示鳃裂囊肿内部致密点状回声及分隔上的血流信号（动态图）

囊壁也可增厚。有时在一侧或局部囊壁增厚，呈低回声,这与囊壁炎性肉芽组织增生有关(图6-4-4)。若反复感染破溃易形成窦道（图6-4-5）。

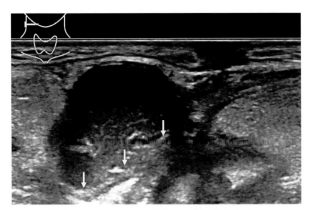

图6-4-4　鳃裂囊肿继发感染，囊肿后壁增厚（↑）

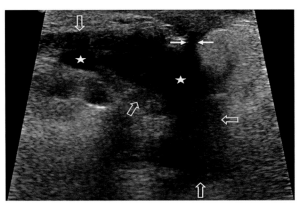

图6-4-5　右颈部鳃裂囊肿(⇑)反复感染,内有脓液(★),破溃形成开口于皮肤的窦道（↑）

【诊断要点】

1. 与淋巴管瘤相鉴别：淋巴管瘤为多房囊性，病变较大，质软，压之易变形，多见于小儿。

2. 与神经鞘瘤相鉴别：神经鞘瘤常表现为不均质的实性低回声肿物，肿物两端与神经相连，较大者可见无回声区，一般血供较丰富，与鳃裂囊肿不难鉴别。但约有20%的神经鞘瘤呈囊性变，此时仅根据声像图表现则难以与鳃裂囊肿相鉴别。

3. 与甲状舌骨囊肿相鉴别：甲状舌骨囊肿位置特殊，很容易与鳃裂囊肿区分，它位于颈正中或接近正中线，与舌骨、甲状软骨关系密切。

4. 与腮腺肿瘤相鉴别：第一鳃裂囊肿发生于

腮腺区和下颌角以上，需与腮腺肿瘤鉴别。腮腺肿瘤呈实性低回声，内部常可见血流信号。

三、甲状舌骨囊肿

【相关临床】

甲状舌骨囊肿（thyroglossal cyst）又称甲状舌管囊肿，系胚胎时期甲状舌管退化不全，残余上皮细胞碎屑和沉积物聚集，从而在颈前区正中线部位形成的先天性囊肿。甲状舌骨囊肿可发生于颈中线自口底至胸骨切迹的任何水平，以舌骨上下为多见。临床上多见于儿童和青少年，初期一般无症状，表现为颈部中线质软的囊性结节，多为圆形，表面光滑、边界清楚，无压痛，若位于舌骨附近时，可随吞咽上下移动，肿物逐渐增大；如发生感染，则有红肿热痛，溃破后可发生复发性瘘管。

【超声特点】

1. 颈部正中线舌骨上下多见。

2. 内部为无回声或囊性，多为圆形或椭圆形，也有不规则形，边界清楚，透声性好或后方回声增强（图6-4-6），内部无血流信号。

3. 若囊肿继发感染，内部可见细密点状回声，分隔，囊壁增厚并可见血流信号（图6-4-7）。部分甲状舌管囊肿的囊壁上伴实性结节（图6-4-8），少数患者有恶变的可能。

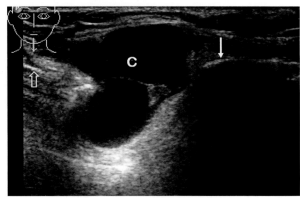

图6-4-6　颈部正中线纵切面

舌骨（⇑）与甲状软骨（↑）之间囊性病灶（C），内见分隔，突向后方咽部。术后病理诊断为甲状舌管囊肿

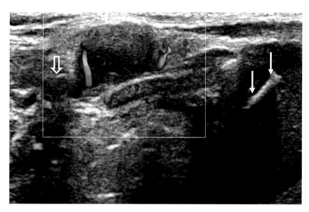

图 6-4-7A 甲状舌管囊肿继发感染，内部可见细密点状回声，囊壁增厚并可见血流信号；⇧：舌骨，↑：甲状软骨

图 6-4-7B 显示甲状舌管囊肿继发感染，内部可见细密点状回声，囊壁增厚并可见血流信号

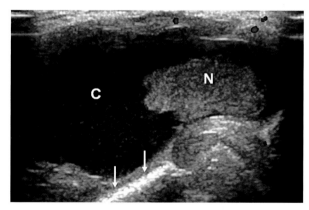

图 6-4-8 甲状舌管囊肿（C）的囊壁上见实性结节（N）
彩色多普勒显示实性结节内未见血流信号；↑：甲状软骨

【诊断要点】

甲状舌管囊肿由于其位置特殊（舌骨上下），故不难诊断。

与皮样囊肿相鉴别：皮样囊肿常表现为致密点状回声，部分表现为"脂液分层"结构，有时

可见粗大强回声，伴声影，与钙化有关。

与鳃裂囊肿相鉴别（参见上述鳃裂囊肿）。

四、皮样囊肿和表皮样囊肿

【相关临床】

皮样囊肿和表皮样囊肿（dermoid cyst & epidermoid cyst）较为少见，为胚胎发育时期残留于组织中的上皮细胞发展而形成，也可由外伤植入引起而形成。组织学上，皮样囊肿含表皮及其附属器，如毛囊、皮脂腺、血管等，有时还有软骨、肌肉、神经、钙化等，表皮样囊肿不含皮肤附属器，两者囊壁均较厚，无恶变倾向。皮样囊肿多见于颌面-颈部中线区域，如颏下、口底等；表皮样囊肿多见于眼睑、鼻、耳下等。均多见于儿童和青少年。触诊时质软、有弹性。

【超声特点】

1.病变呈囊性，内部呈密集的点状偏强回声，有时可见分层现象及钙化，囊壁偏厚，外形为圆形或椭圆形，外界清晰，后方回声无改变或稍有增强（图 6-4-9）；探头加压有时可见内部点状回声翻滚现象。

2.彩色多普勒显示囊肿内部无血流信号（图 6-4-10），如合并感染时，内部可探及较丰富血流信号（图 6-4-11）。

【诊断要点】

与甲状舌管囊肿相鉴别（参见上述甲状舌管囊肿）。

五、脂肪瘤

【相关临床】

脂肪瘤（lipoma）是由成熟脂肪细胞构成的良性肿瘤，也是最常见的良性脂肪组织肿瘤。可发生在机体的任何部位，最多见于皮下脂肪层，颈项部属于其好发部位之一；少数患者呈多发性，偶尔和神经纤维瘤病并存。脂肪瘤多见于30～50岁，生长缓慢，一般无不适，仅表现为

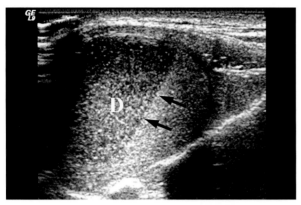

图 6-4-9　颈部颏下正中线纵切面

男性，40 岁。囊性病变（D），回声较强，见分层，↑：分层面与检查床面不平行可能与取卧位时间短有关；术后病理诊断为皮样囊肿

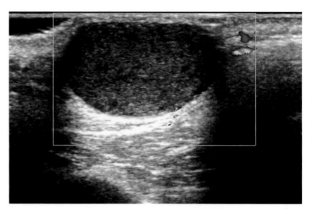

图 6-4-10　面部表皮样囊肿

内部呈致密点状回声，内部未探及血流信号

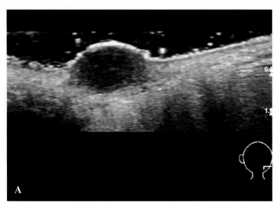
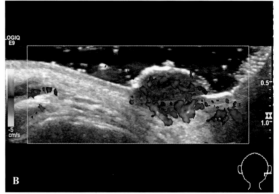

图 6-4-11　右耳后表皮样囊肿合并感染

A. 内部呈致密点状回声，边界模糊；B. 内部血流信号较丰富

圆形或盘状局部隆起，触之质地柔软。

【超声特点】

1. 病灶内部呈稍强回声或等回声，少数呈低回声，内部可欠均匀，含多发与皮肤平行的条状强回声，外形呈椭圆形、圆形或欠规则形，边界常常为部分清楚和部分欠清晰，有时可见薄包膜，后方回声无明显改变（图 6-4-12）。

2. 有一定的可压缩性及移动性是超声诊断为脂肪瘤的一个重要依据。

3. 彩色多普勒显示病灶内无或仅有少量血流信号。

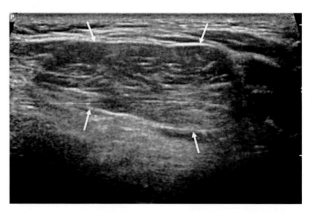

图 6-4-12　右颈部肿物（↑）呈等回声，内部见条状强回声，边界清楚；术后病理诊断为脂肪瘤

【诊断要点】

与神经纤维瘤相鉴别，脂肪瘤大多回声偏强、内部有线条状强回声结构、较为柔软。神经纤维瘤通常回声偏低，偶有囊性变，典型的表现为梭形低回声肿物中心有神经通过，近端和远端逐渐变细呈尾状结构。

六、血管瘤

【相关临床】

血管瘤（hemangioma）系分化成熟的血管，仅衬覆单层内皮细胞所构成的良性肿瘤或血管畸形。大多发生在皮肤真皮层和皮下组织，好发于头颈部。根据肿瘤的生长范围可分为局限型（位于表浅部位）和弥漫型（累及皮肤、皮下组织、肌肉乃至骨骼）。组织学上分为毛细血管、海绵状、静脉性、上皮样及肉芽组织血管瘤等五型，前两种最常见。毛细血管瘤多在出生后即被发现，又表现为皮肤紫红色结节，故诊断不难，行超声检查者较为少见，故以下不予阐述。海绵状血管瘤表浅者多在婴幼儿期被发现，但病变深在者早期不易发现，至儿童甚至成年才被发现，表浅者皮肤隆起呈紫蓝色，质柔软，边界不清，压之褪色，但部位较深者皮肤颜色可正常，表现为质软的肿物。海绵状血管瘤由无数衬有内皮细胞的血窦组成，大小形态不一，彼此相互交通，有时窦内血液可凝固成血栓并可钙化形成静脉石。

【超声特点】

1. 海绵状血管瘤常见于皮下组织。形态常不规则，边界不清，无明显包膜，内呈蜂窝状、多房囊性或分隔状，部分囊性结构可较大。

2. 头低位时肿块增大，内部囊性区显示扩大。

3. 内部有时可见强回声（为静脉石所致）。

4. 彩色多普勒显示内部一般无血流信号或少量血流信号（图6-4-13，图6-4-14）。压之可变形，彩色血流可出现蓝色及红色的交替现象。由于多数病灶内血流速度过慢，故很难测出频谱。

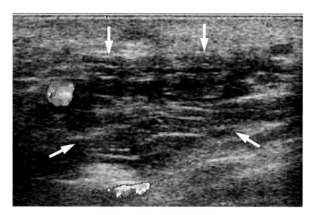

图6-4-13 左颈横切面

女性，52岁。肿物（↑）呈低回声，内部分隔状，边界不清楚，内部无血流信号；术后病理诊断为海绵状血管瘤

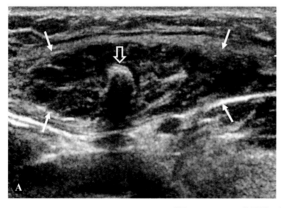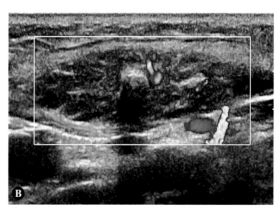

图6-4-14 右颈部皮下低回声肿物（↑）

A.内呈网格状回声，弧形强回声为静脉石（⇧）；B.彩色多普勒显示内部少量血流信号；术后病理诊断为海绵状血管瘤

【诊断要点】

主要与淋巴管瘤相鉴别，后者囊腔较大是特点。血管瘤加压探头时可出现红蓝交替的彩色血流，淋巴管瘤同样会出现此现象，可能与内部淋巴液受挤压后造成的流动有关。有学者主张超声造影加以鉴别，淋巴管瘤无增强，而血管瘤内有增强改变。超声引导下穿刺抽吸活检可明确诊断。

七、淋巴管瘤

【相关临床】

淋巴管瘤（lymphangioma）系淋巴管发育异常而形成的良性肿瘤或畸形。组织学上常含较大的扩张之淋巴管腔，故又称为囊性水瘤。90%发病于2岁以内。多见于头颈部，如颈侧区、锁骨上窝及口腔周围，具有向四周蔓延生长的特点。肿物生长缓慢，质软而有波动是其特点。淋巴管瘤易并发感染或发生囊内出血。

【超声特点】

肿物呈多房囊性，其囊腔常常较大，分隔较薄或较细、较规则，外形欠规则，边界部分清楚、部分欠清，透声性可；大小不一，1～10 cm不等；分隔可见血流信号；压之可变形（图6-4-15，图6-4-16）。

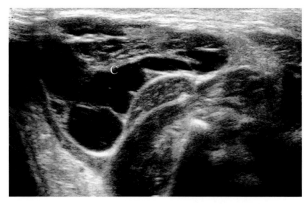

图 6-4-15　男婴儿，16 天。右颈横切面囊性肿物（C）内部分隔状，柔软感；临床诊断为淋巴管瘤

【诊断要点】

多房囊性是其声像图特征。需与上述鳃裂囊肿和血管瘤相鉴别。

八、神经纤维瘤

【相关临床】

神经纤维瘤（neurofibroma）是起源于神经纤维母细胞的良性肿瘤。可发生于有周围神经分布的任何部位，包括皮下周围神经和周围神经干水平。瘤体生长于神经内膜，在神经内的间隙沿神经走行，呈浸润性生长，引起神经肿大。颌面 -

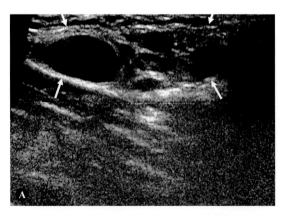
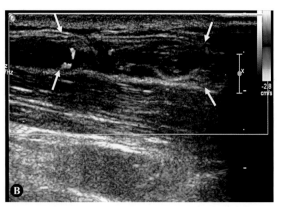

图 6-4-16　左颈淋巴管瘤

A.左颈纵切面见多房囊性肿物（↑）；B.质软，压之变形（↑），彩色多普勒显示肿物分隔上见血流信号，术后病理诊断：左颈淋巴管瘤

颈部神经纤维瘤常位于面部皮下组织、舌、颈前、胸锁乳突肌区、颈动脉间隙等部位。可单发或多发，后者较多见，多发者又称为神经纤维瘤病，即 von Recklinghausen 病，与常染色体显性遗传有关。神经纤维瘤病分为累及周围神经系统的Ⅰ型（NF1）和累及中枢神经系统的Ⅱ型（NF2），本书仅涉及Ⅰ型。神经纤维瘤可恶变。临床上发病年龄范围较宽，只因早期或年幼时不易被发现，表现为皮下无痛性结节，伴皮肤棕色斑或色素沉着，触之质韧，表面光滑；多发者结节沿皮下或神经干呈念珠状或丛状分布，神经纤维瘤性橡皮病（皮肤增厚、起皱、下垂、色素沉着），伴有其他疾病（如智障等）。

【超声特点】

1. 单发肿物呈低回声，内部不均，横切面部分呈典型"靶征"，即中央回声偏高，边缘呈低回声环。偶有囊变。

2. 外形为类圆形或梭形，或呈分叶，边界清楚或部分不清楚，有时可见包膜，后方回声无改变或略有增强，大小多见 2 ~ 4 cm。

3. 彩色多普勒显示瘤体无或少量血流信号（图6-4-17）。

4. 短期内增大，囊变变大且不规则，边界呈浸润性，无包膜时应疑有恶变。

5. 神经纤维瘤与神经的连接方式具有特征性，典型表现为梭形低回声肿物中心有神经通过，近端和远端逐渐变细呈尾状结构。

6. 如发现散在的多发结节或沿神经及其分支走行的大量梭形膨大结节，应考虑神经纤维瘤病可能（图6-4-18）。若皮肤及皮下脂肪层明显增厚，边界不清，回声增强，伴条带状或结节状低回声，伴或不伴血流信号增多，应考虑弥漫型神经纤维

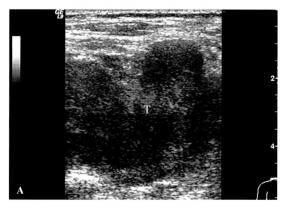
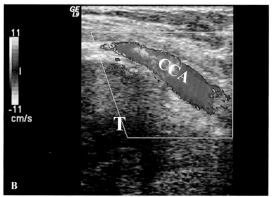

图 6-4-17　女性，42 岁，术后病理诊断：神经纤维瘤

A. 右锁骨上横切面显示实性肿物（T），内部欠均，形态不规则，边界欠清；B. 肿物（T）抬高颈总动脉（CCA），肿物内无血流信号

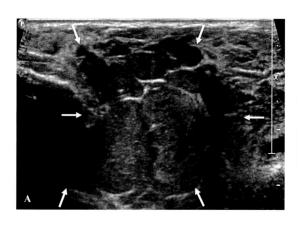
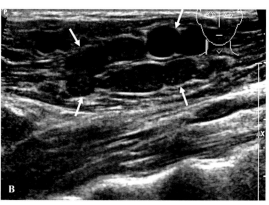

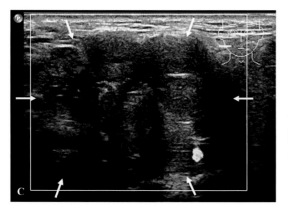

图 6-4-18　男性，15 岁，穿刺病理考虑符合神经纤维瘤病

A.右腮腺后缘，右颌下区多发实性低回声，融合成多个团块（↑）；B.右颈部多发实性低回声，融合成多个团块（↑）；C.彩色多普勒显示其内见少量血流信号

瘤病。

【诊断要点】

1. 与神经鞘瘤相鉴别：神经鞘瘤大多有包膜回声，相对神经干呈偏心性生长，容易发现与神经干相连（参见下述神经鞘瘤）；而神经纤维瘤呈中心性生长，两端有逐渐变细的神经结构。但肿瘤较大时，在颈部有时难以显示此征象。神经鞘瘤内部常可见液性暗区，而神经纤维瘤少见。神经鞘瘤比神经纤维瘤血供丰富。

2. 与颈动脉体瘤相鉴别：颈动脉体瘤常发生于颈总动脉分叉处，与颈总动脉及颈内外动脉关系密切，瘤体内血流较丰富（参见下述颈动脉体瘤）。颈部的神经纤维瘤常发生于颈前及胸锁乳突肌区，瘤体内血流不丰富。

3. 与皮下脂肪瘤鉴别（详见上述脂肪瘤）。

九、神经鞘瘤

【相关临床】

神经鞘瘤（neurilemmoma）又称施万瘤（Schwannoma），起源于神经鞘膜的施万细胞。发生在颌面-颈部的神经鞘瘤主要源于三叉神经、面神经、迷走神经、交感神经及脊神经等，前两者位置较深，超声较难以探查，余者常位于颈侧区。神经鞘瘤恶变少见。临床上多见于 30 ～ 50 岁的患者，一般表现为无症状的颈部肿物，球形或椭圆形，质地偏硬，病程较长。瘤体较大时，可出现坏死、液化、钙化、出血等。

【超声特点】

1. 多位于颈部大血管周围。

2. 肿瘤内部多呈低回声，常伴囊变区，有时可见钙化，外形呈圆形或椭圆形，较大者可呈分叶状，边界清晰，伴包膜回声，后方回声有不同程度的增强（图 6-4-19A ～图 6-4-19C）。

3. 彩色多普勒显示肿瘤内部血流信号偏多（图 6-4-19D）。

4. 肿瘤两端与神经相连续，呈偏心生长（图 6-4-20）。

【诊断要点】

与颈动脉体瘤相鉴别。发生于颈动脉间隙或迷走神经的神经鞘瘤常位于颈动脉鞘深侧，而颈动脉体瘤发生于颈总动脉分叉处或颈内、外动脉之间，紧贴或包绕颈动脉系统；前者质地较硬，血流信号相对较少，后者质地稍软，血流信号较丰富。

十、颈动脉体瘤

【相关临床】

颈动脉体瘤（carotid-body tumor）起源于副神经节细胞，是一种少见的化学感受器肿瘤，属于肾上腺外非嗜铬性副神经节瘤范畴。肿瘤发生于颈总动脉分叉的外鞘内，可包绕颈动脉窦部或颈内、外动脉。极少数患者也可恶变。常见于中年人，常为无症状的颈部肿物，生长缓慢，质地中等，触诊时因肿瘤紧附颈动脉，可扪及明显传

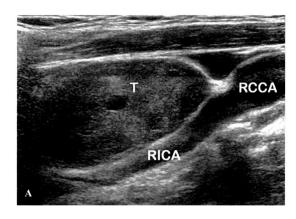

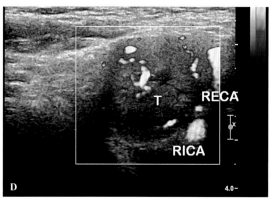

图 6-4-19　颈部神经鞘瘤

A.纵切面显示肿物（T）内呈低回声伴小囊性区，边界清，位于右颈内动脉浅侧。手术病理诊断神经鞘瘤；B.纵切面显示肿物位于右颈内动脉浅侧；C.横切面显示肿物位于右颈内动脉浅侧、右颈外动脉外侧；D.能量多普勒显示肿物（T）内较丰富的血流信号。RCCA：右颈总动脉；RICA：右颈内动脉；RECA：右颈外动脉

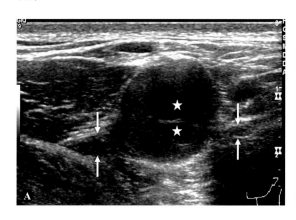
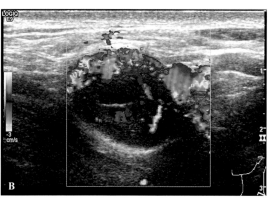

图 6-4-20　左颈根部见低回声肿物，内见囊性区（★）

A.肿物两端与神经（↑）相连，呈偏心生长；B.彩色多普勒显示其内血流丰富

递性搏动和闻及血管杂音。

【超声特点】

1. 颈动脉体瘤一般位于颈动脉分叉处，瘤体较小时病灶位于颈总动脉分叉内，使此处夹角增宽增大，颈内、外动脉分别受压移位；病灶较大

时病灶主体可位于此分叉外侧旁，或包绕颈总动脉及颈内、外动脉生长，此时分叉夹角增大之征象可能被忽略（图 6-4-21A、图 6-4-21B）。

2. 肿瘤内部常呈低回声，可伴有稍强回声成分，少有囊变，边界清晰，有包膜，但具有侵犯

周围结构的倾向。恶性颈动脉体瘤单纯依靠组织学诊断并不能完全确诊，因此当怀疑为恶性颈动脉体瘤时，应对局部区域的淋巴结进行扫查，根据其是否有局部淋巴结转移等排除恶性可能。

3. 内部血流信号较丰富（图6-4-21C～图6-4-21E）。

【诊断要点】

1. 较小的颈动脉体瘤与肿大淋巴结相鉴别，后者一般不会对颈内外动脉产生推移或压迫，并有淋巴结门—髓质结构。

2. 与神经纤维瘤和神经鞘瘤相鉴别参见上述有关内容。

十一、颈部淋巴结结核

【相关临床】

颈部淋巴结结核（tuberculosis of the cervical lymph nodes）是结核杆菌感染颈部淋巴结而形成的特异性炎症。淋巴结结核以颈部淋巴结受累为多见，其中40%～70%有肺结核病史。而在颈部淋巴结病变中，淋巴结结核约占5%。早期症状不明显，少数患者可有不同程度的低热、乏力、盗汗及食欲减退等症状。常可在一侧或双侧胸锁乳突肌前、后缘或深层触及多个无痛性结节。早期淋巴结互相分离，质韧或稍硬，可移动，以后

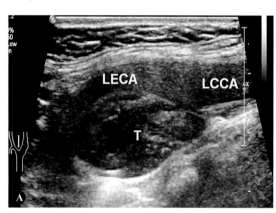

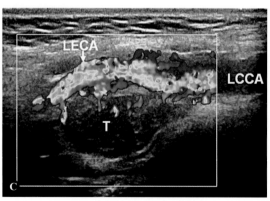

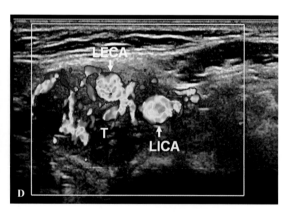

图6-4-21 颈动脉体瘤

A. 左颈部纵切面肿物（T）位于左颈动脉分叉处，左颈外动脉（LECA）被抬高。术后病理诊断颈动脉体瘤，LCCA：左颈总动脉；B. 左颈部横切面显示肿物包绕左颈内动脉、左颈外动脉生长；C. 左颈部纵切面肿物（T）内见较丰富的血流信号；D. 左颈部横切面显示肿物（T）包绕左颈内动脉（LICA）、左颈外动脉（LECA）生长，内部血流丰富；E. 左颈部横切面显示肿物（T）包绕左颈内动脉、左颈外动脉生长，内部血流丰富

发生淋巴结周围炎，使淋巴结相互融合或与周围组织及皮肤粘连，晚期淋巴结液化形成寒性脓肿，触之变软或弹性感，破溃后流出"豆渣"样或"稀米粥"样脓肿，最后形成难愈合的窦道或慢性溃疡。

【超声特点】

1. 常见一个或数个区域多发淋巴结肿大，其中常常有数个结节偏大，最大径可达 2 ～ 2.5 cm。

2. 多数结节皮质增厚，有时不均匀，较大结节"髓质－门强回声结构"受压、变形、移位或消失，内部可呈均匀低回声，有时伴有无回声区（液化），后者实时检查时可见光点流动现象，部分结节伴有点状强回声和 / 或"彗星尾"征（可能为钙化所致）（图 6-4-22、图 6-4-23）。

3. 病变早期结节边界尚清楚，病程发展淋巴

结周围水肿和炎性反应，导致其边界模糊，可见互相融合现象。晚期的颈淋巴结结核形成寒性脓肿，融合的淋巴结构成多房囊性肿物。

4. 内部血流信号稀少，可见边缘型血流或淋巴门血管移位、混合型血供、无血供区。

【诊断要点】

1. 与淋巴结反应性增生相鉴别：颈部淋巴结结核早期与其在声像图上不易区别，但干酪样变性出现明显"半"液化状态和出现钙化时，两者鉴别成为可能；再则反应性增生淋巴结偏小，髓质－门强回声一般不消失，血流多呈淋巴结门型，并向淋巴结内分支分布（图 6-4-24）。

2. 与恶性淋巴瘤相鉴别：后者多表现为内部均匀的低回声，淋巴结髓质－门强回声结构多被破坏消失，血流信号丰富，大多表现为淋巴门型或混合型血供（图 6-4-25）。

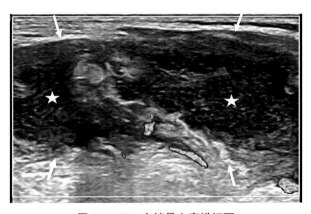

图 6-4-22　右锁骨上窝横切面

囊实性肿块（↑）内见较大囊性区（★），少许周边血流。穿刺病理诊断淋巴结结核

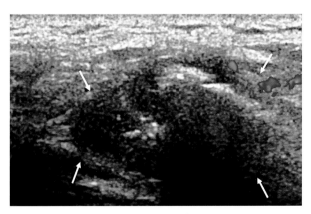

图 6-4-23　右颈部肿大淋巴结（↑）伴多发钙化，周边少许血流；穿刺病理诊断淋巴结结核

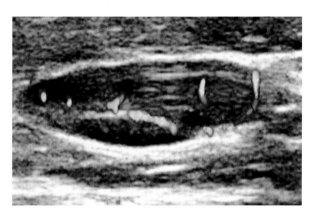

图 6-4-24A　反应增生性淋巴结

长椭圆形，淋巴门回声存在，淋巴门型血流

图 6-4-24B　反应增生性淋巴结（动态图）

长椭圆形，淋巴门回声存在，淋巴门型血流

3. 与淋巴结转移癌相鉴别：后者内部明显液化较少，边界欠清，血流信号较丰富，多为较丰富的周围型血流。但有时鉴别较困难（图6-4-26、图6-4-27）。

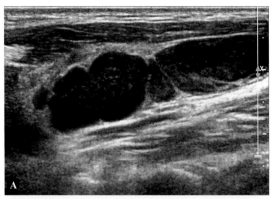

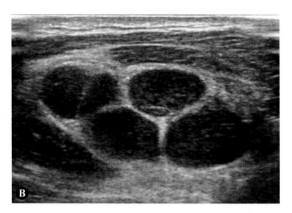

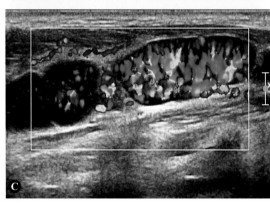

图 6-4-25　右颈部多发淋巴结，淋巴门回声消失
　A.纵切面；B.横切面；C.血流信号极丰富；穿刺病理诊断淋巴瘤

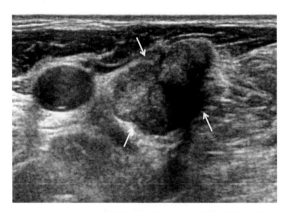

图 6-4-26A　甲状腺癌术后 1 年左颈淋巴结转移
淋巴结（↑）形态不规则，淋巴门回声消失

图 6-4-26B　甲状腺癌术后 1 年左颈淋巴结转移（动态图）
　淋巴结形态不规则，髓质 – 门回声消失，内见少量血流信号

图6-4-27 左侧肺癌患者左锁骨上淋巴结转移（动态图）
淋巴结门 – 髓质回声消失，内见少量血流信号

参考文献

[1] 柏树令，应大君 . 系统解剖学 [M]. 北京：人民卫生出版社，2001.

[2] 赵士杰，皮昕 . 口腔颌面部解剖学 [M]. 北京：北京大学医学出版社，2005.

[3] 王怀经 . 局部解剖学 [M]. 北京：人民卫生出版社，2001.

[4] 邱蔚六，余强，燕山 . 颌面颈部疾病影像学图鉴 [M]. 济南：山东科学技术出版社，2002.

[5] 徐秋华，陆林国 . 浅表器官超声诊断图鉴 [M]. 上海：上海科学技术出版社，2005.

[6] Ahuja A T，King A D，King W，et al. Thyroglossal duct cysts：sonographic appearances in adults[J]. AJNR Am J Neuroradiol，1999，20（4）：579-582.

[7] Yasumoto M，Shibuya H，Gomi N，et al. Ultrasonographic appearance of dermoid and epidermoid cysts in the head and neck[J] . J Clin Ultrasound，1991，19（8）：455-461.

[8] Ahuja A T，King A D，Kew J，et al. Head and neck lipomas：sonographic appearance[J]. AJNR Am J Neuroradiol，1998，19（3）：505-508.

[9] King A D，Ahuja A T，King W，et al. Sonography of peripheral nerve tumors of the neck[J]. AJR Am J Roentgen，1997，169（6）：1695-1698.

[10] Gruber H，Glodny B，Bendix N，et al. High-resolution ultrasound of peripheral neurogenic tumors[J]. Eur Radiol，2007，17（11）：2880-2888.

[11] Derchi L E，Serafini G，Rabbia C，et al. Carotid body tumors：US evaluation[J]. Radiology，1992，182（2）：457-459.

[12] 周永昌，郭万学 . 超声医学 [M].5 版 . 北京：科学技术文献出版社，2006.

[13] 周建桥，詹维伟 . 彩色多普勒超声评估颈部淋巴结疾病血管模式的探讨 [J]. 中国医学影像技术，2006，22（7）：1031-1034.

[14] 李泉水 . 浅表器官超声 [M]. 北京：人民军医出版社，2009.

[15] 黄慧莲，朱强，赵汉学，等 . 甲状舌管囊肿并发症的超声表现及其临床意义 [J]. 中国耳鼻咽喉头颈外科，2016，23（7）：395-398.

（荣雪余 朱 强）

第七章　舌、舌下腺与喉部

舌位于口腔内、口底之上。舌与口底结构均由软组织构成，是适合超声检查的部位之一。舌部疾病的超声检查始于20世纪80年代。1985年，德国学者Fruhwald及其同事应用实时灰阶高频超声及彩色多普勒超声经舌骨上区体表扫查，检查了舌癌、舌乳头状瘤、舌血管瘤、舌甲状腺和位于舌根部的甲状舌管囊肿等舌占位性病变，取得了一定经验。超声检查舌占位性病变具有显像清晰、诊断率高、操作简便易行、无创性等优点，在某些方面甚至优于CT、MRI检查法。

舌下腺是三对大涎腺中最小的一对，但舌下腺疾病在涎腺疾病中并不少见，而且舌下腺一旦发生肿瘤，90%是恶性。福建医科大学附属协和医院通过对正常舌下腺超声解剖和舌下腺病变进行了研究，结果表明超声能准确提供病灶部位、病变大小、与周边组织毗邻关系、恶性病变侵犯程度及周围淋巴结转移情况等信息，可作为舌下腺病变首选的影像学诊断方法。

喉是以软骨为支架，间以肌肉、韧带、纤维组织及黏膜等构成的一个锥形管腔状的复杂器官。喉具有三种功能：保护下呼吸道、呼吸和发声。自1970年开始，超声就开始应用于喉部检查。有人将超声应用于声带振动的观察，以评价喉的发声功能。应用超声了解喉结构始于20世纪80年代后期。Raghavendra等进行了喉部超声解剖——尤其是声带的超声研究。Rothberg等及国内朱尚勇等报道了超声对喉癌、对甲状软骨侵犯破坏的显示优于CT；同时超声在喉癌的TNM分期中也有着重要的价值。但是，在过去的二十年中，超声在喉部疾病的检查应用有限，不像在头颈部其他病变的应用广泛。这主要是由于喉部甲状软骨骨化后产生声影而影响喉内结构的显示。另外，喉部是含气的器官，气体对超声波的全反射也会对喉部结构的成像产生不利影响。现在，随着科技的发展，超声探头的空间分辨力不断提高，全景成像及3D成像等新技术都使得超声对喉部正常解剖结构及病变的显示能力有了很大提高。所以，目前超声检查在喉部的应用有所增加，但是对检查者的操作技术及手法要求较高。

喉软骨骨化只发生在包含透明软骨的甲状软骨、环状软骨和杓状软骨。甲状软骨骨化在男性约20岁，女性则晚2年。骨化发生于后下板层，然后由下向前、由后向上扩展。环状软骨和杓状软骨的骨化时间相对晚于甲状软骨，环状软骨的骨化开始于下角。儿童喉软骨没有骨化或骨化范围小，超声波可以透过喉软骨，清晰显示喉内结构。

1990年，Garel等首次对儿童喉部正常超声解剖进行了研究。Friedman率先将喉部超声应用于儿童声带麻痹的诊断，其研究结果表明超声诊断准确率达到87%～94%，结果表明，超声可以对儿童声带运动进行实时观察，能够准确地诊断声带麻痹。儿童喉内的占位性病变，如喉囊肿等也有散在个案报道，认为超声可以了解病变的范围，是对鼻咽纤维喉镜的补充。2011年，Rossler等对婴儿声门下血管瘤的超声检查进行了回顾性分析，结果表明超声对声门下血管瘤显示率高，表现为声门下圆形低回声肿物，气道内气体因受排挤由原来的典型弓形气体强回声变为不规则点状或新月状气体强回声，彩色多普勒可探及肿物内血流。近期还有针对儿童和成人声带良性病变的研究，认为超声可以显示声带小病变，如息肉、小结及乳头状瘤等。

第一节 解剖

一、舌

舌（tongue）位于口腔底部，是由横纹肌组成的肌性器官，表面覆以黏膜。舌前 2/3 为游离部，分为舌体和舌尖，后 1/3 为舌根（图 7-1-1）。舌肌分为舌内肌和舌外肌。舌内肌由纵、横与垂直肌组成一个主舌块，舌内肌与舌外肌互相交叉。舌外肌：①颏舌肌：呈三角形从下颌联合到舌下表面；②舌骨舌肌：从舌骨大角至舌侧面；③软骨舌肌：临近于舌骨舌肌；④茎突舌肌：从茎突到舌的外侧面。

口底位于舌体和口底黏膜之下、下颌舌骨肌之上，其中含有舌系带，舌下腺，舌深动、静脉

及口底肌等重要结构。形成口底部肌肉的舌骨上肌群：①颏舌骨肌：从舌骨到下颌骨联合；②下颌舌骨肌：从舌骨到下颌骨体；③茎突舌骨肌：从茎突到舌骨大角，与二腹肌后腹平行；④二腹肌：前腹从舌骨到下颌联合，后腹通过围绕肌腱的纤维环，从乳头尖到舌骨。

舌的血管：舌动脉发自颈外动脉呈弓状向上前方走行，其终末支舌深动脉经颏舌骨肌表面呈弓状或"S"状走行在颏舌肌与主舌块之间，沿途发出分支垂直进入舌块内营养主舌块；舌深静脉与舌深动脉伴行，汇入面静脉至颈内静脉。

舌骨上区：舌骨平面与下颌骨之间的区域呈舌骨上区，其两侧达到胸锁乳突肌前缘，此区主要包括颏下三角和下颌下三角。

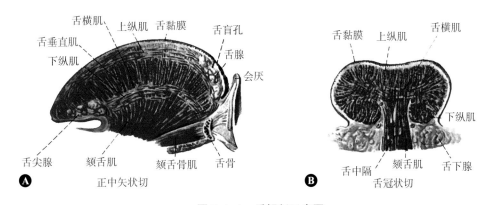

图 7-1-1 舌解剖示意图

（引自：郭光文，王序 . 人体解剖彩色图谱 . 北京：人民卫生出版社，1986）

二、舌下腺

舌下腺（sublingual gland）是三对涎腺中最小的一对，重约 3 g，外形呈长条形扁平鱼状，结构大体可分为上、下两缘，内、外两面和前、后两端。舌下腺为混合腺，以黏液细胞为主，有 8～20 个导管，直接开口于舌下皱襞，也有多个小管集合成一根导管，开口于下颌下腺导管，或单独开口

于舌下肉阜。舌下腺位于口底黏膜深面、下颌舌骨肌之上的舌下间隙之内（图 7-1-2）。外侧是下颌体内面的舌下腺窝，内侧有颏舌肌和颏舌骨肌，前端至中线，后至下颌第 2、第 3 磨牙处。

舌下腺的血供来源于舌深动脉的分支和颏下动脉的小分支，舌下腺的静脉常汇入舌深静脉的属支。

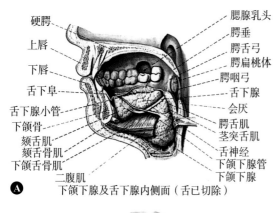

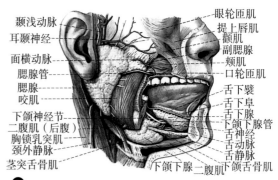

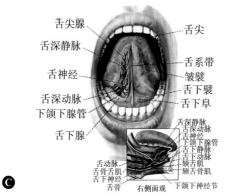

图 7-1-2　舌下腺解剖示意图
（引自：郭光文，王序.人体解剖彩色图谱.北京：人民卫生出版社，1986）

三、喉

喉（larynx）位于颈前部，是由软骨、肌肉、韧带、纤维组织及黏膜构成的一个锥形管状器官。喉前面覆盖有皮肤、颈筋膜和舌骨下肌群，两侧有颈部的血管和神经及甲状腺侧叶。

喉的界限：上界为舌骨会厌韧带、会厌尖、两侧杓会厌皱襞、两侧杓会厌软骨区；下界为环状软骨下缘；前界以甲状舌骨膜、甲状软骨翼板前部、环甲膜、环状软骨弓为界；后以杓状软骨板、杓间区为界；外侧界为两侧会厌缘、杓会厌襞、甲状软骨翼板前半部和梨状窝内壁黏膜。舌骨不是喉的一部分，但超声检查时把其作为喉上界的识别标志。

喉腔：喉腔上与喉咽相通，下与气管通连。在喉腔中部可见上下两对矢状位的黏膜皱襞，上方一对为室襞，两侧室襞间的裂隙叫前庭裂。下方一对为声裂或声带，两侧声带之间的裂隙叫声门。声门前部在两侧声带之间的叫膜间部，喉部在两侧杓状软骨之间的叫软骨间部。平静呼吸时，声门膜间部呈三角形，软骨间部近似长方形，深呼吸时，整个声门裂呈菱形；发音时，声门膜间部呈一窄的裂隙甚至关闭。喉腔内以室带及声带为界分为声门上区、声门区和声门下区。喉室襞以上的喉腔为声门上区。声门区上界为室襞，下界为声带，双侧为喉室。声门下区为声带下喉腔（图7-1-3）。

喉内肌依其功用可分为声门开大肌（环杓后肌）、声门缩小肌（环杓侧肌、杓横机、杓斜肌和甲杓肌）、声带紧张肌（环甲肌和环杓后肌）和声带弛缓肌（甲杓肌）。其中甲杓肌超声显现较清晰。喉内肌受喉返神经支配，一旦因手术或病变损伤了该神经，喉肌运动障碍会引起声带瘫痪。

喉部血循环有喉上动静脉、喉下动静脉、环甲动脉和喉中静脉。动脉来自甲状腺动脉分支，静脉亦汇入甲状腺静脉。

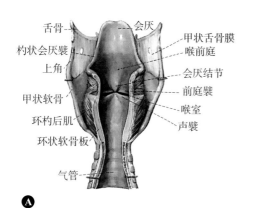
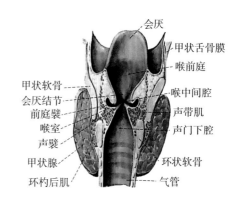

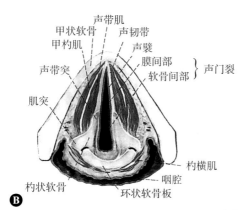
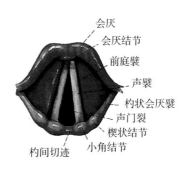

图 7-1-3 喉部解剖示意图

A.喉正中冠状切面；B.喉声门水平横断面

（引自：郭光文，王序.人体解剖彩色图谱.北京：人民卫生出版社，1986）

第二节 仪器与方法

一、仪器

采用高分辨力的彩色多普勒超声诊断仪，探头频率 5 ～ 7.5 MHz。若病灶较大或为了获得病灶与毗邻结构关系全景图，亦可采用腹部宽频凸阵探头进行舌及舌下腺的检查，此时把频率调至最高，并减小扫查深度。

二、探测方法

（一）舌的检查

1.查前准备

经体表扫查检查者，患者一般无须特殊准备。经口内超声检查者，查前需先行口腔黏膜表面麻醉（喷 1% 的利多卡因 3 ～ 5 min 后）再检查，探头应采用气体熏蒸消毒。

2.检查方法

（1）经皮舌骨上区检查法 受检者取平卧位，头后仰，充分暴露舌骨上区，舌平放口底之上。探头先横置舌骨上区平行序贯扫查，从后向前逐一观察舌根、舌体、舌尖的横切面图，然后探头改为纵置舌骨上区平行序贯扫查，观察舌正中纵切面及旁正中纵切面图。必要时嘱患者活动舌头，了解舌的活动度及与邻近结构的毗邻关系。最后行彩色多普勒血流图及频谱检查，观察舌的血供情况并行舌深动、静脉及肿瘤新生血管的血流动力学参数测定。一旦发现舌病变，除了扫查舌骨上区，还需检查双侧颈部，寻找肿大的淋巴结病灶。

（2）经颊部扫查法 对舌游离部外侧缘小病灶者，可加做此项检查。嘱患者闭唇，患舌抬高紧贴颊部。探头置患侧颊部体表相应部位扫查，观察病灶情况。

（3）口内超声检查法 适用于舌游动部舌面

小病灶。患者取平卧位或坐位，先行口腔黏膜麻醉，后将消毒后的指式高频探头置于舌上直接扫查。此法因需特殊探头、术前需行喷药黏膜麻醉，且患者在检查时易感不适，不易被接受。

（二）舌下腺的检查

患者检查前无须特殊准备。检查时受检者取去枕平卧位，头稍后仰，下颌抬高，闭口，舌自然平贴至口底。探头横置舌骨上区平行序贯扫查，从前向后获得舌下腺前部、后部横切面图像，测量舌下腺最大横断面处的宽径及厚径。然后探头改为纵置舌骨上区平行序贯扫查获得舌下腺纵切面图像，测量舌下腺的长径及验证舌下腺的厚径。最后行舌下腺彩色多普勒血流图及频谱检查，在舌下腺纵切面观察其彩色多普勒血流图并取样进行频谱分析。舌下腺的检查方法与观察内容类似舌的检查。

（三）喉的检查

患者检查前无须特殊准备。检查时患者取仰卧位，头稍后仰。横切面扫查范围：颈前区自舌骨水平至环状软骨水平下缘。纵切面扫查范围：颈前正中向两侧扫查。观察内容包括：喉腔正常结构声像图表现；声带内收外展运动及声带振动的情况；病变部位的超声显像特征及 CDFI 特征。喉占位性病变者尚需检查颈部淋巴结。

第三节　正常声像图

一、舌

1.舌根横切面图

取舌骨声像刚消失时的舌横切面图（图7-3-1）。从浅至深可见皮肤皮下层（图中①高回声带）、颈阔肌（图中②菲薄的低回声带）、颈深筋膜（图中③高回声带）、下颌舌骨肌（图中④）颏舌骨肌（图中⑤低回声带）、舌根主舌块（图中⑥横断面呈扁圆形稍高回声区）。依据福建医科大学附属第一医院超声测值，舌根横断面平均

宽约 31.05 mm，厚约 23.88 mm；舌体横断面平均宽约 35.53 mm，厚约 23.21 mm。

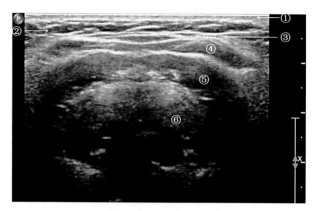

图 7-3-1　舌根横切面超声图

2.舌尖横切面图

图 7-3-2 为主舌块与口底组织（图中⑦）声像完全分离时舌横切面图。此断面上两侧的舌下腺（图中⑧）呈近圆形高回声区；舌尖主舌块横断面（图中⑨）声像呈半圆形偏低回声区（"上"为口腔内，"下"即口底）。依据福建医科大学附属第一医院超声测值，舌尖横断面平均宽约 28.52 mm，厚约 20.14 mm。

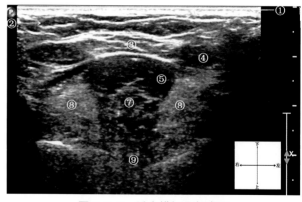

图 7-3-2　舌尖横切面超声图

3.舌正中纵切面图

取正中紧邻白线旁切面（图7-3-3）。由浅至深见皮肤皮下层、颈阔肌、颈深筋膜（同图7-3-1）、下颌舌骨肌（图中④）及颏舌骨肌（图中⑤）呈低回声带；颏舌肌肌纤维（图中⑩）自前下向后上呈辐射状分布，主舌块纵断面呈半月

状等回声区（图中⑥），依据福建医科大学附属第一医院超声测值，平均长度约 53.04 mm（"上"为口腔内，"下"即口底）。

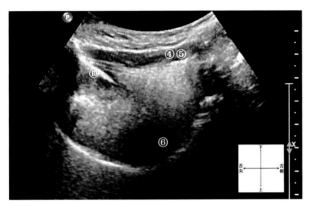

图 7-3-3 舌正中纵切面超声图

4. 舌深动、静脉频谱特征

取舌体横断面测舌深动脉频谱。舌深动脉频谱波形为收缩期出现高峰，舒张期呈斜波形下降至舒张末期。收缩期波峰加速肢直线上升，减速肢斜率增大且出现收缩期波峰肢顿挫切迹。依据福建医科大学附属第一医院超声测值，随着年龄增长，频谱波形出现收缩减速肢顿挫切迹加深且出现时相提前，伴舒张期末血流速度下降等变化。舌深静脉血流频谱呈起伏连续波形，平均流速约为 7.5 cm/s。

【临床意义】

超声可实时观察发音及吞咽时舌的运动（图7-3-4），超声检查或可在言语病理学和吞咽困难的诊治方面发挥积极作用。

图 7-3-4 纵切面实时显示发音状态下舌的运动（动态图）

二、舌下腺

1. 舌下腺前部横切面图

在舌尖横切水平取舌下腺最大横断面（图 7-3-2），此切面中两侧的舌下腺呈近半球形稍高回声区，其内缘可见舌下腺动脉点状的红色血流信号和舌下腺静脉蓝色血流信号。舌下腺后方的下颌舌骨肌呈细弧状低回声带，其内侧颏舌骨肌与颏舌肌呈低回声区。依据福建医科大学附属第一医院 227 例舌下腺超声测值，舌下腺前部横径为（9.56 ± 1.93）mm（右）和（9.45 ± 1.84）mm（左），厚径为（15.30 ± 2.47）mm（右）和（15.31 ± 2.47）mm（左）。

2. 舌下腺后部

相当于舌体横断面水平获得舌下腺后部横切面图，该切面上舌下腺呈梭形或月牙形稍高回声区。该切面上，右侧舌下腺后部横径约为（4.65 ± 0.78）mm，厚径为（5.41 ± 1.38）mm。左侧舌下腺后部横径为（4.93 ± 1.11）mm，厚径约为（5.60 ± 1.54）mm。

3. 舌下腺内侧纵切面图

取颈部白线两侧、颏舌骨肌外缘水平获得舌下腺内侧纵切面图。此切面舌下腺呈类三角形高回声区，可见舌下腺动静脉主干并行排列穿越其中，舌下腺动脉位于内上方，舌下腺静脉位于其外下方，舌下腺动脉主干呈黄色血流束，舌下腺静脉主干呈红色或蓝色血流束。纵切面上连续扫查可见舌下腺动静脉在舌下腺前端与颏下动静脉的分支相延续，在舌下腺的后端与舌深动静脉的分支相延续。

4. 舌下腺外侧纵切面图

由舌下腺内侧纵切面声束稍向外侧移动探头即可得舌下腺外侧纵切面图。该切面舌下腺呈梭形或长条状稍高回声区，可见舌下腺动静脉的小分支伸入腺实质内。其后下方隔着下颌舌骨肌与同侧下颌下腺相毗邻。左侧颌下腺平均长径为（27.43 ± 5.07）mm，右侧舌下腺平均长径（28.07 ± 4.38）mm。

5. 舌下腺动、静脉频谱特征

取舌下腺纵切面测舌下腺血流频谱。动脉频

谱波形收缩期出现高峰，舒张期呈斜波形下降至舒张末期。收缩期波峰加速肢近直线上升，减速肢斜率增大，动脉主干减速肢出现顿挫切迹。舌下腺静脉主干常呈起伏波形血流，而主干发出的细小分支常呈连续性低速血流。福建医科大学附属第一医院227例舌下腺超声测值提示，随着年龄的增长，动脉频谱波形出现舒张末期血流速度下降、阻力指数上升的趋势，但无统计学意义。

三、喉

1.声门上区

舌骨水平横断面见舌骨断面呈弧形带状回声，其后方组织受舌骨声影遮盖。

横切面（图7-3-5A）会厌软骨（↑）呈"一"形，其前方高回声区（★）为会厌前间隙。纵切面（图7-3-5B）会厌软骨呈"细带"样（↑），

由前下向后上倾斜，上缘游离，位于舌骨水平上方的部分超声不能显示；其前方会厌前间隙（★）类似一个底边在左侧的三角形（图标"上"为头侧，"下"为足侧）。箭头示舌骨，其后方伴声影。

甲状软骨：甲状软骨由左右对称的四方形软骨板组成。横断面表现为盾形（图7-3-6）低回声结构、纵断面呈"一"字形低回声结构；其内、外侧软骨膜呈线样高回声。

室带（图7-3-6）：室带位于声带上方，为对称的类三角形结构，高回声，前端于甲状软骨板交角的内侧面，后端止于杓状软骨前外内侧面的上部。

喉室（图7-3-7）：是室带及声带之间的空隙，还向外、向上延伸。在超声横断面表现为声带或室带的内缘出现缺口；有时纵切面也可显示，表现为室带及声带之间的气体强回声。

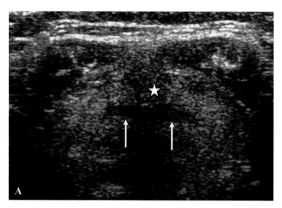
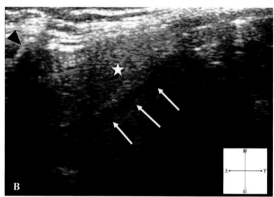

图7-3-5　会厌软骨及会厌前间隙声像图
A.横切面；B.纵切面

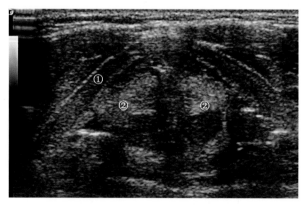

图7-3-6　室带水平横断面超声图
①为甲状软骨板；②为高回声室带

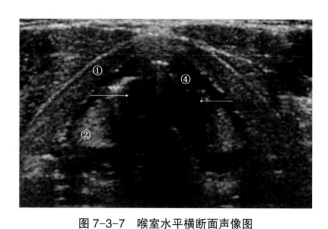

图7-3-7　喉室水平横断面声像图
该层面为室带和声带间的空隙，表现为声带或室带的内缘出现缺口（↑），①为甲状软骨板，②为高回声室带，④为低回声声带

2. 声门区

声带：横断面为对称的低回声三角形结构，声带游离缘为高回声，代表声带游离缘与喉内气体的交界面（图7-3-8）。双侧声带活动对称，吸气时外展，声门裂呈等腰三角形，呼气时声带内收，声门裂变小，发声时可见双侧声带游离缘-气体交界面随声带振动产生栅栏状伪影，声门闭合紧密。此外，对声带运动的动态图像进行逐帧分析，选取声带最大外展时的一帧图像，在医学影像工作站上测量声带前联合至双侧杓状软骨声带突连线之间的夹角，可获得最大声门角。

杓状软骨：杓状软骨外形如三棱锥体，分为两部、两面，上方为尖部，下方为底部。超声横断面（图7-3-8A）显示杓状软骨底部呈镰刀形，极低回声，前内侧的突起为声带突，为声韧带和声带肌后端的附着处；底部后外侧的突起为肌突，是环杓后肌和环杓侧肌附着处。纵断面（图7-3-9）显示杓状软骨为不规则三角形，极低回声。杓状软骨前外侧面略显凸凹不平，高回声的室带附着在上部分，低回声的声带附着在下部分；杓状软骨后面主要有横肌附着。杓状软骨回声低于甲状软骨回声和声带回声。

喉旁间隙：主要在横断面显示，位于甲状软骨板和甲杓肌之间扁窄的间隙，超声上为对称的细带状高回声（图7-3-8A）。

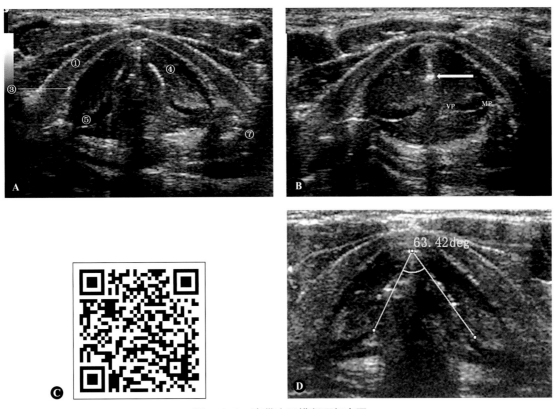

图7-3-8 声带水平横断面超声图

横断面声带显示为对称的低回声三角形结构，声带游离缘为高回声，代表声带游离缘与喉内气体的交界面。杓状软骨底部呈极低回声，镰刀形，前内侧的突起为声带突（VP），后外侧的突起为肌突（MP）。喉旁间隙主要在横断面显示，位于甲状软骨板和甲杓肌之间扁窄的间隙，超声上为对称的细带状高回声。A. 外展状态；B. 发音状态，强回音为声门裂残余气体（↑）；C. 动态图；D. 正常儿童最大声门角，测量值约63°。①甲状软骨板；③箭示喉旁间隙；④声带；⑤杓状软骨；⑦梨状窝

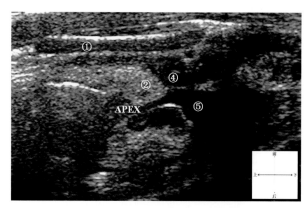

图7-3-9　杓状软骨纵切面超声图

杓状软骨为不规则三角形低回声结构；①甲状软骨板，②室带，④声带，⑤杓状软骨（APEX 为尖部）

3. 环状软骨弓水平声门下区横切面图

环状软骨：形似戒指，前部的环状软骨弓细窄，后部环状软骨板较宽，类长方形。超声上与甲状软骨回声相似为低回声，横断面显示为"n"形，纵切面显示环状软骨板长方形。

声门下喉气道：为气体高回声。

在超声上，杓肌近中线部分受声门裂气体的影响不能显示，但是当声门裂闭合时其显示会因气体减少有所改善。环状软骨板后部也一样因气体显示不清（图7-3-10）。

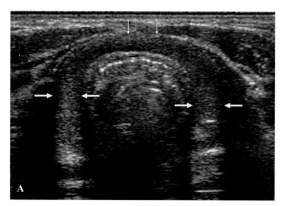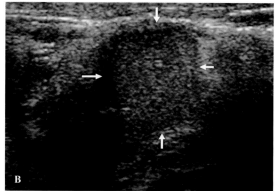

图7-3-10　环状软骨超声图

A.环状软骨弓水平横断面，显示为"n"形，声门下喉气道为气体高回声；↑：环状软骨弓；B.纵切面，显示环状软骨板长方形；↑：环状软骨板

第四节　病理声像图

一、舌癌

【相关临床】

舌癌（carcinoma of tongue）是常见的口腔恶性肿瘤，好发年龄多在40～60岁，主要是鳞状细胞癌，常发生在舌前2/3与舌后1/3交界处的侧缘，大体病理可分为外突型和溃疡浸润型，以溃疡浸润型为主。一般恶性度较高，生长快、浸润性强、转移早。临床上舌前方的舌癌，常表现为无痛肿物，舌后方肿物往往不可见，而自觉疼痛。早期多为疼痛及舌功能障碍，晚期疼痛剧烈。

【超声特点】

1. 原发性舌癌的二维超声显像特征

声像表现依瘤体大小不同及病变类型不同而异。T1 期病灶声像图上表现为境界清晰、内部回声尚均匀的低回声结节；T2 期以后病灶声像图多表现为边缘不光滑，形态欠规则、回声欠均匀的低回声团块；瘤体跨越舌中线者，声像图上舌中隔线连续中断或消失；溃疡型病灶，声像图上溃疡面呈高或强回声光点、光斑，受侵处口底舌外肌声像失常，舌活动度亦受限。

2. 原发性舌癌的彩色多普勒超声特征

原发性舌癌多为富血供型病灶，瘤体彩色血流图显示率可达87.1%。依彩色血流信号丰富程度可分为四型：①无血供型：病灶区未检出彩色血流信号，多见于 T1 期肿瘤或化疗后患者；②少血供型：病灶区周边无彩色血流信号，仅内部见星点状、短线状彩色血流信号；③富血供型：病灶周边及内部均见线状、弧状彩色血流信号；④彩球型：病灶区血供频谱多普勒以动脉型为主，兼有少量静脉型频谱。T2 期以上病例多伴有患侧舌深动脉管径增大，血流速度加大，搏动指数与阻力指数明显下降。

3.舌癌切除术后声像图

术后舌声像图改变随不同术式而异。仅行过单纯舌部分切除术者，图像表现为切除部分舌回声缺如，舌两侧不对称，形态不规则；行舌癌切除加肌皮瓣修补术者，肌皮瓣横切图呈偏低回声团块，纵切图则见清晰的平行的肌纹理声像；行下颌骨方块切骨术者，声像表现为局部骨皮质连续性中断；术后淋巴结转移灶，肿大的淋巴结内回声不均，可见不规则无回声区。

4.临近组织恶性肿瘤侵犯舌部的声像特征

主要见于扁桃体癌或声门上区喉癌侵犯舌根。此时见声门上区病灶范围跨越舌骨上缘，舌根受侵部位出现低回声区。

【诊断要点】

1.舌乳头状瘤

本病属癌前病变，大体病理多为外突性肿瘤，其表面形成乳头状突起，病灶区超声表现为低回声结节，多向舌表面突出，单凭声像图表现难以鉴别舌癌与舌乳头状瘤，确诊还需靠病理。

2.舌甲状腺

舌甲状腺即发生于舌根部的异位甲状腺，占甲状腺异位的 50% ～ 90%。临床表现在舌根部、中线处有高起的瘤样结节，有的外突、有的深在。全部性异位的舌甲状腺结节直径为 2 ～ 3 cm，其颈部正常部位甲状腺组织缺如，部分性异位的舌甲状腺结节体积小。全部性异位的舌甲状腺患者，其舌异位甲状腺声像多表现为舌根部等回声或稍强回声圆形结节，体积较大，境界清晰，边缘光滑，此型舌甲状腺容易诊断。但遇到部分性异位

患者在正常部位可检出正常甲状腺组织，且舌异位甲状腺一般体积较小、回声偏低、边缘不光滑，类似舌癌声像，此时鉴别困难，需靠放射性核素扫描或手术病理确诊。

3.舌炎性肉芽肿

炎性肉芽肿是一种特殊类型的慢性增生性炎症，可分为感染性肉芽肿和异位肉芽肿。后者多有舌异物刺伤史，因异位存留，长期反复刺激及感染，使巨噬细胞及其演化的细胞呈局限性浸润和增生而形成境界清楚的结节状病灶。临床表现为舌部疼痛性结节。病灶区超声表现为低回声结节，结节近中央区异位呈高回声，其形态依刺入物不同而异。病灶区彩色血流较丰富，多普勒频谱检出动、静脉血流频谱。舌炎性肉芽肿病灶的超声诊断，仅凭其声像表现与舌癌病灶难以鉴别，但若能追问到其明确的舌外伤史并找到病灶内相应异位的声像，则可在术前给出正确提示。

【临床意义】

以往舌癌诊断主要是依靠临床检查及 CT、MRI 检查，确诊需靠病理。临床检查方法方便、直观，但对病变范围及深度判断不够准确。CT、MRI 检查可提供病变的大小、形态、范围等情况，但 CT 检查因其扫查切面单一，对软组织显示较差，且易受舌的非随意动作和下颌骨影响，图像上舌组织显示不理想，诊断价值受限。MRI 是目前舌癌最佳的辅助检查方法，但费用昂贵，且设备不易普及。应用高频超声经皮舌骨上区检查舌部，能清晰显示舌肌口底重要结构，能发现 0.5 cm 以上的病灶。舌癌 T 分期诊断准确率可达 93.5%。舌癌的确诊需依靠病理，超声对舌癌诊断的价值主要表现在及早发现病灶，术前准确提供病变部位、大小、侵犯深度和范围，是否跨越舌中线及淋巴结转移情况，提高舌癌术前分期诊断的准确率，这对临床术前决定治疗方案具有重要参考价值。另外，术后应用超声进行随访妇产，可了解移植肌皮瓣情况，鉴别瘢痕与复发病灶，技术发现复发病灶与淋巴结转移灶。

二、舌下腺疾病

（一）舌下腺良性肿大

【相关临床】

舌下腺良性肿大（sialadenosis）又称舌下腺肿大症或舌下腺退行性肿大，是一种非肿瘤、非炎症性、慢性、再发性、无痛性肿大的涎腺疾病。本病的确切病因尚不清楚。根据其相伴的疾病，可分为三种类型：内分泌紊乱性、营养不良性和神经性舌下腺良性肿大。其基本病理变化腺泡细胞体积明显增大，细胞核被推挤至细胞的基底侧，胞质内可见 PAS 阳性的酶原颗粒。临床表现为舌下腺逐渐肿大，持续多年，肿胀反复发作而无痛，时大时小但不会完全消除；触诊柔软并均匀一致，病程较久者稍硬韧，但无肿块，亦无压痛；导管口无红肿，挤压患侧腺体仍有清亮液体分泌。

【超声特点】

超声声像图表现为腺体弥漫性肿大，回声均匀，无局灶性病变回声，血管走向分布亦未见明显异常。短期（18 个月）超声随访复查声像变化不大。

【诊断要点】

舌下腺良性肥大有时需要与舍格林综合征相鉴别，但后者除了舌下腺腺体肿大外，常伴有眼干不适或类风湿关节炎症状。

【临床意义】

发现舌下腺良性肥大者要建议其进一步寻找内分泌紊乱、营养不良和自主神经功能紊乱等致病原因。

（二）急性舌下腺炎

【相关临床】

舌下腺急性炎（acute sublinguitis）症可因逆行感染、血源传播或导管狭窄或异物、结石阻塞所致。急性舌下腺炎的病理表现为舌下腺腺泡减少甚至消失，腺导管增生，腺管扩张、腺管内充满众多炎性细胞。当炎症进一步进展时，脱落的导管上皮细胞和分泌物内的细菌、脓细胞可以形成小脓肿，或几个小脓肿合成一个大脓肿；临床出现局部肿痛、触痛、发热、白细胞升高等症状。

【超声特点】

急性舌下腺炎声像图表现为腺体明显肿大，实质回声不均，腺体血流信号增多，有时腺实质内可见低回声区。脓肿形成则表现为单房厚壁混合性结节或厚薄不均分隔带、蜂窝状无回声区，无回声区内透声性差，实性回声区内可见较丰富彩色血流信号。急性舌下腺炎常伴同侧下颌下腺炎症及导管开口处结石，重者多伴有周边淋巴结肿大。

【诊断要点】

脓肿形成前的病灶声像图与腺样囊性癌不易鉴别。但二者的临床及实验室资料有助于鉴别。

【临床意义】

疑为舌下腺急性炎症者禁忌造影与穿刺操作。

（三）慢性舌下腺炎

【相关临床】

慢性舌下腺炎主要因导管狭窄或异物、结石阻塞继发感染所致。病理切片可见导管内及周围均有淋巴细胞及浆细胞浸润，有的形成淋巴滤泡，有的滤泡消失为增生的纤维组织所替代，小叶内导管上皮增生，有时呈鳞状化生。临床表现主要是舌下腺局部肿大、酸胀感，进食时加重。

【超声特点】

慢性舌下腺炎超声声像图上表现为舌下腺实质回声增粗不均，有时可见小结石点状强回声。伴黏液囊肿形成者并可出现低回声结节。

【诊断要点】

有时需与舍吉林综合征相鉴别，后者常伴有眼干不适或类风湿关节炎症状。

（四）舌下腺囊肿

【相关临床】

舌下腺囊肿（sublingual gland cyst）为舌下腺导管堵塞涎腺潴留所形成的囊肿。目前认为导管远端部分堵塞后扩张和导管破裂黏液外漏入周围组织间隙是形成囊肿的主要因素。舌下腺囊肿最常见于青少年，临床上可分为单纯型、口外型和哑铃型三种类型。单纯型占舌下腺囊肿的大多数，囊肿位于下颌舌骨肌以上的舌下区，紧贴口底黏膜，扪之柔软有波动感。口外型舌下腺囊肿主要位于颌下区，此型在临床上易误诊下颌下腺囊肿。哑铃型舌下腺囊肿为上述两种类型的混合，即在口内舌下区及口外颌下区均可见囊性肿物。较大的囊肿可将舌抬起，状似"重舌"。囊肿发展很大时，可引起吞咽、语言及呼吸困难。

【超声特点】

单纯型舌下腺囊肿具有典型的囊肿超声声像特征：圆形无回声区，境界清楚，内透声性好，后方回声增强，内部无血流信号；哑铃型舌下腺囊肿声像表现为病灶无回声区位于口内舌下腺区并向口外颌下区延伸。囊肿旁的舌下腺腺体回声常因有慢性炎症的存在而呈现增强、增粗声像改变；当腺体炎症严重时，部分区域可见出血灶和导管扩张。

【诊断要点】

应与下颌下腺囊肿、口底部血管瘤、淋巴管瘤、皮样囊肿鉴别。

（五）舌下腺腺样囊性癌

【相关临床】

舌下腺很少发生实性肿瘤，一旦发生，90%是腺样囊性癌（adenoid cystic carcinoma of sublingual gland）。浸润性极强是腺样囊性癌的显著特点，转移部位以肺脏最常见，也可发生于肝脏和骨骼。可在患者就诊时即有转移，但多数是在原发灶手术之后。腺样囊性癌可发生于任何年龄，多数病例为中年以上。临床突出的症状是肿块疼痛，疼痛可为自发性，也可为触发性，有仅限于局部，可有放射到头颈部其他部位者。临床检查肿瘤大小不等，形态不规则，质地较硬，可有明显触痛。

【超声特点】

舌下腺腺样囊性癌声像图表现为腺体体积增大，病灶呈低回声结节，形态不规则，边缘均不光滑，可见伪足状突起，内部回声不均匀，实质回声区有丰富彩色血流信号，表现出典型的恶性肿瘤声像特征。

【诊断要点】

需与舌下腺其他恶性肿瘤及舌下腺炎症、多形性腺瘤等鉴别。明确诊断依靠手术病理诊断。

【临床意义】

经皮舌骨上区舌下腺超声检查法能早期发现舌下腺腺样囊性癌病灶，并能准确提供病灶部位、病变大小、物理性质、中部结构毗邻关系、恶性病变侵犯程度及周围淋巴结转移情况等信息。

三、喉疾病

（一）喉先天性疾病

1. 喉软骨软化

【相关临床】

喉软骨软化（laryngomalacia）又称喉软化症，常发生于出生后不久，以吸气时声门上组织脱垂至喉腔，产生吸气性喉喘鸣和上呼吸道梗阻为主要特点，是引起新生儿喉喘鸣最常见的原因，占新生儿先天性喉喘鸣45%～75%。

喉镜检查可见会厌软骨两侧边缘向内卷曲，两侧杓会厌襞相接近而致喉腔窄小。

【超声特点】

超声检查难以发现特异性表现，难以显示声门上喉软组织的脱垂、会厌软骨卷曲，以及吸气时喉腔的窄小。

【临床意义】

尽管超声难以直观显示小儿声门上喉软组织的脱垂及会厌软骨卷曲，但超声可快速除外声带麻痹及喉占位性病变，如喉囊肿，有助于临床快速判断喉喘鸣的病因，减少误诊。

2. 声带麻痹

声带麻痹（vocal fold paralysis）也称喉神经麻痹，声带失去神经支配，迷走神经或喉上神经、喉返神经损伤均可导致。根据神经损伤的部位和程度不同，可分为喉上神经麻痹、喉返神经麻痹和混合性神经麻痹；单侧麻痹或双侧麻痹、完全性麻痹或不完全性麻痹。先天性声带麻痹多伴中枢神经系统疾病、先天性心脏病等。声带麻痹占婴幼儿喉喘鸣病因的第二位。

【相关临床】

小儿先天性单侧声带麻痹，表现为患儿哭声弱、喉喘鸣甚至呼吸困难；小儿双侧声带麻痹可引起呼吸窘迫，但哭声和发声可以正常。单侧声带麻痹通常不需要治疗，48%～62%可以自愈，必须选择手术治疗者也应在观察6～12个月后进行，但应避免过度损伤以免影响喉部发育。双侧声带麻痹危险性高，必要时需气管切开以缓解呼吸困难。

【超声特点】

I 单侧声带麻痹（图7-4-1）

超声实时显示受累声带活动度消失或减弱，固定于正中位或旁正中位；有时健侧声带代偿性过度内收，越过中线，导致声门裂向患侧偏移；声门结构不对称，发音状态下，大多声门关闭不全，

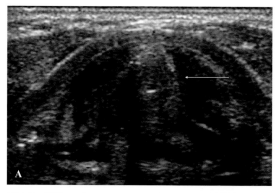
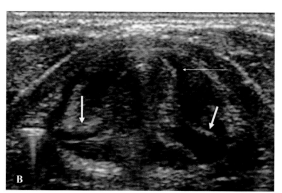
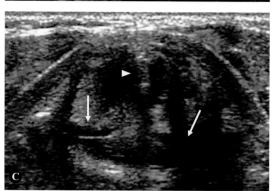

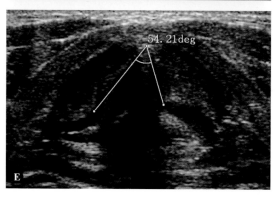

图7-4-1 左侧声带麻痹超声图
A.最大外展状态（↑）；B.呼气状态，声门结构不对称（↑）；C.发音状态，声门关闭不全，留有缝隙，超声上表现为气体强回声（▲）；D.实时显示左侧声带固定，内收及外展活动度均消失（动态图）；E.最大声门角，约54°

留有缝隙，超声上表现为气体强回声；最大声门角平均值为42°，而正常儿童平均值则为61°。

Ⅱ双侧声带麻痹（图7-4-2）

双侧声带通常位于中线位或旁正中位，外展及内收不能或受限，声带紧密并列或留有小缝隙。

图7-4-2　实时显示双侧声带外展及内收活动均消失，声带紧密并列（动态图）

【临床意义】

超声可以实时显示声带，对于声带运动不良判断准确可靠。最大声门角的测量，是超声检查对单侧声带麻痹定量诊断的一种尝试。

3. 先天性喉囊肿

【相关临床】

先天性喉囊肿（congenital laryngeal cyst）约占先天性喉部发育异常的2%，占新生儿的1.82/10⁵。主要是由于喉室小囊的阻塞和闭锁所致。喉囊肿多发生在声门区及声门上区，大多数位于喉旁间隙，或杓会厌皱襞内。喉囊肿可以向正面穿过甲舌膜，向下直接通过弹性圆锥、脱垂至环甲膜，向两侧可穿过甲状软骨扩展延伸至气管旁。临床症状依囊肿的位置、大小不同，可出现喉异物感、声嘶、喘鸣或呼吸困难。

【超声特点】

相应部位囊性肿物，边界清晰，透声好，彩色多普勒显示其内无血流信号。临近喉内结构受压向健侧偏移，有时患侧声带受压运动不良。

【临床意义】

超声对囊性肿物诊断相对特异。对于不能配合喉镜检查的婴儿，超声也可以快速明确有无喉囊肿的存在、测量病变大小，并可清晰显示病变的边界，判断与周围组织的关系（图7-4-3）。

4. 先天性喉蹼

【相关临床】

喉腔内有一膜状物，气道受阻。先天性喉蹼（congenital laryngeal web）发病率占喉先天性疾病的10%。喉蹼可以发生在喉腔的任何平面，分声门上、声门及声门下三型，声门型最常见，绝大多数位于前部。喉蹼较大者可出现声音嘶哑、哭声微弱和"三凹征"、发绀，甚至窒息、死亡。较小者也可无明显症状。

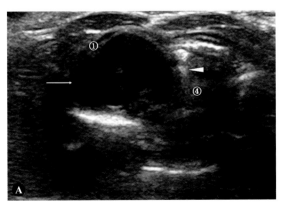
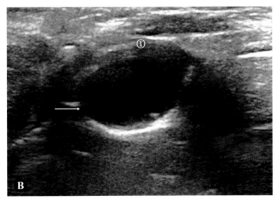

图7-4-3　喉囊肿超声图

A.右侧喉旁间隙囊性肿物（箭），边界清晰，透声好，1.9 cm × 1.5 cm × 1.0 cm，范围主要位于声门及声门上；B.彩色多普勒显示其内无血流信号。临近喉内结构受压向健侧偏移，有时患侧声带受压运动不良；①为右侧甲状软骨板，受压膨隆；④为声带，箭头示发音时声带振动产生的"栅栏"样伪强伪影

【超声特点】

声带前联合软组织增厚（超过 2 mm），呈"蹼"样低回声，后方游离缘与气体交界面为高回声。

【临床意义】

超声可以显示声门层面的喉蹼，有时还可在纵断面显示膜样组织的厚度，显示其声门下延伸的范围，为临床手术治疗提供更多信息（图7-4-4）。

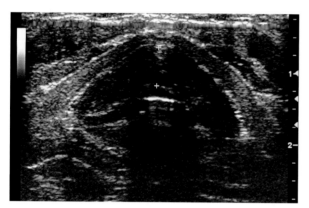

图 7-4-4　声门型喉蹼声带前联合增厚，蹼样低回声组织厚约 0.5 cm，后方游离缘与气体交界面为高回声

5. 先天性声门下血管瘤

【相关临床】

先天性声门下血管瘤（congenital subglottic hemangioma）占儿童先天性喉部异常的 1.5%。患儿出生后一个月内罕有症状，生后 1 ～ 2 个月血管瘤增生加速，出现吸气性喉喘鸣、咳嗽、哭声弱、吞咽困难，呼吸困难轻重不等，多伴其他部位如皮肤、口腔的血管瘤。可在随后的 5 ～ 8 年内逐渐消退。女性多于男性，为 2 : 1。可表现为声嘶、咽异物感，吞咽困难等。

【超声特点】

先天性声门下血管瘤表现为声门下低回声肿物，声门下喉气道变窄，表现为肿物周边不规则气体强回声，其后方的环状软骨后板可部分显示（图7-4-5）。

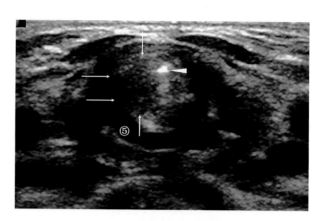

图 7-4-5　先天性声门下血管瘤声像图

箭示声门下低回声肿物，类圆形，0.4 cm × 0.3 cm；箭头示声门下喉气道残余气体强回声，其后方的部分环状软骨后板（⑤）得益于"肿物透声窗"而显示

【诊断要点】

超声上需与其他声门下占位性病变如囊肿相鉴别。

6. 先天性喉软骨畸形

【相关临床】

主要包括会厌软骨畸形、甲状软骨畸形和环状软骨畸形。有的可导致吸气性喉喘鸣和呼吸困难。

【超声特点】

儿童的甲状软骨、环状软骨在超声图像上可清晰显示，可以相应发现喉软骨的异常表现。

（二）声带良性增生性病变

1. 声带小结与声带息肉

【相关临床】

声带小结是由于发音不当，两侧声带游离缘的前、中 1/3 交界处声带撞击摩擦过度，黏膜局部肥厚增生，久之形成两侧对称的小结。声带息肉（vocal fold polyp）是声带固有层浅层的局限性病变，多位于声带游离缘前中 1/3 交界处。声带息肉是引起儿童声音嘶哑的主要病因，可见于

17% ～ 30% 的学龄儿童。

【超声特点】

声带小结可表现为双侧声带膜部前、中 1/3 交界处游离缘对称性点状高回声，但不特异（图 7-4-6）。

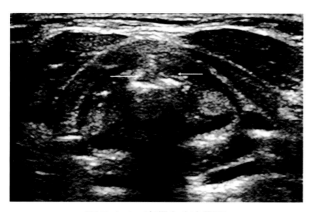

图 7-4-6 声带息肉声像图
双侧声带前、中 1/3 交界处见低回声结节，周边伴"彗星尾"状强回声（↑）

声带息肉表现为单侧或双侧声带前、中 1/3 交界处见"彗星尾"状强回声，仔细辨认可见低回声结节，CDFI：较大者可见血流信号。

2. 声带囊肿

【相关临床】

声带囊肿（vocal fold cyst）为发生在声带内的囊肿，多见于成人。多为单侧，位于声带中部。主要症状是声音嘶哑，发音易疲劳。

【超声特点】

超声表现为声带相应部位无 – 低回声结节，边界可见，无血流信号（图 7-4-7）。

【诊断要点】

声带囊肿与声带息肉及其他声带占位性病变相鉴别。其他声带肿物有时可探及彩色血流信号。

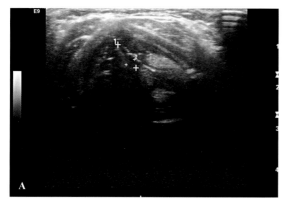

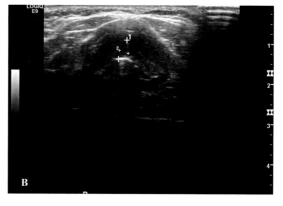

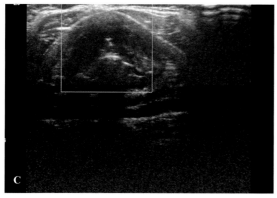

图 7-4-7 声带囊肿声像图
双侧声带中部无 – 低回声结节，边界可见，无血流信号。A. 左侧；B. 右侧；C. 彩色多普勒图

（三）成人声带麻痹

【相关临床】

声带麻痹也称为喉神经麻痹，继发于迷走神经或喉上神经、喉返神经损伤，主要表现为发音、吞咽或呼吸功能障碍，可分为单侧或双侧、完全或不完全麻痹。

【超声特点】

受累声带运动减低或消失，声门结构不对称，与先天性声带麻痹表现相似。

【临床意义】

目前自体脂肪声带注射已广泛应用于单侧声带麻痹而导致的声门闭合不全以改善发声。超声可观察并测量注入的喉旁间隙的自体脂肪组织的体积，后期还可多次复查，以观察疗效（图7-4-8）。

（四）婴幼儿声门下狭窄

【相关临床】

正常婴幼儿声门下腔直径为 5.5 ～ 6.0 mm。儿童声门下狭窄（subglottic stenosis）（声门下腔直径小于 4.0 mm）分为先天性及后天获得性两种，先天性声门下狭窄约占喉部畸形的 15.0%，多由于发育异常、声门下腔狭小而致气道阻塞。先天性声门下狭窄多为弹性圆锥病变，一侧或双侧声门下腔壁病变。但也有环状软骨畸形所致。后天获得性主要由气管插管后瘢痕修复形成，插管后声门下狭窄发生率为 0.9% ～ 24.5%。出生后呼吸有响声，但哭声正常。呼吸困难程度则根据气道狭窄程度不同而异。患儿反复呼吸道感染，易误诊为急性喉气管支气管炎。

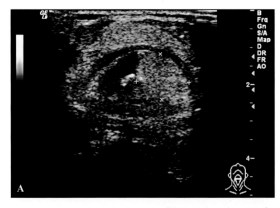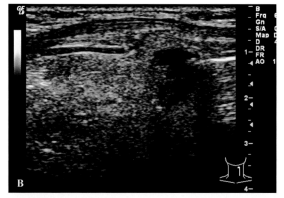

图 7-4-8　女，41 岁，声带麻痹脂肪注入术后
A. 左侧声带麻痹后自体脂肪注入术后，左侧喉旁间隙见偏强回声，范围约 1.4 cm×1.5 cm×1.2 cm；B. 左侧声带受压向右侧移位

【超声特点】

超声表现为声门下软组织增厚呈中低回声，喉气道内不规则气体强回声，其后方的环状软骨后板可部分显示。

【诊断要点】

超声上需与声门下占位性病变、环状软骨畸形相鉴别。

【临床意义】

超声除了能够观察病变本身（即新生膜组织）和声门下气体强回声变化以外，还有望能够测量剩余管腔内径，以便能够更准确地指导最适合气管导管型号的选择从而降低二次插管率。

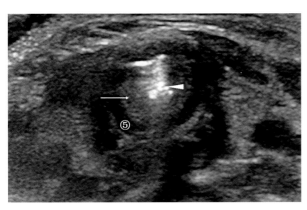

图 7-4-9 男，4 月 27 天，因肺炎 2 个月前行气管插管，喉镜发现声门下有膜组织形成

低回声（箭）即为膜组织回声，高回声（箭头）为声门下腔残余气体。其后方的部分环状软骨后板（⑤）得益于"膜组织透声窗"而显示

（五）喉良性肿瘤

1. 喉乳头状瘤

【相关临床】

喉乳头状瘤（laryngeal papilloma）是喉部常见的良性肿瘤，约占喉部良性肿瘤的 70%。病理可分为幼年型和成年型两种。幼年型多在出生后

6 个月至 5 岁发病，常为多发性，在青春期后可自然消失。成年型多在 20 岁以后发病（平均年龄为 50 岁），多为单发性，有癌变倾向。喉乳头状瘤表面高低不平如"菜花"状，常发生在声带前端、喉前联合处及喉室带。临床常见症状为声音嘶哑或失声。肿瘤较大者可发生呼吸困难及喘鸣。

【超声特点】

较小的病变均呈多发、大小不等的高回声，血流信号不明显。较大结节（> 0.3 cm）表现为低回声，有的结节内可探及丰富血流（图 7-4-10）。

2. 幼年性黄色肉芽肿

【相关临床】

幼年性黄色肉芽肿（juvenile xanthogranuloma）是非朗罕氏组织细胞增生症中最常见的疾病，常常表现为单发皮肤病变并多在出生后一年内出现。幼年性黄色肉芽肿的皮肤外病变少见，最常受累的部位为眼部，极少发生于喉部。Touton 巨细胞是幼年性黄色肉芽肿的特征性表现。喉气道受阻后表现为喉喘鸣、呼吸困难。

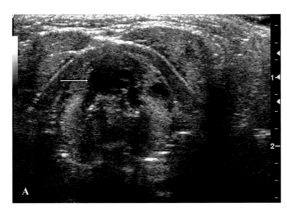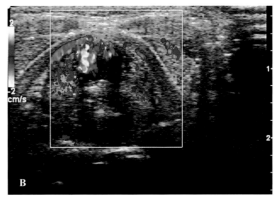

图 7-4-10 男，6 岁，喉乳头状瘤多次治疗并多次复发，声嘶
A. 病变多发，此低回声结节（↑）位于喉前联合处，大小约 0.4 cm × 0.3 cm；B. 其内血流略丰富

【超声特点】

均匀低回声肿物，边界清晰内部未见血流。声带可受压而致运动消失（图 7-4-11）。

3. 节细胞神经瘤

节细胞神经瘤（ganglion cell neuroma）是发生在周围神经组织的含有成熟神经元的良性肿

瘤，主要发生在自主神经系统，占周围神经肿瘤的 2% ～ 3%。可发生在任何年龄，以青年人、成人多见，无明显性别差异。好发于纵隔和后腹膜，也可发生于肾上腺、骨盆等处，发生于颈部者罕见。肿瘤境界清晰，分叶状，多有完整纤维包膜。镜下肿瘤由神经膜细胞和神经节细胞组成。

【相关临床】

呼吸困难，声音嘶哑。

【超声特点】

表现为低回声肿物，边界清晰，回声欠均匀。肿物内可探及血流信号（图 7-4-12）。

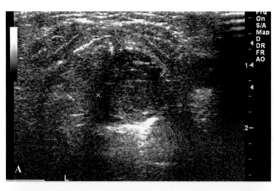

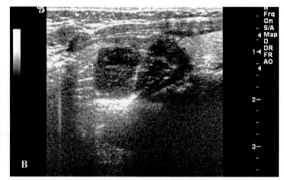

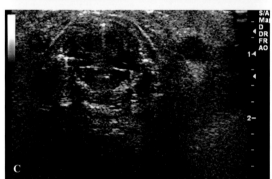

图 7-4-11　男，90 天，呼吸困难 40 天就诊。喉镜发现左侧喉部占位性病变

A. 超声显示病变大小约 1.0 cm×1.3 cm×1.1 cm，左侧室带高回声消失；B. 纵切面显示病变向上延伸至杓会厌襞水平；C. 双侧声带形态未见异常，左侧声带受压运动不良

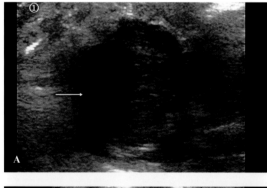

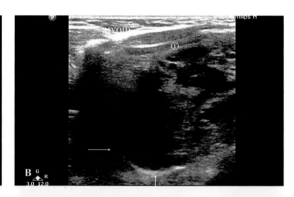

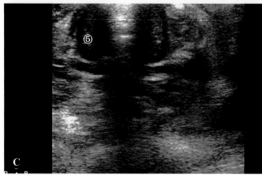

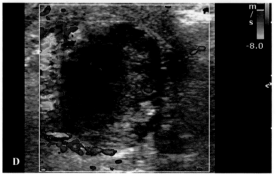

图 7-4-12　男，7 岁 6 个月，入睡打鼾、喘憋 6 个月

A. 超声上肿物（↑）位于左侧，横断面显示大小约 1.9 cm×2.3 cm；B. 纵切面显示肿物（↑）上缘达舌骨水平；C. 下缘在环状软骨弓水平稍上方；D. 彩色多普勒显示其内可见血流信号；①为甲状软骨板；⑤为环状软骨板；HYOID 为舌骨

（六）喉部结核

【相关临床】

喉结核（tuberculosis of the larynx）常继发于肺结核，病变多发生在喉的后壁、声带的软骨间部、会厌等处。早期黏膜浸润，黏膜突起可呈息肉样改变，随后浸润处逐渐形成溃疡，至晚期则有肉芽形成。若肉芽结节较大、较多时，因阻碍喉部血循环，还可发生喉水肿。此外，喉结核还可出现软骨膜及软骨炎。临床症状视病变部位及范围而定，一般早期可无自觉症状或出现发音易疲乏、无力、嘶哑，晚期可完全失音。如病变在软骨处，则可出现吞咽困难、疼痛。有时疼痛可放射至耳部，发生水肿及结核梗阻喉部者，可发生呼吸困难。

【超声特点】

病变主要位于喉的后区，一侧声带回声增粗，边缘不整呈锯齿状。声带振动现象消失，肉芽结节表现为回声强弱不均的低回声区，边缘不光滑。结节内可见较丰富的血流信号。

【诊断要点】

晚期喉结核形成肉芽肿后其声像表现酷似喉恶性肿瘤，两者不易鉴别。喉结核者多伴有肺结核。

（七）喉恶性肿瘤

【相关临床】

喉癌（laryngocarcinoma）是喉部最常见的恶性肿瘤，其中95%以上是鳞状细胞癌，约90%的喉癌发生在男性患者，高发年龄在55～65岁，常呈乳头状、菜花状结节，表面常见溃烂，周围组织有明显的炎性改变。分化差的喉癌常发生早期的广泛转移。喉癌早期症状为声嘶，晚期症状表现为声嘶明显甚至失声，吞咽疼痛常放射至耳部，逐渐出现呼吸困难、咳嗽、咯血、颈淋巴结肿大、内脏转移及恶病质。喉癌根据解剖部位分为声门上癌（位于舌骨下会厌、喉室带及喉室）、声门癌（位于声带、前及后连合）、声门下癌（声门下各壁）和贯声门癌（癌肿跨过喉室，已经侵犯其上下两或三个部位）。

【超声特点】

相应部位实性低回声肿物，边界欠清晰，形态不规整，肿块内部显示少量血流信号。受累声带可固定、运动消失。声门旁间隙受累表现为局部"细带"样高回声消失。甲状软骨受侵时，可表现内侧面皮质线样强回声连续性中断、缺损，局部甲状软骨板失去正常形态。肿物还可从两侧甲状软骨前缘直接向外侵犯（图7-4-13）。

【诊断要点】

喉癌需与喉结核、喉创伤性肉芽肿等相鉴别，结合病史不难做出诊断。

（八）下咽癌

【相关临床】

下咽癌（hypopharyngeal carcinoma）又称为喉咽癌，下咽与喉解剖关系密切，故一并讨论。下咽癌占头颈部恶性肿瘤的0.8%～2.5%。下咽分为梨状窝、咽后壁和环后区，发生于梨状窝最多，占60%～70%，其次为咽后壁占25%～30%，环后区占5%～10%。95%以上为鳞癌。好发年龄为50～70岁，男女比例约10∶1。早期可伴有咽异物感，晚期则出现咽痛、吞咽困难、呼吸困难、声嘶、呛咳等症状。

【超声特点】

低回声肿物，其内部或见气体强回声，形态不规则或规则，可见血流信号（图7-4-14）。

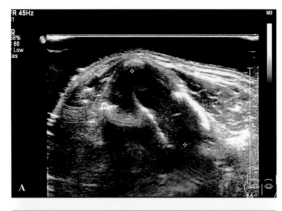
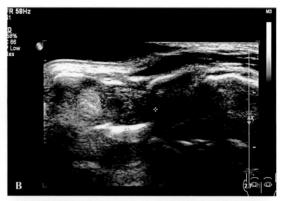
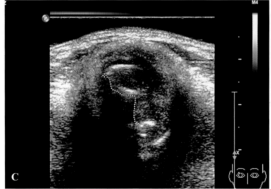
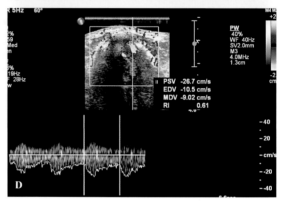

图 7-4-13　男，72 岁，持续声嘶，加重半年

A.～D. 左侧声带低回声肿物，累及声带全长，约 2.1 cm，前联合增厚，纵切面肿物范围 1.1 cm×0.7 cm，并向声门下延伸（虚线勾勒部分边界），临近喉旁间隙高回声消失、局部甲状软骨板回声减低，均被累及。该肿物内血流丰富，动脉频谱，RI=0.61。E. 示左侧声带固定

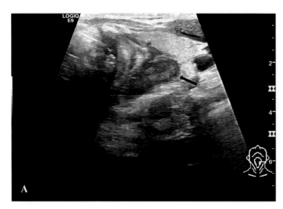
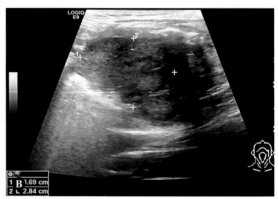

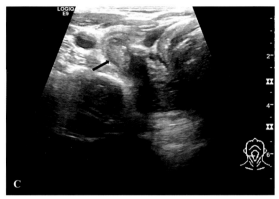

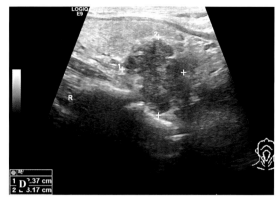

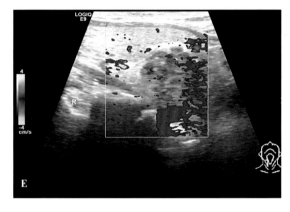

图 7-4-14　男，53 岁，咽痛、吞咽困难 3 个月

A. ～ E. 双侧梨状窝区低回声肿物（↑），左侧范围约 3.7 cm× 2.0 cm×2.8 cm，右侧范围约 2.4 cm×1.9 cm×3.2 cm，CDFI：内部可见血流。咽-食道移行处食道壁增厚、回声低、结构不清、被累及

喉部超声在喉部的应用逐渐开始增多，尤其是儿童患者。基于解剖学和生理学上的特点，儿童喉部疾病常会导致呼吸困难、急性喉梗阻，重则危及生命。然而婴幼儿主诉困难，且难以配合鼻咽纤维喉镜、CT 和 MRI 等检查，常常被误诊误治。

超声安全无创，对于儿童喉部结构的显示令人满意。尽管引起新生儿喉喘鸣最常见的原因——喉软骨软化在超声上缺乏特异性表现，但是超声检查对于其他导致喉喘鸣的病变有重要的作用。首先，超声对于小儿先天性声带麻痹定性诊断可靠，最大声门角可以提供一定的定量信息。

由于喉腔气体的影响，超声并不能显示所有部位（如杓会厌襞游离缘、后联合等）的喉占位性病变。但是，对于超声波能够到达的部位，其优越的软组织分辨力可以使得病变清晰显示。对于喉囊肿，可以定位准确并做出定性诊断。对于其他占位性病变，尽管不能定性诊断，但也可以显示病变范围，准确定位。

因此，对于因喉喘鸣就诊的婴幼儿，超声检查对于其喉部病变的意义，一是直接发现某些病变；二是快速除外某些病变。尤其是在患儿不能配合鼻咽炎纤维喉镜、CT 及 MRI 等检查的情况下，超声检查可以快速明确并除外引起气道梗阻的器质性病变，与鼻咽炎纤维喉镜、CT 及 MRI 等检查方法相得益彰，为临床提供等多诊断信息。

CT 和 MRI 对于喉癌和下咽癌的诊断有重要作用。以往超声影像在成人喉下咽区的临床应用少见，主要原因是因为甲状软骨的骨化，超声波难以穿透，再加上喉内气体的影响，使喉、下咽结构显示不满意。但是选择甲状软骨板未骨化区域作为声窗，有时也可以获得满意效果。超声对于喉旁间隙和甲状软骨板的受累可提供信息，此外，实时观察声带运动也有助于肿瘤的分期。超声造影检查或可对肿瘤的复发、疗效等提供信息。

参考文献

[1] Hamlet S L, Reid J M. Transmission of ultrasound through the larynx as a means of determining vocal-fold activity[J]. IEEE Trans Biomed Eng, 1972, 19(1): 34-37.

[2] Raghavendra B N, Horii S C, Reede D L, et al. Sonographic anatomy of the larynx, with particular reference to the vocal cords[J]. J Ultrasound Med, 1987, 6(5): 225-230.

[3] Rothberg R, Noyek A M, Freeman J L, et al. Thyroid cartilage imaging with diagnostic ultrasound. Correlative studies. Arch Otolaryngol Head Neck Surg, 1986, 112(5): 503-515.

[4] 朱尚勇，骆峰，刘若川，等．超声与CT在喉癌诊断中的对比分析[J]．中国超声医学杂志，2006，22（3）：180-182.

[5] Garel C, Legrand I, Elmaleh M, et al. Laryngeal ultrasonography in infants and children: anatomical correlation with fetal preparations[J]. Pediatr Radiol, 1990, 20(4): 241-244.

[6] Friedman E M. Role of ultrasound in the assessment of vocal cord function in infants and children[J]. Ann Otol Rhinol Laryngol, 1997, 106(3): 199-209.

[7] Shita L, Rypens F, Hassid S, et al. Sonographic demonstration of a congenital laryngeal cyst[J]. J Ultrasound Med, 1999, 18(9): 665-667.

[8] Breysem L, Goosens V, Vander Poorten V, et al. Vallecular cyst as a cause of congenital stridor: report of five patients[J]. Pediatr Radiol, 2009, 39(8): 828-831.

[9] Rossler L, Rothoeft T, Teig N, et al. Ultrasound and colour Doppler in infantile subglottic haemangioma[J]. Pediatr Radiol, 2011, 41(11): 1421-1428.

[10] Bryson P C, Leight W D, Zdanski C J, et al. High-resolution ultrasound in the evaluation of pediatric recurrent respiratory papillomatosis[J]. Arch Otolaryngol Head Neck Surg, 2009, 135(3): 250-253.

[11] Wang L M, Zhu Q, Ma T, et al. Value of ultrasonography in diagnosis of pediatric vocal fold paralysis[J]. Int J Pediatr Otorhinolaryngol, 2011, 75(9): 1186 ～ 1190.

（王丽梅　朱　强）

第八章　乳腺

第一节　解剖与生理

女性乳腺（breast）呈半球形，位于第 2～第 6 前肋浅筋膜的浅深二层之间，自胸骨旁线向外可达腋中线。由疏松结缔组织贴附于胸大肌和部分前锯肌表面。乳腺的表面中央有乳头，乳头周围色泽较深的区域称为乳晕。乳腺组织由 15～20 个腺叶构成，每个腺叶又可分为若干小叶，每一腺叶发出一输乳管，末端开口于乳头。乳腺腺叶与输乳管都以乳头为中心，呈放射状排列，脂肪与结缔组织充填于乳腺腺叶、输乳管之间。乳腺由浅入深依次为：皮肤、皮下组织、腺体层、腺体后组织。乳腺腺叶间结缔组织中有许多与皮肤垂直的纤维束，一端连于皮肤和浅筋膜浅层，一端连于浅筋膜深层，称乳腺悬韧带或库柏韧带（Cooper's ligament）。从组织学的角度来看，乳腺由主质和间质共同构成。主质包括乳腺导管系统和小叶；间质由脂肪、纤维结缔组织、血管、淋巴管、神经及平滑肌构成。乳腺小叶是构成乳腺的基本单位，由小叶内末梢导管、腺泡和小叶内间质组成。由末梢导管和小叶共同构成末梢导管小叶单位（terminal ductal-lobular unit，TDLU），此处是各种乳腺增生性病变及乳腺癌的主要发生部位。乳腺结构随着年龄、激素水平、生理情况变化而有所不同，在妊娠、哺乳期时乳腺小叶和导管高度增殖，而在绝经后腺体组织逐渐萎缩，代之以结缔组织。

第二节　仪器与方法

仪器：选择实时线阵高频探头，5.0～12.0 MHz 或 15.0 MHz 以上。

患者体位：让患者仰卧于检查床上，必要时，嘱患者左侧或右侧卧位，检查侧方或腋下病变。

检查方法：（1）自乳头开始做放射状检查，也就是按时钟的顺序，从 12 点钟起，顺时针方向从 1 点、2 点至 12 点进行扫查。（2）横切由上而下，自胸骨至腋前线，全面扫查整个乳腺，避免遗漏。

第三节　正常声像图

正常乳腺声像图显示：从浅层至深层，皮肤呈强回声带，2～3 mm；皮下浅筋膜及脂肪，为低回声区，散在分布；腺体层，厚约 1.0～1.5 cm，绝经后妇女腺体层萎缩，腺体层由腺叶，小叶，腺泡，导管及脂肪等间质组织构成，在腺体层与皮肤之间有库柏韧带（Cooper 韧带，与皮肤垂直的纤维束，一端连于皮肤和浅筋膜浅层；一端连于浅筋膜深层）；乳腺腺体后脂肪、胸大肌、肋骨及肋间组织（图 8-3-1，图 8-3-2）。

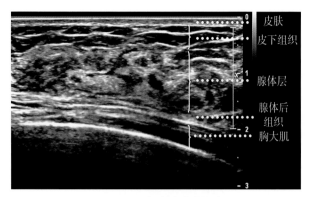

图 8-3-1　正常乳腺声像图
可见正常乳腺腺体组织

皮肤
皮下组织
腺体层
腺体后组织
胸大肌

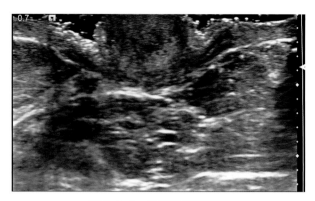

图 8-3-2　正常乳腺声像图
正常乳头图像

第四节　病理声像图

一、乳腺增生症

【相关临床】

乳腺增生症是最常见的乳腺疾病，好发年龄为 30～50 岁。本病的发生与内分泌紊乱有关，尤其是雌激素增高，引起乳腺的一系列增生性病变。本病的特点是有明显的周期性。病理表现为乳腺小叶呈增生或囊性增生，导管扩张，纤维组织增生等。

主要临床表现有两侧乳腺增大，胀痛，呈周期性加重。月经来潮前 3～4 天，症状加重，月经来潮后症状减轻或消失。可触及多个大小不等的质韧结节，多呈圆形或条索状。在病理组织学上，乳腺增生症是一组以乳腺主质和间质不同程度增生为主要表现的病变，表现为乳腺小导管增生、扩张形成囊腔，导管及腺泡周围纤维组织增生及淋巴细胞浸润。本病与精神因素有很大的关系，症状呈周期性改变是本病的特点。

【超声特点】

两侧乳房增大，腺体增厚，结构紊乱、低回声的小叶结构体积增大、数目增多。一般为双侧对称。如有囊性扩张，乳房内可见大小不等的无回声区（图 8-4-1，图 8-4-2）。CDFI：血流无特殊改变。

【诊断要点】

本病是一种卵巢功能失调引起的双侧乳房增生性疾病，年轻女性多见。体检时可发现乳房内有肿块，需要除外乳腺癌。如果超声显示，乳腺结构紊乱，并无占位病变，则诊断并不困难。当乳腺增生患者，应该仔细检查乳腺，避免遗漏早期微小乳腺癌。

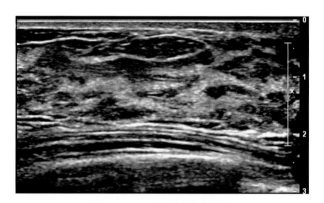

图 8-4-1　乳腺增生声像图
腺体增厚，小叶结构增大，但无肿物

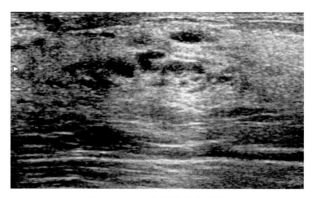

图 8-4-2　乳腺增生声像图
乳腺部分导管呈囊状扩张

二、乳腺纤维腺瘤

【相关临床】

乳腺纤维腺瘤（fibroadenoma of the breast）是由导管上皮和纤维组织两种成分增生而形成的。发病年龄以 20～40 岁多见，在女性发育旺盛的阶段，雌激素分泌亢进时，容易发生本病。

患者一般无症状，偶然发现乳腺内有一硬结，呈圆形及椭圆形或呈分叶状，表面光滑，质地中等，可活动。可单发，也可多发。病程长的纤维腺瘤可发生玻璃样变、黏液变性和钙化。

【超声特点】

①肿瘤形态规则，呈圆形或椭圆形，也有呈分叶状（图 8-4-3）。

②肿瘤呈低回声，回声均匀，有包膜，横径大于前后径，纵横比＜1。

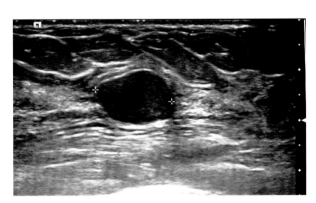

图 8-4-3　乳腺纤维腺瘤声像图
呈低回声，椭圆形，边界光滑，有包膜

③CDFI：较小的纤维腺瘤往往无彩色血流信号出现；较大的肿瘤周边及内部均可见彩色血流信号，呈环绕走行，可见少许点状或条状分布，走行及形态均规则（图 8-4-4）。

④频谱多普勒可测及低速动脉血流。

【诊断要点】

纤维腺瘤是乳腺良性肿瘤中很常见的一种。典型的纤维腺瘤的诊断并不困难，只要在年轻的妇女发现乳腺内实性结节，触之可以活动，光滑，

有韧性。超声显示圆形或椭圆形，低回声，边界清晰，有包膜，少血流，诊断本病并不困难。对于不典型的纤维腺瘤，应该与乳腺癌相鉴别。如果诊断有困难时，穿刺活检或切除仍然是最佳的选择。

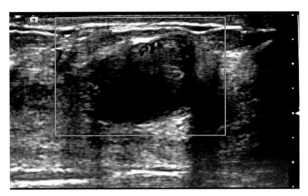

图 8-4-4　乳腺纤维腺瘤彩色多普勒超声图
呈椭圆形，有包膜，周边有点状血流信号

三、乳腺导管内乳头状瘤

【相关临床】

乳腺导管内乳头状瘤（intraductal papilloma of the breast）可分为位于乳晕区的中央型（大导管）乳头状瘤及起源于末梢导管小叶单位的外周型乳头状瘤。中央型乳头状瘤可发生于任何年龄，但大多见于 40～50 岁之间。

单侧乳头血性溢液是最常见的临床症状，少数病例可在乳晕区触及肿块。外周型乳头状瘤患者常无明显的临床症状，常因 X 线或超声检查而发现。

【超声特点】

显示导管扩张，或呈囊状扩张，导管内有乳头状肿物，CDFI 显示实性部分可见血流信号（图 8-4-5）。挤出分泌物脱落细胞检查找到瘤细胞对明确诊断有帮助。

【诊断要点】

本病如有典型的症状，并有分泌物进行检查，本病的诊断并不困难。但应与乳腺导管扩张症、

乳腺囊肿及导管内乳头状癌相鉴别。由于导管内乳头状瘤有时可合并有不典型增生或者导管内乳头状癌，病变变异大，因此如果术前怀疑此病，应及时进行完整的手术切除。如果患者高龄，既往手术切除后复发，病灶范围大，血流丰富，应该考虑恶性肿瘤的可能，及早进行手术切除，是最佳的治疗方案。

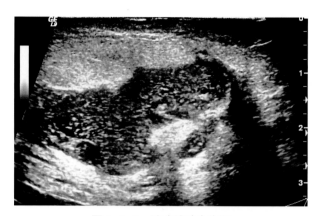

图 8-4-6　乳腺脓肿声像图

乳腺脓肿形成

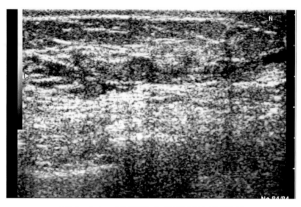

图 8-4-5　乳腺乳头状导管瘤声像图

女，80 岁。右乳血性溢液就诊。超声显示右乳内上象限可见导管扩张，管腔内有中等回声团，为多发导管内乳头状瘤，局部区域伴不典型增生；N：乳头

四、急性化脓性乳腺炎

【相关临床】

本病多发生于产后哺乳期，以初产妇为多。产后 3～4 周，金黄色葡萄球菌感染而引起的急性化脓性乳腺炎。早期炎症为一硬结，化脓后，硬结变软，破溃或切开排脓后，炎症逐渐消退而痊愈。

患者有高热、寒战，乳房红、肿、痛、热等症状。检查有乳房局部肿胀，有压痛。实验室检查：白细胞升高。经过抗生素治疗后，炎症消退，或炎症液化，肿块化脓变软，切开排脓后，症状消失。

【超声特点】

乳腺炎初期，超声显示疼痛局部增厚，边界不清楚，但回声增强，CDFI：血流较丰富。脓肿形成时，内部呈不均匀的无回声区（图 8-4-6）。

【诊断要点】

结合典型的临床病史，乳腺有红、肿、痛及肿块，白细胞升高，超声在排除占位病变后，诊断乳腺炎并不困难。本病应该与乳腺囊肿（导管扩张）鉴别，后者无症状，仅见导管扩张；本病应与乳腺癌相鉴别，后者无红肿热痛等症状，乳腺内有一硬结，有占位效应，易于鉴别。

五、乳腺积乳囊肿

【相关临床】

本病多由于哺乳期导管阻塞，乳汁淤积，继之引起导管扩张而形成囊肿。早期囊内容物为稀薄的乳汁，时间较长后，囊壁变厚，囊内容物变黏稠呈"乳酪"样。

临床常常发现乳腺囊肿症的乳腺内，有多个大小不等的结节，边界光滑，无任何症状，但应该与乳腺纤维腺瘤及乳腺癌相鉴别。

【超声特点】

乳腺内导管扩张呈圆形或椭圆形,有时呈双侧、多发性，边界光滑，内部为无回声区，乳腺导管呈囊性扩张时，称为乳腺囊肿（图 8-4-7）。CDFI：未见异常血流，导管内无血流信号。

【诊断要点】

典型的乳腺囊肿症，超声诊断并不困难。在鉴别诊断中，应该特别注意导管内的改变，如发

现导管内有中等回声，并且有血流信号，应该考虑导管内乳头状瘤或导管内乳头状癌的诊断。二者应该注意鉴别。近年来，乳腺内放置硅胶假体的病例增多，超声可见乳腺腺体后间隙（或胸大肌深部）囊性物，假体囊壁是双层壁，易于鉴别。

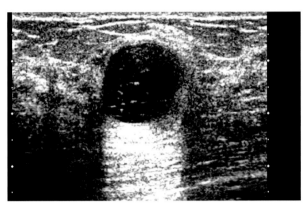

图 8-4-7　乳腺囊肿声像图

六、浆细胞性乳腺炎

【相关临床】

浆细胞性乳腺炎（plasma cell mastitis）可发生在青春期后任何年龄，高峰年龄 30 ～ 40 岁。见于非哺乳期，是一种非细菌性乳腺炎。多位于乳头乳晕区，累及大导管。病程长，易复发，迁延不愈。临床可以分为急性期、亚急性期、慢性期三个阶段。

患者可能有乳头内陷等发育不良，早期可无症状或有少量乳头溢液。急性期可出现红肿热痛、乳晕区硬结，症状重者可有腋窝淋巴结肿大；亚急性期，症状减轻，肿块缩小；慢性期症状消失，仅留下硬结或形成瘘管。

【超声特点】

导管扩张，伴导管内分泌物；脓肿形成早期，液化不完全，肿块呈囊实性，壁厚，不规则，内部回声不均，液化部分实时超声检查时探头加压可见脓液流动（图 8-4-8）；在慢性乳腺炎中，病灶界限不清。当脓肿内液体吸收不全时，病灶可表现为回声不均的低回声、无回声混合存在（图

8-4-9）。CDFI：包块内均可见血流信号。

【诊断要点】

本病应该与乳腺囊肿相鉴别，后者无任何症状。本病如发现肿块时，应该与乳腺癌相鉴别，后者病程短，发展快，血流明显丰富。本病还应该与化脓性乳腺炎相鉴别，后者症状重，有明显的感染症状，发热，疼痛，白细胞升高等，易于鉴别。

图 8-4-8　乳腺脓肿
实时超声检查时探头加压可见脓液流动（动态图）

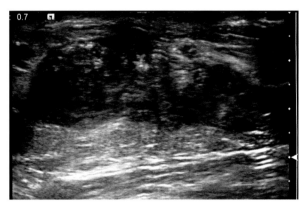

图 8-4-9　浆液性乳腺炎声像图
乳腺脓肿形成

七、乳腺皮下脂肪坏死

【相关临床】

乳腺皮下脂肪坏死（subcutaneous fat necrosis of the breast）又称脂膜炎，是外伤或手术后，形成乳房皮下脂肪组织液化及坏死。后期可以有结缔组织增生，形成粘连及瘢痕。

乳房内可触及一肿块，界限不清，与皮肤常

常有粘连，病变主要位于皮下脂肪层内。由于局部粘连，不适，患者往往以"肿瘤"前来就诊。

【超声特点】

病灶位于乳腺的皮下脂肪组织内，形成片状的无回声或低回声区，边界欠规整，可出现高回声晕（图8-4-10）。如有粘连及钙化，可出现强回声点及强回声斑。乳腺腺体内往往未见异常。CDFI：一般无血流信号。

【诊断要点】

如果患者有明确的外伤或手术史，发现乳腺相应部分内肿物，超声显示在乳腺皮下脂肪层内见一不均质低回声区，边界不清，诊断本病一般并无困难。如果外伤症状很轻，又突然发现乳腺内大片粘连性肿物，很容易首先考虑乳腺癌。但超声发现来源于皮下组织内的肿物，应该考虑本病，加压时病灶形变明显（图8-4-11），对鉴别诊断有帮助。

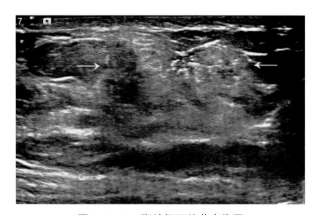

图8-4-10　脂肪坏死结节声像图
↑：病灶范围

图8-4-11　脂肪坏死灶
实时超声检查时探头加压病灶形变明显（动态图）

八、叶状肿瘤

【相关临床】

叶状肿瘤（phyllodes tumor）又称分叶状肿瘤，乳腺叶状肿瘤是来源于间质和上皮组织的肿瘤。根据间叶增生程度、核分裂程度及有无浸润等特征，叶状肿瘤可分为良性、交界性和恶性。90%的叶状肿瘤呈良性过程，但容易局部复发。乳腺叶状肿瘤的发病年龄范围较广，平均年龄大于35岁，即多发生于中年妇女。大体表现为界限清楚，质硬的肿块，切面呈分叶状结构可见裂隙。

在临床上通常表现为一个乳腺肿物，短期内突然增大，质地较硬。肿瘤巨大时可凸出体表，表面皮肤变薄并可见紫红色的曲张静脉。

【超声特点】

病灶呈分叶状或椭圆形，体积较大，内部呈低回声或中等回声，部分叶状肿瘤内部可出现无回声，病灶后方回声可增强、不变或衰减（图8-4-12）。彩色多普勒血流可见较丰富血流。

【诊断要点】

在鉴别诊断中，应该与乳腺癌，乳腺囊肿相鉴别。乳腺癌为实性低回声肿物，边界不整，低回声，伴有强回声点（钙化点），血流丰富。

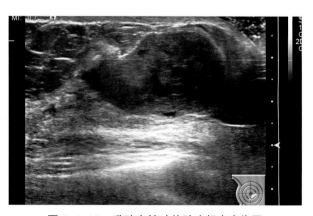

图8-4-12　乳腺良性叶状肿瘤超声声像图
乳腺低回声病灶，分叶状，边界较清晰，内部可见散在无回声区，后方回声略增强

乳腺囊肿为边界光滑的无回声区，一般较小无症状。

九、乳腺癌

【相关临床】

乳腺癌（breast carcinoma）是起源于乳腺上皮的恶性肿瘤，最常见的是起源于末梢导管—小叶单位的上皮细胞。乳腺癌已成为我国妇女发病率最高的恶性肿瘤。

以往多数乳腺癌患者有临床症状，包括乳房肿块、乳头异常（包括乳头溢液、乳头回缩等）、疼痛、"橘皮"样改变等。腋窝淋巴结肿大，常常是乳腺癌的转移，应该加以注意。但是随着影像学检查的普遍开展，越来越多的无症状乳腺癌患者被发现。

【超声特点】

①肿块形态不规则（图8-4-13）。"形态不规则"是乳腺癌最为常见的表现，是诊断乳腺癌敏感性最高的超声征象。

②肿块纵横比＞1（图8-4-14）。指肿块生长不平行或垂直于乳腺腺体轴向，即"高大于宽"。该征象尤其常见于小乳腺癌。

③肿瘤边界（图8-4-13，图8-4-14）。表现为边界不清、毛刺、高回声晕。乳腺恶性肿瘤的边缘常呈毛刺状，或肿块周围形成薄厚不规则

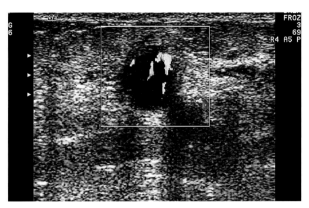

图8-4-13 小乳腺癌声像图

癌瘤小于1 cm，呈低回声，形态不规则，边界不清，但血流丰富，有动脉血流信号

的高回声晕（图8-4-15）。周边毛刺征及强回声晕是乳腺癌向周围组织浸润生长的典型特征。

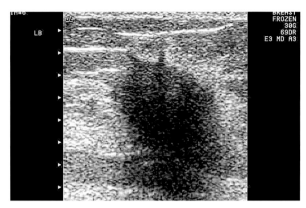

图8-4-14 乳腺浸润性导管癌（典型表现）

低回声，形态不规则，纵横比＞1，可见毛刺，后方回声衰减

图8-4-15 乳腺癌肿块周围形成薄厚不规则的高回声晕，探头加压时不被压缩（动态图）

④肿块回声：与乳腺腺体、脂肪组织相比，多呈明显的低回声。小癌肿常呈均匀低回声，而较大癌肿可能因内部出血、坏死而出现内部回声不均匀甚至无回声囊性成分。乳腺癌病灶可伴有肿块后方回声衰减。

⑤微小钙化（图8-4-16）：高频超声能够清晰显示低回声肿块中的微小钙化，多为簇状分布、直径范围0.2～0.5 mm的点状强回声，其后方无声影。超声对低回声肿块外微小钙化的显示不如乳腺X线摄影。

⑥间接征象：包括库柏韧带连续性中断、皮肤水肿增厚和腋窝淋巴结肿大形态失常。

⑦CDFI：大多数乳腺癌表现为血流丰富（图8-4-17），肿瘤周边可见粗大的穿入型动脉血流，呈高速、高阻样血流频谱。但是，良、恶性病变

在 PSV、RI、PI 等方面有一定程度的重叠，有时仅凭频谱多普勒结果难以准确鉴别良、恶性。

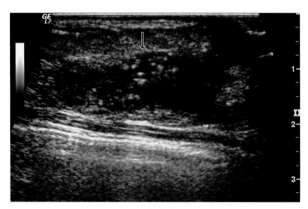

图 8-4-16　乳腺浸润性导管癌
可见沙粒样钙化（↑）

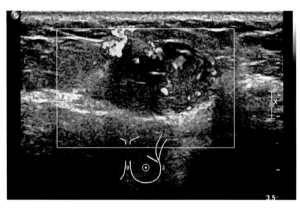

图 8-4-17　乳腺浸润性导管癌
肿瘤血流丰富，周边可见粗大的穿入型动脉血流

【诊断要点】

乳腺癌的超声表现多样，不同声像图表现可与乳腺囊肿、乳腺纤维腺瘤等多种良性病变类似，因此乳腺癌与其他乳腺良性病变的鉴别诊断是乳腺超声中最重要的内容。

典型的乳腺癌，超声显示上述特点，诊断并不困难。乳腺肿块的超声声像图鉴别诊断，应该从肿块的形态、边界、纵横比、回声、是否伴有钙化、血流是否丰富，以及血流形态等多个方面仔细分析，要仔细寻找病变有无恶性征象；如果病变没有任何的恶性征象，同时病变的形态为圆形或椭圆形，边界清晰或有完整的包膜，而且彩色多普勒超声无血流信号，则考虑病变为良性可能性大，可随访。值得注意的是，乳腺良、恶性肿瘤超声

声像图表现有重叠，乳腺癌的诊断不能单凭其中任何一种征象，必须综合考虑。

第五节　隆乳整形术后超声表现

隆乳整形美容术，用于乳房的多种异常情况。例如：①各种先天性乳房异常：乳腺发育不良、小乳畸形、乳房下垂、双乳不对称、胸部畸形。②哺乳、绝育后乳房萎缩、失常态。③自感乳房形态缺陷，乳腺组织偏少、乳房扁平欠丰满。④乳腺癌根治术后乳房再造等。常用的手术方法有假体隆乳术、聚丙烯酰胺水凝胶注射隆乳术及自体脂肪注射隆乳术等。

一、假体隆乳

【相关临床】

根据假体的组成成分不同，假体有以下几种类型：①单腔硅胶假体：由硅胶内容物及硅胶外膜组成；②单腔盐水假体：由盐水内容物和硅胶外膜组成；③双腔假体：由内腔盐水及外腔硅胶组成或由内腔硅胶及外腔盐水组成。临床常用的假体为单腔硅胶假体。假体放置部位为乳腺后间隙或胸大肌后间隙。常见的切口位置为乳房下皱襞切口、环乳晕切口、经腋下切口。

1. 术后正常乳房

外观位置正常，大小适中，左右对称，无触痛，有囊性感，无硬结或肿块。

2. 假体破裂

假体因外伤或自发性产生破裂，破裂好发于假体的边缘或顶部。若为盐水假体破裂，因盐水可被机体吸收，故出现假体塌陷、双乳不对称；若为硅胶假体破裂，因硅胶黏稠不易被吸收，故乳房大小仍可正常。根据破裂部位不同可分为：①囊内破裂：假体外壁破裂，但包膜囊完整。硅胶游离至包膜囊内，国外研究证实，隆乳术的硅胶囊在手术 20 年后将有 95% 发生破裂，为了达到较好的美容目的，平均 5 ～ 10 年必须重新置换

假体。②囊外破裂：假体外壁及包膜囊均破裂，硅胶游离到假体及包膜囊外刺激乳房形成硅胶肉芽肿，也可迁移至腋窝、胸壁、腹壁、上肢等，形成硅胶肉芽肿。

【超声表现】

1. 术后正常乳房（图 8-5-1）

①包膜：假体置入后因患者的自身免疫反应形成纤维包囊，纤维包囊的内、外表面表现为两条强回声线，两条强回声线之间的等回声为纤维包囊的厚度，正常厚度为 1 ～ 1.5 mm。假体外壁的内、外表面也可表现为两条强回声线，假体的外壁外表面与纤维包囊内表面可相互接触表现为一条强回声线。因此，假体的包膜表现为"三线"征：外侧回声线为假体纤维包囊外表面；中层回声线为融合的假体纤维包囊内表面及假体外壁外表面；内侧回声线为假体外壁内表面。

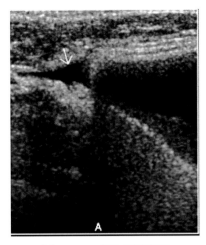
图 8-5-2 假体周围积液
↑：积液

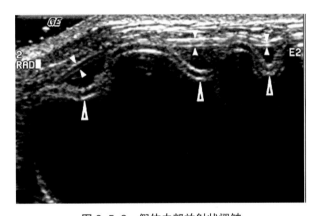
图 8-5-3 假体内部放射状褶皱
▶：假体纤维包囊；▷：假体外壁

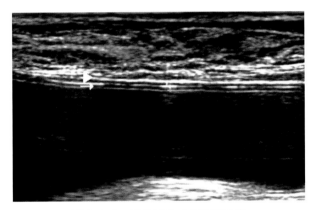
图 8-5-1 假体隆乳术后正常乳房
▶：纤维包囊外表面；→：假体外壁

②内容物：a.乳头乳腺组织后方显示假体置入的部位，假体内部呈无回声区，透声性好，包膜构成边界，清楚光整；b.假体液性边缘与乳腺及胸大肌间形成锐角。假体周围可见少量积液（图 8-5-2）；c.近场的囊壁可引起混响伪像，谐波成像可减少此伪像；d.内部可出现放射状的皱褶（图 8-5-3）。e.包膜与假体外壁之间可有无回声的分离区（图 8-5-4）。

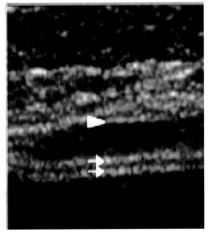
图 8-5-4 包膜与假体外壁之间的无回声分离区
▶：包膜囊；→：假体外壁

2. 假体破裂

囊内破裂：①早期破裂时，在两个相互垂直的平面上均可看到假体外膜和包膜分离的异常平行线样回声，假体放射状的褶皱内或假体腔内可见硅胶的中等回声。②"阶梯"征：假体完全或接近完全破裂时，腔内可见多发的、不连续的平行线样或曲线样回声；图8-5-5"阶梯"征的出现是假体破裂的特异性表现。

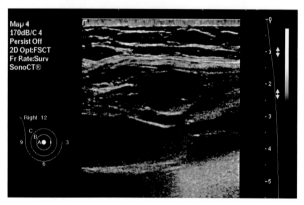

图8-5-5　腔内多发、不连续曲线样回声

囊外破裂：①囊性结节：范围大的急性破裂可表现为周围乳腺组织的囊性结节；②"暴风雪"征：表现为原假体置入部位不均质的高回声，假体前壁边界清，后壁边界不清（图8-5-6）；③中等回声的实性结节：因假体破裂，引起周围组织慢性的纤维化，形成形态不规则的中等回声的结节，需与恶性病灶相鉴别；④硅胶肉芽肿：渗漏的硅胶壳迁移至腋窝、胸壁、腹壁、上肢等，形成硅胶肉芽肿。

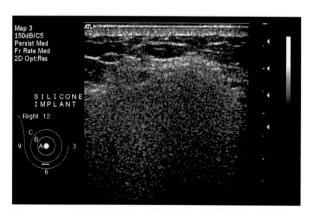

图8-5-6　原假体置入部位表现为不均质高回声，前壁边界清，后壁边界不清

二、凝胶注射隆乳

【相关临床】

聚丙烯酰胺水凝胶（hydrophilic polyacrylamide gel，HPG）是一种软组织填充材料，其商品名为氨鲁米特和英捷尔法勒。超声可以观察HPG注射隆乳术后注射物分布层次、范围及并发症的详细情况，为临床诊断和治疗提供可靠依据，及时处理，从而减轻并发症的不良后果。

其并发症有以下几点。

（1）血肿　胸大肌后间隙和乳腺后间隙为潜在腔隙。中间无大血管，一般不易造成出血，术后出血多为操作粗暴或止血不充分所致。

（2）炎症　可分为：①细菌性炎症，表现为感染和脓肿；②创伤性无菌性炎症：术后2～4周微血管大量增生，随时间延长，逐渐退化。暴力刺激乳房导致包膜微血管破裂出血，产生局部炎症反应。

（3）胸大肌炎　好发于术后3～30天，患侧上臂外展不适、受限、疼痛及胸痛，而乳房外观及扪诊无异常发现。凝胶注入胸大肌层，可引起慢性肉芽肿性炎症，导致肌肉收缩功能障碍。向深层扩散，压迫刺激壁层胸膜和肋间神经，可出现咳嗽、胸痛等症状。

（4）散在性硬节或弥漫性硬结　散在性硬节位于皮下、乳腺间、胸大肌下，为单个或数个固定的中等硬度的孤立性结节，直径0.5～3 cm不等、表面光滑，乳房整体手感较柔软。弥漫性硬结为位于乳腺深层3～5 cm或较大的中等硬度的囊性包块，形态不规则。

【超声表现】

（1）血肿超声表现：①患侧凝胶体暗区比健侧增厚；②内部透声差，见密集细小光点飘浮（图8-5-7）；③囊壁无明显增厚；④探头加压光点无明显运动。

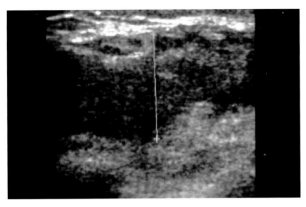

图 8-5-7　凝胶体暗区透声差，内见密集细小光点

（2）炎症超声表现：①患乳层次不清，结构紊乱；②充填区比对侧明显增厚，呈高张力；③内部见粗密回声漂动，囊壁回声增强、增厚（图 8-5-8）；④探头加压光点产生旋涡状运动；⑤ CDFI：部分注射物周边血流信号增多；⑥腋窝淋巴结肿大，血流信号丰富。

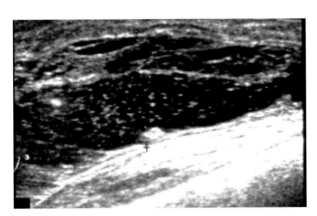

图 8-5-8　填充区内见粗密回声，囊壁回声增强

（3）胸大肌炎

超声表现为注射物注入肌层为著（图 8-5-9）。

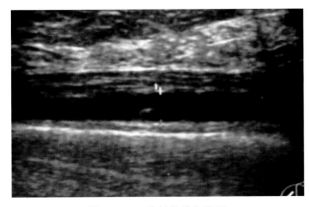

图 8-5-9　注射物注入肌层

（4）散在性硬节或弥漫性硬结

散在性硬节：①位于乳腺皮下或乳腺组织内部；②呈圆形、椭圆形或不规则形无回声区，内部透声良好，后方回声增强（图 8-5-10）；③边界光滑；④ CDFI：内无明显血流。

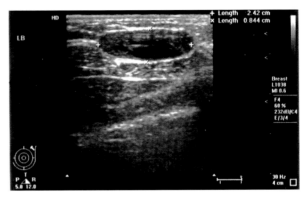

图 8-5-10　乳房皮下见椭圆形无回声区，边界清，后方回声增强

弥漫性硬结：①多数位于腺体组织深部及部分乳腺后间隙内，少量分布乳腺组织浅层；②扩散不均匀，边缘不整齐；③多囊形，多个暗区被粗回声带分隔成多房结构，图似"网络"样；④ CDFI：于网络上可探及血流（图 8-5-11）。

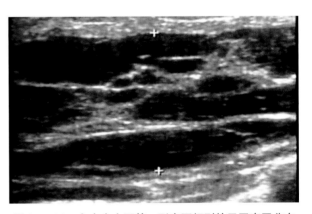

图 8-5-11　多个大小不等、形态不规则的无回声区分布于腺体层内

三、自体脂肪注射移植隆乳

【相关临床】

自体脂肪颗粒注射移植是将抽吸所得的自体纯化脂肪颗粒（直径 4 ~ 6 mm，含部分游离脂肪细胞）用注射器注射到乳房腺体后层从而增大乳

房体积的一种外科技术。自体脂肪隆乳术后的主
要并发症为出现脂肪坏死结节，且结节的个数与
注射量呈正相关。

【超声特点】

自体脂肪注射术后出现的脂肪坏死结节出现在
特定的部位，即腺体后脂肪层。超声影像可表现为
囊性、囊实性或实性结节（图 8-5-12~图 8-5-14）。
主要特征是形态规整、边界清晰、无声晕，无血流、
可伴"蛋壳"样或粗大的颗粒状钙化（图 8-5-15）、
部分囊实性结节中的实性成分可随体位移动。囊性
结节随访也未发现性质变化者，是由于移植脂肪释
放出了游离的脂肪颗粒并未引发周围的反应性油囊
所致，完全为液性成分，不需任何特殊处理。囊实
性或实性结节是由于坏死物质部分或完全未被吸
收，由于炎症和纤维包裹反应所致。结节随时间在
发展，可有从实性、囊实性向囊性变化的趋势。

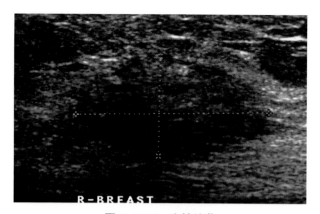

图 8-5-14　实性结节

形态规则，边界欠清的中低回声结节，其周边可见
低回声晕

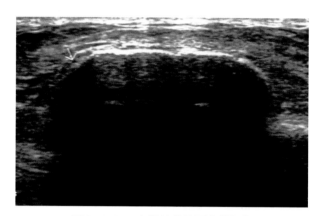

图 8-5-15　实性结节伴蛋壳样钙化

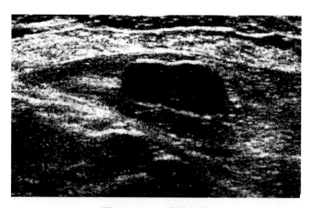

图 8-5-12　囊性结节

腺体厚层可见形态规则，边界清晰的无回声结节，
壁薄，内无明显分隔

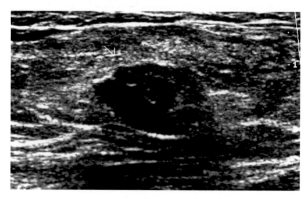

图 8-5-13　囊实性结节（↑）

腺体后层可见混合回声结节，无回声内的中等回声
可随体位改变而缓慢移动

第六节　乳腺超声新技术

一、超声造影

超声造影（contrast-enhanced ultrasonography，
CEUS）是通过静脉注射造影剂后，有效增强血液
背向散射，有助于观察肿瘤血管形态，对乳腺肿
瘤的鉴别诊断提供帮助。现在广泛应用的是第二
代微泡造影剂声诺维（SonoVue），稳定性进一步
增强，与反向脉冲谐波造影技术相结合，可获得
气泡在肿瘤微循环中的分布，通过显示乳腺肿瘤
的微血管灌注形态和动态曲线，辅助诊断乳腺癌。

二、超声弹性成像

传统的临床医师触诊是利用手指的触觉定性
地判断乳腺内有无肿块，以及肿块的良、恶性。

超声弹性成像（ultrasonic elastography）是1991年由 Ophir 等人提出来的。它的基本原理：任何一个物体，被外力激励后，组织将产生一种应变位移。利用超声成像的原理及方法，用图像的颜色表示出弹性程度来。近年来，超声弹性成像技术发展迅速，为判断乳腺病灶的硬度提供了一种新的定量方法，其对乳腺良、恶性病变的诊断准确性与常规超声相近，具有较好的临床应用前景。

小结

乳腺具有内分泌、生殖、美容多方面的功能，同时又是容易发生疾病的主要器官，因此乳腺疾病受到广泛关注。乳腺超声诊断的优点及不足是人们关心的焦点。分述如下。

优点：

1. 超声在乳腺疾病的诊断中有重要价值：包括良、恶性疾病的鉴别诊断，乳腺癌的术前准确分期等。超声尤其适用于年轻妇女、妊娠或哺乳期妇女。

2. 正常人群的乳腺癌筛查。X 线摄影术是目前唯一有循证医学证据的、有效的乳腺癌筛查手段，尤其可检出部分以微小钙化为唯一表现的早期乳腺癌，临床应用广泛。随着高频超声的广泛应用，多数乳腺癌肿块可显示出典型的恶性超声声像图特征，诊断准确性很高。目前认为，X 线摄影在显示钙化方面优于超声，而超声则可更好地显示乳腺肿块，临床应用时常常要将二者的结果结合起来综合考虑。

3. 对于乳腺病灶随访或病灶切除术后的随访，超声仍有它的优越性。超声具有无创、无辐射、快捷、无痛苦等优点，患者的接纳程度高。尤其适用于青年女性、妊娠及哺乳期等不宜接受放射线检查的患者。

不足：

1. 对于微小钙化，如不伴有肿块超声有可能显示不清而遗漏。这是超声诊断的不足。

2. 检查手法及技术要求较高，同一患者，不同的医师检查，有时差异较大，需要统一、规范化检查，才能提高超声诊断水平。

参考文献

[1] 朱庆莉,姜玉新.乳腺影像报告与数据系统指南(第5版)超声内容更新介绍[J].中华医学超声杂志(电子版)，2016，13（1）：5-7.

[2] Xiao M，Zhu Q，Jiang Y，et al.Local Recurrent Phyllodes Tumors of the Breast：Clinical and Sonographic Features[J].J Ultrasound Med，2015，34（9）：1631-1638.

[3] 朱庆莉，姜玉新，孙强，等.乳腺癌超声征象与病理组织学类型及组织学分级的联系[J].中华超声影像学杂志，2005，14（9）：674-677.

[4] 朱庆莉，姜玉新，张璟，等.乳腺影像报告和数据系统分级4和5级的触诊不清乳腺肿块的超声特征[J].中国医学科学院学报，2010，32（4）：456-460.

[5] 朱庆莉，张璟，姜玉新，等.触诊不清乳腺肿块超声引导定位切除的临床价值[J].中国超声医学杂志，2009，25（12）：1121-1123.

[6] 游珊珊，姜玉新，刘赫，等.乳腺叶状肿瘤的超声诊断[J].协和医学杂志，2010，1（1）：66-71.

[7] Berg W A，Zhang Z，Lehrer D，et al. Detection of breast cancer with addition of annual screening ultrasound or a single screening mri to mammography in women with elevated breast cancer risk [J].JAMA，2012，307（13）：1394-1404.

[8] Shen S，Zhou Y，Xu Y，et al. A multi-centre randomised trial comparing ultrasound vs mammography for screening breast cancer in high-risk chinese women [J]. Br J Cancer，2015，112（6）：998-1004.

[9] Hold P M，Alam S，Pilbrow W J，et al. How should we investigate breast implant rupture[J]. Breast J，2012，18（3）：253-256.

[10] Xiaoling F，Yi C，Zhang Y，et al. Analysis of the complications induced by polyacrylamide hydrogel injection[J].Plast Reconstr Surg，2004，114（1）：261-262.

[11] Lee C J，Kim S G，Kim L，et al. Unfavorable findings following breast augmentation using injected polyacrylamide hydrogel[J].Plast Reconstr Surg，2004，114（7）：1967-1968.

[12] Lin W C，Hsv G C，Hsv Y C，et al. A late complication of augmentation mammoplasty by polyacrylamide hydrogel injection：ultrasound

and magnetic resonance imaging findings of huge galactocele formation in a puerperal woman with pathological correlation[J]. Breast J, 2008, 14 (6) : 584-587.

[13] Coleman S R, Saboeiro A P. Fat grafting to the breast revisited: safety and efficacy[J]. Plast Reconstr Surg, 2007, 119 (3) : 775-783.

[14] Pulagam S R, Poulton T, Mamounas E P. Long-term clinical and radiologic results with autologous fat transplantation for breast augmentation: case reports and review of the literature[J]. Breast J, 2006, 12 (1) : 63-65.

（朱庆莉　张　璟　王红燕　张缙熙）

第九章　阴囊与睾丸

早在 20 世纪 60 年代末，大内达男和两守哉等人就开始对阴囊、睾丸超声成像进行探索；70 年代末，Sample（1978）和 Madrazo（1979）等利用灰阶静态超声提高了图像的分辨力；80 年代末期，实时高频超声和彩色多普勒技术不断发展，为阴囊超声的临床应用奠定了基础；90 年代以来数字化和高频 – 宽频带超声技术日趋完善，阴囊、睾丸超声技术得到迅速发展，并在现代影像诊断方法中占据首选的重要地位。

第一节　解剖

一、阴囊

阴囊为一袋状结构。阴囊壁由皮肤和富含平滑肌纤维的肉膜组成，是腹壁皮肤和浅筋膜的延续。肉膜在正中线向深部深入形成阴囊中隔，将阴囊分成左、右两部，分别容纳两侧睾丸、附睾和部分精索。实际上，在肉膜深层还有三层组织包绕睾丸和精索（睾丸 – 精索被膜），由外向内依次为精索外筋膜、提睾筋膜 – 提睾肌和精索内筋膜。在这三层组织深面还有睾丸鞘膜：其脏层贴附于睾丸和附睾表面，在睾丸后缘贴附在阴囊后壁并与壁层鞘膜延续。壁层与脏层之间为潜在的腔隙——鞘膜腔，内含少许浆液（图 9-1-1）。

二、睾丸

睾丸呈卵圆形，约 4 cm×3 cm×2 cm，有一定的个人差异。睾丸实质表面由致密结缔组织白膜包绕；其外面除了睾丸后缘，还被脏层鞘膜贴

附和包绕。白膜在睾丸后上方"睾丸门"处局部增厚，称睾丸纵隔。由纵隔向睾丸实质内分出许多扇形的睾丸小隔并与睾丸表面白膜相连，如此形成许多睾丸小叶。小叶中有精曲小管，它们通过纵隔内的睾丸网，经多数输出小管进入附睾头部（图 9-1-2）。

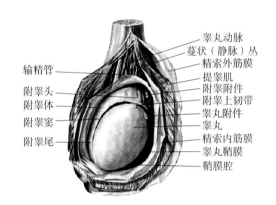

图 9-1-1　睾丸附睾示意图
（引自郭文光，王序．人体解剖彩色图谱．北京：人民卫生出版社，1994）

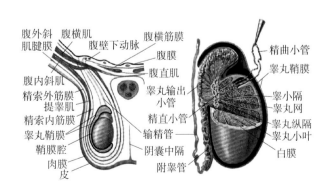

图 9-1-2　阴囊和睾丸附睾断面图
（引自郭文光，王序．人体解剖彩色图谱．北京：人民卫生出版社，1994）

三、附睾

附睾纵断面呈"新月"形，位于睾丸的后外和上方。分头、体、尾三部分，头部膨大约 1.1 cm × 0.7 cm，体尾部细长。输精管起自附睾尾，向上进入精索，随精索通过腹股沟管后进入盆腔。

四、阴囊内结构的血液供应

1. 睾丸动脉

位于精索内的左、右睾丸动脉血管较粗，起源于腹主动脉，在肾动脉水平以下约 2.5 cm 处，分别由腹主动脉的腹侧发出。左、右精索内睾丸动脉通过腹股沟管进入阴囊，主要供应睾丸实质。在睾丸后上外侧分成数支包膜动脉；包膜动脉深入白膜并沿睾丸周边白膜下方呈弧状走行，再分成若干穿行于睾丸小隔的向心支及其末端的回旋支供应睾丸实质。近半数的正常睾丸有 1 支（偶尔 2 支）稍粗的"经睾丸动脉"，也称"经纵隔动脉"，自纵隔发出，穿过睾丸实质直达周边的包膜下，形成包膜动脉并参与睾丸实质血供。经纵隔动脉通常为双侧性，有同名静脉伴行。

2. 输精管动脉

附睾和输精管的血液供应主要来自输精管动脉。它起源于髂内动脉分支——膀胱下动脉，也位于精索内，缠绕在输精管周围并分布于附睾表面。附睾部分血供尚有来自睾丸动脉的吻合支。

3. 提睾肌动脉

提睾肌动脉是与输精管动脉伴行的纤细动脉。它起源于腹壁下动脉，成为提睾肌和阴囊壁血液供应的部分来源。

4. 睾丸、附睾的静脉回流

睾丸纵隔静脉回收睾丸实质内细小静脉血流，与附睾静脉共同形成位于精索表面的蔓状静脉丛，通过腹股沟管，最后形成细长的睾丸静脉。左、右睾丸静脉上行距离较长，左侧比右侧更为陡直，血液借助于静脉瓣分别回流到左肾静脉和下腔静脉。

以上三组动脉及静脉之间存在着一定的吻合支（图 9-1-3）。

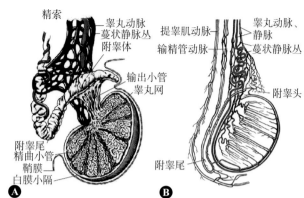

图 9-1-3　阴囊内结构的血液供应

A. 睾丸、附睾、输精管的血液供应（改绘自 Dambro TJ，et al.1998）；B. 睾丸动脉、输精管动脉、提睾肌动脉的走行以及它们之间的吻合（引自 Putz R，等.人体解剖学图谱.21 版.北京：北京大学医学出版社，2005.）

第二节　仪器与方法

一、仪器

宜采用高分辨力实时超声诊断仪，并具有灵敏度高的彩色多普勒血流成像功能。一般采用大于或等于 7 MHz 线阵式探头，或 13 ～ 15 MHz 超宽频带探头，或变频探头。3.5 ～ 5 MHz 探头只适用于较大的阴囊肿物。

二、检查前准备

通常取仰卧位。暴露下腹部和外阴部。将阴茎朝上提至腹壁耻骨联合，然后用纸巾遮盖阴茎并嘱患者用手固定。必要时，用治疗巾或纸巾将阴囊适当托起。阴囊表面需多加耦合剂，以保证皮肤与探头之间充分接触。

三、扫查方法和步骤

1. 纵断扫查

正规的阴囊纵断扫查除了显示睾丸、附睾头体尾部断面图而外，还应显示包括位于上方的部分精索。必要时采用"触诊辅助法"，以左手食、拇二指适当固定睾丸，进行纵断面或冠状断面等多平面扫查。

2. 横断扫查

双侧比较观察阴囊壁层及其厚度，自上而下比较双侧睾丸和附睾形态、大小、内部回声，观察睾丸周围鞘膜腔内有无液体和其量的变化。

第三节　正常声像图

一、阴囊壁

呈较强回声，鞘膜壁层整齐光滑。阴囊皮肤和肉膜厚 3～6 mm 不等，取决于室温变化，但阴囊壁的厚度左右两侧对称，回声结构清晰。

二、睾丸

睾丸纵断面呈卵圆形，横断面呈圆形，包膜（白膜和鞘膜脏层）整齐而光滑；睾丸实质为均匀的中等水平点状回声。成人睾丸正常测值大致为 4 cm×3 cm×2 cm，可有一定的个体差异。青春期前睾丸长径一般在 2.5 cm 以下。

三、附睾

位于睾丸的背侧和上方。附睾头部纵断时略呈"新月"形，与睾丸实质中等回声相同或略强；体、尾部回声较低，容易被忽略，需在充分放大后将纵断超声束对准睾丸后方才能仔细辨认。附睾头一般（10～12）mm×7 mm×6 mm，体部较细，平均 1～2 mm，不超过 4 mm（图 9-3-1）。

四、睾丸动脉血流多普勒频谱测量正常值

不同部位睾丸动脉血流多普勒频谱测值不同。精索内睾丸动脉血流速度最高，平均 Vmax=11.9 cm/s，包膜动脉及其向心支依次递减，分别为 9.3 cm/s 和 6.8 cm/s；精索内睾丸动脉的阻力指数 RI=0.72，包膜动脉及其向心支依次递减为 0.63 和 0.55（表 9-3-1）。经纵隔动脉的血流参数与精索内睾丸动脉相近（图 9-3-1，图 9-3-2）。

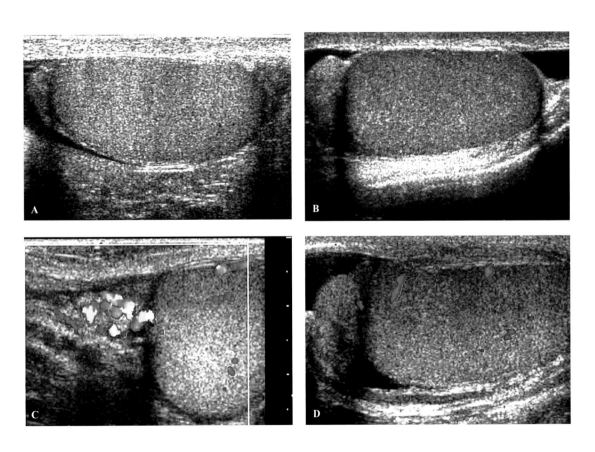

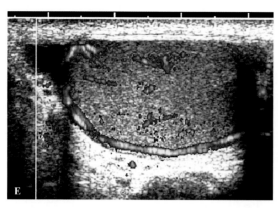
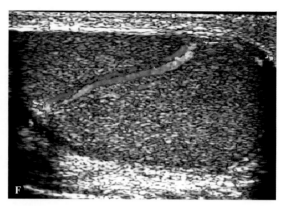

图 9-3-1　正常睾丸、附睾声像图（阴囊纵断面）

A.睾丸和附睾头、体、尾各部；B.正常鞘膜腔内有少量液体；C.正常睾丸彩色多普勒血流信号，可见较粗的精索内睾丸动脉；D.附睾实质内彩色多普勒血流信号；E.可见弧形的包膜动脉及其细小的向心支；F.经纵隔动脉（红色）穿过睾丸实质，还可见伴行的经纵隔静脉（蓝色）

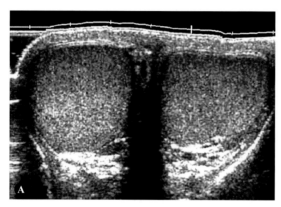
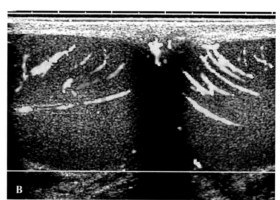

图 9-3-2　正常睾丸、附睾声像图（阴囊横断面）

A.横断面显示阴囊壁厚度左右对称，可见睾丸中隔；B.睾丸内血流信号来自包膜动脉发出的多数向心支，而且两侧对称

五、鞘膜

呈细线状高水平回声，脏层和壁层鞘膜分别贴附在睾丸表面和阴囊上内壁呈两条平行的弧形细线，非常光滑。鞘膜腔内，尤其是靠近睾丸上极和附睾周围，多数可见极少量液体所产生的"新月"形无回声区，系正常现象。

六、睾丸纵隔

在睾丸的断面上表现为偏心的索条状或"斑片"状较高回声，由周边伸入睾丸实质，有逐渐变细倾向（图 9-3-3）。睾丸纵隔由白膜皱襞形成，其内有细小管状结构相互联通形成的睾丸网。现今高分辨力超声仪有时可能显示睾丸网的微细管状结构（图 9-3-4）。

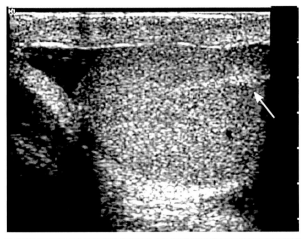

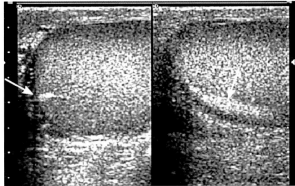

图 9-3-3　睾丸纵隔在不同切面中的声像图表现（↑）

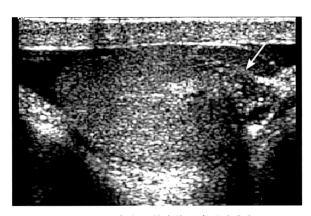

图 9-3-4　睾丸网的声像图表现（↑）

表 9-3-1　不同部位睾丸动脉血流多普勒频谱测量参数

	V_{max}（cm/s）	V_{min}（cm/s）	RI
精索睾丸动脉	11.92 ± 2.80	3.16 ± 0.81	0.72 ± 0.06
包膜动脉	9.31 ± 2.54	3.38 ± 0.79	0.63 ± 0.07
经纵隔动脉	11.29 ± 2.89	3.66 ± 0.86	0.67 ± 0.06
向心支	6.77 ± 1.64	2.97 ± 0.71	0.55 ± 0.06

引自：王建宏，等．彩色多普勒超声评价正常睾丸的血液循环特征．中国超声医学杂志，1997，（2）：14-16.

第四节　病理声像图

临床上阴囊超声检查的适应证很多，大致可归为以下几种情形：①阴囊肿大原因不明，经触诊等方法鉴别有困难者（如鞘膜积液和疝）；②决定睾丸、附睾肿物的性质，包括囊肿、肿瘤、慢性炎症或结核的诊断与鉴别；③精索静脉曲张或男性不育；④阴囊、睾丸外伤；⑤急性附睾、睾丸炎；⑥睾丸扭转及其与急性附睾、睾丸炎的鉴别；⑦隐睾。此外，还有因为锁骨上淋巴结肿大、纵隔和腹膜后转移性肿物的患者，原发灶未明需除外隐性睾丸肿瘤者。其中，睾丸扭转、急性附睾炎、阴囊和睾丸外伤属于阴囊急症。急性附睾 – 睾丸炎和睾丸扭转引起急性阴囊痛最常见，也是最需要鉴别的疾病。

一、鞘膜积液

【相关临床】

本病系由于鞘膜腔内异常积液积聚所致，除阴囊肿大外，常无疼痛等其他症状。可单侧性肿大，亦可为双侧性。尽管本病主要依靠触诊和透照试验可以做出诊断，但临床上与疝鉴别有困难需要超声检查者并非少见。

鞘膜积液的类型有：①睾丸鞘膜积液；②精索鞘膜积液；③睾丸精索鞘膜积液；④交通性鞘膜积液（先天性）。其中，以睾丸鞘膜积液最为常见（图 9-4-1）。

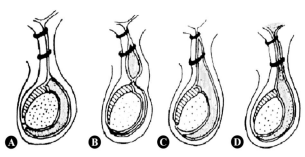

图 9-4-1　鞘膜积液的类型示意图
A. 睾丸鞘膜积液；B. 精索鞘膜积液；C. 睾丸精索鞘膜积液；D. 交通性鞘膜积液

同时，鞘膜积液还可分为单纯性与继发性鞘膜积液。鞘膜积液通常是浆液性的，也称单纯性鞘膜积液。鞘膜积液也可以继发于阴囊外伤鞘膜腔积血（占25%～50%）、附睾和睾丸炎症、睾丸扭转和睾丸肿瘤，称为继发性鞘膜积液。

【超声特点】

1.睾丸鞘膜积液 （1）阴囊肿大，特点是睾丸周围被无回声区包绕，无回声区的大小取决于鞘膜积液量。无回声区中有时可见迷雾状散在的细点状回声，可能由于胆固醇结晶和少量脱落细胞成分浮悬在液体中所致。（2）睾丸、附睾贴附于阴囊壁上（解剖学上应为阴囊的后外侧壁），不随体位改变而任意变动（图9-4-2）。（3）单纯性鞘膜积液时，睾丸和附睾的形态、大小和内部回声无异常。然而，继发于炎症、外伤、肿瘤者除外。（4）继发性鞘膜积液在无回声区常见浮动的点状低回声或细线样或多数分隔状不规则回声。这在鞘膜血肿和继发感染、积脓时尤为多见（图9-4-3）。

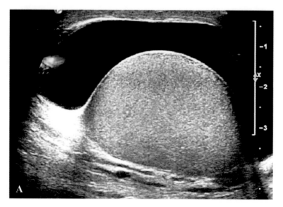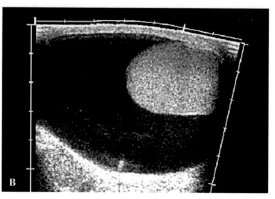

图9-4-2 睾丸鞘膜积液声像图
A.睾丸周围包绕无回声区；B.睾丸贴附于阴囊壁

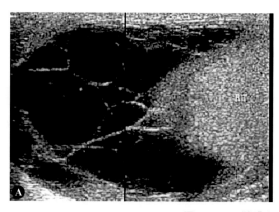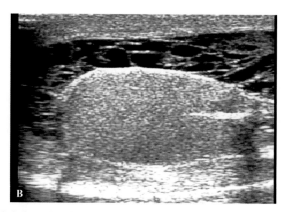

图9-4-3 鞘膜积液声像图（继发性）
A.继发于睾丸外伤；B.继发于淋病感染后

2.精索鞘膜积液 亦称精索囊肿，为鞘状突在发育阶段未完全闭合，其精索段积液所致。病变多呈梭形或"长茄"形无回声肿物，包膜完整清晰，与腹腔无通连关系。位置可高可低，或与睾丸相邻，触似上下两个睾丸或位于腹股沟管中。根据以上声像图表现，易于做出诊断（图9-4-4）。

3.交通性鞘膜积液 属先天性发育不全，鞘膜腔连同鞘状突未闭合，积液的鞘膜腔与腹膜腔之间存在狭窄的通道。如果此通道较宽大，实际上可合并腹股沟疝。交通性鞘膜积液多发生在新生儿，通常在出生后18个月内自行闭合，成年人则很少见。

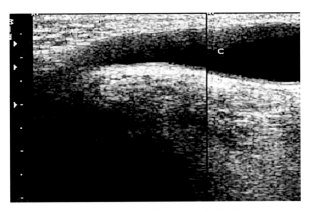

图 9-4-4　精索鞘膜积液声像图

4.鉴别诊断　临床上常见的鞘膜积液通常是睾丸鞘膜积液，根据典型的超声所见易于诊断。掌握上述鞘膜积液的类型和特点，对于识别其他的少见类型很有帮助。（1）根据声像图表现，有

助于判断常见鞘膜积液的性质为单纯性的（无回声）或继发性的(回声显著增多,伴有分隔回声等)。至于继发性积液的原因，需由临床医师结合病史和其他检查而定。(2)鞘膜积液应与腹股沟疝鉴别，腹股沟疝超声表现：通常一侧阴囊肿大，肿大的程度与疝内容物及其含量有关。疝囊内容物可为：①蠕动的小肠内含液或含气体，其形态不断地变化（图 9-4-5A，图 9-4-5B）；②网膜或（和）腹腔液体（图 9-4-5C，图 9-4-5D）。当肠管内含气较多或疝囊内充满网膜组织时，可能显示或不易显示睾丸图像，根据以上特点容易与鞘膜积液鉴别。从阴囊的壁或背侧仔细扫查，容易找到睾丸图形，从而进一步推论睾丸腹侧超声所见为疝囊内容物。站立位扫查或利用 Valsalva 动作，适用于轻度或隐匿的可复性疝的鉴别。

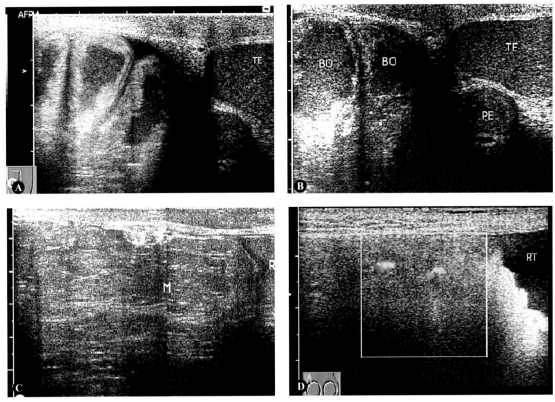

图 9-4-5　腹股沟疝声像图，显示疝囊内不同内容物
　　A、B.显示肠管（BO）及其蠕动所致形态改变；C.为大网膜与少量液体；D.CDFI 显示肠系膜血管内血流信号；TE：睾丸；PE：阴茎根部横断面；RT：右侧鞘膜腔内的腹腔液体；M：疝出物（大网膜）

【诊断要点】

1.临床意义　实时超声是鞘膜积液诊断与鉴别诊断最简便而且有效的影像技术方法，远较 CT、MRI 等其他检查优越，准确性高达 95%～100%。

2.诊断注意事项　（1）现今超声仪灵敏度和分辨力提高，应避免将生理性的鞘膜腔内少量液体误诊为病理性积液。（2）全身性水肿，如肾病和严重心力衰竭患者，可伴有单侧或双侧鞘膜积液，它是全身性水肿的一部分，并非独立的疾病。（3）诊断鞘膜积液本身并不困难。应注意睾丸和附睾的检查，以便除外继发于肿瘤、炎症、扭转等引起的继发性鞘膜积液。（4）超声检查偶然可能发现鞘膜积液中有圆球形或欠规则的结节状强回声并伴有声影，其直径 3～6 mm 不等，可在鞘膜腔的底部移动，称阴囊结石或"阴囊珠"。此系鞘膜腔内有形成分钙化所致，不引起症状，亦无临床病理意义（图 9-4-6A）。阴囊结石也可呈不定形沉渣样。不伴有鞘膜积液的阴囊结石，通常很难被超声发现，诊断依据结石强回声的部位及其后声影（图 9-4-6B）。

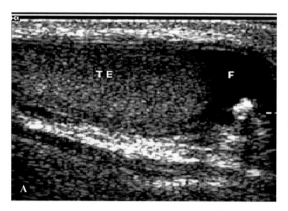
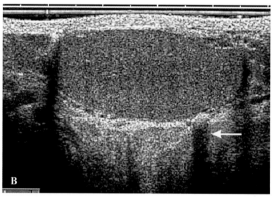

图 9-4-6　阴囊结石声像图
A. F：鞘膜积液，伴有阴囊结石（ST），TE：睾丸；B.阴囊结石（↑）不伴有积液

二、睾丸肿瘤

【相关临床】

睾丸肿瘤的症状多不明显。少数患者有轻微疼痛或坠胀感。患者常因发现睾丸肿大或触及肿块而就诊。单侧性居大多数，双侧性仅占 8%。睾丸肿瘤多数为恶性，良性肿瘤仅占 5%。

睾丸肿瘤有原发性和转移性之分。转移瘤极为少见，偶见于淋巴瘤、白血病患者，可双侧性。其他亦可见于黑色素瘤、前列腺癌、肺癌、结肠癌等晚期肿瘤患者。原发性睾丸肿瘤多数为恶性，以青年人居多数；又可分生殖细胞肿瘤和非生殖细胞肿瘤两类，前者占 90%～95%。生殖细胞肿瘤中又以精原细胞瘤较多，占 40%～45%；非精原细胞瘤中有胚胎癌（10%～20%）、混合癌、畸胎癌（10%～20%，可与胚胎癌并存）、绒毛膜上皮癌等，相对较少。

睾丸恶性肿瘤转移不是首先出现在临近的腹股沟淋巴结区域，而是主要通过淋巴系统到达肾门（左侧）、主动脉旁淋巴结和下腔静脉旁淋巴结（右侧），以及腹膜后淋巴结；少部分可通过血行转移。根据转移情况，睾丸肿瘤可分为以下几期：Ⅰ期肿瘤限于睾丸，无淋巴结转移，也未侵犯邻近组织；Ⅱ期淋巴转移，沿精索淋巴管经过腹股沟管上行至腹膜后，即左侧肾门和主动脉旁淋巴结，右侧下腔静脉附近淋巴结，但未超出腹膜后淋巴结范围；Ⅲ期淋巴结转移超过腹膜后淋巴结范围，可达纵隔和锁骨下淋巴结，或有其他远处脏器转移。

隐匿癌：男性患者肾门和腹膜后、脊柱旁淋

巴结肿大原因不明时，应警惕原发性睾丸肿瘤（隐匿性癌）。超声检查可能为临床提供重要诊断线索。令人称奇的是，有些原发于睾丸的隐匿癌常不明显，甚至自行退变，有称"burned-out"肿瘤，可仅残留少许钙化灶。其原因迄今尚未完全明了。

【超声特点】

1. 睾丸形态和大小异常 隐性睾丸癌和小肿瘤可无明显的睾丸形态和大小改变，仅局部回声异常。很大的精原细胞癌、淋巴瘤和白血病性浸润，常使患侧睾丸弥漫性肿大，可基本保持卵圆形或近圆形。胚胎癌和某些精原细胞瘤可能由于生长较快或肿瘤靠近睾丸一侧，在睾丸肿大的同时常

伴有局部的隆起和不规则。

2. 睾丸内部回声异常 回声异常有限局性和弥漫性两类。（1）均匀性低回声性病变多见于精原细胞瘤。一般精原细胞瘤的边界比较规则，尤其是早期较小的病变（图9-4-7）。淋巴瘤和白血病性浸润病变的内部回声常很低。精原细胞瘤长大后回声可以增多和不规则，边界也可不规则。（2）混合性回声病变即兼有回声减低和增强成分，胚胎癌相对多见（图9-4-8），也见于绒癌。回声增强提示瘤内有出血、坏死、纤维化和钙质等成分（图9-4-9，图9-4-10）。肿瘤内微小钙化呈多数散在点状强回声。

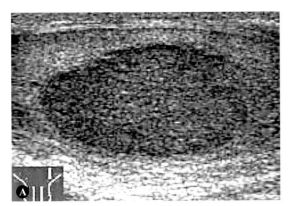
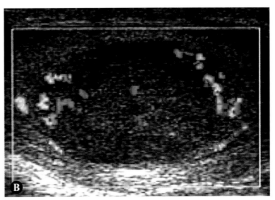

图 9-4-7 隐睾合并精原细胞瘤声像图
A. 灰阶图像表现；B. 彩色多普勒血流表现

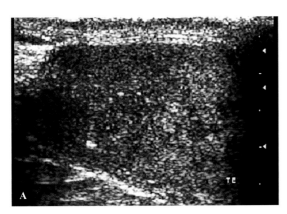
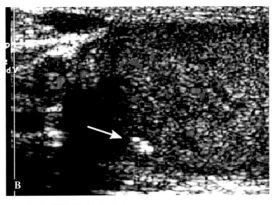

图 9-4-8 胚胎癌声像图，显示细点状钙化灶（↑）
A. 灰阶图像表现；B. 彩色多普勒血流表现

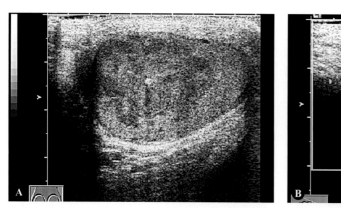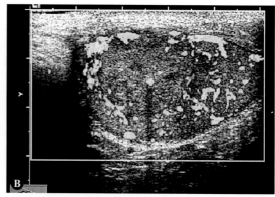

图 9-4-9　混合癌声像图（低回声型），病理提示以精原细胞瘤为主

A. 灰阶图像表现；B. 彩色多普勒血流表现

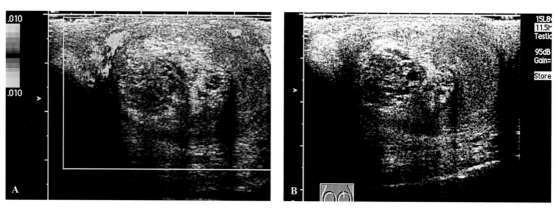

图 9-4-10　睾丸畸胎癌声像图（混合回声型）

A. 彩色多普勒血流表现；B. 灰阶图像表现

3.转移性病变　睾丸恶性肿瘤转移的规律是，左侧通常沿精索淋巴管和睾丸静脉通过腹股沟管上行至左侧肾门淋巴结；右侧沿精索淋巴管和睾丸静脉至下腔静脉旁（腹膜后）淋巴结转移，即转移性主动脉旁淋巴结肿大（图 9-4-11）。还可合并产生其他间接征象，如同侧肾门淋巴结肿大和肾积水。

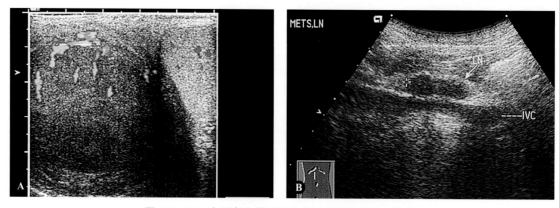

图 9-4-11　右侧睾丸精原细胞瘤及其转移途径声像图

A. 阴囊横断面显示右侧睾丸肿大，血流信号增多；B. 腹部正中纵断面，↑：下腔静脉（IVC）腹侧淋巴结（LN）肿大

4.彩色多普勒血流表现　CDFI 通常显示肿瘤内局部血流信号增加或显著增加（图 9-4-7，图 9-4-9）。当肿瘤较大侵犯睾丸实质时，可见睾丸内血管分布紊乱，与健侧显然不同。原发性非霍

奇金淋巴瘤十分罕见，国内外文献仅有个案报道。声像图表现睾丸肿大，呈低回声性肿物（图 9-4-12）。

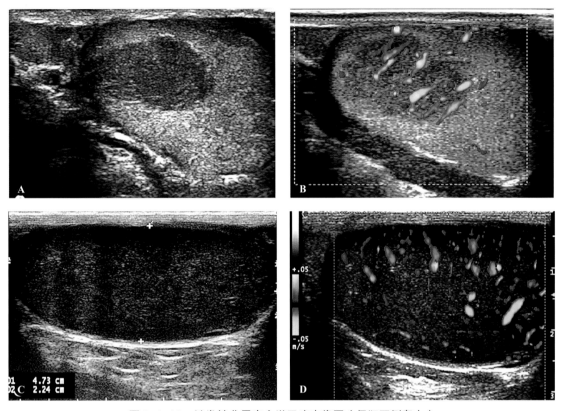

图 9-4-12　继发性非霍奇金淋巴瘤声像图（侵犯双侧睾丸）
A.灰阶图像表现；B.彩色多普勒血流表现；C.灰阶图像表现（对侧）；D.彩色多普勒血流表现（对侧）

5.鉴别诊断　根据睾丸肿瘤的声像图表现和彩色多普勒血流变化，对于典型的恶性肿瘤一般容易做出诊断。但是需要与以下疾病鉴别：（1）比较少见的良性肿瘤，如间叶细胞瘤（leydig 细胞瘤，多呈圆形低回声结节）及罕见的睾丸畸胎瘤。睾丸畸胎瘤，对称皮样囊肿（dermoid）超声显示呈圆形，有整齐、光滑的包膜，内部充满中低水平回声，有部分增强的团块状回声，CDFI 显示包膜呈环状彩色血流信号（图 9-4-13）；病理上肿瘤内部充满皮脂并含有毛发成分。（2）睾丸表皮样囊肿。约占睾丸肿瘤的 1%，起源于胚

胎迷离的上皮组织，病理学上属于良性肿瘤。多见于 20～30 岁中青年，通常无症状。超声表现为圆形或椭圆形肿物，边界规整，内部回声呈典型的"漩涡"或"洋葱皮"状排列的多层片状结构，CDFI 显示肿物内部无血流信号（图 9-4-14）。（3）其他良性病变声像图表现是非特异性的，少见的肉芽肿如睾丸结核、结节病、梅毒，限局性炎症，扭转或外伤后部分梗死等也可出现类似肿瘤的改变。其中，睾丸结核可以伴有干酪样坏死病变和液化（脓肿形成）（图 9-4-15）。

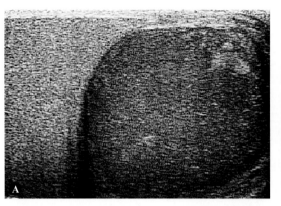
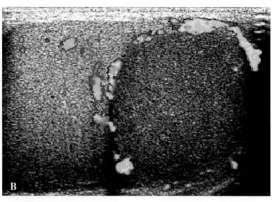

图 9-4-13 睾丸畸胎瘤声像图

A.灰阶图像表现；B.彩色多普勒血流表现

（王金锐馈赠，2004）

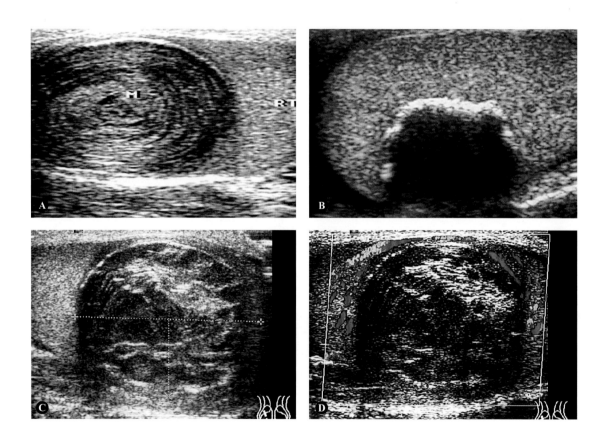

图 9-4-14 睾丸表皮样囊肿声像图

A. ～ D.睾丸表皮样囊肿的灰阶及彩色血流超声表现；E.睾丸表皮样囊肿的灰阶动态图像

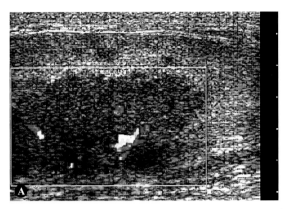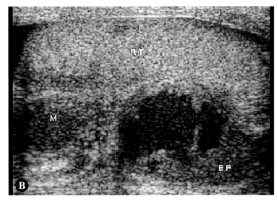

图 9-4-15 睾丸结核声像图

A. 低回声病变、血流信号增多酷似睾丸肿瘤；B. 可见病变累及附睾（EP、M）伴有脓肿形成，RT：右侧睾丸

【诊断要点】

实时二维高频超声（7 ～ 14 MHz）和彩色多普勒血流成像技术用于睾丸肿瘤的诊断和鉴别诊断具有重要的临床意义。超声诊断有助于敏感地发现睾丸小肿瘤，包括已有肾门或腹膜后转移的睾丸局部隐匿性癌。文献报道采用实时高分辨力超声，可以发现直径小于 5 mm 的肿瘤。采用高灵敏度彩色多普勒超声能够提高睾丸肿瘤的超声检出率或敏感性。此外，超声还用于检查睾丸肿瘤患者有无腹膜后、肾门淋巴结转移，从而协助本病的临床分期。然而，准确的临床分期有赖于 CT、MRI 等其他影像学检查。

尽管如此，超声征象本身仍属非特异性，限局性睾丸炎、肉芽肿、睾丸外伤所致局灶性梗死等易被误诊为睾丸肿瘤；良性 Leydig 细胞瘤的声像图常酷似早期精原细胞瘤。因此需要注意鉴别诊断。

三、睾丸囊性病变

【相关临床】

含液性睾丸囊肿主要有白膜囊肿和睾丸内囊肿两种。一般为单纯囊肿，均属良性，通常无症状。

白膜囊肿位于睾丸表面，由立方上皮或矮柱状上皮内衬，50 ～ 60 岁中老年多见，一般 2 ～ 4 mm，偶然被触摸时发现，由于张力高、质地硬，易误以为是睾丸肿瘤。

睾丸内囊肿好发于睾丸网，也可与睾丸网扩张同时存在。可能由于外伤或炎症后狭窄所致。直径数毫米至数厘米，由于囊壁薄、质软，多数难以触及。

【超声特点】

1. 白膜囊肿 （1）位置表浅，相当于睾丸的包膜上面，呈小圆形或卵圆形结节。（2）体积小，有 2 ～ 5 mm，边界清晰，常有局部隆起，内无回声。（3）可以单发或多发，通常为单房性（图 9-4-16）。

2. 睾丸内囊肿 （1）位于睾丸实质内，通常呈圆形。多数为单发性，多发性相对少见。（2）直径 2 ～ 18 mm 不等，囊壁很薄，边界清晰、整齐、光滑。（3）内部无回声，或可见到少许沉淀产生底部的一些低水平回声，后方回声增强。囊内有时可见分隔，呈细线样。（4）此外，尚有淋巴管囊肿，比较少见，在肾移植术患者有时可能见到。特点是壁薄，内无回声，可见纤细的分隔回声（图 9-4-17A ～ D）。

3. 睾丸网扩张症 睾丸网扩张属于无害性病变，多为双侧性，可与小的精液囊肿同时存在。本病可能与既往的附睾炎症或外伤有关。声像图表现靠近睾丸纵隔的睾丸网扩张，范围增大，CDFI 检查无血流信号，与睾丸肿瘤容易区别（图 9-4-17E，图 9-4-17F）。

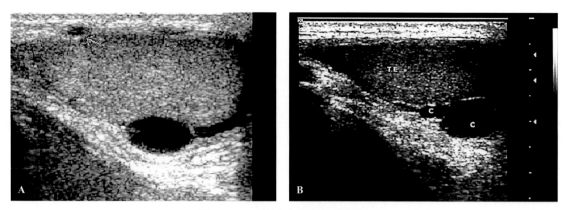

图 9-4-16　睾丸白膜囊肿声像图
A.睾丸白膜囊肿位于近场侧（↑）；B.睾丸白膜囊肿远场侧（C）

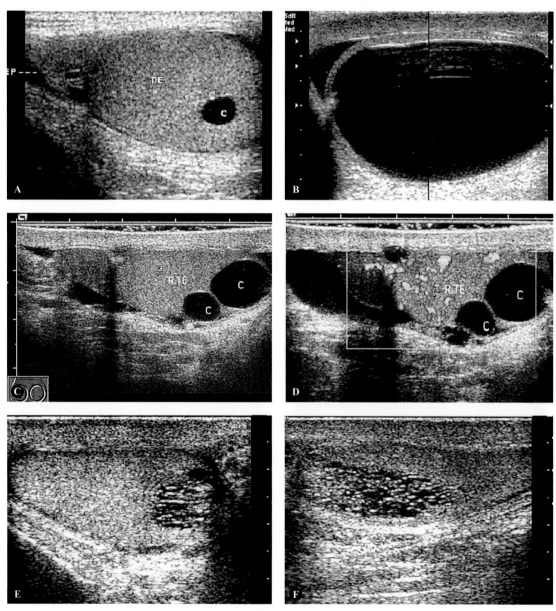

图 9-4-17　睾丸内囊性肿物声像图
A、B.睾丸内囊肿（单发性）；C、D.睾丸内囊肿（多发性）；E、F.睾丸网扩张症；TE：睾丸；
C：囊肿

【诊断要点】

超声诊断睾丸囊肿高度敏感而且准确，并可协助临床与睾丸实性肿瘤进行鉴别。

四、附睾囊肿

【相关临床】

附睾囊性肿物包括附睾囊肿和精液囊肿。附睾囊肿相当多见，据报道男性成人中 1/3 有附睾囊肿。通常发生于附睾头部，多数小于 4 mm，而且无症状，呈良性经过。精液囊肿以青壮年较多见，常发生于附睾头部，可达 1～2 cm。囊液呈乳白色，内含精子。一般无症状或症状轻微，偶尔被触摸或触诊时发现，可使睾丸略向前移位。透光试验可能阳性。

【超声特点】

1. 附睾囊肿　附睾头部出现圆形或近圆形小囊肿，通常 1～2 个。壁薄而光滑。附睾囊肿的囊内呈无回声（图 9-4-18）。

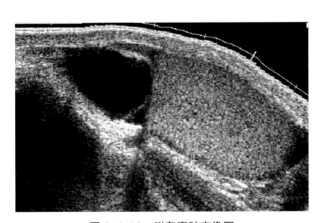

图 9-4-18　附睾囊肿声像图

2. 精液囊肿　囊肿内可出现低水平回声，或少许沉淀样回声位于囊肿底部形成分层征象，囊肿后方回声增强（图 9-4-19）。

3. 鉴别诊断　根据以上声像图特点，容易做出附睾囊性肿物的诊断。利用高分辨力超声发现囊内低水平回声或沉淀引起的分层征，也易诊断精液囊肿。如果采用细针抽吸，后者呈乳白色微混液体，镜检可见精细胞。但实际上，二者的鉴别诊断并无重要临床意义。当声像图上出现多个小圆形无回声断面时，应与精索静脉曲张鉴别。采用 CDFI 结合 Valsalva 试验容易进行鉴别。

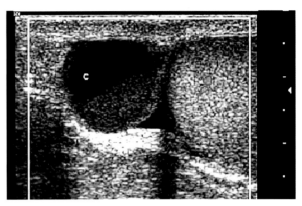

图 9-4-19　精液囊肿（C）声像图

【诊断要点】

利用声像图对于附睾囊肿和精液囊肿容易做出准确诊断，并且无须再做其他影像检查。通常由于很少症状，患者也无须积极处理。少数囊肿较大者，手术治疗效果良好。是否有必要采用超声引导细针抽吸鉴别囊液性质和进行囊肿硬化治疗，尚无统一的看法。

五、附睾肿物

【相关临床】

从阴囊超声的临床应用来看，区分睾丸肿物和睾丸外肿物具有重要意义。因为睾丸肿物多数为肿瘤，尤其是恶性肿瘤；睾丸外肿物主要指附睾肿物，而附睾肿瘤特别是恶性的相当少见，只占附睾肿物极少数。实际上临床上比较常见的附睾肿物是附睾结核、附睾慢性炎症，以及精子肉芽肿等非肿瘤性病变。

附睾肿瘤有原发性（良性、恶性）和转移性两类；二者均很罕见。良性肿瘤占 70%～80%，其中以腺瘤样瘤、间皮瘤、平滑肌瘤相对多见。国外报道，腺瘤样肿瘤，约占睾丸外肿瘤 32%。其余，尚有纤维瘤、脂肪瘤、平滑肌瘤、血管瘤、神经纤维瘤等。原发恶性肿瘤有纤维肉瘤、脂肪肉瘤、横纹肌肉瘤、淋巴瘤等。附睾转移瘤也可来自白血病、淋巴瘤和其他器官的恶性肿瘤，但比睾丸的转移瘤更为罕见。

附睾肿瘤通常无症状，或轻微坠痛，无触痛和红肿，一般在偶然触摸或触诊时被发现。小的附睾肿瘤结节，包括原发性恶性的较小肿瘤，由于临床罕见，很容易被误诊为附睾结核或其他良性病变。附睾恶性肿瘤，特别是肉瘤，生长迅速，呈球形或近球形结节，常使睾丸受压移位。附睾肿瘤质地一般较硬韧，无压痛。

【超声特点】

1. 附睾呈局部实性占位病变，通常为单侧。以良性腺瘤样肿瘤为例，在尾部多见，边界完整清晰，肿物内部回声增多或等回声性，少数呈低回声。肿物一般不超过 5 cm。

2. 较大的附睾肿瘤对睾丸有明显的压迹。肿物与睾丸通常分界明显。恶性肿瘤可能伴有睾丸受累表现。

3. CDFI 检查可发现血流信号增加。在恶性肿瘤尤其是肉瘤，显著增加（图 9-4-20）。

4. 鉴别诊断　（1）附睾结核。附睾肿瘤声像图呈实性结节或肿物，内部回声缺乏特异性，故可能与结核病变混淆。凡单侧或双侧性附睾病变，应首先想到与附睾结核鉴别。如果病变范围较广，头体部或体尾部结核常同时累及阴囊壁甚至睾丸组织，引起局部阴囊壁肿胀、充血、粘连以至有破溃倾向者，应更多考虑附睾结核的可能性。结核菌素试验有助于结核的诊断。必要时可用 20G 或 18G 活检针自动活检，做组织学或病因学检查。（2）精子肉芽肿。其是局部组织对于外渗精细胞的肉芽肿性反应，可以是继发于外伤或炎症后的一种慢性非细菌性附睾炎症。输精管结扎术后出现精子肉芽肿者高 40%。发生在睾丸的精子肉芽肿少见。通常表现为附睾局部无痛性小结节，自觉疼痛者仅占 30%。声像图表现为低回声结节，边界清晰，较少回声不均匀，可以合并附睾肿大和附睾囊肿。CDFI 检查通常无明显血流信号。（3）睾丸肿瘤。由于附睾肿瘤非常罕见，临床外科容易将较大的附睾肿瘤误以为睾丸肿瘤。超声检查对于二者的鉴别往往有很大帮助。附睾肿瘤

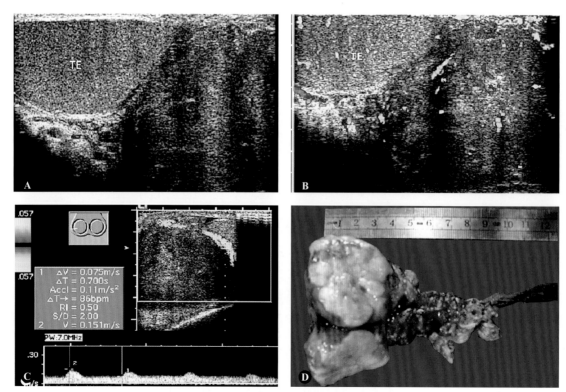

图 9-4-20　附睾横纹肌肉瘤声像图与病理表现

A. 灰阶图像表现；B. 彩色多普勒血流表现；C. 频谱多普勒血流表现；D. 手术大体病理表现；TE：睾丸

通常引起睾丸实质外压变形，而睾丸实质回声正常，二者之间以比较完整的包膜（变形的白膜）为界。同时，睾丸肿瘤组织呈膨胀性生长，与附睾组织之间有明显的界线。

【诊断要点】

由于附睾肿瘤比较少见，目前有关超声诊断的文献报道尚少。超声有助于附睾囊性与实性肿物的鉴别；超声还有助于对附睾实性肿物（睾丸外肿物）与睾丸实性肿物的鉴别。初步经验表明，灰阶超声结合彩色多普勒血流成像技术，可能有助于比较典型的附睾恶性肿瘤如附睾肉瘤的诊断。但对于较小的恶性肿瘤如何与良性病变（良性肿瘤、结核等）进行鉴别，尚有待进一步研究。

六、睾丸炎

【相关临床】

睾丸炎有病毒性腮腺炎合并的睾丸炎、细菌引起的化脓性睾丸炎和罕见的梅毒性睾丸炎等。其中化脓性睾丸炎比较常见，致病菌主要为葡萄球菌、肠球菌和大肠杆菌。细菌感染途径有血行、淋巴管或直接由附睾炎蔓延而来，后者称附睾–睾丸炎。急性期睾丸组织充血、水肿、体积增大；细菌性睾丸炎实质内可有局灶性坏死，严重时睾丸内局部脓肿形成，部分以至整个睾丸化脓或梗死。睾丸炎在早期诊断和治疗后一般容易得到控制。睾丸脓肿可以破入鞘膜腔，引起鞘膜积脓。严重睾丸炎患者最后可引起患侧睾丸萎缩或部分梗死。

患侧睾丸疼痛、肿胀。检查可见阴囊皮肤发红、肿胀，伴有热感和触疼。睾丸肿大，压痛明显。合并睾丸脓肿者，可有波动感。患者周身表现有畏寒、发热及白细胞增多等。继发于附睾炎和腮腺炎者，伴有附睾肿大、压痛和腮腺肿大等表现。

【超声特点】

1. 灰阶图像上表现为睾丸普遍性肿大，包膜整齐光滑。睾丸实质回声均匀减低或中等回声；化脓性睾丸炎可有局部不规则低回声或无回声区，睾丸实质回声不均匀（图 9-4-21A）。

2. 彩色多普勒血流成像显示睾丸白膜和实质内极其丰富而且分布规则的血流信号，代表普遍扩张的动静脉及其分支。彩色血流信号在化脓性睾丸炎的坏死灶和脓肿区内反而减少，周边血流信号增多而且血流分布紊乱（图 9-4-21B）。频谱多普勒通常显示低阻动脉血流。一旦出现高阻动脉血流，甚至舒张期反向血流，提示睾丸组织水肿引起静脉回流障碍，局部病情比较严重，需要更为积极的处理。

3. 睾丸炎可伴有继发性少许鞘膜积液，表现为睾丸周围新月形无回声区。睾丸脓肿时，睾丸实质化脓性病变破入鞘膜腔，可引起鞘膜腔积脓征象。产气菌感染引起化脓性睾丸炎，可见睾丸脓腔及鞘膜腔内坏死组织中出现不规则点状强回声以至积气征象（图 9-4-22）。

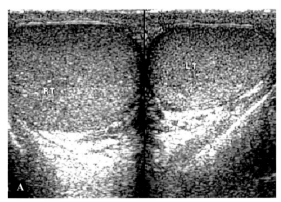
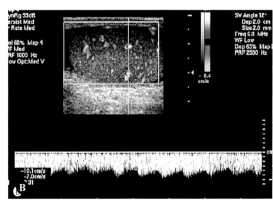

图 9-4-21　急性睾丸炎声像图

A. 阴囊横断面显示患侧睾丸（RT）肿大，回声大致正常；LT：健侧睾丸；B. 右侧睾丸实质弥漫性增多的彩色血流信号，频谱多普勒显示低阻血流，RI=0.31

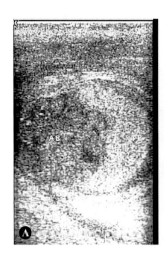 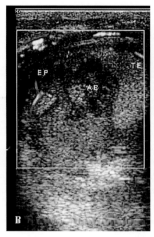 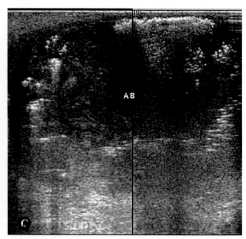

图 9-4-22　睾丸脓肿继发鞘膜腔积脓

患者老年男性，产气杆菌引起，有长期尿道插管合并尿路感染病史，可见鞘膜腔脓液中积气征象。

TE：睾丸，AB：脓肿，EP：附睾；A.灰阶图像表现；B.能量多普勒血流表现；C.鞘膜腔脓液中的积气征象

【诊断要点】

典型的睾丸炎不难做出诊断，但是在临床中更为重要的是，需要与睾丸扭转和急性附睾炎相鉴别。（1）睾丸扭转。本病可引起急性阴囊痛，少数患者尚可出现低热和白细胞增多，因此临床上有时很难鉴别。超声检查尤其是彩色多普勒能够为临床提供可靠的诊断和鉴别诊断依据。睾丸炎患者因睾丸内血管扩张，呈现丰富的血流信号；睾丸扭转患者睾丸内无血流信号或极少血流信号。值得注意，本病尚需与以下情形鉴别：①间歇性扭转，患者可在睾丸扭转后自发复位，或经医师用手法复位，睾丸组织因缺血后充血而引起血流信号增加，酷似睾丸炎。此期疼痛骤然缓解，有助于本病的识别。②睾丸扭转持续时间过长引起睾丸组织梗死、坏死，睾丸内无血流，但睾丸周边组织反应性充血，睾丸周围彩色多普勒血流信号增加，应与睾丸炎相区别。（2）急性附睾炎。临床在鉴别急性睾丸炎和急性附睾炎、附睾-睾丸炎方面常有一定的困难。阴囊超声可根据附睾肿大伴有回声异常、附睾彩色多普勒血流信号显著增加，以及是否累及睾丸实质等提供重要的诊断和鉴别诊断依据。

七、附睾炎

【相关临床】

急性附睾炎是男性泌尿生殖系统最常见的感染性疾病，中青年多见。它也是急性阴囊痛的主要原因，占急性阴囊痛75%。本病常继发于后尿路感染，以大肠杆菌、变形杆菌、葡萄球菌和淋球菌等多见。往往是通过淋巴管蔓延或血行径路感染，而不是通过输精管逆行感染所致。继发于尿路感染的急性附睾炎多从附睾尾部开始，蔓延至体部和头部，侵及睾丸时引起附睾-睾丸炎。感染可继续发展成附睾脓肿，纤维化瘢痕组织使管腔阻塞。慢性附睾炎常由急性期发展而来，也可由轻的感染演变而来，特点是在附睾炎症基础上纤维增生，可伴有部分钙化，纤维增生显著者可使整个附睾硬化。慢性附睾炎不常累及睾丸实质，与附睾结核易于累及邻近睾丸组织不同。

1.急性附睾炎　（1）起病较急，不少人在睡眠中发病，患侧阴囊剧痛（急性阴囊痛）。重者畏寒、发热。（2）附睾肿胀，数小时内附睾体积可成倍增大。早期或轻者仅尾部肿大，重者整个附睾形成一个硬块，有明显触痛。睾丸受累时睾丸增大，并与附睾界限不清。阴囊水肿发红，

附睾脓肿形成时有波动感。（3）患者白细胞总数和中性粒细胞增多。合并尿道炎者尿常规可见白细胞增多和脓细胞。尽管急性附睾炎以上临床表现突出，临床诊断最后确定本病仍然可能有困难，主要易与睾丸扭转发生混淆。

2. 慢性附睾炎　症状较轻，经常有阴囊内隐痛、发胀、不适，体检可触及附睾肿大，结节状，以尾部更显著，体积增大程度较轻，有时与附睾结核不易区分。

【超声特点】

1. 急性附睾炎　（1）附睾肿大，常以尾部更明显。严重者整个附睾均肿大。（2）急性附睾炎内部回声多数减低，回声高低不均匀。炎症合并新鲜出血、坏死时，也可不规则增强（图9-4-23，图9-4-24）。急性附睾炎可同时合并附睾脓肿，肿胀的附睾局部出现无回声或低水平回声区（图9-4-25）。（3）可以继发少量鞘膜积液。（4）彩色多普勒超声显示肿大的附睾血流信号显著增加。频谱多普勒通常为典型的低阻动脉血流，RI多见于0.37～0.70；个别病例表现高速、高阻，RI有达0.80以上者。

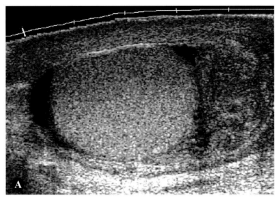
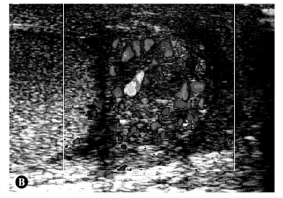

图 9-4-23　急性附睾炎声像图（附睾尾纵切面）

A.灰阶图像表现；B.彩色多普勒血流表现

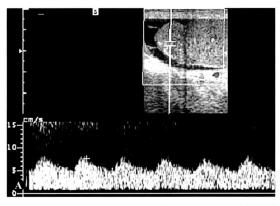
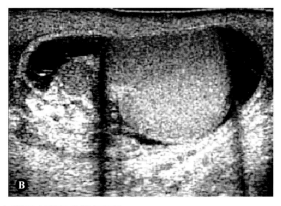

图 9-4-24　急性附睾炎声像图（附睾头纵切面）

A.频谱多普勒血流表现；B.灰阶图像表现

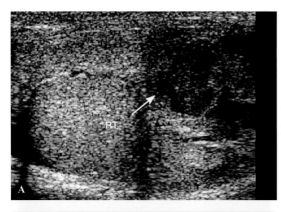

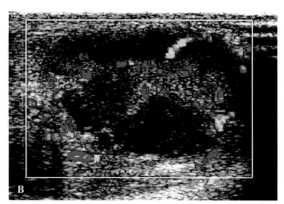

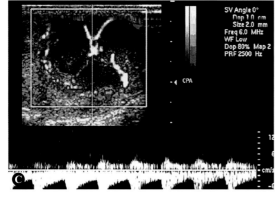

图9-4-25 急性附睾炎合并脓肿的声像图（纵切面）

A.附睾尾部肿大，尾部脓肿形成（↑）；B、C.脓肿周围血流信号增加，脓腔内无血流信号，脓腔周围动脉多普勒频谱呈高速低阻表现。RT：右侧睾丸

2. 慢性附睾炎　声像图表现反映附睾炎的慢性病理改变，除表现附睾头、体、尾肿大外，还因某种程度的纤维化、钙化而回声增强或不均匀，以至附睾变形、边缘不规则。部分患者尚可有继发性鞘膜积液。CDFI 显示轻度血流信号增加（图9-4-26，图9-4-27）。

3. 鉴别诊断　实时灰阶超声结合彩色多普勒有助于急性附睾炎、急性附睾-睾丸炎的诊断，

也有助于附睾炎合并脓肿的诊断与鉴别诊断。急性附睾炎必须与睾丸扭转、急性睾丸炎鉴别，彩色多普勒超声检查是高度灵敏而且准确有效的方法。慢性附睾炎的超声表现与附睾结核可能有许多相似之处，需要更好地结合病史、体格检查和实验室检查，仔细地加以鉴别。此外，对附睾肿块还应考虑到较少见的病变，如精子肉芽肿和附睾良恶性肿瘤等。

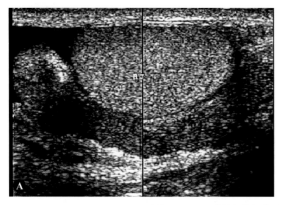

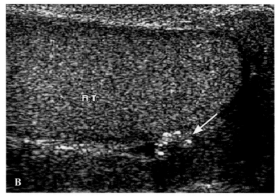

图9-4-26 慢性附睾炎声像图（纵切面弧形钙化）

A.附睾头、体尾部不同程度肿大，RT：右侧睾丸；B.增大的体、尾部，↑：合并弧形钙化伴有声影

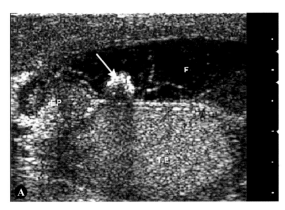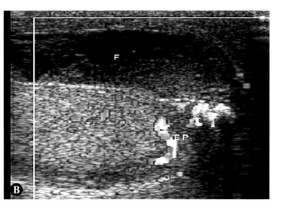

图 9-4-27　慢性附睾炎合并继发性鞘膜积液声像图（纵切面）

A.附睾头、体、尾部肿大，以头部肿胀变形最突出，回声高低不均；B.附睾全部血流信号增多；F：继发性鞘膜积液，内有低水平回声和多处分隔，↑：囊内结石呈弧形强回声后伴声影

【诊断要点】

实时高分辨力灰阶超声（>7 MHz）有助于迅速确定附睾肿大形态特点及其物理性质，彩色多普勒显示丰富的血流信号，这为附睾炎的诊断提供了重要的辅助诊断依据；同时也有助于临床与急性附睾炎、附睾 - 睾丸炎和极易混淆的睾丸扭转等疾病鉴别，从而使患者得到及时正确的诊断和处理。

应当指出，慢性附睾炎的灰阶声像图和 CDFI 表现虽具有明显的特点，但与附睾结核在不少情况下十分相似并难以区别，结合病史和临床表现进行仔细鉴别是必要的。必要时可进行超声引导穿刺活检，有助于附睾结核的诊断与鉴别诊断。

八、附睾结核

【相关临床】

男性生殖系结核可以发生于前列腺、精索、附睾、睾丸，以及阴囊。其中以附睾结核最多见；20 ~ 40 岁发病率最高。附睾结核可由后尿道逆行感染（继发于肾结核、前列腺结核，精囊）而来，多发生在附睾尾部；附睾结核也可由血行而来，故也可发生于头体部。结核性肉芽肿和干酪样坏死病灶可蔓延至整个附睾，常累及睾丸实质和阴囊，而且可以液化形成脓肿。患侧输精管可增粗变硬，呈串珠状。

患者临床表现除阴囊局部肿大以外，疼痛轻微或无痛，部分患者全身症状可能伴有潮热、盗汗、体重减轻等。

【超声特点】

1. 灰阶图像上主要表现为附睾肿大，常以尾部更明显。严重者整个附睾均肿大。内部回声多数减低，回声可不均匀。与附睾相邻的睾丸实质境界不清、边缘不整，睾丸实质内也可见散在小的低回声病灶（图 9-4-28A）。

2. 彩色多普勒超声显示肿大的附睾血流信号增加（图 9-4-28B，图 9-4-29）。

3. 形成结核性脓肿时，呈不规则无回声或低水平回声区；侵犯阴囊壁时，囊壁增厚或变薄。脓肿局部血流信号消失或减少，仅见其周围有不规则血流信号（图 9-4-30）。病程比较久的增殖性附睾结核和陈旧性附睾结核附睾回声不规则增强，常有钙化灶引起的强回声和声影，血流信号不丰富（图 9-4-30，图 9-4-31）。

【诊断要点】

根据病史、体检和典型的声像图所见，不难进行附睾结核的诊断。本病主要应与睾丸肿瘤和慢性睾丸炎鉴别。本病与慢性附睾炎的超声表现可能有相似之处，需要将超声检查结果结合病史、体格检查和实验室检查，仔细鉴别。

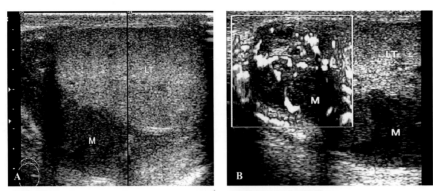

图9-4-28　附睾结核累及睾丸的声像图
A.灰阶图像表现；B.彩色多普勒血流表现，LT：左侧睾丸，M：结核病灶

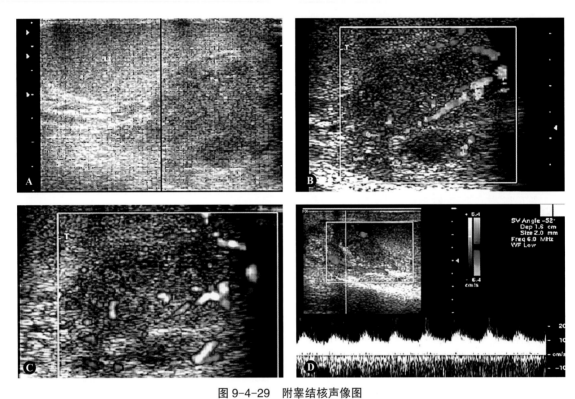

图9-4-29　附睾结核声像图
A.灰阶图像表现；B.彩色多普勒血流表现；C.能量多普勒血流表现；D.频谱多普勒血流表现

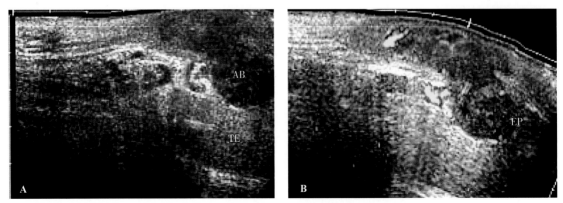

图9-4-30　附睾结核合并脓肿并侵犯阴囊壁的声像图
A.灰阶图像表现；B.能量多普勒血流表现；AB：脓肿，TE：睾丸，EP：附睾

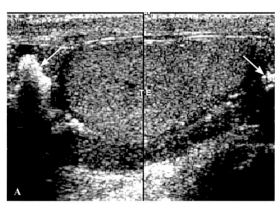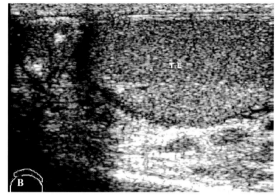

图 9-4-31 陈旧性附睾结核声像图（睾丸纵断面）
A.附睾内多数性钙化（↑）；B.精索增粗伴结节，TE：睾丸

九、睾丸扭转

【相关临床】

睾丸扭转亦称精索扭转，是急性睾丸痛的重要原因之一。由于精索扭转，导致患侧睾丸严重血液循环障碍——瘀血和缺血。睾丸扭转有两种类型：（1）鞘膜内型。好发于青春期成年人。这是由于鞘膜壁层在精索反折或终止点过高；睾丸、附睾完全被鞘膜包绕，或有较长系膜（而非适当地固定于阴囊后壁）；睾丸引带缺如或过长，使睾丸在鞘膜腔内呈"铃舌"样易于活动、转动，甚至扭转。（2）鞘膜外型。好发于儿童，特别是睾丸未降的新生儿，多见于腹股沟外环。以上两种类型皆属于先天性发育不良。

患者扭转程度90°～720°和持续时间不等。扭转早期（瘀血性缺血期）：开始蔓状静脉回流受阻，睾丸动脉阻力增加但供血尚未中止，造成睾丸高度瘀血性水肿，但肿胀受白膜限制从而导致组织张力增高和缺血；最后动脉血供被完全阻断，造成睾丸因严重缺血而发生不可逆性坏死（组织坏死期）。睾丸缺血6 h以内，手术复位者60%～70%可以康复，超过10 h者通常发生不可逆性坏死。极少数患者可能自行复位，称间歇性扭转。

常见的临床表现包括：（1）青春期男青年多见。极少数既往可能有急性阴囊剧烈疼痛发作史，

特点是"戏剧性"急骤发作，不明原因，自然缓解。本病大多数与外伤无关。（2）患侧睾丸疼痛，常在睡眠时或剧烈运动后发生，初为隐痛，很快转为剧痛。一般无发热或有低热，或有外周血液白细胞轻度增多。（3）患侧阴囊皮肤可以发红、水肿。睾丸肿大，伴有明显触痛。睾丸位置抬高，呈横位。精索常有增粗，伴有压痛。

【超声特点】

1. 睾丸肿大，但扭转早期睾丸肿大可不显著。若未复转，睾丸持续肿大达5天左右，以后体积逐渐减小。患侧阴囊壁常轻度增厚。

2. 急性期（扭转早期）睾丸内部回声常无明显异常（呈等回声），或回声轻度减低，但分布均匀（图9-4-32A）。亚急性期（扭转后24 h～4天）时由于组织坏死，睾丸内部回声明显地非均质性改变，出现显著不规则或小蜂窝状低回声；或显著减低的同时伴有扇面状回声纹理（图9-4-33）。值得指出，睾丸瘀血、缺血所致组织坏死、出血和液化的声像图表现可以多种多样，灰阶超声只要出现睾丸组织回声不均，即高度提示组织坏死。

3. 附睾瘀血性肿大。因不受白膜张力的限制，从扭转早期开始即明显肿胀、变形，而且表现突出，严重者外形不规则。附睾内部回声不均匀性减低或部分增强。

4. 精索增粗，可出现"漩涡"征；此外，睾

丸和附睾头位置异常，呈横位。以上超声征象均提示患侧睾丸扭转。

5. 少量鞘膜腔积液，鞘膜腔内如果出现浮动的低水平回声，提示液体为血性渗出。偶尔同时可见附睾附件或睾丸附件呈球形肿大。

6. 彩色多普勒检查睾丸实质内无血流信号（无血供型），或较健侧明显减少（血供减少型）。睾丸周围血流信号在急性期消失或减少，但后期周围组织血流信号可以明显增多，呈"彩环"状，系缺血坏死睾丸的周围组织反应所致。频谱多普勒超声检查：如果患侧睾丸尚存在少量血流信号，

难以肯定或排除睾丸扭转时，比较测量两侧精索内睾丸动脉或其分支多普勒频谱非常重要。患侧睾丸动脉阻力指数明显增高（图 9-4-32B）。如果患侧睾丸内尚存在少量血流信号，比较两侧精索内睾丸动脉也很重要。患侧睾丸内动脉阻力指数明显增高，经睾丸动脉出现高速反向血流，RI > 1.0（正常经睾丸动脉 Vmax=11.3 ± 2.9 cm/s，RI=0.67 ± 0.06，引自王建宏）。患侧睾丸动脉出现反向血流征象，代表静脉性梗阻，提示预后不良（图 9-4-33）。

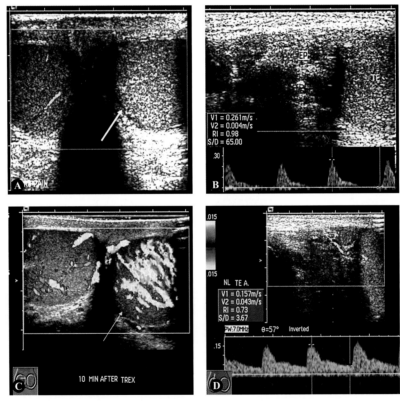

图 9-4-32　急性睾丸扭转（6 h 后）声像图
A. 阴囊横断面：左侧睾丸扭转灰阶超声无明显变化（↑），CDFI 显示血流信号减少，但是仍然可见少许血流信号，尚难绝对排除扭转；B. 阴囊纵断面：精索睾丸动脉显示高速（V=26 cm/s）、高阻血流（RI=0.98），提示睾丸静脉回流障碍。此外，精索增粗，附睾高度肿大（EP），强烈提示睾丸扭转；C. 同一患者睾丸扭转手法复位后（症状缓解 10 min 后）超声表现。阴囊横断面：CDFI 显示左侧睾丸复位后出现大量血流信号（↑），酷似"急性睾丸炎"（疼痛消失）；D. 同一患者睾丸扭转手法复位后（症状缓解 10 min 后）超声表现阴囊纵断面：精索增粗，附睾仍肿大，精索睾丸动脉显示正常速度血流信号，阻力指数恢复正常 RI=0.73

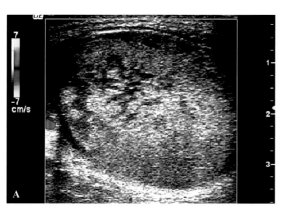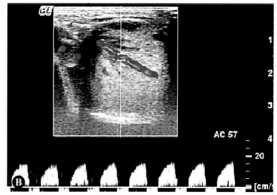

图 9-4-33 睾丸扭转合并组织坏死的声像图

A.睾丸肿大，实质回声不均，尚可见少许血流信号（少血供型）；B.彩色多普勒超声发现经睾丸动脉
血流清晰可见，显示舒张期反向血流，RI>1.0，PSV=20 cm/s

7. 鉴别诊断：（1）急性附睾炎或急性附睾－睾丸炎是最常见的急性阴囊疼痛的原因，也是临床最易与睾丸扭转混淆并发生误诊的原因。误诊率可达 50%。超声检查，特别是彩色多普勒检查，是鉴别诊断最简便而且可靠的影像诊断方法。睾丸扭转后自发性复转，恢复期 CDFI 表现酷似急性睾丸炎（图 9-4-32C、D），此时患者疼痛已经"戏剧性"缓解，结合病情经过可以鉴别。（2）睾丸附件扭转是指睾丸附件扭转所致的阴囊急症。正常睾丸附件仅 0.1 ～ 1.0 cm，有蒂，呈"泪滴"状。扭转病因未明，可能与剧烈运动有关，多数无明显诱因，可在睡眠中发生。本病相对好发于 10 ～ 14 岁儿童。其临床表现为睾丸突发性剧烈疼痛，患者几乎均能忍受。患侧阴囊也可出现红肿。检查时可触及痛性包块，但睾丸位置不抬高，精索无增粗。患者多数在发病后 3 ～ 5 天来诊。超声有助于本病的鉴别，其鉴别要点包括：①患侧睾丸大小、内部回声和血流信号均正常。②在睾丸上极与附睾头之间可见一小圆形肿物，呈低－中水平回声，肿物本身无血流信号。③肿物周围的局部组织血流信号增多。本病预后良好，保守治疗可以痊愈。

【诊断要点】

急性阴囊痛患者以附睾炎、睾丸炎最为常见，而睾丸扭转则少见得多。因此，临床上极易将扭转误诊为急性炎症而贻误及时手术复位，有

报道误诊率最高可达 50%。业已证明，超声检查是睾丸扭转诊断和鉴别诊断最敏感、最准确，而且又是最方便、快捷的首选影像学诊断方法。据报道，超声诊断敏感性 80% ～ 98%，特异性为 97% ～ 100%，准确性 97%。彩色多普勒结合精索内及以远睾丸动脉的频谱多普勒测定，有助于进一步提高敏感性与准确性。实时灰阶超声虽然无助于睾丸缺血的诊断，但能显示精索增粗、附睾显著肿大、睾丸横位等异常，而进一步提示诊断。同时，灰阶超声尚能反映扭转引起睾血液循环障碍的后果及其严重程度，有助于预后的判断：（1）睾丸呈正常均匀中等回声，预示睾丸复转后预后相对较好。（2）弥漫性低回声，尤其睾丸实质回声出现非均质性改变，提示组织坏死预后相对不佳。

此外在临床实践中还应注意：（1）实时灰阶超声对急性睾丸扭转诊断不够敏感。仅凭"睾丸内部回声无异常"诊断会产生假阴性。实际上如果细致检查，患侧精索增粗及其回声异常（"漩涡"征）、附睾显著肿大伴有形态异常、睾丸横位等间接征象，可以提示诊断。彩色多普勒血流显像是关键性的检查方法。但为测出低速血流，必须注意调节聚焦和取样框，适当提高多普勒灵敏度，降低血流速度标尺。（2）睾丸扭转的预后与扭转程度和持续的时间，以及能否及时复位有密切的关系。扭转 180° 以致 360° 最初只是静脉回流被阻断，睾丸动脉继续存在，直至完全受阻。据某

实验研究，只有当睾丸扭转540°时，睾丸动脉血供才会完全阻断。换句话说，从发生扭转到睾丸血供完全中止有一个过程。这一过程的时间可长、可短，取决于是否完全扭转。因此，彩色超声检查睾丸血流信号必须进行双侧睾丸比较。只有患侧无血流信号，或血流信号明显减低（必要时采用频谱多普勒双侧对比分析流速和RI测定），才能做出正确的判断。认为睾丸内存在血流信号即可除外睾丸扭转的看法是片面的，应注意避免假阴性。（3）睾丸扭转后期，尽管睾丸实质内部无血流信号，睾丸的周围可因机体炎性组织反应而引起血流信号显著增多。它是"过期扭转"的典型表现，勿误认完全除外睾丸扭转。

十、精索静脉曲张

【相关临床】

原发性精索静脉曲张的发病率很高，好发于18～30岁的青年男性，也是男性不育的常见原因之一。据统计15～28岁患者占98%。主要由于睾丸静脉向上回流的行程长，压差大，如果再加上静脉瓣功能不全，故易发病。左侧静脉曲张较右侧或双侧多见，分别占80%～95%和10%～20%。这是由于左侧睾丸静脉比右侧睾丸静脉更加陡直，几乎垂直注入左肾静脉，静脉回流阻力较大的缘故。此外，腹膜后肿瘤压迫、肾癌继发肾静脉癌栓，可引起继发性精索静脉曲张。继发性精索静脉曲张患病年龄多见于40～50岁以上肿瘤患者，可单独发生于右侧或左侧。

患者的主要临床表现包括：（1）患侧阴囊胀痛不适。但多数人无明显症状，于体检时偶然被发现。（2）男性不育。精索静脉曲张常引起不育，占男性不育患者的21%～42%。少部分重度静脉曲张患者伴有单侧或双侧睾丸萎缩。（3）体征与临床分级：Ⅰ度静脉曲张是指立位时用力屏气，可见曲张的静脉，附睾旁组织正常；平卧位时曲张静脉消失。Ⅱ度静脉曲张是指立位可见阴囊下

垂，精索及附睾旁的静脉曲张，可触及曲张血管；平卧位时曲张静脉缓慢消失。Ⅲ度静脉曲张立位在精索周围、附睾和阴囊均有明显的曲张静脉，并可见与大腿内侧静脉交通，可扪及柔软的索状团块；平卧时曲张静脉不能完全消失。

【超声特点】

1. 精索静脉曲张超声征象　在阴囊根部纵断扫查，可见精索、附睾头部附近出现迂曲的管状结构，或似多数小囊集聚成的"蜂窝"状结构；管壁薄而清晰；管腔内呈无回声或见"烟雾"状活动的低水平回声（代表静脉游滞的血流）。内径增宽，可超过正常值范围（平均0.5～1.5 mm，最大宽度1.8 mm）。有时可见上述迂曲的管状沿睾丸背侧向下延伸，直至附睾尾部。轻度的精索静脉曲张，于患者仰卧位平静呼吸时，可以不出现上述典型超声征象，除非采用站立体位和Valsalva试验。

2. Valsalva试验　嘱患者深吸气后做屏气动作，通常上述典型的或不典型的静脉管径明显增宽。管径大于2.0 mm者可诊断精索静脉曲张。

3. 彩色多普勒血流显像表现　如果取仰卧位平静呼吸，只有在重度迂曲的管状结构中出现彩色血流信号，在轻、中度曲张时可能不出现，因此不够敏感。CDFI与Valsalva试验相结合，即配合深吸气后屏气动作，则高度敏感。可在精索、睾丸的上极或背侧和下极同时显示红蓝相间的大量彩色血流信号，视静脉曲张的程度而定（图9-4-34）。利用脉冲多普勒频谱显示方法，也可测出吸气屏气瞬间出现的明显静脉反流信号，但费时费力，不太实用。

4. 精索静脉反流的彩色多普勒分级　Ⅰ级是指仅在Valsalva试验时，蔓状静脉丛出现反流且持续时间≥1秒；Ⅱ级是指深呼吸时蔓状静脉丛出现反流，Valsalva试验反流加重；Ⅲ级是指平静呼吸时蔓状静脉丛即可出现反流，深呼吸及Valsalva试验反流加重。

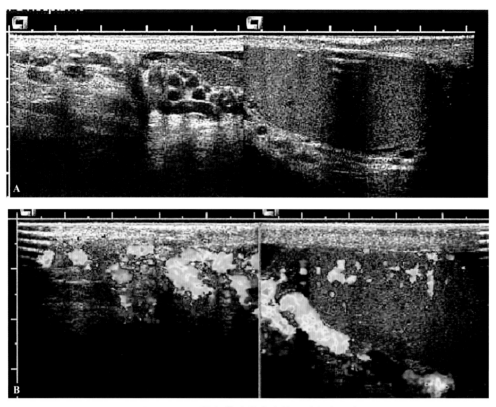

图 9-4-34　精索静脉曲张声像图（纵断面）
A. 灰阶图像表现；B. 彩色多普勒血流表现

【诊断要点】

　　超声诊断精索静脉曲张敏感而且准确。常规灰阶声像图结 CDFI 检查，总敏感性接近 100%。超声检查结合 Valsalva 试验有助于本病的诊断和分期。对于仰卧位超声检查阴性的患者，站立位结合 Valsalva 试验重复进行超声检查是必要的。这样可以避免漏诊轻度静脉曲张。

　　原发性精索静脉曲张发病率很高，轻者多无症状，也未必影响生育能力。有些精索静脉曲张患者经手术治疗以后还可能存在一定程度的静脉反流。鉴于以上这些原因，本病阳性超声检查结果临床意义的最终判断，需由临床医师结合症状、体征和精液检查结果来决定。

十一、阴囊、睾丸外伤

【相关临床】

　　阴囊、睾丸外伤是由外来暴力引起。以钝挫伤包括骑跨伤、车祸伤、硬物撞击挤压伤和踢伤多见。偶有刀刺伤、枪弹伤和爆炸伤。睾丸损伤多为单侧，可分为睾丸挫伤、睾丸破裂、睾丸脱位和睾丸开放性损伤四种类型。其中，最常以睾丸挫伤和睾丸破裂选送超声检查。挫伤型有轻、有重，重者睾丸内血肿形成，合并包膜下血肿不多见。包膜破裂型则更为严重。但实际上破裂型很少，仅占睾丸外伤的 17%，但需要积极处理。睾丸破裂可伴有继发少量鞘膜腔积液（血）。此外，阴囊外伤尚可引起阴囊血肿——大量鞘膜腔积液（血），通常由于蔓状静脉破裂出血所致，睾丸保持完好。

　　患者的主要临床表现包括：（1）患者有明显的外伤史。受伤后阴囊、睾丸局部疼痛，甚至可出现疼痛性休克。（2）阴囊肿块、阴囊皮肤不同程度瘀血、水肿。睾丸损伤后，由于阴囊壁水肿和阴囊肿块触痛显著，往往睾丸触诊有困难，开放性损伤尤其如此。（3）睾丸脱位是指睾丸通过正常解剖孔隙或筋膜间隙被挤压到阴囊以外的部位，比较少见。临床表现为患侧阴囊触不到睾丸，而在会阴部、腹股沟或阴茎部位发现类似睾丸肿块，捏挤时伴有胀痛。

【超声特点】

1. 阴囊壁超声表现　通过阴囊横断面两侧比较观察，容易发现患侧阴囊壁增厚。皮肤和肉膜瘀血水肿严重者，阴囊壁的层次结构模糊不清。

2. 睾丸附睾超声表现　（1）挫伤声像图表现睾丸体积可能略大，断面形态饱满或近圆形，但包膜回声完整、光滑。睾丸实质回声欠均匀或不均匀是重要的诊断指标（图9-4-35A）。（2）在CDFI方面，轻微睾丸挫伤时，血流信号基本正常；实质挫伤较重时，因组织肿胀、张力增高，使实质内血流信号减少。（3）睾丸实质血肿时，内部可出现片状不规则的低回声或无回声区代表实质内血肿。CDFI显示睾丸内血流信号减少，血肿和梗死区内血流信号消失（图9-4-35B）。（4）附睾挫伤往往与睾丸同时受累，表现为体积明显增大，回声减低或不均匀；CDFI表现与睾丸实质相反，因无白膜限制，血流信号显著增加，有"外伤性附睾炎"之称（图9-4-35C）。

3. 睾丸破裂　睾丸轮廓不规则，可见包膜回声中断。此征象强烈提示破裂而非单纯挫伤。睾丸内部回声往往很不均匀，可有不规则团块稍强回声或低回声区（代表新鲜血肿或梗死）。CDFI示血肿区和梗死区内缺乏血流信号。睾丸破裂常同时伴有鞘膜腔内积血征象，呈中低水平回声。轻压探头扫查时，可见鞘膜腔内的回声有移动现象（图9-4-35D～F）。

4. 阴囊血肿（鞘膜内积血）　通常由阴囊外伤致使蔓状静脉破裂出血引起鞘膜腔内积血，睾丸、附睾无异常。睾丸周围出现大片无回声区，其中可见细点状低回声和细线样回声，探头加压扫查可以出现回声在液体中"浮动"现象（图9-4-36）。

5. 阴囊异物对于枪击伤、穿通伤患者，需注意检查阴囊鞘膜腔和睾丸内有无金属或非金属异物回声。阴囊异物如猎枪子弹等，通常呈强回声并伴有"彗星尾"征。

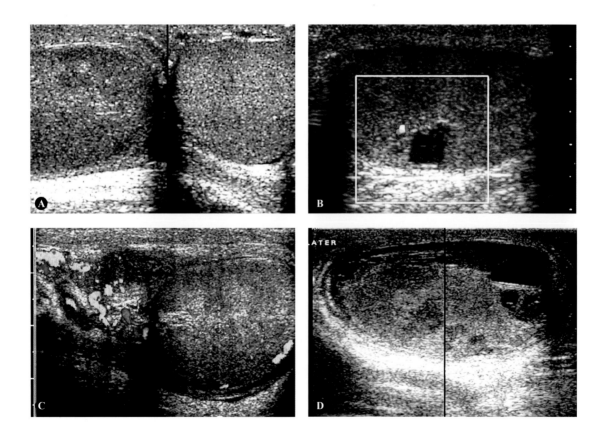

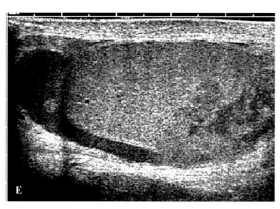
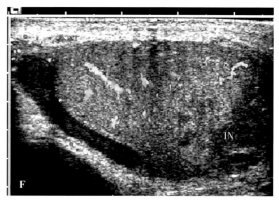

图 9-4-35 睾丸外伤声像图

A. 右侧睾丸挫伤（双侧横断面比较观察）；B. 睾丸轻度挫伤纵断面图像：显示睾丸内有血流信号，附睾明显肿胀且血流信号增多；C. 睾丸外伤：睾丸内血肿型，睾丸实质内血流信号反而减少；D. 睾丸外伤：破裂型；E、F. 睾丸破裂纵断面声像图：不规则低回声区代表梗死组织（IN），包膜破裂后睾丸非梗死区血流信号反而增多

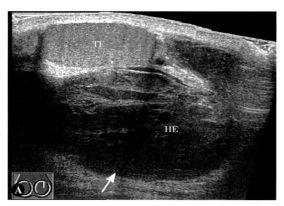
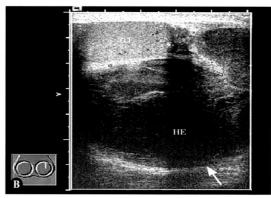

图 9-4-36 阴囊血肿纵断面声像图

患者 40 岁，外伤后 10 天；A. 灰阶图像表现；B. 彩色多普勒血流表现；TE：睾丸，HE：血肿，↑：阴囊壁

【诊断要点】

1. 睾丸外伤患者常因阴囊剧痛和肿胀，触诊检查困难，使临床判断有无睾丸破裂相当困难。超声有助于迅速正确诊断阴囊、睾丸外伤的类型，并估计其严重程度，包括有无阴囊内出血、异物及其定位，鉴别阴囊血肿是否与睾丸破裂合并存在。

2. 超声检查对于外科手术适应证的选择极有帮助。因为大多数睾丸外伤可以保守治疗，睾丸破裂仅占 17%，异物存留更为少见。然而及早诊断并及时外科处理睾丸破裂至关重要。外伤后 72 h 内及时处理者的 90% 的睾丸可望得以保全，而延误处理者睾丸存活不足半数（约 45%）。

3. 彩色多普勒血流显像有助于了解睾丸血液供应状况，有助于鉴别睾丸内异常高，低回声区是否为无血供的梗死区或血肿。如果睾丸外伤后包膜完整、实质内有血流信号，提示预后良好，具有丰富血流的附睾肿大——"外伤性附睾炎"，均适合于保守治疗。CDFI 还有助于与其他阴囊急症的鉴别诊断。

十二、隐睾

【相关临床】

隐睾亦称睾丸未降。新生儿隐睾约占 4%（早产儿占 30%），其中大部分于数周内自然下降。青春期后未降者一般不再自然下降。成人隐睾约占 0.8%。单侧隐睾以右侧略占多数，双侧占 10% ～ 25%。隐睾 60% ～ 70% 位于腹股沟管内，约 25% 位于腹膜后，5% 位于阴囊上方或其他少见部位。超声检查适合于位于腹股沟、阴囊根部等表浅部位的隐睾诊断。先天性无睾丸者罕见，占隐睾的 4%。

隐睾的重要意义在于：有发生男性不育和恶性睾丸肿瘤——主要是精原细胞瘤的可能。患者睾丸癌发生率是正常睾丸的 36 ～ 48 倍。隐睾如果在 6 岁以前手术矫正，可以减少男性不育的机会。此外，隐睾合并睾丸扭转和腹股沟疝者也颇多见，故不宜忽视。

患者的主要临床表现为患者出生时一侧或双侧阴囊内无睾丸，无并发症者通常无特殊症状。大多数在同侧腹股沟区或阴囊根部附近触及睾丸样肿物，质地较正常睾丸相似或较柔软，稍用力压迫有胀痛感。少数患者触诊难以触及或难以确定为隐睾。

【超声特点】

1. 隐睾多数可在腹股沟管、内环附近或阴囊根部的表浅部位被找到。膀胱充盈时检查，可能显示得格外清晰，或对膀胱产生轻微压迹。

2. 隐睾体积一般比正常稍小，断面呈椭圆形或近圆形（图 9-4-37，图 9-4-38）。内部回声与正常睾丸相似或稍低，加压扫查时感觉其质地较柔软，患者可伴有轻度胀痛。体积小、回声减低和质地柔软的隐睾提示伴有睾丸的萎缩（图 9-4-38）。

3. 彩色多普勒血流显像检查隐睾的血流信号明显减少或消失。

4. 其他隐睾并发症有腹股沟疝（图 9-4-39）和肿瘤（图 9-4-40）等。

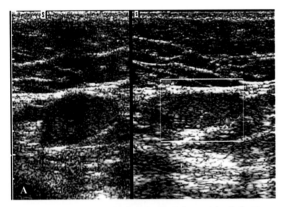

图 9-4-37A　隐睾的灰阶及彩色血流超声表现

图 9-4-37B　显示探头按压后隐睾可在腹股沟管内滑动（动态图）

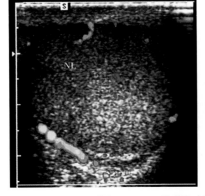
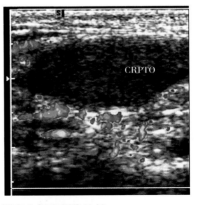

图 9-4-38　隐睾与健侧睾丸超声图像比较

CRPTO：隐睾；NL：正常健侧

5. 鉴别诊断 （1）腹股沟淋巴结肿大。利用声像图和彩色多普勒血流显像易于显示淋巴结典型的皮质和髓质结构，以及其血流信号特征，故不难鉴别。（2）增大的隐睾应考虑是否合并相对常见的睾丸肿瘤或睾丸炎，睾丸淀粉样变性十分罕见（图9-4-40）。（3）睾丸引带通常为低回声，偶有被误诊为萎缩的隐睾。

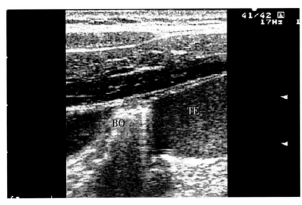

图 9-4-39　隐睾合并腹股沟疝（沿腹股沟管扫查）
TE：隐睾；BO：含气小肠

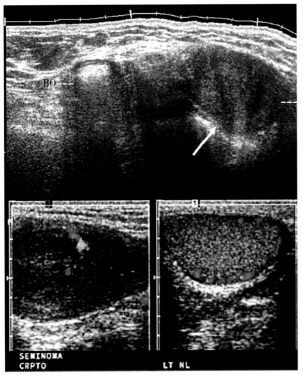

图 9-4-40　右侧腹股沟疝合并隐睾肿物
患者 47 岁，BO：含气小肠，隐睾肿物"↑"；睾丸质地较软，回声减低且不均匀，CDFI 显示血流信号比健侧（LT）减少，但分布不规则（手术病理提示睾丸淀粉样变性）

【诊断要点】

隐睾在小儿和青少年比较多见。超声诊断方法简便，比较准确，且无放射性损害，故作为首选检查方法，它有助于多数隐睾的诊断和定位。但是对于腹膜后和腹腔内隐睾，超声定位常很困难。

超声检查若未能发现隐睾，尚有睾丸萎缩、体积过小或位置隐蔽等可能，故不可贸然诊断"睾丸缺如"，应借助于其他影像技术。

十三、睾丸微结石

【相关临床】

睾丸微结石并不少见，占睾丸超声检查患者 1%～2%，原因未全明了。病变发生在双侧睾丸曲细小管内，可能由于有缺陷的 Sertoli 细胞吞噬变性小管细胞并在小管内发生钙化所致。本病患者无症状，往往在超声检查中偶然被发现。

【超声特点】

睾丸内细点状强回声，直径 2～3 mm 以下，特点是无声影，散在分布于睾丸实质，而且往往为双侧性。根据声像图表现可分为弥漫型和稀疏型。弥漫型有许多乃至无数细点状强回声；稀疏型是指微结石数目在睾丸一个断面图像上 < 5 个（图 9-4-41）。

【诊断要点】

以往学者们认为，稀疏型睾丸微结石并无临床意义。然而有学者回顾性研究，睾丸微结石者生殖细胞性肿瘤发生概率为 5%～10%（图 9-4-42）；学者们还认为，肿瘤发生概率与微结石的多少，以及属于稀疏型或弥漫型无关。但是，目前尚无证据说明睾丸微结石属于癌前病变或致癌因子，也缺乏对于微结石患者的长期深入的流行病学随访调查研究结果。尽管如此，有学者建议每年超声随诊一次至少 7 年，目的是筛查肿瘤。超声检查对于本病高度敏感、特异，而且是无放射性的检查方法。据称本病对于男性生育能力可能有少许影响。实际上，对于生育能力的影响程度比较有限，经验表明，许多弥漫型患者均已结婚并有子女。

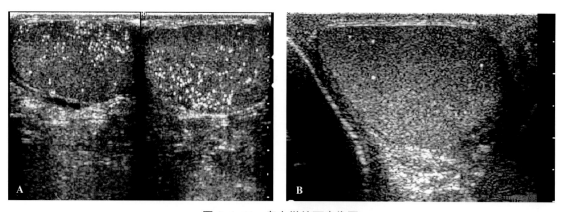

图 9-4-41　睾丸微结石声像图
A. 弥漫型（双侧，纵断面）；B. 稀疏型（右侧横断面）

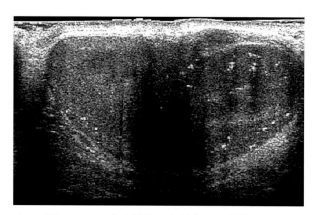

图 9-4-42　睾丸微结石合并生殖细胞性肿瘤

（王　亮　夏　宇）

第十章　阴茎

实时灰阶超声和彩色多普勒血流成像技术，可清晰显示阴茎精细解剖结构，用于阴茎多种疾病的检查。超声以其无放射性辐射、价格低廉等优势，已大部分替代了X线血管造影、CT和MRI检查。

第一节　解剖生理

一、阴茎的解剖结构

阴茎是由三个平行的圆柱形海绵体组成，即两个阴茎海绵体和一个尿道海绵体。这三个海绵体被阴茎深筋膜、浅筋膜和皮肤包裹。

两个阴茎海绵体位于阴茎背侧，左右并列，占阴茎体积的2/3以上（图10-1-1）。阴茎海绵体表面被称为"白膜"的致密结缔组织包裹，中间为阴茎中隔，双侧阴茎海绵体通过阴茎中隔的血管孔隙和吻合管道交通。后端分开为左、右阴茎海绵体脚，附着于耻骨坐骨支。

阴茎海绵体包含着主要的勃起组织，决定了阴茎的大小。勃起组织包括动脉、神经、肌纤维和静脉窦，类似海绵。海绵体动脉在海绵体中心走行，血液通过海绵体动脉进入阴茎海绵体，通过小血管吻合广泛交通，最后通过静脉回流。

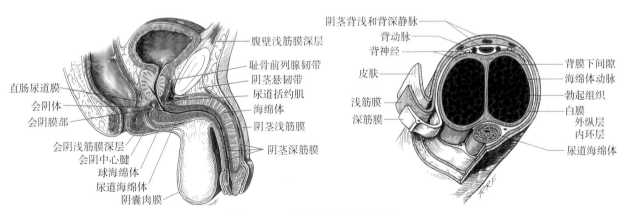

图 10-1-1　阴茎矢状面及横断面

（引自：郭应禄，周利群.坎贝尔-沃尔什泌尿外科学.北京大学医学出版社，2009）

尿道海绵体位于阴茎腹侧、两个阴茎海绵体形成的中央沟中，仅占阴茎体积的1/3以下。尿道海绵体内含尿道，远端膨大为龟头，近端膨大为尿道球部。

2002年，世界卫生组织统一使用前尿道、后尿道及尿道的六部分作为解剖术语（图10-1-2）。

舟状窝，位于龟头的尿道海绵体内，终止于尿道上皮与龟头皮肤交界处。这部分尿道覆有复层鳞状上皮。海绵体尿道，位于尿道海绵体的中心，海绵体尿道覆有单层鳞状上皮。球部尿道，位于尿道海绵体的球海绵体中，管腔变大，靠近尿道海绵体的背侧。球部尿道远端覆有鳞状上皮，近端渐渐移行成膜部尿道的移行上皮。膜部尿道，尿道穿过会阴膈的部分，由尿道外括约肌包绕，此段尿道未固定于任何结构，内衬移行上皮。前列腺部尿道，被前列腺包绕，其上皮与膀胱三角区黏膜连续。膀胱颈，由突入膀胱的前列腺包绕，内衬上皮紧邻膀胱三角区。舟状窝、海绵体尿道和球部尿道称为前尿道，膜部尿道为分界，前列腺尿道和膀胱颈为后尿道。

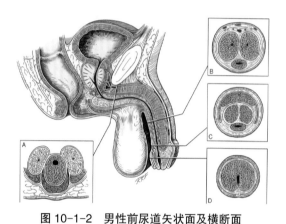

图 10-1-2　男性前尿道矢状面及横断面

（引自郭应禄，周利群. 坎贝尔-沃尔什泌尿外科学. 北京大学医学出版社，2009）

动脉系统：阴茎的血供主要来自阴部内动脉，为髂内动脉的分支。阴部内动脉常常在发出会阴动脉后延续为阴茎总动脉，阴茎总动脉有三个分支：尿道球动脉、阴茎背动脉和海绵体动脉（阴茎深动脉）（图 10-1-3）。双侧海绵体动脉是影响勃起功能最主要的动脉，走行于阴茎海绵体的中央，发出许多螺旋动脉，并与海绵窦（血窦）直接相通，螺旋动脉在阴茎疲软状态下呈收缩和迂曲状态，勃起时呈扩张和伸直状态。

静脉回流：存留在海绵窦中的血液，通过许多导静脉垂直或斜行穿过白膜，白膜外层的螺旋静脉，流向阴茎背侧，汇入阴茎背深静脉（图 10-1-4）。

二、阴茎勃起及松弛的机制

阴茎勃起组织，尤其是海绵体和动脉壁的平滑肌，在勃起过程中起到重要作用。

疲软状态下，海绵体动脉平滑肌存在张力性收缩，仅有少量血供，维持营养运输。性刺激引发海绵体神经末梢神经递质的释放，导致海绵体动脉平滑肌松弛，舒张期和收缩期血流均增加，海绵体动脉扩张；海绵窦扩张，大量血流灌注；白膜下静脉丛受压，静脉回流减少；白膜张力增加，导致邻近并斜行穿过的导静脉受压闭合，进一步减少静脉回流；导静脉回流受阻，海绵体动脉持续供血，海绵窦压力增加，阴茎从疲软状态变为勃起状态。简而言之，勃起包括动脉扩张、海绵窦扩张和静脉受压（图 10-1-5）。

阴茎松弛时，阴茎海绵体压力缓慢降低，静脉系统开放，海绵窦的血液容量和张力快速减小，阴茎海绵窦内血液通过导静脉、螺旋静脉和阴茎深静脉迅速排空。

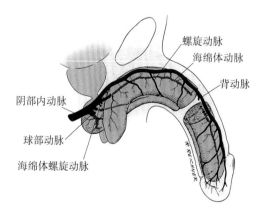

图 10-1-3　阴茎动脉血供

螺旋动脉
海绵体动脉
背动脉
阴部内动脉
球部动脉
海绵体螺旋动脉

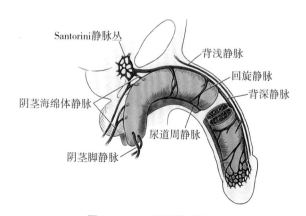

图 10-1-4　阴茎静脉系统

Santorini静脉丛
背浅静脉
回旋静脉
背深静脉
阴茎海绵体静脉
尿道周静脉
阴茎脚静脉

（引自：郭应禄，周利群. 坎贝尔-沃尔什泌尿外科学. 北京大学医学出版社，2009）

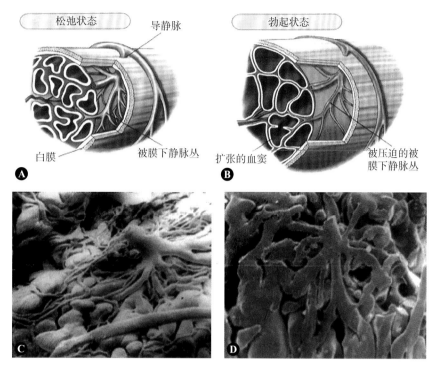

图 10-1-5 阴茎勃起机制

A. 松弛状态时，动脉、小动脉以及血窦均呈收缩状态。血窦间隙和被膜下静脉丛开放，血液可自由回流至导静脉；B 勃起状态时，血窦壁肌肉和小动脉松弛，从而使更多血液流入血窦间隙。大多数静脉都被扩张的血窦挤压，稍大的静脉被血窦和白膜挤压，从而使得静脉的血流量减至最少；C. 狗阴茎被膜下静脉丛在松弛状态下的电竞扫描图像；D. 狗阴茎被膜下静脉丛在勃起状态下的电竞扫描图

（引自：郭应禄，周利群. 坎贝尔 - 沃尔什泌尿外科学. 北京大学医学出版社，2009）

第二节 仪器与方法

一、仪器

彩色多普勒超声诊断仪，具备实时二维、高频超声扫查模式、彩色多普勒及频谱多普勒系统。探头频率 ≥ 7 MHz，或采用 5 ~ 12 MHz 超宽频线阵探头。

二、检查前准备

选用单独、安静、温度适宜、环境舒适的检查室，关门及拉帘以保护患者隐私。检查者在检查前向患者详细解释检查内容，帮助患者放松紧张的心情，避免外界因素对测量结果的影响。为防止探头污染和交叉感染，在探头涂抹耦合剂后套上一次性橡胶套。检查者佩戴一次性手套。

尿道超声造影检查：用 20 mL 无菌注射器抽取无菌生理盐水或盐酸利多卡因溶液。将阴茎提起，消毒尿道外口，从尿道外口向尿道内缓缓注入 20 mL 无菌液体，立即用阴茎夹夹住阴茎头部。

三、检查体位

取仰卧位，充分暴露下腹部和会阴部。嘱患者将阴茎上翻，并固定于前腹壁正中线，使阴茎背侧紧贴于前腹壁。

四、扫查方法

阴茎皮肤上涂以耦合剂，将探头轻置于阴茎腹侧（图 10-2-1），首先从阴茎根部横断面逐渐移至阴茎头部，观察不同水平的阴茎横断面，左右阴茎海绵体呈球形，尿道海绵体呈扁圆形，选择有病变的部位进行图像记录；再行正中矢状面扫查，显示前尿道长轴，作静止期尿道观察，然后作尿道充盈期观察，即嘱患者主动排尿或逆行声学造影检查（从尿道外口缓缓注入无菌生理盐水）。行阴茎旁正中矢状面扫查，显示左右阴茎

海绵体及左右阴茎海绵体动脉。彩色多普勒检查时，先用彩色多普勒图像确定阴茎海绵体动脉血流，再用脉冲多普勒测定海绵体动脉流速，并进行阴茎背静脉的彩色多普勒和脉冲多普勒检查。海绵体动脉的测量取样点应尽量靠近阴茎根部动脉起始段，将取样容积调至最小，置于血管中央，

取样线与血管长轴夹角＜60°，记录3～5个连续频谱，测量血流参数（图10-2-2）。

超宽视野成像（全景成像）方法：将探头自阴茎根部，沿探头长轴方向向阴茎头部移动，可构出阴茎长轴"全景超声"图像。

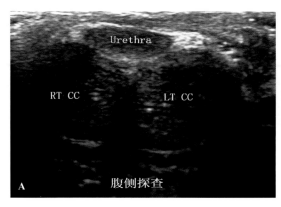
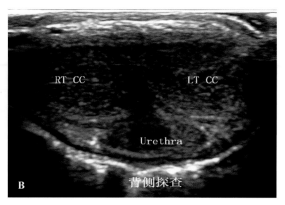

图 10-2-1　阴茎横切面声像图

A. 阴茎经腹侧探查；B. 阴茎经背侧探查；Urethra：尿道；RT CC：右侧阴茎海绵体；LT CC：左侧阴茎海绵体

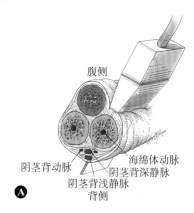
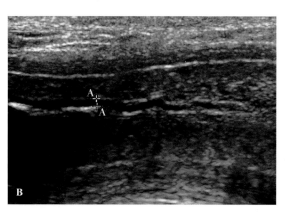

图 10-2-2　阴茎海绵体动脉

A. 阴茎海绵体动脉矢状面扫查；B. 阴茎海绵体动脉

第三节　正常声像图

正常阴茎在二维超声图像上结构分明，层次清晰。可显示皮肤、左右阴茎海绵体、尿道海绵体、男性前尿道及阴茎分隔。

一、正常尿道声像图

纵断面，尿道呈"细线"样回声，位于尿道

海绵体内。尿道处于闭合状态，常不易清晰显示。充盈期（排尿或尿道声学造影，如注入灭菌生理盐水），尿道管腔内呈管状无回声，尿道黏膜呈光滑"细线"样高回声，灰阶超声能充分显示解剖学特征（图10-3-1）。

二、正常阴茎海绵体声像图

横断面，阴茎海绵体呈成对、圆形、均匀回声，

边界为高回声白膜，阴茎中隔呈"细线"样高回声；纵断面呈条带状中等回声，内部为均匀点状回声。阴茎海绵体动脉位于阴茎海绵体中央或轻度偏向阴茎中隔，勃起时显示最清晰，长轴断面呈平行的"细线"样高回声；阴茎疲软时，阴茎海绵体

动脉纤细弯曲，声像图不易清晰显示，平行线样结构仅可断续显示。CDFI有助于发现阴茎海绵体动脉内血流信号，并进行多普勒频谱血流速度测定（图10-3-2）。

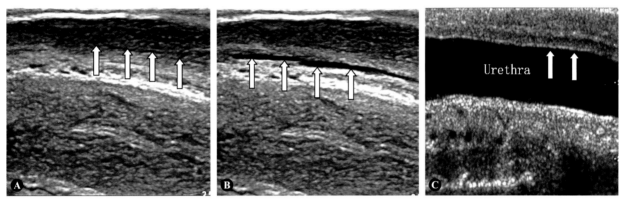

图 10-3-1　尿道阴茎海绵体部
A.男性前尿道闭合状态；B.男性前尿道排尿期；C.男性前尿道黏膜；Urethra：尿道

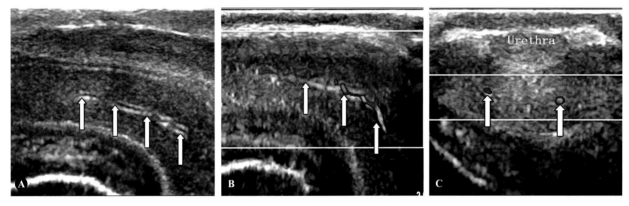

图 10-3-2　阴茎海绵体动脉
A.灰阶图像；B.彩色多普勒矢状面；C.彩色多普勒横断面；Urethra：尿道

三、阴茎海绵体动脉（阴茎深动脉）正常测值

1. 管径

阴茎疲软时，阴茎海绵体动脉直径 0.3～0.8 mm，平均（0.5±0.1）mm，注药 5 min 后，直径＞0.8 mm，或直径增加≥70%。

2. 多普勒频谱参数

评价阴茎海绵体动脉常用参数：收缩期峰值流速（peak systolic velocity，PSV）、舒张末期流速（end diastolic velocity，EDV）、阻力指数（resistive index，RI）。

收缩期峰值流速（PSV）：评估阴茎海绵体动脉血供的最主要指标。阴茎疲软状态，海绵体动脉血流频谱呈小的单向波，PSV=10～15 cm/s。注药 5 min 后，PSV＞35 cm/s。

舒张末期流速（EDV）：评估阴茎背静脉闭合功能的指标。注药后，海绵体动脉的 EDV 在瞬间增加后进行性减小，至完全消失。EDV＜5 cm/s 视为阴茎背静脉功能正常。

阻力指数（RI）：RI=（PSV－EDV）/PSV，评判静脉性 ED 的重要指标，取决于血流的阻力，疲软状态时反映交感神经的紧张性，勃起各时相随海绵体的压力变化而变化。RI 与勃起反应视觉评分符合度好，可描述阴茎的硬度和压力。

四、正常阴茎海绵体动脉血流频谱的时相变化

阴茎疲软状态下，呈收缩期单峰血流频谱，PSV=10～15 cm/s，舒张末期血流很少，呈低速高阻，RI 接近 1。

开始勃起期，海绵窦扩张，收缩期和舒张期血流均增加，呈收缩期和舒张期连续血流频谱，RI＜1。

胀大期，阴茎体积显著增大，阴茎海绵体内压力增加。收缩期血流持续增高，舒张期血流进行性减少，直至完全消失，RI=1。

完全勃起期，出现舒张期反向血流频谱，此时阴茎静脉回流被完全阻断。

坚挺勃起期，阴茎动脉流速受阻力影响，收缩峰值流速开始减低，但 RI=1.0（图 10-3-3）。

松弛期，阴茎开始疲软，海绵体内压力减小，舒张期血流重新出现，静脉回流增加，阻力指数 RI 迅速降低。至阴茎完全疲软时，恢复原状（RI 接近于 1.0）。

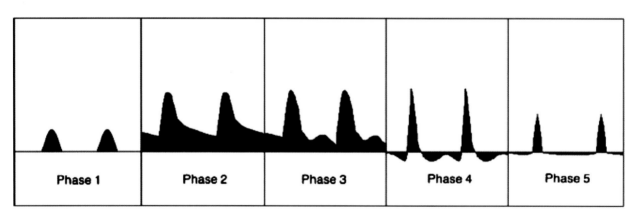

图 10-3-3　阴茎正常勃起时海绵体动脉血流频谱时相变化
Phase 1 疲软期；Phase 2 充盈期（开始勃起期）；Phase 3 胀大期；Phase 4 完全勃起期；Phase 5 坚挺勃起期
（引自：D V Patel，et al.，2012）

第四节　病理声像图

一、阴茎肿瘤及肿瘤样病变

阴茎肿瘤罕见，可发生于阴茎皮肤及皮下组织、阴茎海绵体和尿道。其中以阴茎鳞状细胞癌最为多见。阴茎良性肿瘤包括血管瘤、表皮样囊肿、神经鞘瘤等。阴茎肿瘤样病变如炎性病变、血肿机化及阴茎硬结症等。超声可对阴茎肿物定位，观察海绵体及白膜的连续性，评估阴茎肿物与周围结构的关系。

（一）阴茎癌

【相关临床】

阴茎癌是一种比较少见的恶性肿瘤，多发生于包茎或包皮过长的患者。人类乳头瘤病毒（HPV）感染与阴茎癌发病密切相关。吸烟、外生殖器疣、阴茎皮疹、性伴侣数量与阴茎癌的发病也有一定关系。

阴茎癌多见于 40～60 岁，常位于阴茎头、包皮或冠状沟。临床表现多为阴茎头部丘疹、溃疡、疣状物或"菜花"样肿块，伴有脱屑糜烂、

质脆易出血、脓性分泌物和恶臭等。阴茎癌最早的转移途径是局部腹股沟及髂淋巴结转移。远处转移时可出现相应部位的症状及消瘦、贫血、恶病质等全身表现。

阴茎恶性肿瘤多数为鳞状细胞癌，占95%，其他如基底细胞癌、腺癌、恶性黑色素瘤、肉瘤等相对少见。阴茎转移癌罕见，但膀胱、前列腺、肾脏、直肠等部位的肿瘤偶然可以转移到阴茎。

阴茎癌的准确分期与治疗决策和判断预后有直接关系。2016年阴茎癌TNM分期（表10-4-1，图10-4-1）：

表 10-4-1　2016 年阴茎癌 TNM 分期

原发肿瘤（T）
Tx 原发肿瘤不能评估
T0 未发现原发肿瘤
Tis 原位癌
Ta 非浸润性疣状癌
T1 肿瘤侵犯皮下结缔组织
T1a 肿瘤侵犯皮下结缔组织，无淋巴血管浸润，且分化良好
T1b 肿瘤侵犯皮下结缔组织，伴淋巴血管浸润或分化差
T2 肿瘤侵犯阴茎海绵体或尿道海绵体
T3 肿瘤侵犯尿道
T4 肿瘤侵犯其他相邻组织结构
区域淋巴结（N）
Nx 局部淋巴结不能评估
N0 未发现局部淋巴结转移
N1 单个活动的腹股沟淋巴结转移
N2 多个或双侧活动的腹股沟淋巴结转移
N3 单侧或双侧固定的腹股沟淋巴结或髂淋巴结转移
远处转移（M）
Mx 不能评估远处转移
M0 无远处转移
M1 远处转移

【超声特点】

早期表现为阴茎头或包皮增厚，随着肿块增大凸出于表面，阴茎头增大，表面不光整，呈"菜花"状。阴茎内部可见低回声肿块，形态不规则，边界不清。肿块内部血流信号丰富，动脉频谱呈高速低阻表现。晚期肿块可侵犯尿道。若有淋巴转移，

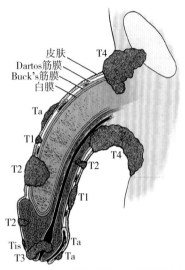

图 10-4-1　阴茎原发肿瘤浸润深度

则在腹股沟区发现肿大淋巴结，形态及结构失常。

典型病例1：患者60岁，阴茎头部皮肤反复发红、破溃不愈合3年余。无疼痛、发热、出血等。查体：阴茎头部近冠状沟处皮肤发红，表面皮肤破溃，范围1 cm×1 cm，未触及肿块。超声所见：阴茎头左侧皮肤可见不规则低回声，体积3.2 cm×1.5 cm×0.9 cm，形态不规则，可见血流信号，与阴茎海绵体及尿道海绵体界限尚清晰。超声提示：阴茎头低回声，考虑阴茎癌（图10-4-2A）。于我院行阴茎部分切除术。病理：阴茎皮肤鳞状上皮原位癌，累及上皮全层。

典型病例2：患者47岁，发现龟头肿物2年余，伴轻触痛，无尿频、尿急、尿痛，无血尿、尿道滴血、溢脓等。龟头肿物逐渐增大。查体可见龟头大片白苔附着，龟头可见暗红色斑块，伴溃疡，质硬，界限不清，无触痛。双腹股沟散在黄豆大淋巴结，质韧，界限清，活动可，无触痛。超声所见：龟头背侧低回声肿物，大小2.3 cm×2.4 cm，侵犯阴茎海绵体及尿道海绵体，可见丰富血流信号（图10-4-2B）。双腹股沟多发淋巴结，内部结构失常，最大者位于左腹股沟，大小2.1 cm×1.6 cm。超声提示：阴茎癌；左腹股沟淋巴结结构失常，转移可能（图10-4-2C）。于我院行阴茎部分切除术。病理提示：阴茎高分化鳞癌，大小3.3 cm×3.0 cm，侵犯海绵体，PT2。淋巴结经病理证实为转移。

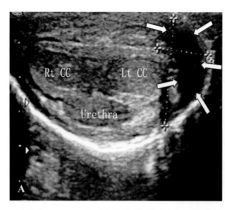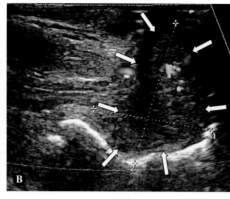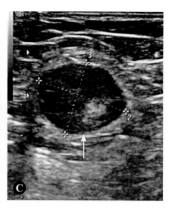

图 10-4-2　A. 阴茎癌典型病例 1 阴茎横断面；Rt CC：右侧阴茎海绵体；Lt CC：左侧阴茎海绵体；Urethra：尿道；
B. 阴茎癌典型病例 2 阴茎矢状面；C. 阴茎癌典型病例 2 淋巴结转移（↑）

【诊断要点】

超声在评估原发肿瘤方面有一定价值，能够判断阴茎肿块的部位、范围、形态和周围组织结构的关系（如阴茎海绵体及尿道），但常低估肿瘤的浸润深度，对阴茎头部肿瘤侵犯皮下结缔组织或尿道海绵体难以鉴别。

（二）阴茎转移癌

【相关临床】

阴茎转移性肿瘤罕见。阴茎转移癌的原发肿瘤多见于膀胱、前列腺及直肠等部位。肾和呼吸道肿瘤也偶有阴茎转移。转移途径主要是直接浸润、逆行性静脉扩散、淋巴转移、动脉栓塞和术中肿瘤细胞脱落种植等。膀胱、前列腺、结直肠等盆腔脏器具有丰富的静脉回流，盆腔静脉丛无静脉瓣、压力低。而且阴茎背静脉丛和盆腔静脉丛之间存在丰富的交通支，当回流通路阻塞或压力升高时，就会发生逆流导致肿瘤细胞通过阴茎背静脉丛向阴茎扩散或转移。

阴茎转移癌最常见的症状是阴茎异常勃起，也可有阴茎肿胀、结节和溃疡。尿道梗阻和血尿也可出现。发现和治疗原发肿瘤后，随访时发现阴茎病变，或出现阴茎异常勃起，要警惕阴茎转移的可能。阴茎转移癌的治疗要综合考虑患者的健康状况、肿瘤的播散程度及阴茎局部的症状。

【超声特点】

超声表现为阴茎弥漫性肿胀增粗或可见多发低回声结节，结合病史，可考虑阴茎转移癌，但明确诊断仍需要病理。

典型病例：患者 71 岁，发现阴茎体部肿块 3 月余，肿物沿阴茎长轴方向逐渐增大，伴排尿困难，无红肿、触痛。出现血尿 1 月余，无血凝块。2 年前前列腺穿刺活检诊断为前列腺癌，Gleason4+4=8，予以放疗。查体肿物位于阴茎体部，质地硬，形态欠规则，表面光滑，活动度好，阴茎海绵体及尿道海绵体分界不清。超声所见：阴茎海绵体增粗，回声不均匀，界限不清晰，右侧为著，体积约 2.7 cm×1.7 cm×1.2 cm，未累及尿道海绵体（图 10-4-3）。于我院行阴茎肿物活检术，于阴茎背侧包皮裂口处横行切口，Buck's 筋膜组织水肿明显，部分旋静脉闭塞状，可触及阴茎海绵体不规则肿物，质硬，切取送病理。病理提示：阴茎海绵体肿物，形态学及免疫组化提示前列腺癌，Gleason5+5=10。于我院查 PSMA PET/CT 示前列腺左侧腺体 PSMA 高表达占位，符合前列腺癌，淋巴结转移，肺转移，阴茎转移。

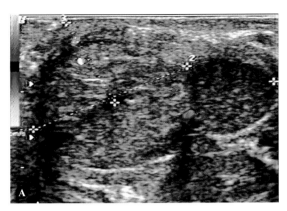
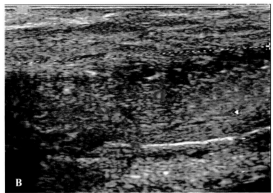

图 10-4-3 阴茎转移癌
A.阴茎转移癌横断面；B.阴茎转移癌矢状面

【诊断要点】

发现和治疗泌尿系原发肿瘤后，随访时发现阴茎病变，结合病史，需警惕阴茎转移癌。

（三）阴茎淋巴瘤

【相关临床】

原发于男性生殖系统的淋巴瘤罕见，多见于睾丸，阴茎淋巴瘤更为罕见。阴茎恶性淋巴瘤可见于各个年龄组，主要病理类型为弥漫大 B 细胞淋巴瘤。临床症状易与阴茎鳞状细胞癌混淆，主要表现为阴茎海绵体、龟头或阴茎皮肤的无痛性肿块和阴茎溃疡。淋巴瘤累及阴茎海绵体可影响勃起，压迫尿道可引起排尿困难。阴茎淋巴瘤目前尚无公认的治疗方法。

【超声特点】

超声检查表现为阴茎较均质回声肿物，血供丰富。

典型病例：患者 53 岁，发现阴茎肿物 1 月余，质硬无压痛，伴勃起功能障碍，不伴发热、血尿，不伴排尿困难、尿急、尿频、尿痛。肿物逐渐增大。超声所见：阴茎根部低回声肿物，大小 2.9 cm×2.8 cm，边界清晰，回声不均匀，CDFI 肿物可见丰富血流信号（图 10-4-4）。于我院行阴茎肿物切除术，术中可见阴茎根部肿物，有包膜，尿道海绵体受压。病理：阴茎非霍奇金氏恶性淋巴瘤。

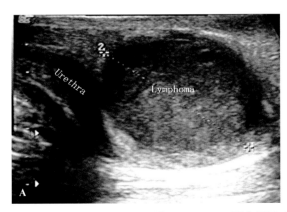
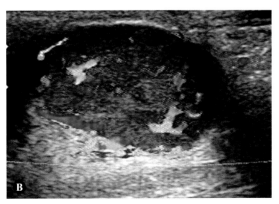

图 10-4-4 A.阴茎淋巴瘤；B.阴茎淋巴瘤血供丰富
Urethra：尿道；Lymphoma：淋巴瘤

【诊断要点】

阴茎肿物回声均匀，血流丰富。影像学检查无特征性改变，应尽早取病理活检以明确诊断。

（四）尿道癌

【相关临床】

男性尿道癌分为原发性和继发性，原发性尿道癌好发于球部尿道或膜部尿道，以鳞状细胞癌为主；继发性尿道癌多伴发于膀胱癌、肾盂癌及输尿管癌，以移行细胞癌为主。尿道原发肿瘤少见，但与膀胱移行细胞癌伴随发生的继发性尿道癌并不少见。文献报道膀胱癌膀胱切除术后，尿道复发率4.0%～15.0%，预后不好。膀胱癌术后、尿道复发的机制尚不清楚，目前主要有移行细胞癌多中心发生和肿瘤的种植转移等学说。

膀胱切除术后残余尿道出血或有血性分泌物常提示尿道复发的可能，术后常规尿道镜和尿道冲洗液细胞学检查可早期发现，经尿道镜检查和病理活检可确诊，不依赖超声检查。尿道癌的治疗应根据患者年龄、病变部位和肿瘤病理分级、临床分期情况而定。

【超声特点】

超声可观察到尿道海绵体病变，评估病变位置、范围及与阴茎海绵体关系。

典型病例：患者83岁，尿道流血6月余，不伴发热、伴尿道疼痛。抗生素治疗患者症状无缓解。既往因膀胱癌膀胱全切、回肠膀胱术后1年余。超声所见：尿道海绵体全程回声不均质，累及长度8.11 cm，最宽0.93 cm，包膜不光滑，可见丰富血流信号。尿道海绵体中部可见数个低回声结节，最大者大小约1.0 cm×0.7 cm，可见丰富血流信号（图10-4-5）。超声提示：膀胱癌术后，尿道复发可能性大。于我院行阴茎全切+尿道切除术，术中触及尿道肿物质硬，侵及阴茎海绵体。病理提示：尿道多发乳头状移行细胞癌，G3（高级别尿路上皮癌），总体积约15 cm×2.5 cm×0.8 cm，局部浸润生长，侵犯尿道周围平滑肌及海绵体组织，PT2。

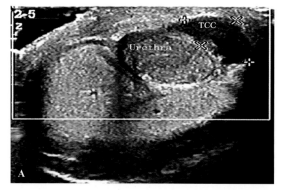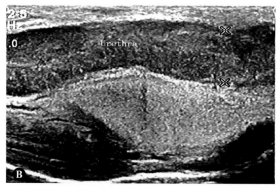

图10-4-5　A.横断面（TCC移行细胞癌）；B.矢状面

TCC：移行细胞癌；Urethra：尿道

【诊断要点】

尿道癌经尿道镜检查和病理活检可确诊，不依赖超声检查。超声可观察到尿道海绵体病变，评估病变范围及与阴茎海绵体关系。

（五）阴茎血管瘤

【相关临床】

阴茎血管瘤是阴茎皮下软组织常见的良性肿瘤，是胚胎发育异常形成的静脉扩张畸形，毛细血管逐渐增大，转变为充满血液的腔隙血窦，腔隙间由纤维结缔组织间隔。病理可分为毛细血管瘤、海绵状血管瘤、蔓状血管瘤。彩色多普勒超声能清晰显示肿块范围及内部血供情况。应根据阴茎血管瘤位置、侵及深度与范围、与海绵体关系，结合患者年龄制定个体化治疗方案。

【超声特点】

阴茎囊状或管腔样低回声或无回声区，可压缩，部分可见强回声静脉石。CDFI可见丰富血流信号，呈缓慢持续样，局部加压后血流信号增加，以静脉血流频谱为主。

典型病例：患者18岁，发现阴茎肿物1月余，伴红肿疼痛、皮下瘀血，累及阴茎皮肤。肿物逐渐增大。查体：阴茎根部触及一肿物，质软，活动度可。超声所见：阴茎根部背侧皮下软组织内见囊性肿物，大小3.7 cm×2.9 cm，透声差，可见多发分隔，囊壁及分隔未见血流信号。阴茎海绵体和尿道海绵体受压移位。超声提示：阴茎根部囊性占位，血管瘤可能（图10-4-6）。于我院行阴茎肿物切除术，阴茎根部左侧纵行切口，肿物呈多房囊性，有包膜。肿物与阴茎海绵体白膜粘连。病理提示：阴茎根部皮下血管瘤，大小4.2 cm×3 cm×2.3 cm，间质可见增生，伴炎细胞浸润。

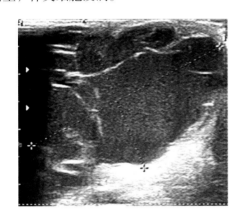

图10-4-6 阴茎血管瘤

（六）阴茎表皮样囊肿

【相关临床】

阴茎表皮样囊肿（epidermoid cyst of the penis）极为罕见，为良性病变。病因尚不清楚，可分为先天性和后天性。先天性可为胚胎时期中缝的异常关闭所致，来自外胚层成分；后天性，因手术、外伤或感染等导致表皮细胞植入皮下所致。

阴茎表皮样囊肿多位于阴茎冠状沟或包皮等处，常见于阴茎头腹侧系带附近。阴茎表皮样囊肿位于皮肤或皮下，单发，边界清楚，包膜完整，质软，无压痛。一般无任何症状，生长缓慢，合并感染者出现肿胀疼痛，也可破裂形成溃疡。病变小且无症状时可观察随访，囊肿切除术是最常用的治疗方式，预后良好，罕见复发和恶变。病理肉眼表现为囊内糊状物或膏状物，镜下见囊壁为纤维结缔组织，内衬复层鳞状上皮和角质，若合并感染可有淋巴组织、中性粒细胞等细胞浸润。

【超声特点】

阴茎囊性肿物，多位于阴茎腹侧，边界清晰，与海绵体有清晰界限，内部弱回声，回声不均质，周边伴有钙化时可见强回声，肿物内部囊性部分无血流信号，周边可见少量血流信号。

典型病例：患者46岁，发现阴茎肿物30余年，不伴疼痛、排尿困难，无尿频、尿急、尿痛，无发热寒战，无阴茎勃起功能障碍等不适。患者自诉30年来肿物无进行性增大。超声所见：阴茎头部左侧皮下软组织内囊性肿物，大小4.1 cm×1.2 cm，边界清晰，有包膜，可见多发钙化，透声差，未见血流信号。阴茎海绵体及尿道海绵体受压右移。超声提示：阴茎囊性肿物，考虑表皮样囊肿（图10-4-7）。于我院行阴茎肿物切除术，冠状沟背侧横向切口，手术所见：肿物位于白膜表面，与周围粘连紧密，肿物呈囊性，其内为脓性液体。病理提示：阴茎表皮样囊肿。

【诊断要点】

超声检查可评估病变的位置、囊性或实性，

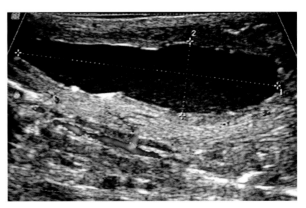

图10-4-7 阴茎表皮样囊肿

血流信号及与海绵体的关系。

（七）阴茎黄色肉芽肿性炎

【相关临床】

黄色肉芽肿（xanthogranuloma）是一种少见的良性非朗格汉斯细胞的组织细胞增生症。本病主要累及皮肤，偶尔累及皮肤以外组织和器官（如皮下组织、眼、中枢神经系统、肝脏、胆囊、肾脏和阴茎等）。病因不明，皮肤损害可能与以胆固醇为主的脂类在皮损内沉积有关，患者的脂质代谢一般无异常。典型表现为发生于头颈部、躯干上部和肢体近端单发或多发的红棕色丘疹或结节。根据年龄分为幼年黄色肉芽肿和成人黄色肉芽肿，后者相对少见。本病最终确诊需依赖病理，治疗以外科手术切除为主。病理特征为真皮和（或）皮下组织内出现以组织细胞为主的结节样混合细胞浸润，成熟损害中可见"泡沫"样组织细胞和特征性细胞核排列成"花环"状的 Touton 巨细胞。

【超声特点】

阴茎皮肤或皮下组织囊实性肿物，与海绵体界限清晰，CDFI 肿物可见少量血流信号。

典型病例：患者 18 岁，发现阴茎肿物半月余，伴发热、排尿困难症状，不伴尿频、尿急、尿痛等症状。阴茎超声所见：阴茎根部腹侧面皮下软组织内见弱回声肿物，体积 2.7 cm×2.2 cm×1.8 cm，边界清晰，回声不均匀，紧邻尿道海绵体。彩色多普勒血流显像（CDFI）肿物周边可见少量血流信号。超声提示：阴茎根部弱回声肿物，考虑为囊性，脓肿可能（图 10-4-8）。于我院行尿道镜检＋阴茎肿物切除术。手术所见：尿道黏膜光滑，局部可见外压改变，腔内未见窦口。取阴茎根部腹侧肿物表面正中切口，可见肿物根部与尿道海绵体关系密切，完整切除肿物。病理提示：阴茎根部黄色肉芽肿性炎。免疫组化：CD68（＋），Vim（＋），AE1/AE3（＋/－），CK8/18（＋/－），EMA（＋），Melan-A（－），HMB45（－）。

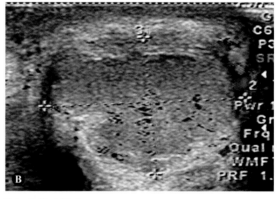

图 10-4-8　阴茎黄色肉芽肿性炎
A. 矢状面声像图；B. 横断面声像图

【诊断要点】

超声可观察病变部位、囊性或实性，与海绵体的关系，评估血流信号，最终确诊需依赖病理。

二、阴茎硬结症（阴茎纤维性海绵体炎）

【相关临床】

阴茎硬结症（peyronie disease），又称阴茎纤维性海绵体炎，是阴茎白膜结缔组织纤维化，成为纤维瘢痕、斑块或钙化。好发于阴茎背侧或腹侧中线，白膜下或白膜与阴茎筋膜间（图 10-4-9）。开始为白膜附近结缔组织的慢性炎症细胞浸润，继而周围结构纤维化、钙化或骨化，是一种良性的慢性病变。阴茎硬结症病因不明，可能与阴茎创伤（性生活、医源性、外伤）、泌尿生殖系统炎症、维生素 E 缺乏、家族性遗传、血清素异常、自身免疫病、人类白细胞抗原（HLA）等相关。

多见于中老年男性，发病年龄45～60岁。约1%的阴茎硬结症患者出现症状，表现为阴茎痛性勃起、阴茎畸形、阴茎硬结形成，部分患者伴有勃起功能障碍。所有患者触诊均可及阴茎边界清楚的斑块和硬结。

本病有缓慢自发性消退的特征，绝大多数患者不需要外科治疗。因此对绝大多数患者需要等待1年以上。等待期间可采用药物保守治疗。外科治疗仅限于阴茎硬结症导致严重阴茎弯曲、保守治疗无效的勃起功能障碍患者。手术时机一般等病情稳定、斑块成熟后，通常在发病后12～18个月。

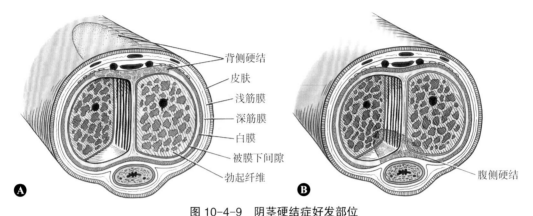

图 10-4-9 阴茎硬结症好发部位
A.背侧硬结好发部位；B.腹侧硬结好发部位

【超声特点】

早期病变，纤维化程度轻，伴有水肿。表现为病变处白膜稍增厚，白膜局部低回声或稍低回声无痛性小结节。

慢性病变，海绵体白膜可见低回声结节，病灶内见斑点状强回声，或整个病灶都表现为强回声，后方伴声影。白膜下或白膜与深筋膜间强回声是其特征表现（图10-4-10）。重度纤维化硬结斑块可累及海绵体并阻塞阴茎海绵体动脉，导致勃起功能障碍。

【诊断要点】

超声检查可识别阴茎硬结的性质、数目和位置，以及有无钙化。如果计划切除或切开斑块，移植物替代，则需行药物诱发勃起，多普勒超声检查阴茎的血管功能，海绵体动脉和阴茎背动脉之间的侧支循环。

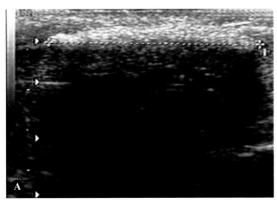
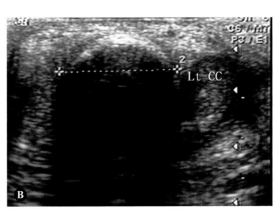

图 10-4-10 阴茎硬结症
A.纵切面可见白膜下条状强回声，后方伴声影；B.横切面声像图，LtCC：左侧阴茎海绵体

三、阴茎外伤

【相关临床】

阴茎外伤是指阴茎在疲软或勃起状态下，受利器切割或暴力作用所致的损伤，如阴茎折断、阴茎挫伤、阴茎离断、动物或人咬伤、拉链损伤等（图10-4-11）。主要介绍与超声诊断相关的闭合性阴茎挫伤和阴茎折断。

阴茎挫伤常引起皮肤和皮下组织充血水肿，白膜、海绵体及尿道大致正常。

阴茎折断是指白膜和阴茎海绵体的破裂出血。多发生于粗暴性交，勃起的阴茎从阴道滑出撞击到女方会阴或耻骨联合上而弯曲损伤；但亦可在手淫、阴茎勃起状态时坠落等情况下发生。

阴茎海绵体表面由白膜包裹，白膜是由大量胶原纤维组成的双层结构，即外纵层和内环层。当阴茎疲软时，白膜外纵层和内环层形成波浪状的网状结构。而阴茎勃起时，白膜拉伸变薄而紧张，此时若发生异常弯曲，海绵窦内压力骤升，超过白膜的最大弹性程度，近端阴茎海绵体及白膜破裂，引起血肿。白膜的撕裂常为横向，长度多在1～2 cm，可伴有尿道损伤。

阴茎折断好发于青壮年男性，多为单侧，以阴茎根部多见。一般依靠病史和查体可做出可靠诊断，阴茎折断时出现断裂声音，伴有剧痛，勃起消退，阴茎疲软及肿大青紫，呈"茄子状"。若一侧阴茎海绵体折断，阴茎向健侧弯曲（图10-4-12）。伴有尿道损伤时，常见尿道口滴血和排尿困难。阴茎挫伤表现为阴茎局部皮肤和皮下软组织水肿、瘀血。多无尿道损伤，可自行排尿。

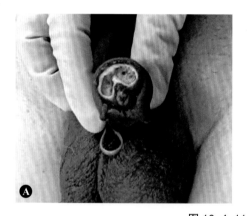
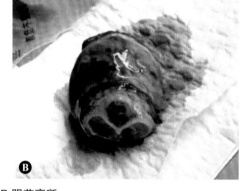

图 10-4-11　A、B 阴茎离断

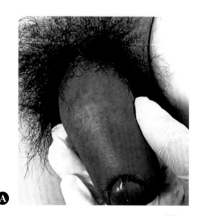
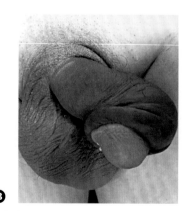

图 10-4-12　A、B 阴茎折断

【超声特点】

阴茎挫伤：挫伤局部阴茎皮肤和皮下组织增厚，回声减低；白膜、阴茎海绵体及尿道无异常。

阴茎折断：阴茎皮肤和皮下组织增厚，阴茎海绵体明显增粗，回声减低；阴茎海绵体周围白膜线状高回声中断，提示白膜断裂，超声有助于准确判断白膜破裂的部位和大小。局部血肿呈不规则的低回声和无回声区（图10-4-13）。

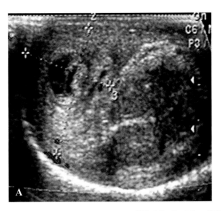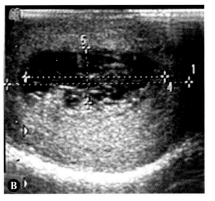

图10-4-13　阴茎折断局部血肿
A. 阴茎折断局部血肿横断面；B. 阴茎折断局部血肿矢状面

【诊断要点】

由于阴茎折断患者具有典型的病史和临床表现，对疑诊为阴茎折断的患者应立即行手术探查修补，影像学检查并非必需。阴茎白膜线状高回声中断是阴茎折断的典型超声表现。

四、阴茎勃起功能障碍

【相关临床】

阴茎勃起功能障碍（erectile dysfunction，ED）是指阴茎持续不能达到或维持充分勃起，而无法获得满意的性生活，主要的病理基础是由于阴茎海绵体中的血流动力学异常。发病率随着年龄的增加而增加。1993—2003年间，世界范围内有24项研究报道，均发现ED发病率随年龄而增加。40岁前发病率1%～9%，40～59岁发病率从2%～9%至20%～30%，60～69岁发病率20%～40%，70岁后ED发病率高达50%～75%。

ED的常见危险因素：糖尿病、心脑血管疾病、泌尿生殖疾病、精神和心理障碍及社会经济状况。吸烟、药物和激素状况也是ED的已知危险因素。阴茎肿瘤、阴茎硬结症、阴茎外伤等均可引起勃起功能障碍。根据病因将ED分为：心理性、器质性和混合性。目前认为大多数勃起功能障碍患者是混合性的。无论是哪种原因所致的ED，最终都与阴茎海绵体血流动力学异常有关，如动脉血流灌注不足、静脉闭合功能受损（静脉漏），以及动静脉混合病变。

目前临床上对于ED的诊断和检查方法很多，彩色多普勒超声检查是侵入性最小的、可连续动态观察血管且实时成像的影像学检查方法，能够提供解剖学和血流动力学诊断信息，有助于帮助临床区分ED的病因。

【阴茎海绵体血管活性药物注射诱发勃起试验】

血管活性药物：前列地尔10μg，罂粟碱30～60mg，和/或酚妥拉明1mg。诱导勃起药物应从小剂量开始，避免阴茎异常勃起和纤维化等不良反应。

靠近阴茎根部行一侧阴茎海绵体内注射（图10-4-14）。相当于阴茎横断面1～3点处进针，避免刺伤尿道。注射后穿刺点加压1～2min防止血肿发生，轻揉阴茎海绵体使药物弥散分布于双侧海绵体内。站立位观察勃起硬度。Doppler超声测量阴茎海绵体动脉血流频谱。

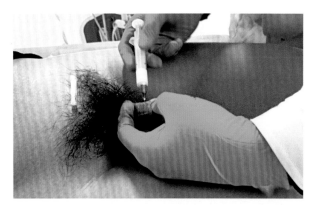

图 10-4-14　阴茎海绵体血管活性药物注射诱发勃起试验

　　海绵体内注药诱发勃起后，海绵体动脉时相变化快慢且因人而异，可在注射后 5 min、10 min、20 min 和 30 min 分别检测。重点观察注药后最大 PSV 时频谱和最高 RI、最低 EDV 时血流频谱。观察药物试验全过程舒张期血流动态变化——增多、减少、消失或血流反向。药物诱导后观察持续 30 min，注意阴茎硬度或频谱图是否有恢复疲软的趋势。

【EHS 阴茎勃起硬度分级系统】

　　Ⅰ级：阴茎处于疲软状态，没有明显角度，为重度 ED。Ⅱ级：阴茎有一定硬度，角度 < 90°，挤压阴茎时有明显压迹，可弯曲，为中度 ED。Ⅲ级：阴茎有硬度，角度 ≤ 90°，挤压阴茎时有轻微压迹，可弯曲成弧形，为轻度 ED。Ⅳ级：阴茎勃起坚挺，角度 > 90°，挤压阴茎时坚硬感，无压迹，不能弯曲，为勃起功能正常。

【勃起功能障碍的超声表现】

　　1. 心理性 ED

　　注药后，海绵体动脉为正常频谱。若 PSV > 35 cm/s，EDV < 5 cm/s，RI=1，可以除外血管性和器质性 ED（图 10-4-15）。

　　2. 动脉性 ED

　　PSV 是评估阴茎海绵体动脉功能的主要指标，由于动脉供血不足，血流速度降低，导致 PSV 下降。注药后，海绵体动脉 PSV < 25 cm/s 为动脉性 ED（图 10-4-16）；若 PSV > 35 cm/s，可除外动脉性 ED；25 ~ 35 cm/s 为临界或轻度损害。阴茎海绵体动脉直径在注药前后测值误差较大，仅供参考。

　　3. 静脉性 ED

　　阴茎静脉关闭机制是通过 EDV 和 RI 间接评估的，静脉关闭机制受损使阴茎海绵体内压降低，导致 EDV 上升和 RI 下降。注药后，若舒张末期血流消失，或出现舒张末期反向血流，可除外静脉性 ED。若舒张期血流始终存在，EDV > 5 cm/s，RI < 0.75，则肯定静脉性 ED 的存在（图 10-4-17）。患者阴茎体积显著增大，但仍比较疲软。

　　由于阴茎海绵体静脉漏回流路径多样，静脉性 ED 和正常人之间的阴茎背深静脉血流速度存在交叉现象，彩色多普勒超声检测背深静脉血流速度的意义存在争议。

　　4. 混合性勃起功能障碍

　　兼有动脉性和静脉性勃起功能障碍者，PSV

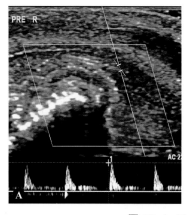
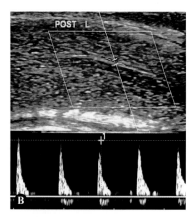

图 10-4-15　生理性 ED
A. 心理性 ED 静息态；B. 心理性 ED 注药后勃起态

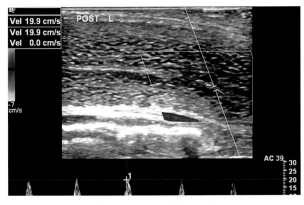

图 10-4-16 动脉性 ED

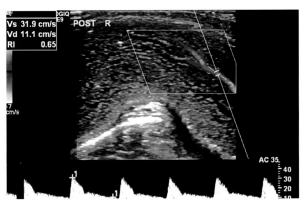

图 10-4-17 静脉性 ED

（西安交通大学第一附属医院超声科阮骊韬教授馈赠，2015）

减低，EDV > 5 cm/s，RI < 0.75。

【诊断要点】

彩色多普勒超声结合海绵体内药物注射诱发勃起试验，有助于心理性 ED 和血管性 ED 的鉴别诊断，但是由于缺乏诊断标准，该检查在临床上的使用还是相对有限。比如 PSV > 35 cm/s 时是正常的，< 25 cm 已广泛应用于勃起功能障碍病因诊断中，但不能作为 ED 的确诊手段，也不宜作为 ED 首次筛查的工具。由于阴茎勃起受生理、心理、社会、环境等诸多因素控制和影响，病史资料的搜集仍然是首次筛查的基本方式。

五、阴茎异常勃起

【相关临床】

阴茎异常勃起，是指阴茎在无性刺激情况下，病理性持续长时间勃起超过 4 h。引起阴茎异常勃起的高危因素：血液疾病（如镰刀细胞性疾病、白血病、高凝状态等），神经系统疾病或麻醉，恶性肿瘤、外伤及药物应用等。

根据阴茎血流动力学，阴茎异常勃起分为缺血性和非缺血性。穿刺抽吸阴茎海绵体内血液进行血气分析及彩色多普勒超声是鉴别缺血性与非缺血性阴茎异常勃起的主要检查方法。

缺血性阴茎异常勃起，亦称静脉闭塞或低流量异常勃起，特点为阴茎海绵体内血流明显减少或消失。阴茎海绵体坚硬且触痛，典型表现是疼痛，由组织缺血和海绵体压力增高所致。阴茎海绵体血气分析显示低氧血症伴酸中毒。缺血性阴茎异常勃起常常引起阴茎海绵体组织不可逆的损害，因此，需要对缺血性阴茎异常勃起急诊处理。

非缺血性阴茎异常勃起，亦称动脉性或高流量阴茎异常勃起，特点为阴茎海绵体内的异常血流增加。阴茎或会阴外伤是最常见的原因。阴茎海绵体并不完全坚硬或疼痛。阴茎海绵体血气分析基本正常。

【超声表现】

阴茎海绵体回声减低、肿胀。彩色多普勒提示动静脉血流速度减慢，可诊断为低流量型异常勃起；彩色多普勒提示动静脉血流均加速，则诊断为高流量型异常勃起。

【诊断要点】

彩色多普勒超声可鉴别缺血性与非缺血性阴茎异常勃起，还有助于发现导致异常勃起的海绵体动静脉瘘或假性动脉瘤等解剖异常。

六、尿道狭窄

【相关临床】

尿道狭窄是尿道海绵体组织的瘢痕形成，分为先天性和后天性。先天性多见于儿童，如尿道外口狭窄、尿道瓣膜。后天性尿道狭窄多见于男性，多由尿道损伤和炎症所致，如骑跨伤、骨盆骨折、医源性损伤、淋病等。骑跨伤狭窄部位多位于球部，骨盆骨折尿道狭窄多位于膜部。尿道腔内器械操作造成的黏膜损害，会导致局部尿道狭窄。尿道狭窄多为单发性，也可呈多发性或节段性。尿道狭窄易发生感染及尿道周围脓肿，破溃成窦道（图10-4-18）。

梗阻性排尿困难为主要症状，可继发尿路感染和结石。狭窄严重者可出现尿潴留，以至上尿路积水。放置尿管或尿道探子，难以通过尿道狭窄处。

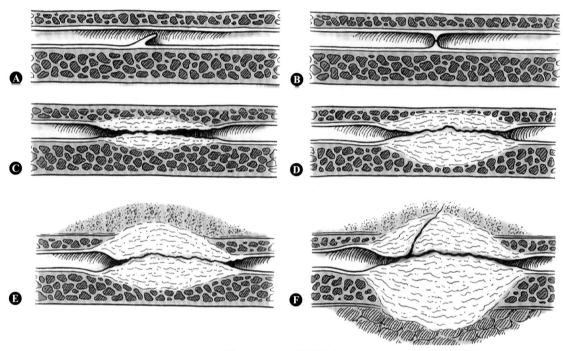

图 10-4-18　尿道狭窄

A、B.尿道隔膜；C.累及黏膜及少量海绵体组织纤维化；D.海绵体组织纤维化；E.海绵体组织纤维化及海绵体外炎症；F.梗阻合并瘘管

（引自：郭应禄，周利群译.坎贝尔-沃尔什泌尿外科学.北京大学医学出版社，2009）

【超声特点】

静止期尿道往往无明显异常。充盈期（排尿或尿道声学造影）能够精确评估尿道狭窄的部位、长度、程度和瘢痕深度，能够清晰显示尿道腔内及尿道周围瘢痕组织情况。狭窄段尿道管腔狭窄，管壁局部增厚不规则，失去正常黏膜面的光滑"细线"样回声，尿道海绵体瘢痕组织突入尿道腔，为尿道狭窄的直接征象（图10-4-19）。狭窄近段尿道扩张，为尿道狭窄的间接征象。部分患者尿道周围海绵体纤维化和钙化，回声增强，伴有声影。

【诊断要点】

充盈期尿道超声能够清晰显示尿道腔内及尿道周围瘢痕组织等尿道狭窄的直接征象，同时能够显示狭窄近段尿道扩张等间接征象。

七、尿道结石

【相关临床】

尿道结石可分为原发性及继发性。原发性尿道结石是尿道里新形成的，多见于尿道狭窄近端及尿道憩室内。男性尿道结石多为继发性，为膀胱或上尿路结石下移排出时在尿道受阻所致。

原发性结石形成缓慢，一般不会引起急性症状。表现为阴茎逐渐增大的肿块，质地坚硬，还可出现尿道分泌物、排尿刺激症状和血尿。但继发性结石常引起急性症状，主要症状为急性尿潴留、尿频、排尿困难、排尿中断、尿不尽感或尿失禁，可引起剧烈疼痛。

【超声特点】

可采用阴茎纵断扫查结合会阴纵断扫查。其声像图表现为尿道走行区强回声，后伴声影，排尿期结石可随液体流动而移动（图10-4-20）。

八、尿道异物

【相关临床】

尿道异物多种多样，有滚珠、发夹、蜡烛、木条等。通常由尿道口插入，可继发尿路感染、尿道狭窄和尿道管壁损伤。

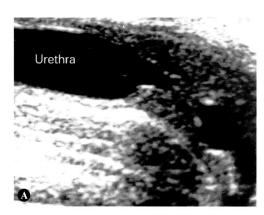
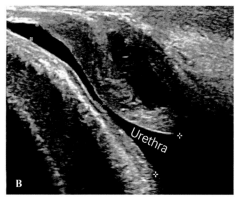

图 10-4-19　A.尿道海绵体瘢痕组织突入管腔；B.尿道周脓肿压迫尿道致尿道狭窄

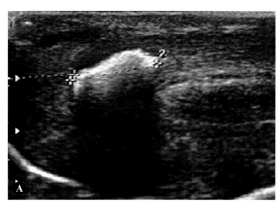
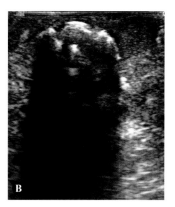

图 10-4-20　A.继发性尿道结石；B.原发性尿道结石

【超声特点】

超声检查有助于异物的显示和定位，异物通常呈强回声，伴有"彗星尾"或后方声影，形态规则。医用导尿管呈平行管状回声。异物取出后行尿道声学造影，以确定有无尿道管壁损伤。尿道损伤超声表现为尿道管壁"细线"样回声连续性中断，局部增厚不规则。

参考文献

[1] Lynch D F，Pettaway C A. Tumors of the penis[M]// Walsh PC，Retic AB，Vaughan ED，et al（eds）. Campbell's Urology，8th ed. Philadelphia（PA）：W.B. Saunders，2002: 2945-2981.

[2] 史沛清. 阴茎肿瘤 [M]// 吴阶平. 吴阶平泌尿外科学. 济南：山东科学技术出版社，2004：1011-1024.

[3] Pascual A，Pariente M，Godínez J M，et al. High prevalence of human papillomavirus 16 in penile carcinoma[J]. Histol Histopathol，2007，22（2）：177-183.

[4] Brierley J D，Gospodarowicz M K，Wittekind C. TNM Classification of Malignant Tumours[M].8th ed. Wiley Blackwell，2016：188-189.

[5] Bertolotto，M，Serafini G，Dogliotti L，et al. Primary and secondary malignancies of the penis：ultrasound features[J]. Abdom Imaging,2005,30（1）：108-117.

[6] Agrawal A，Pai D，Ananthakrishnan N，et al. Clinical and sonographic findings in carcinoma of the penis[J]. J Clin Ultrasound，2000，28（8）：399-406.

[7] Hakenberg O W，Comperat E，Minhas S，et al. Guidelines on penile cancer. European Association of Urology 2014.

[8] Kayes O，Minhas S，Allen C，et al. The role of magnetic resonance imaging in the local staging of penile cancer[J]. Eur Urol，2007，51：1313-1318.

[9] Chen Y，Fisher P，Tilki D，et al. Urethral recurrence after cystectomy：current preventative measures，diagnosis and management[J].BJU Int，2016，117（4）：563-569.

[10] Park J J, Park B K. The utility of CT and MRI in detecting male urethral recurrence after radical cystectomy[J]. Abdom Radiol（NY），2017，42（10）：2521-2526.

[11] Fahmy O，Khairul-Asri M G，Schubert T，et al. Urethral recurrence after radical cystectomy for urothelial carcinoma：A systematic review and meta-analysis[J]. Urol Oncol, 2018, 36（2）：54-59.

[12] Karki K，Mohsin R，Mubarak M，et al. Primary Non-Hodgkin's Lymphoma of Penis Masquerading as a Non-Healing Ulcer in the Penile Shaft[J]. Nephrourol Mon, 2013，5（3）：840-842.

[13] Gentile G，Broccoli A，Brunocilla E，et al. An isolated penile mass in a young adult turned out to be a primary marginal zone lymphoma of the penis. A case report and a review of literature[J]. Anticancer Res，2013，33（6）：2639-2642.

[14] Mondal S，Biswal D K，Pal D K. Cavernous hemangioma of the glans penis[J]. Urol Ann, 2015，7（3）：399-401.

[15] Kumaraguru V，Prabhu R，Kannan N S. Penile Epidermoid Cyst：A case Report[J].J Clin Diagn Res, 2016，10（5）：PD05-6.

[16] Bradford R K，Choudhary A K. Imaging findings of juvenile xanthogranuloma of the penis[J]. Pediatr Radiol, 2009，39（2）：176-179.

[17] 贺占举、陈铭、张凯，等 . 彩色多普勒超声检查在血管性勃起功能障碍诊断中的应用 [J]. 中华男科学杂志，2006，12（1）：62-65.

[18] Jung D C，Park S Y，Lee J Y. Penile Doppler ultrasonography revisited[J]. Ultrasonography，2018，37（1）：16-24.

（刘　毅　陈路增）

第十一章　皮肤与皮下组织

皮肤疾病的诊断主要依靠皮肤科医生的肉眼观察、触摸及皮肤组织的病理诊断。近年来，超声技术不断发展，高分辨率灰阶、彩色多普勒、频谱多普勒超声等可作为临床评价皮肤及皮下组织病变的有效补充。超声高频探头能精确测量皮肤各层厚度和病变的范围及深度，对皮肤疾病的术前诊断、发生发展及临床治疗的评价起到一定的作用。

1979 年，Alexander H 开创了超声在皮肤的应用，主要用于显示皮肤的二维切面图像并测量正常皮肤厚度。20 世纪 80 年代初，应用超声探测皮肤和皮下组织肿物等疾病，继而发展到对炎性病变研究和皮肤试验进行评估。近几年，随着高轴向及侧向分辨率高频探头的出现，使皮肤病变的检查更加准确。1999 年 Giovagnorio F 应用彩色多普勒超声对皮肤及皮下组织的病变进行了进一步研究，认为彩色多普勒超声能提高对皮肤结节性病变评价的特异性。目前外国同行进行了许多有益的尝试，国内的有关报道也日益增多。总之，超声对皮肤及皮下组织疾病的诊断已占据重要位置并且有着广泛的前景。

需注意超声检查皮肤及皮下组织病变也有少量局限性：对于色素沉积等局限于表皮及厚度 < 0.1 mm 的病变敏感性较差。

第一节　解剖

皮肤是覆盖于整个体表的一个重要而且最大的器官。成人皮肤面积为 1.5 ～ 2.0 m²，厚度一般为 1 ～ 4 mm，平均 2.0 ～ 2.2 mm，眼睑处皮肤最薄，

为 0.6 ～ 1 mm；掌趾最厚，为 2 ～ 5 mm；重量约占体重的 5%。若包括皮下组织，总重量可达体重的 16%。皮肤由三层组成，表皮层（0.06 ～ 0.6 mm），真皮层（1 ～ 4 mm）和皮下脂肪层（皮下层）。皮下层的厚度变化很大，眼睑处只有 0.4 ～ 1 mm，而足底的皮下层达 5 mm。

表皮层是皮肤的最表层，它是复层鳞状上皮。由四种细胞组成，角蛋白细胞（keratinocyte）、黑色素细胞（melanocyte）、朗格罕细胞（langerhans cell）和 Merkel 细胞组成。它的厚度在 0.06 ～ 0.6 mm，没有血管、淋巴管及神经末梢。角蛋白细胞占表皮细胞的 90% ～ 96%，它起源于基底细胞。基底细胞具有较强的分生能力，在向表面的分化过程中，排成自下而上的基底层、棘层、颗粒层、透明层和角质层。在黏膜上没有角质层。

真皮层位于表皮的深层，为致密的纤维层，内有弹力纤维、结缔组织、支持皮肤的血管、淋巴管、毛发、皮脂腺、汗腺及肌肉等。不同部位的真皮厚度有区别，头皮处只有 1 mm，而在后背达 4 mm。

皮下组织层或真皮下组织，也称脂膜，位于真皮下，由疏松的结缔组织和脂肪小叶构成。其脂肪细胞形成堆积的脂肪，脂肪细胞含有大量类脂质，因此，细胞核被挤到一边。纤维膜分开脂肪层，成为脂肪性膜，进入脂肪小叶并将其分隔。脂肪层的厚薄，因个人的营养状况、内分泌因素、体重、性别、部位等不同，而有很大差异。皮下组织内含有较大血管、淋巴管、神经、毛囊、汗腺等。皮下组织与真皮没有明显的分界，它的下面是肌膜组织。

皮肤附件包含汗腺、皮脂腺、指甲和毛发等，

它们可以是表皮的延伸，也可以根植于真皮层甚至皮下组织。

第二节　仪器与方法

一、仪器

目前用于皮肤研究和疾病诊断的超声波仪器有两种。

1. 7.5 ~ 15 MHz 高变频（high variable-frequency ultrasound）线阵电子探头的多用途实时超声诊断仪，具备彩色多普勒功能，可用于检查位于平整部位的病变，如肢体、背部和下腹部，可同时检查皮肤及其邻近器官，提供全面翔实的图像信息。此外，近期出现的紧凑型的线阵探头（"曲棍球棒"型或"脚印"型探头）可更好地适应皮肤不规则表面，可检查更广泛的区域。更敏感的彩色及频谱多普勒、宽景成像及三维重建技术均有助于皮肤及皮下组织超声检查。

2. 20 MHz 以上频率的超声生物显微镜：频率为 20 ~ 100 MHz 的固定频率探头。探头的频率决定了其分辨率及穿透性。如 20 MHz 的探头探测深度为 6 ~ 7 mm，75 MHz 的探头探测深度为 3 mm。由于多数病变累及表皮下病变，则超出了上述探头的探测视野。此外，固定频率超声探头产生的图像像素较高，不能显示深部皮下组织图像，也不能实时显示血流及血管分布。另一种活体共焦激光显微成像技术的穿透力仅有 0.5 mm，限制了其在表皮及真皮病变中的应用。

二、方法

在皮肤科的超声检查过程中，为了创造一个连续均匀和平整一致的接触平面，通常用较多耦合剂，以减少皮肤皱襞及病变产生的不规则平面，以及探头接触时产生的气泡干扰。也可以用水囊来消除近场伪像，但是需注意水囊可能会压迫浅表的小血管并干扰实际的成像效果。也可将病变部位放于水盆里，探头通过水面观察病灶。

除建议多毛症的患者去掉病变周围毛发外，检查前无须特殊准备。患者一般采用仰卧位；有时根据病变部位的不同，可采取利于检查的方便体位。有对称部位的病变要选择健侧作对照。检查时先用手触及病变，定位，然后用较低频的探头扫查，全面了解一下病变的声像图表现及比邻关系；再用高频探头做仔细的扫查，在注意病变回声的同时，要准确测量。检查时，要正确用力或加压，以保持探头与病变皮肤的良好接触，排除气泡干扰；避免用力过大，使病变移位，出现假性结果。在检查过程中，应做横切面及纵切面的扫查，要详细记录和描述二维图像和彩超的表现。包括病变的位置、形状、边界、回声水平、回声质地、与周围结构的关系、后壁回声及反射情况，以及血流信号的特点等，并对区域淋巴结进行扫查。应测量病变范围、基底部距皮肤表面的深度，测量血流速度、阻力指数等。

第三节　正常声像图

全面了解正常皮肤的声像图知识，对于研究皮肤病理是很重要的。皮肤的声像图会随着身体部位的不同，或性别、年龄、种族和接触外界因素的不同，而有所变化。

正常皮肤的声像图是由多层不同回声结构组成的。

第一层是表皮，相当于入射回声，表现为一个连续致密线状高回声，是由耦合剂、表皮及增厚的角质相接触的界面产生的。表皮层厚 0.07 ~ 1.6 mm，其厚度与检查部位和皮肤弹性有关。它的连续性中断可见于头皮屑内的气体干扰，或脂溢性疣状物的角化物质钙化所产生的声影。

第二层是真皮层，呈均质的带状中等偏低回声，与肌肉组织回声相似，厚约 0.4 ~ 2.4 mm。与表皮层分界不清，与皮下组织分界清晰。有时可见毛囊及皮脂腺纵断面的低回声带将其隔断。身体不同部位的真皮厚度不同。回声强度也受年龄、紧张度的影响。

第三层是皮下层，脂肪组织通常呈低回声，可见有结缔组织纤维分隔的高回声条带。此层的厚度变化更大，可达 5 ～ 20 mm。此层内还可见到大的皮下静脉，为管状无回声结构；皮神经纵切时为条索状，呈多条平行但不完全连续的低回声带，可见分隔其间的线状高回声带。横断时，为类圆形的小低回声区及包绕它周围的高回声带。

接下来是浅筋膜层，为强回声线状结构，与探头皮肤平行，将皮下层与肌肉组织分别开来。

不同部位的皮肤厚度变化很大（图 11-3-1）。

年龄、微循环改变和水肿均可引起皮肤和皮下组织厚度及回声的变化。探头给皮肤的压力增加，会使组织中的纤维排列变得紧密，回声增加。故检查时，要很好地掌握使用探头的力度。通常女性的皮肤比男性的厚。超声不仅可以显示正常皮肤结构，也可以精确测量其厚度。具体地讲，超声在皮科的应用主要包括各种冷冻术、激光外科治疗、放疗前的肿瘤厚度及皮肤浸润深度的诊断；确定慢性皮肤炎症如牛皮癣的治疗效果；评价化疗期间皮肤转移瘤的大小；研究激素对皮肤的作用等。

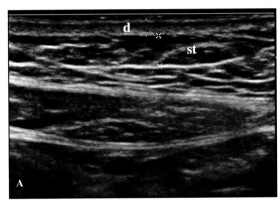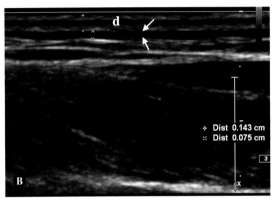

图 11-3-1　正常皮肤的多层回声结构声像图。同一患者的不同部位，厚度不同
A. 腹壁皮肤及皮下脂肪层结构，真皮层（d）厚 0.22 cm，皮下脂肪层（st）0.42 cm；B. 前臂皮肤及皮下脂肪层结构，真皮层（d）厚 0.15 cm，皮下脂肪层（↑）厚 0.08 cm

第四节　病理声像图

皮肤及皮下组织肿物可分为间质肿瘤、皮肤附属器病变、转移性肿瘤、其他肿瘤及肿瘤样病变或炎性病变。按照其影像学特征，这些肿物亦可分为来源于表皮及真皮病变（皮肤病变）、皮下脂肪组织病变、来源于肌肉表面筋膜的病变。本章节分别对皮肤良性肿瘤、皮肤恶性肿瘤、非肿瘤性皮肤病变进行介绍。

一、皮肤良性肿瘤

（一）表皮囊肿

【相关临床】

表皮囊肿是最常见的皮肤囊肿之一，由表皮成分在真皮层和皮下组织植入所形成。病因可为：先天性、外伤性、医源性（术后改变）。组织学表现为：由复层鳞状上皮及颗粒细胞层构成；囊内充满板层样角质物，偶有钙化，无皮脂腺成分。因此，应避免使用皮脂腺囊肿这一不规范的术语，因为这些囊肿并非皮脂腺分泌，会引起解剖学混淆。

表皮囊肿好发于头皮或肩部，多见于中年以上者。临床上多为一个或多个坚硬的圆形、隆起的皮内结节，生长缓慢、逐渐扩大，直径数毫米至数厘米，可被推动，不疼痛，可排出油污碎屑。

【超声特点】

根据表皮囊肿囊壁的完整程度，可有不同的超声表现。

（1）当囊壁完整时，可表现为皮肤层及皮下层的圆形或椭圆形结节，边界清晰光滑。囊肿的回声强度主要与囊内容物及应用探头的频率有关，可为无回声结构或实质性高回声，后方回声可增强（图11-4-1A）。体积较大的表皮囊肿可表现为"假睾丸"征，内部回声较高并伴有线状无回声区，后者为囊肿内的致密角蛋白成分、胆固醇结晶及散在营养不良性钙质沉积所致。通常在超声检查时可见一无回声或低回声通道连接囊肿与表皮，也称为"点"（图11-4-2）。

（2）当表皮囊肿出现炎症或破裂时，囊肿形态不规则，边界模糊（图11-4-3），角蛋白及炎性成分可扩散至周围组织，形成低回声异物样反应。囊肿的后方回声增强效应仍可存在，以帮助诊断。

（3）CDFI：囊肿内无血流信号（图11-4-1B）。炎性期或囊肿破裂期可见囊肿周边回声血流信号增多（图11-4-3D，图11-4-3E）。

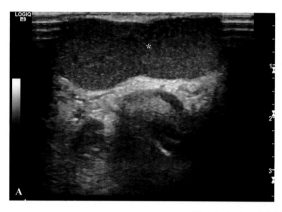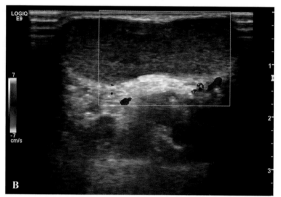

图11-4-1　左耳垂表皮囊肿声像图

A. 患者为55岁男性，左耳垂下方触及结节。二维超声显示：真皮层及皮下层的椭圆形结节，低回声，边界清晰，略呈分叶状，后方回声可增强；B.CDFI：结节内未见明显血流信号。病理检查可见：切面囊性，囊内含灰白糟脆物；提示表皮囊肿

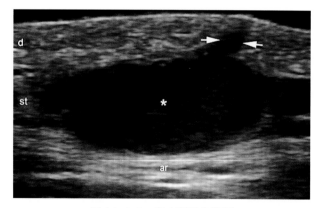

图11-4-2　表皮囊肿声像图

皮肤层及皮下组织层可见圆形无回声结构（＊），边界清晰。注意连接管道（箭头）连接囊肿与表皮下层。d：真皮；st：皮下组织；ar：后方回声增强

（引自：Wortsman X，Jemec GB. Dermatological ultrasound with clinical and histological correlations. Springer，2013）

【诊断要点】

需与脂肪瘤相鉴别，后者的回声稍增强，内有条状回声，长轴与皮肤平行。超声能鉴别肿物的囊实性，可根据肿物的回声、形态、位置等辨别肿物的性质，囊肿后壁回声增强有助于鉴别诊断。表皮囊肿破裂后形态不规则，与其他软组织肿瘤易于混淆，结合病史及寻找连接管道可帮助鉴别。

（二）皮样囊肿

【相关临床】

皮样囊肿常为先天性病变，发生在皮下软组织深层，多位于胚胎闭合线，好发于上眼睑及眉毛区域侧方，也可见于中线部位，颈部、鼻根、前额、头皮、躯干等，是由于偏离原位的皮肤细胞原所

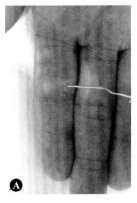

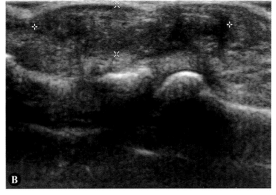

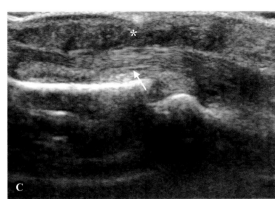

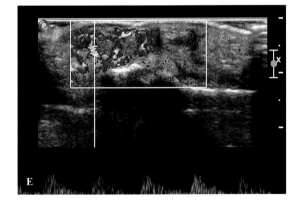

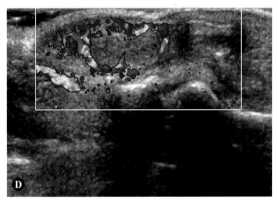

图 11-4-3　表皮囊肿破裂

A. 患者为 45 岁女性，临床表现为右手食指近段指间关节处质硬结节（针尖处）1 年余，近期增大；B. 二维超声显示皮下层内可见低回声（测量游标所示），大小为 2.5 cm×0.7 cm×0.6 cm，边界清晰，略呈分叶状；C. 二维超声显示结节（ * ）位于指屈肌腱前方（↑），二者分界清晰；D. CDFI：其内见较丰富条状血流信号，分布尚规则；E. PW：可探及动脉频谱。术后病理提示：（手指肿物）病变符合表皮囊肿破裂

构成，属错构瘤。常见于儿童及年轻人，临床表现为单发、无痛的结节，呈圆形或卵圆形，直径一般为 1～4 cm，柔软、略带有弹性，通常不与皮肤粘连，可推动，长期压迫骨面可以引起骨凹陷，极少数可恶变。组织学表现为复层鳞状上皮，还含有汗腺、毛囊及皮脂腺等，腔内含有脱落的上皮细胞，皮脂等粥样物及毛发。

【超声特点】

超声表现为圆形或椭圆形囊性无回声结节，位于真皮层及皮下组织层，内可伴散在强弱不等的光点及碎屑，后方回声可增强。囊壁可薄或厚，囊肿周边可见发束片段形成的强回声线，内无钙化或分隔。CDFI：内部无血流信号。其深面骨边缘可见扇贝状变化（图 11-4-4）。

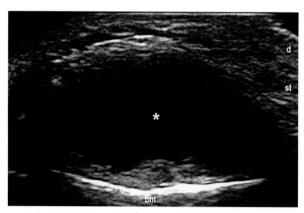

图 11-4-4　皮样囊肿声像图

二维超声图像显示边界清晰、椭圆形、无回声结构（＊），位于皮下组织内，后方回声增强。另可见其深面骨面受压呈"扇贝状"改变。d：真皮层；st：皮下组织层；bm：骨面

（引自：Wortsman X，Jemec GB. Dermatological ultrasound with clinical and histological correlations. Springer，2013.）

【诊断要点】

上眼睑及眉毛区域是皮样囊肿的好发区域，对于鉴别诊断非常有意义。

（三）脂肪瘤

【相关临床】

脂肪瘤是起源于皮下脂肪组织的间质肿瘤，是一种常见的软组织肿瘤，占软组织肿瘤的16%～50%，居软组织良性肿瘤的第一位。脂肪瘤由成熟脂肪细胞与不同比例的纤维成分（纤维脂肪瘤）或毛细血管成分（血管脂肪瘤）组成。80%的脂肪瘤发生于成人，它可以发生在任何有脂肪组织的部位，多见于身体的近心端，如下肢、上肢、肩、背、胸、颈部多见，而远心端如手、脚、头部则少见。临床上可单发或多发，形态多样，圆形或分叶状等。病灶一般＜5 cm，无痛，可活动，质地柔软，隆起皮面。肿瘤经数年可间断发展与增多，在发展过程中有时可钙化、液化或自行萎缩。

【超声特点】

（1）位于皮下层，圆形或椭圆形。边界清晰，有包膜；也有一部分边界模糊，无明确的包膜。其长轴与皮肤平行，长径与厚径的比值＞2（图11-4-5）。加压检查时，可轻度变扁。

（2）纤维脂肪瘤多呈低回声（图11-4-5）；血管脂肪瘤多呈高回声，回声不均（图11-4-6，图11-4-7）。肿瘤内常可见条状强回声分隔。脂肪瘤的回声主要是与脂肪和其相混合的结缔组织成分之间的界面反射有关，后部回声没有变化。

（3）CDFI：血流信号较稀少。当脂肪瘤内血流丰富时，需警惕非典型病变或脂肪瘤恶变。

【诊断要点】

脂肪瘤应注意与皮肤纤维瘤相鉴别，当二者均为独立性结节性病变时，内部均匀的弱回声区，应加以鉴别。后者位于皮肤层，多呈圆形。在报告中应描述脂肪瘤附近的相关解剖结构，如大血管、神经、肌腱、肌肉等。

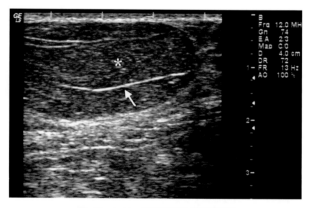

图 11-4-5　纤维脂肪瘤声像图

二维超声图像显示腹壁皮下组织内边界清晰的椭圆形低回声结节（＊），大小为5.5 cm×4.0 cm，内可见条状中高回声分隔（箭头）。病理检查提示：包膜尚光滑，切面灰黄、质中，符合腹壁脂肪瘤

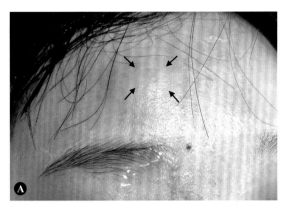
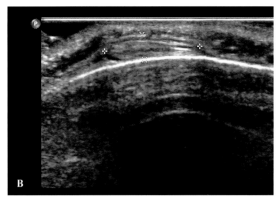
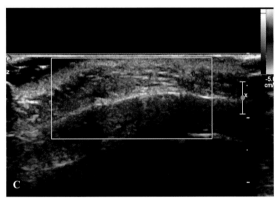

图 11-4-6 腱帽下脂肪瘤

A. 患者为 26 岁女性，临床表现为右侧额部质硬结节；B. 二维超声图像显示：皮下脂肪层深面可见 1.5 cm×0.4 cm 中等回声结节（测量游标所示），形态规则，边界清晰，内可见条状中高回声，局部骨面连续性好；C.CDFI：其内未见血流信号

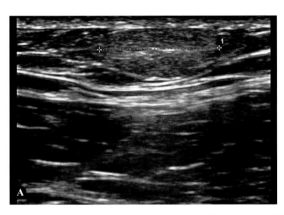
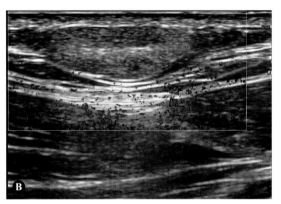

图 11-4-7 血管脂肪瘤声像图

A. 患者为 32 岁男性，下肢皮下脂肪层内见中等回声（测量游标所示），大小约 2.4 cm×2.0 cm×0.8 cm，形态规则，边界清晰；B.CDFI：其内未见血流信号。大体病理检查：灰黄结节样肿物，表面光滑，被覆薄包膜，切面灰黄，质软；病理检查提示：血管脂肪瘤

（四）皮肤纤维瘤

【相关临床】

皮肤纤维瘤（dermato fibromas），又称纤维组织细胞瘤（fibrous histiocytoma）和皮肤组织细胞瘤（cutaneous histiocytoma）。常见于中年女性患者，好发于下肢及躯干，表现为红色或棕色的质硬无痛结节。本病的起源尚有争议，有学者认为是皮肤受各种微小的外伤，如蚊子叮咬，引起的网状内皮细胞、血管和纤维细胞反应性增生；也有学者认为是一种肿瘤形成过程，但总体该病进展缓慢。组织学可见梭形细胞包埋于透明的细胞基质中，有散在的组织细胞、多核巨细胞和含铁血黄素沉积。

【超声特点】

（1）表现为边界模糊的低回声病变，内部回声不均（图11-4-8A）。主要累及真皮层而较少累及皮下软组织的上部。可导致局部毛囊的变形和扩大。

（2）CDFI：皮肤纤维瘤常血供稀少（图11-4-8B），偶尔血供增多，可见低流速的动脉及静脉血流信号。

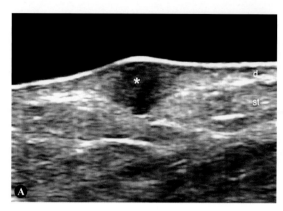
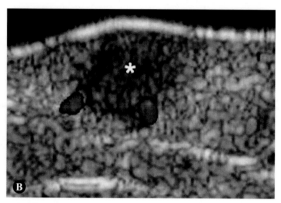

图 11-4-8　皮肤纤维瘤声像图

A. 二维超声：在真皮层及皮下软组织上层内可见边界模糊的低回声结节（＊），内部回声不均匀。d：真皮层；st：皮下软组织；B.CDFI：周边可见点状血流信号

（引自：Wortsman X，Jemec GB. Dermatological ultrasound with clinical and histological correlations. Sringer，2013.）

【诊断要点】

本病应注意与脂肪瘤相鉴别，后者多为椭圆形，内有纤维样的条状回声，并位于皮下组织层。

（五）纤维瘤病

【临床表现】

纤维瘤病（fibromatosis）又称硬纤维瘤、侵袭性纤维瘤病，是一种局部侵袭性生长的良性肿瘤，起源于筋膜、肌肉、腱膜等间叶组织，并以纤维结缔组织良性增生为特点。多见于成人，病因尚不明确，外伤、雌激素、Garder 综合征是其发病的重要因素。临床上分为 3 种类型：腹外型、腹壁型及腹内型。有以下特点：分化好的肌纤维母细胞增生；浸润性生长；细胞间有数量不等的胶原存在；核分裂象较少或缺如，缺乏恶性肿瘤特征；具有以反复局部复发为特点的侵袭性的临床生物学行为，但无远处转移的可能。

【超声特征】

超声表现为边界清晰但形态不规则的低回声为主的混合回声包块（图11-4-9），常常沿筋膜间隙浸润生长，形成角样。

【诊断要点】

应与纤维瘤、纤维肉瘤、神经性纤维瘤等其他软组织来源的肿瘤相鉴别。纤维瘤多有明显包膜，病程较缓慢，术后很少复发；纤维肉瘤患者病程较长，有手术病史，内部多呈低回声，边界清晰；神经纤维瘤超声表现为椭圆形低回声团，易沿神经走行路径生长，部分神经纤维瘤可伴发神经鞘瘤。

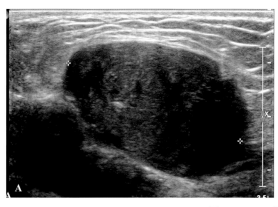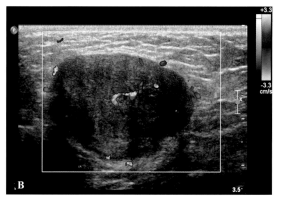

图 11-4-9　纤维瘤病声像图

A. 32 岁女性患者，腹壁皮下组织内见低回声（测量游标所示），大小 2.9 cm×3.6 cm×2.3 cm，边界尚清；B.CDFI：内见较丰富血流信号。术后病理检查提示病变符合纤维瘤病

（六）软纤维瘤

【相关临床】

软纤维瘤又称皮赘，系有蒂的良性肿瘤，是表皮过度角化和真皮结缔组织增生性的疾病。常见于中老年患者，尤其以更年期后妇女多见，临床上多无自觉症状。可发生于全身各个部位，大小不等。肿瘤表面光滑或呈乳头状，推动自如，有蒂型可长可短，大部分悬挂松弛，触之较软，同时伴有色素沉着。大体标本显示大多数瘤体表面均有完整的结缔组织构成包膜，切面呈淡红色，病理切片示瘤细胞成分多，以成熟的纤维细胞为主，夹杂着少量的胶原纤维，结缔组织细胞排列稀疏，细胞呈星状，细胞间的间隙含有胶样液体，部分可见血管状裂隙，以及由年幼的成纤维细胞构成的中心灶。

【超声特点】

皮肤表皮及真皮层的局限性隆起，表面光滑，边界清晰，形态规则。多数有蒂与皮肤层相连（图11-4-10），最大径线多≤10 mm。内部多为均匀弱回声，部分为稍强回声；伴发感染时内部回声不均匀，病变内出现小片状的无回声区。CDFI：无明显血流信号，伴感染者血流信号丰富。

【诊断要点】

软纤维瘤需与皮肤纤维瘤进行鉴别诊断。皮肤纤维瘤好发于四肢和肩背部，单发为主，生长较慢，超声表现为皮肤层内团块状弱回声，一般较小，形态规则，内未见明显血流信号。

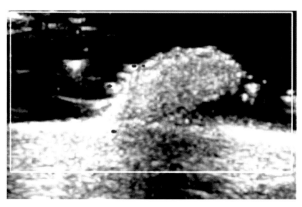

图 11-4-10　软纤维瘤声像图

肿块有蒂与皮肤层相连，内部血流信号不丰富

（引自：Wortsman X, Jemec GB. Dermatological ultrasound with clinical and histological correlations. Springer, 2013）

（七）神经鞘瘤

【相关临床】

神经鞘瘤（neurilemmoma）是另一种常见的间质肿瘤，又称 Schwann 细胞瘤（Schwannoma），起源于神经鞘的 Schwann 细胞。神经鞘瘤常发生于 20～50 岁的患者，多数无痛，偶可出现压痛和麻木，生长缓慢。单发或多发，好发于四肢及头颈部。大多数神经鞘瘤位于四肢深部组织内，

但是浅表神经鞘瘤可发生于真皮层。肿瘤常为偏心状，并可推挤周围神经。组织学检查主要由Schwann细胞构成，呈梭形；丰富疏松的黏液基质内可见散在的纺锤形或星型细胞；可见慢性炎症细胞及小血管壁玻璃样变；可见钙化、囊性变、出血及含铁血黄素沉积等。

【超声特点】

（1）常位于皮下组织内，边界清晰，梭形、圆形或椭圆形（图11-4-11）。为低回声或混合回声，囊性变时可见无回声区，部分结节内部有钙化，可见点状高回声。

（2）通常在浅表包块中难以识别其近心端及远心端的传入神经及传出神经。

（3）CDFI：通常血流信号较少，部分结节可见血流信号增加。

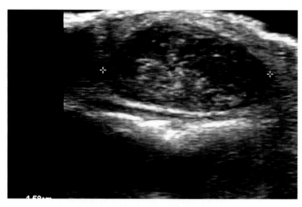

图11-4-11　神经鞘瘤声像图

二维超声显示：结节（测量游标所示）位于皮下组织内但凸向真皮层，边界清晰，椭圆形，低回声、内部回声不均

【诊断要点】

神经鞘瘤内部可见无回声区，提示其内部的囊性变区域。部分神经鞘瘤为囊性变异型，以无回声为主。

（八）神经纤维瘤

【相关临床】

神经纤维瘤是皮肤及皮下组织的一种良性肿瘤，发源于神经鞘细胞及间叶组织的支持结缔组织，可发生于神经干和神经末端的任何部位。神经纤维瘤多为单发，但多发结节可能与I型神经纤维瘤病有关。后者临床可出现结节旁牛奶咖啡斑、肿胀或皮肤柔软丘疹。神经纤维瘤可表现为三种形态：局限型、弥漫型、丛状型。

【超声特点】

（1）局部型神经纤维瘤：表现为圆形、椭圆形或梭形的低回声结节。当神经纤维瘤位于皮下组织时，可见其中央的传入和传出神经，两端呈"鼠尾"征，但这一征象不易发现，敏感性尚有争议。CDFI：血流分布程度变异较大，可为星点状血流信号，也可血流信号较丰富。

（2）弥漫型神经纤维瘤：肿瘤在真皮层和皮下组织的胶原基质内广泛生长。超声表现为边界不清的斑块状病灶，为混合回声（高回声和低回声区），有时可见多发低回声小管状或迂曲束状结节。CDFI：血流信号稀少或丰富。

（3）丛状型神经纤维瘤：内含有呈"蛇形"或"蠕虫袋状"的神经束。组织学上除了神经纤维瘤背景外，可见有明显黏液样改变的粗大神经或神经纤维。超声表现为沿神经走行的多发曲折的低回声束。CDFI：血流信号稀少。

【诊断要点】

尽量寻找神经纤维瘤旁的传入神经及传出神经，可帮助诊断；"蠕虫袋状"表现是丛状型神经纤维瘤的特征表现；患者的临床体征–牛奶咖啡斑可有助于诊断。

（九）血管瘤

【相关临床】

血管瘤是较常见的间质肿瘤，是先天性毛细血管增生扩张的良性肿瘤。临床表现各异，可发生于任何年龄段，但多在出生时或出生后不久发生，随年龄增大有的血管瘤可逐渐自行消退。血管瘤可分为。

（1）毛细血管扩张痣：真皮毛细血管扩张。

（2）毛细血管瘤：又名草莓状血管瘤或单纯

性血管瘤，是由真皮浅层丰富的成熟毛细血管组成。临床表现为一个或数个鲜红色半球形柔软而分叶状肿瘤，多在出生时或出生后 3～5 周出现。

（3）海绵状血管瘤：海绵状血管瘤一般在真皮内发展也可在皮下组织扩展，可深达肌层。海绵状血管瘤属于低流速血管畸形中的静脉畸形，病理检查不同于毛细血管瘤，缺乏毛细血管表皮或者只有极少的毛细血管瘤组织，瘤体内可见壁薄、大而不规则的血窦。临床上为圆形、扁圆形或不规则形，高出皮面的结节状或分叶状肿瘤。局部皮肤颜色为暗红色。发病女性居多，常见部位为头部、颈部。

（4）蔓状血管瘤：皮肤蔓状血管瘤是包含有小动脉和小静脉吻合的血管瘤，多数是单发性小动脉和小静脉瘘形成的血管瘤。常见于头面部和肢端（手、足趾、手掌、足底），与四肢广泛性动静脉瘘有所不同。

（5）混合型：由两种类型的血管瘤同时存在，

以一型为主。

【超声特点】

（1）通常为含有小腔的混合结构，呈低回声或无回声区，可见有高回声分隔。边界规整、清晰。除了血栓性血管瘤可能有后部回声衰减外，其余血管瘤的回声一般规则、清晰、透声性好。彩超见其内有斑样血流信号，亦可见散在彩色血流。高血管密度（每平方厘米 > 5 处血流信号）和脉冲多普勒显示为动脉血流频谱的频移超过 2 MHz 时，诊断血管瘤的敏感性为 84%，特异性是 98%。

（2）毛细血管瘤超声显示实质性肿块，边界清晰，形状不规则（图 11-4-12，图 11-4-13），内部回声偏低、不均匀，可见中等强度的点状及不规则短带状回声，未侵及肌层。CDFI：显示瘤体内弥漫的红蓝镶嵌的血流信号。PW 提示低速的动静脉血流频谱。

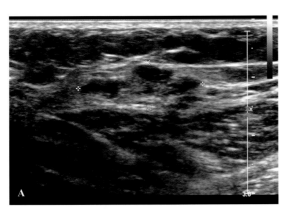

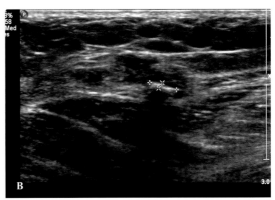

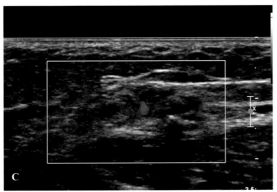

图 11-4-12　毛细血管瘤声像图

A.39 岁女性患者。二维超声显示：右侧小腿后方，皮下脂肪层与肌层之间低回声结节（测量游标所示），大小为 2.2 cm×1.1 cm×0.8 cm，形态欠规则，呈分叶状；B.内部回声不均匀，内可见条状偏高回声及条带状强回声（测量游标所示），后伴弱声影；C.CDFI：内见少许点条状血流信号

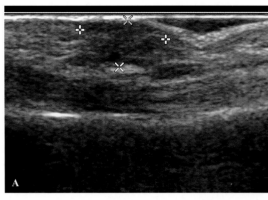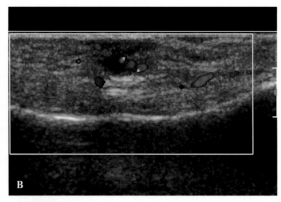

图 11-4-13　毛细血管瘤声像图

A.54 岁女性患者。左手食指近掌指关节处真皮层内见低回声，0.8 cm×0.5 cm×0.4 cm，形态欠规则；B.CDFI：内见条形血流信号。术后病理提示：（左手指肿物）病变符合血管瘤

（3）海绵状血管瘤超声显示实质性肿块，边界较清晰或不清晰，内部为低回声，回声不均匀，呈网格状、蜂窝状或不规则暗区，压之变形。多数海绵状血管瘤有浸润性生长的特征，迂曲蜿蜒的血管与纤维脂肪组织交错。CDFI 显示低速低阻性血流频谱；PW 显示少量搏动性血流。

（4）蔓状血管瘤超声表现为病灶形态欠规则，边缘光滑，基底部边界不清，内部呈均匀低回声，或伴有散在的回声增强。CDFI 显示病灶内棒状血

流信号，外周血流丰富；PW 提示动脉血流频谱。

（5）混合性病灶范围较大，边界不清晰，内部低回声，回声不均匀。CDFI：病灶处血流丰富（图 11-4-14），其内可见紊乱粗大的血流信号；PW 显示动脉型血流频谱。

【诊断要点】

超声能准确测量血管瘤的厚度，可描述它在皮下及黏膜的延伸程度。

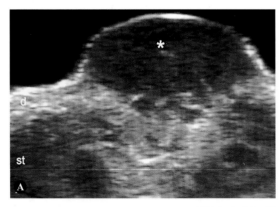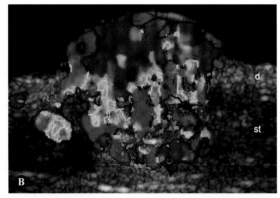

图 11-4-14　混合性血管瘤声像图

A.二维超声图像显示低回声结节（＊），位于真皮层内（d），表皮层向上移位，皮下组织（st）回声稍增强；B.CDFI：显示血流信号较丰富。d：真皮层；st：皮下组织

（引自：Wortsman X，Jemec GB. Dermatological ultrasound with clinical and histological correlations. Springer，2013）

（十）血管球瘤

【相关临床】

血管球瘤，也称为血管神经瘤、血管平滑肌神经瘤等，是发生于血管动静脉吻合处即血管球的肿瘤，为血管球的神经纤维的过度增生。多好发于四肢末端，约有75%的血管球瘤发生于手部，其中又以手指甲下最为常见，占手部肿瘤的5%。甲下可见紫蓝色或紫红色斑点，指甲粗糙感，形状呈圆形或椭圆形，类似米粒，质软，边界清晰，无包膜，通常瘤体直径在10 mm以下。临床症状表现为间歇性或持续性烧灼样或针刺样疼痛，触痛明显，向近段放射，可及肿物感。多发性的血管球瘤表现为常染色体显性遗传。

【超声特点】

指（趾）部可见类圆形或椭圆形均匀低回声（图11-4-15），瘤体边缘尚规整，包膜完整，与周围组织边界清晰，后方回声轻度增强，较大肿瘤可显示其对指骨的压迹。CDFI：可见较丰富血流信号。

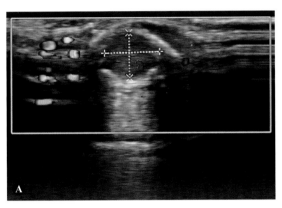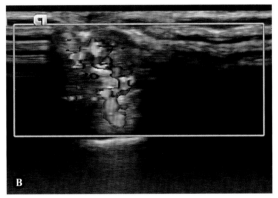

图11-4-15　血管球瘤声像图

A.35岁女性患者。左侧拇指甲床下方见低回声，呈类圆形，0.6 cm×0.4 cm，形态尚规则，边界尚清；B.CDFI：周边及内部见丰富短条状血流信号。病理检查提示：（左手拇指肿物）病变符合血管球瘤

【诊断要点】

甲下血管球瘤应与骨疣、纤维瘤、黑色毒瘤等相鉴别，甲下以外部位应与神经纤维瘤和血管瘤相鉴别。

（十一）淋巴管瘤

【相关临床】

淋巴管瘤是淋巴系统的先天性发育畸形，可累及皮肤，占全部脉管肿瘤的4%，但是占儿童良性管状发育不良的25%。淋巴管瘤是淋巴管过度增生、畸形或发育障碍形成的一种良性肿瘤，主要表现为淋巴管的扩张，有的呈大的海绵状腔隙，或大的单一囊肿，内积有淋巴液，间隔较薄。按上述组织学表现可分为毛细管状、海绵状、囊状三种。其中毛细管状淋巴管瘤多位于真皮，但也可以向深部及侧方延伸。临床上表现为1～4 mm厚的肉色、透明、粉红或黑色丘疹簇，上覆红肿硬结斑块。

【超声特点】

在皮肤层可见混合回声结节，呈扁平形、椭圆形或不规则形，内含无回声和低回声区，边缘清晰，内有强回声纤细分隔。CDFI：内无血流信号。

【诊断要点】

超声显示为混合回声的病变，薄壁，边界清晰，内为无回声及低回声，有强回声分隔。

（十二）毛母质瘤

【相关临床】

皮肤附属器肿瘤（cutaneous adnexal tumors）是一大类良性及恶性肿瘤，包括大汗腺、小汗腺、皮脂腺来源。组织学上可见由基底细胞、血影细胞、嗜酸性粒细胞角质碎屑和钙化等构成的小叶；可见纤维性假包膜环绕小叶，是由结缔组织受压形成。多数病变为良性，但亦有对应的癌变。由于肿瘤生长缓慢且无症状，常在早期未能发现。

毛母质瘤（pilomatrixoma）又称毛发质瘤（pilomatricoma）或 Malherbe 良性钙化上皮瘤。病变起源于皮肤附属器——毛发基质。位于真皮深层或皮下，属皮肤深层良性肿物。常为单发，偶可多发。好发于青少年女性，以面部、上肢多见。肿块通常较小，直径 0.5～3 cm，生长缓慢，为肉色、蓝红色或黑红色结节，85% 的病变中心可出现钙化，坚硬如石。虽然毛母质瘤在皮肤肿瘤中不足1%，但它是 20 岁以下患者实性皮肤肿瘤中最为常见的，多于成人期出现复发（年龄 50～65 岁）。

【超声特点】

（1）位于真皮和皮下组织。典型的超声表现是靶环征，圆形或分叶状，周边可见低回声晕，中心回声较强（高回声钙质沉积）（图 11-4-16）。钙化成分的多少各异，可为点状强回声，

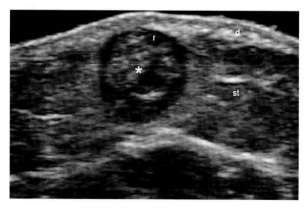

图 11-4-16 毛母质瘤声像图
二维超声图像显示：圆形、边界清晰的实性结节，位于皮下（st）。周边可见低回声晕（r），中心为点状强回声（＊钙质沉积）

也可为完全致密的强回声钙化结构。钙化的出现是重要的诊断要素，见于 68%～80% 的病例。

（2）部分病例为囊性变异型，内部为无回声液性暗区，可见分隔将晕环及中心区分开来，通常是由于结节内部出血引起的。

（3）CDFI：可为乏血供或富血供。

【诊断要点】

结节中心的强回声光点提示钙化，是诊断毛母质瘤的重要特征。

（十三）痣

【相关临床】

皮肤黑痣（nevi）来源于表皮基底层的黑色素细胞，为良性增生病变，多在出生后出现。以黑色素细胞为主的称色素痣；以血管异常为主的称血管痣（胎记）；以表皮增生为主的称疣状痣。其表面平坦或略高于体表，有的光滑，有的粗糙，还有的有毛。全身各处都有发生。一般情况下痣是比较稳定的，只有极少数的痣会发生恶变。根据在皮肤内发生的部位不同，分为皮内痣、交界痣和混合痣。

皮内痣：为高出皮肤表面的半球形丘疹，淡褐色或皮色，组织学检查可见痣细胞巢仅存在于真皮内。

交界痣：多为褐色或黑色的斑，表面光滑，不高起或稍高出表皮，表现为圆形或椭圆形的色素斑或丘疹，表面光滑，无毛发，浅棕色至黑色，直径多在 1～8 mm。组织学检查可见痣细胞巢位于表皮和真皮之间，痣细胞具有增生活跃的特性，称为交界活力，有转变恶性黑色素瘤的可能。

混合痣：稍隆起皮面，呈褐色或黑褐色，组织学检查可见痣细胞巢不但存在于表皮与真皮交界处，还存在于真皮内。

【超声特点】

超声声像图表现为边界清楚的低回声圆形结节，位于皮肤内，可向皮肤外突出，内部回声不均，色素痣能产生声影。

【诊断要点】

良性痣、发育不良痣和黑色素瘤在声像图上不能区分。

（十四）血管平滑肌瘤

【相关临床】

血管平滑肌瘤（angioleiomyoma）常发生于子宫及胃肠道；皮肤血管平滑肌瘤相对少见，约占软组织良性肿瘤的 5%。病变可能部分起源于竖毛肌的平滑肌细胞，可累及真皮层及皮下脂肪层。好发于下肢，表现为单发或多发的皮下结节，可活动；常伴有自发剧烈疼痛，寒冷或吹风等刺激可能会引起不适。女性患者发病率高于男性，怀孕可能会增加疼痛程度。

有学者将其分为实性、海绵状、静脉型等亚型。所有亚型内都含有发育良好的平滑肌细胞及血管管道，实性型镜下表现为紧密的平滑肌和多小裂隙样血管腔；静脉型镜下表现为厚的肌肉壁，易于辨认；海绵状镜下表现为不同程度扩张的血管腔和少量的平滑肌。肿瘤基质或血管壁上可见小的神经纤维，后者可能与患者的疼痛症状有关。病灶切除术是首选治疗方案。血管平滑肌瘤可发生恶变，退化为浅表平滑肌肉瘤，但发生率较低，占软组织肉瘤的 2% ～ 3%。

【超声特点】

皮下肿块，位置表浅，肿瘤较小（< 20 mm），椭圆形，平行于皮肤，轮廓清晰，边缘分界清楚，瘤周有纤维性假包膜。瘤体内部为完整的实性成分，均匀低回声，部分瘤体以不均匀低回声为主。部分瘤体后方可见回声增强，无钙化。CDFI：血流信号较丰富（图 11-4-17）。

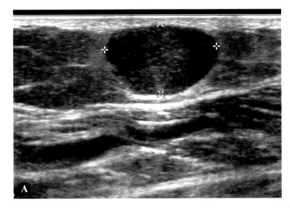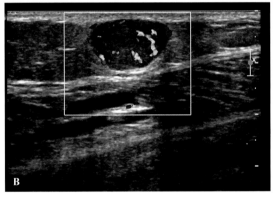

图 11-4-17　血管平滑肌瘤声像图

A.58 岁女性患者，右侧小腿皮下组织内可见 1.7 cm×1.7 cm×1.0 cm 低回声（测量游标所示），边界清晰、边缘光滑，后方回声增强；B.CDFI：肿瘤内见丰富血流信号。术后病理诊断：（右小腿肿物）考虑血管平滑肌瘤

【诊断要点】

血管平滑肌瘤为相对少见的软组织肿瘤，特征表现为皮下组织内边界清晰的实性低回声肿块，多伴较丰富的血流信号。鉴别诊断包括脂肪瘤、神经节、纤维瘤、神经鞘瘤、血管瘤、异物肉芽肿、腱鞘巨细胞瘤、血管球瘤等。

二、皮肤恶性肿瘤

（一）基底细胞癌

【相关临床】

基底细胞癌（basal cell carcinoma）亦称上皮癌（epithelioma），由基底细胞恶性增殖所致，是一种常见的癌症，占全部皮肤恶性肿瘤的75%～95%，可能与日光及离子辐射损伤有关，老年疣和日光角化病易变成基底细胞癌。本病发病慢，癌低度恶性，通常不发生淋巴或血行转移，很少致死；但局部损害大，可引起毁容。基底细胞癌多为单发，可发生在除了掌跖以外的任何部位，以面部最多，占70%，其中以鼻部和眼睑最为常见；临床表现为无痛的红斑、珍珠状丘疹及结节，易在轻微的外伤后出血，也可发生溃疡。基底细胞癌临床分为结节型、表浅型、溃疡侵蚀型、硬化型等。根据组织病理表现的不同可分为以下类型：①实体型：肿瘤来自基底细胞呈栅栏状排列，肿瘤与基质之间存有裂隙；②色素型：有较多色素；③硬皮病样型：结缔组织明显增生，瘤细胞被挤压呈束条状排列；④浅表型：瘤细胞团呈花蕾状或不规则团块状附着于表皮；⑤角化型：瘤细胞团块中央可见角化性区域；⑥囊肿型：瘤

细胞团中央大片坏死出现囊腔；⑦腺样型：瘤细胞排列成细长条，互相交织呈腺体样或花边样；⑧纤维上皮瘤型：瘤细胞排列成细长分枝的束条状，互相吻合，交织呈网状，周围结缔组织基质明显增生。

【超声特点】

声像图上表现为均质的低回声区病变，通常边缘清晰、形态不规则，CDFI：内部无血流信号，周边可见短条血流（图11-4-18）。多数恶性肿瘤中典型的低回声"尾足"在基底细胞瘤中很少见。超声有助于测量破皮型肿瘤的体积；但对于有基底炎性浸润的情况，不易区分肿瘤大小。色素沉着类型表现为强回声结构；纤维上皮瘤型表现为低回声病灶内可见点状强回声。囊肿型内部可见囊性回声。CDFI：结节周边可探及低速动脉信号，以结节基底部为著。

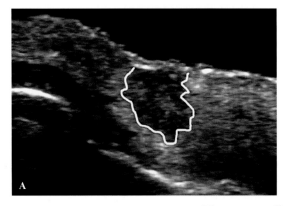 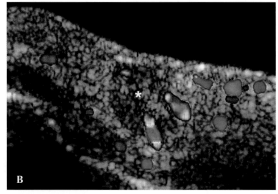

图 11-4-18　基底细胞癌声像图

A.二维超声：真皮层及皮下组织层可见边界清晰的低回声结节（＊），形态不规则；B.CDFI：结节基底部可见条状血流信号。

（引自：Wortsman X, Jemec GB. Dermatological ultrasound with clinical and histological correlations. Springer, 2013）

【诊断要点】

基底细胞癌的主要超声特点为：边界清晰，低回声，内部可见点状高回声，病灶底部血流信号较丰富。

（二）鳞状细胞癌

【相关临床】

皮肤鳞状细胞癌，是第二常见的皮肤肿瘤，

占全部皮肤恶性肿瘤的 20%。是表皮和附属器的恶性肿瘤，源于皮肤的鳞状细胞，也可发生于黏膜。多见于 50 岁以上的男性。好发于头、面和颈部，皮肤和结膜交界处的睑缘是其多发部位。与局部长期经受慢性刺激有关，长期紫外线照射可能是其原因。此类癌肿恶性程度较基底细胞癌高，发展较快，破坏也较大，易发生转移。如头面部鳞状细胞癌即可破坏眼部组织，侵入鼻旁窦或颅内，又可以通过淋巴管转移至耳前或颌下淋巴结，甚至引起全身性转移。临床特点：初为豆粒大坚硬结节，多呈红色，表面粗糙，典型的呈烂菜花状，破溃后形成溃疡，有恶臭。高危人群，死亡风险高，包括以下病例：肿瘤直径＞ 2 cm、厚度

＞ 4 mm；中 / 低分化型；耳、唇、手、脚及生殖器等部位的肿瘤；神经或淋巴血管浸润；淋巴结受累；复发型鳞状细胞癌；起源于瘢痕或慢性皮肤疾病（如溃疡）的鳞状细胞癌；免疫抑制的患者。此外肿瘤的厚度也是发生转移的预测因素。因此，超声可以识别鳞状细胞癌的高危人群。

【超声特点】

表现为肿瘤内部呈低回声，部分内部回声杂乱，边界不规则，内部可见点状强回声，内部和周围可见血流信号。在检查时还需注意检查其深部结构及局部淋巴结，可有受累表现。CDFI：血流信号较基底细胞癌更丰富（图 11-4-19）。

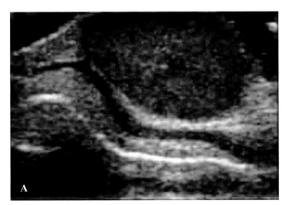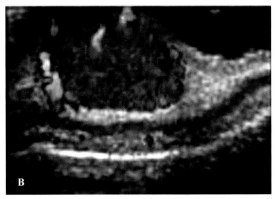

图 11-4-19　鳞状细胞癌声像图
A. 二维超声显示肿瘤内部呈低回声；B.CDFI：血流信号较丰富

【诊断要点】

低回声结节，形态不规则，可累及深层，肿瘤内部血流信号较丰富。

（三）黑色素瘤

【相关临床】

黑色素瘤（melanoma）是一种高度浸润的恶性肿瘤，原发病灶 90% 发生于皮肤，来源于表皮及真皮交界处的黑色素细胞，发病率占皮肤肿瘤的 10%，死亡率占 80%。黑色素瘤可以发生于正

常皮肤、先天性或后天性的小痣，体表的黑痣或色素性斑，经长期刺激、不彻底治疗及活体检查等可诱发本病。皮损初为黑色扁平或稍隆起的斑块，以后迅速增大，呈大小不等的乳头瘤样黑色结节或菜花状，可破溃形成溃疡，有黑色渗液。黑色素瘤可分为四种病理类型：

1.浅表扩展型：约占 70%，先沿体表浅层向外扩展，稍久方向纵深扩向皮肤深层。该型易于早期发现，中等厚度，与结节性黑色素瘤相比预后较好。

2.结节型：约占 15%。以垂直发展为主，侵

向皮下组织，易于发生淋巴转移，更具致命性，预后往往和肿瘤厚度有关系。

3. 肢端黑痣型：约占 10%，多发生于手掌、足底、甲床及黏膜等处。

4. 雀斑痣型：约占 5%，发生自老年人面部已长期存在的黑色雀斑。此型多水平方向生长。

黑色素瘤临床上可分为 4 期。ⅠA 期：局限，厚度 < 0.75 mm；ⅠB 期：局限，厚度 0.75～1.5 mm；ⅡA 期：局限，厚度 1.5～4.0 mm；ⅡB 期：局限，厚度 > 4.0 mm；Ⅲ 期：区域淋巴结肿大；Ⅳ 期：远处转移。

恶性黑色素瘤诊断一旦成立，应及时行切除术。肿瘤厚度 4 mm 者切除边距为 3～5 cm；位于肢端的常需行截指（趾）术。

由于超声能准确测量病变的厚度，因此与组织学对黑色素瘤的评价起着同样重要的作用。黑色素瘤的厚度与患者的存活率有密切的关系（表 11-4-1）。

表 11-4-1　皮肤黑色素瘤的厚度、分期与预后的关系

厚度（mm）	5 年存活率（%）
< 0.75	88～100
0.76～1.50	74～83
1.51～3.00	60～70
> 3.01	22～47

【超声特点】

（1）黑色素瘤呈低回声区（图 11-4-20A），能清楚地与高回声区真皮相区别。

（2）大多数病例两侧边缘不光滑，而基底部界限一般可以分辨。有时低回声深层边界显示有肿瘤周边的薄层炎性浸润的低回声。

（3）溃疡型或疣状型的黑色素瘤病例，可见入射回声的中断、后缘轮廓不清的情况。

（4）CDFI：基底部可见血流（图 11-4-20B）。

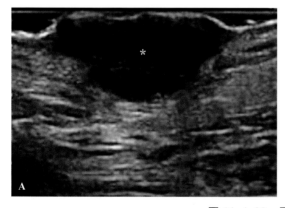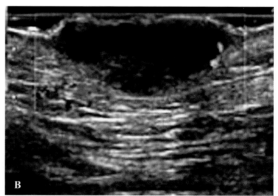

图 11-4-20　黑色素瘤声像图

A. 二维超声：表皮、真皮和皮下组织呈倒锥型低回声团块（*），形态不规则、表面不光滑；B. 周边可探及血流信号

【诊断要点】

超声对这种肿瘤很有诊断意义，它不仅显示病变特点，而且能测量病变厚度及对皮肤的浸润深度，可为治疗提供参考。当黑色素瘤厚度超过 3 mm 时，超声测量很准确。超声还可以对局部淋巴结进行监测。

（四）皮肤纤维肉瘤

【相关临床】

皮肤纤维肉瘤（dermatofibrosarcoma）是最常见的浅表软组织间质恶性肿瘤，占所有软组织肉瘤的 6%。该病是发生于真皮的恶性肿瘤，由成熟的成纤维细胞构成，呈局部扩展，较大的病灶可累及深部组织，很少发生转移。

皮肤纤维肉瘤常发生于成人，20～50 岁最多，

男性发病率略高于女性。常见于躯干、亦可累及四肢。病变表现为生长缓慢的多结节状红色或紫色的硬化斑块，可发展为溃疡结节。病灶切除后可出现局部复发，但转移少见。

【超声特点】

（1）可表现为边界清晰、形态不规则的椭圆形均匀低回声区；

（2）也可表现为边界模糊的不均质结构（图11-4-21），可见高回声及低回声，可见分叶状或伪足状突起，累及真皮及皮下组织；

（3）可累及筋膜和肌肉层，但多数情况下仍水平扩散；

（4）CDFI：血流信号可多可少，但多数为低速血流信号，PW提示为动脉性血流频谱。

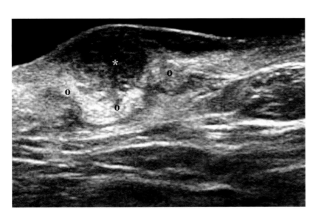

图 11-4-21 皮肤纤维肉瘤声像图
二维超声表现：可见边界模糊的低回声结节，累及真皮层和皮下组织层。病变由前部的分叶状低回声结节（*）及深部的高回声区域（o）构成

（引自：Wortsman X，Jemec GB. Dermatological ultrasound with clinical and histological correlations. Springer，2013）

【诊断要点】

超声检查的意义在于进一步指导治疗，及时发现复发病灶。

（五）皮肤血管肉瘤

【相关临床】

皮肤血管肉瘤（cutaneous angiosarcoma）是一种罕见的上皮来源恶性肿瘤。主要见于老年人（> 50岁，80～90岁时峰值发病年龄），好发部位为头面部皮肤、乳房、躯干及四肢皮肤。本病恶性程度较高，5年生存率12%～20%，常在早期即可经血循环转移至肝、肺、骨，经淋巴可转移至引流区淋巴结，易导致慢性淋巴水肿。肿瘤大小与预后相关，其他提示预后不良的因素有：浸润深度 > 3 mm，有丝分裂率，切缘阳性，局部复发和转移。

【超声特点】

病灶区表现为低回声，边界欠清，可有分叶，伴大的血管区、大的血管窦；有时可见钙化和大的栓塞。CDFI：血流信号较丰富，常为低速动脉及静脉血流信号。肿瘤主要位于真皮层和皮下软组织层，也可以累及深层结构。

【诊断要点】

超声可以检出肿瘤并评估其预后。

（六）Kaposi's 肉瘤

【相关临床】

又称多发出血性肉瘤，是一种低度恶性的间质肿瘤，可累及血管及淋巴管；是一种少见的多中心性血管肿瘤。根据其临床表现，可分为四种类型：经典型或散发型、非洲或地方型、移植相关或医院性型、艾滋病相关或流行型。该病与人类疱疹病毒－8型有关。可发生在任何部位，病变内含很多血管，压迫可褪色。该病还可以累及淋巴结及内脏器官，特别是呼吸道及消化道。

【超声特点】

声像图表现多种多样，无特异性。可表现为低回声或不均质回声结节，也可表现为真皮层的斑块状增厚。早期浅表结节多呈低回声，偶尔也可显示高回声；侧面边界模糊而后方边界清晰，有时见后方回声增高。晚期表现为增多的不均匀结节，回声各异，CDFI显示典型的致密血管形成。部分病例可显示病灶对深部结构（如肌肉）的浸润。

【诊断要点】

超声可用于确定肿瘤大小，是否有真皮浸润，观察对治疗的反应。

（七）恶性纤维组织细胞瘤

【相关临床】

恶性纤维组织细胞瘤是最常见的皮下层恶性软组织肿瘤，也是最常见的间质来源恶性肿瘤，占全部软组织肉瘤的24%。常发生于成人，好发于大腿。多数病变位置较深，仅7%～10%的恶性纤维组织细胞瘤局限于皮下组织内而没有筋膜受累。浅表型与多形型恶性纤维组织细胞瘤在组织病理上完全相同，但是由于其位置表浅，其临床结局相对较好。因此为了将浅表型（局限于皮下组织）与多形型（位置深、生物学侵袭性强）相鉴别，也将其命名为非典型性纤维黄色瘤。

【超声特点】

肿物为低回声，边界较清，形态不规则，可呈多结节融合状，CDFI：瘤内可见较丰富的血流信号。当肿瘤合并出血、坏死时，内部可出现不均匀回声，可见囊性变，但肿瘤内部的钙化很少。

【诊断要点】

影像学表现无特异性。超声可准确评估病变的范围、位置及与周围组织结构的关系。

（八）脂肪肉瘤

【相关临床】

脂肪肉瘤是第二常见的软组织肉瘤，可发生于皮肤（罕见）和皮下，占全部恶性软组织肿瘤的16%～18%。多见于40～59岁成人，病灶多位于肢体，特别是大腿，也可见于腹膜后。

【超声特点】

（1）肿瘤呈结节状、椭圆形或分叶状，边缘回声较清楚，但无包膜。探头加压，肿瘤压缩变形不明显。

（2）瘤内部呈低回声且较均匀，尤其以黏液性脂肪肉瘤更明显。

（3）当肉瘤发生坏死、出血时，内部回声不规则，能见到片状、线状及点状的强回声。

（4）脂肪肉瘤若包绕肌腱生长，可见条索状的强回声。邻近骨骼的脂肪肉瘤，易侵犯骨骼或发生骨内转移。

【诊断要点】

浅表型脂肪肉瘤相对深部病变较少见，但是当浅表脂肪病变不符合脂肪瘤的影像学诊断标准时，需考虑到脂肪瘤变性，如脂肪肉瘤的可能性。

（九）上皮肉瘤

【相关临床】

上皮肉瘤是一种较少见的肉瘤，主要见于男性青少年及青年（10～35岁），多见于肢体远端：手指、手、手腕、前臂。虽然上皮肉瘤仅占软组织肉瘤的1%～2%，但其占16～35岁患者手及手腕部恶性肿瘤的21%～29%。

上皮肉瘤多表现为皮下单发或多发的质硬肿块，也可表现为难以愈合的溃疡。其起源于皮肤层，在手指等脂肪组织较少的区域，可穿透皮肤表面。深部肿瘤常可累及腱鞘、筋膜及肌腱，也可以沿神经血管束扩散。组织学显示大的多形性上皮细胞，含嗜酸性细胞质及泡状核。可见浸润性边缘较宽，不同程度的核多形性及坏死。

患者常无症状、肿块生长缓慢，因此在早期常被忽视。手术切除是主要治疗方案。术后可出现复发和转移，局部复发率高达77%。手指或脚趾肿瘤常需要截断相应指/趾。

【超声特点】

表现为实性肿物，偶可伴斑点状钙化、骨皮质变薄、骨侵蚀。

【诊断要点】

浅表病变若穿过筋膜，则恶性可能性大。

（十）皮肤淋巴瘤

【相关临床】

皮肤淋巴瘤可分为原发性（无皮肤外受累表现）及继发性（既往或同时有皮肤外受累）。按照细胞学分型可分为 B 细胞型、T 细胞型、组织细胞型及其他。软组织原发皮肤淋巴瘤非常罕见，患者常可触及肿块，类似于软组织肉瘤。

【超声特点】

声像图上，皮肤淋巴瘤表现多种多样，无特异性，可位于皮肤层或皮下层，回声从低到高，从均质到混合回声（图 11-4-22）。弥漫性皮肤淋巴瘤为高回声，边界不清，真皮及皮下组织增厚（图 11-4-23）；而结节性淋巴瘤为低回声结节，内部回声不均，边界不规则。CDFI：内有血流信号，血管常与皮肤表面垂直。在部分病例，超声检查时还可发现邻近骨骼或淋巴结结构异常，可提示淋巴瘤的诊断。

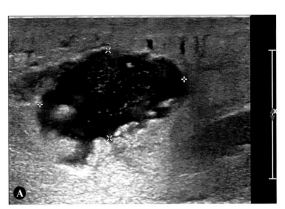
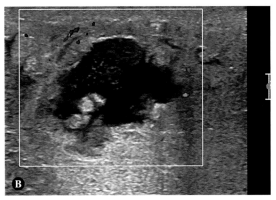

图 11-4-22　皮肤淋巴瘤声像图

A.20 岁女性患者左侧臀部皮肤及皮下组织回声弥漫性增强，皮下组织内可见无回声裂隙。另可见范围约 3.0 cm×2.3 cm×1.8 cm 低至无回声，内可见密集点状回声及团状强回声，形态不规则，边界不清；B.CDFI：其内未见明显血流信号。穿刺病理提示：坏死物及淋巴细胞，切除病理提示：符合 NK／T 细胞淋巴瘤

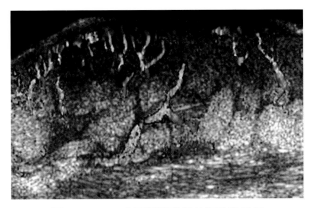

图 11-4-23　皮下脂膜炎样 T 细胞淋巴瘤

可见真皮层及皮下层增厚，真皮层呈低回声，皮下组织呈高回声。注意皮下组织内低回声的脂肪小叶和增厚回声减低的低回声分隔，形成了类似鹅卵石外观。CDFI：显示血流信号较丰富

（引自：Wortsman X，Jemec GB. Dermatological ultrasound with clinical and histological correlations. Springer，2013）

【诊断要点】

皮肤淋巴瘤表现并无特异性，结合病史可帮助做出诊断。

（十一）皮肤白血病

【相关临床】

皮肤白血病是指白血病细胞的皮肤浸润，常提示预后不良。表皮、真皮及皮下脂肪层可被肿瘤白血病细胞浸润。其皮损表现多样，可为溃疡病变、结节、荨麻疹或大疱性病变，甚至同一患者可出现不同类型皮损。

【超声特点】

皮损超声表现与淋巴瘤类似。

（十二）瘢痕癌

【相关临床】

瘢痕组织可发生恶性变成为疤痕癌。疤痕癌多发生于因烧伤所形成的挛缩瘢痕，常在关节的邻近部位，因瘢痕组织脆弱，又不断受到关节活动的牵拉，反复破溃，长年累月，终至癌变。疤痕癌也可表现为开始时在瘢痕上出现的丘疹样小结，发痒，以后逐渐增大破溃，成为恶性溃疡。此外，疤痕癌也可原发于下肢慢性溃疡或慢性骨髓炎窦道部位的瘢痕组织。

【超声特点】

瘢痕处皮肤真皮层明显增厚，回声减低，于真皮层向外突出，呈团块状、菜花状实性低回声肿块，形态不规则，表面不光滑，血流丰富。

（十三）皮肤转移癌

【相关临床】

虽然软组织占人体总重量的 40%，但是转移性肿瘤相对很少见。任何恶性肿瘤都有可能转移至皮肤，5%～10% 的肿瘤患者出现皮肤转移。比较常见的有来自乳腺癌、支气管癌、消化道的腺癌、口腔的恶性黑色素瘤、鳞状上皮癌，也有来自肝、子宫和骨的恶性肿瘤。其中女性最常见的皮肤转移癌是来源于乳腺癌。男性最常见的皮肤转移癌是恶性黑色素瘤，其次为肺癌。临床表现为多发、小的、坚硬的或橡皮状的结节，多分布于胸部、腹部或头皮，常见于 40 岁以上成人。皮肤转移性肿瘤的发生部位与原发肿瘤间存有一定的关系，可位于原发肿瘤病灶旁：头皮转移最常见于肺、胃、乳腺及肝癌；面部转移经常源于口腔癌；胸部转移则多见于乳腺癌和肺癌；结肠癌多发生腹部皮肤转移或会阴部及耻骨区域皮肤转移。转移途径有四种方式：皮肤下的恶性病变直接侵及、经淋巴系统扩散、肿瘤的栓子经血流至皮肤、手术移植。其中以血流播散最常见。转移肿瘤的形态不一，与原发病有关。

【超声特点】

声像图上呈圆形或椭圆形，欠规则，多呈毛刺状，内部多为低回声或中等回声，强弱分布不均，与周围组织分界较清晰（图 11-4-24），彩色多普勒超声可探及丰富的血流信号。

【诊断要点】

皮肤转移性肿瘤的发生部位与原发肿瘤间存有一定的关系，诊断时需要结合患者的年龄、病史等因素。

三、非肿瘤性皮肤病

（一）血肿

【相关临床】

血肿多见于外伤后，或由于钝器撞击、打击后，造成的皮下组织损伤。临床上表现为伤部肿胀、疼痛、皮肤青紫，有压痛。

【超声特点】

椭圆形，病变大小为数厘米，与周围分界清晰，加压可有压痛及变形。血肿初期可为无回声；在数天或数周内逐渐变为低回声或不均质回声；内有液化时，回声可不均匀；位于肢体的血肿可表现似实体肿瘤。比较大一些的血肿，有多腔，呈多形性改变。血肿初期，探头加压后包块可被压缩；后期，探头加压后肿块常不能被压缩，这是由于液性成分被纤维组织和瘢痕成分代替。CDFI：可用于观察血肿变化，显示内部及周边血供情况；早期周边血流增加，后期血流减少。

【诊断要点】

在随访过程中，血肿的大小及内部回声可在几天内发生变化，这一特征可将血肿与其他软组织肿瘤进行鉴别。

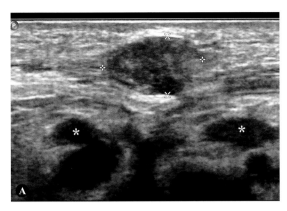 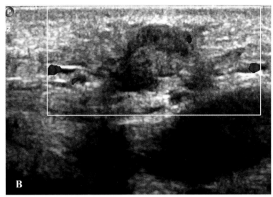

图 11-4-24 皮肤转移癌声像图

A.55 岁男性患者，胃癌皮肤转移。腹壁皮下脂肪层及肌层内可见范围约 1.3 cm×0.7 cm 中低回声（测量游标所示），略呈椭圆形，边界欠清，内部回声不均；腹腔内另可见多个低回声淋巴结（＊）；B.CDFI：周边见少许点状血流信号；C. 可见腹壁皮下脂肪层、肌层内中低回声，略向腹腔突出，呼吸运动时与腹腔内肠管有相对运动（动态图）；D.CDFI：周边可见少许点状血流信号（动态图）

（二）脓肿

【相关临床】

脓肿的定义为局限于特定空间、组织或器官内的局限性积脓（坏死组织、白细胞、细菌）。随时间进展，脓肿可被富含血管的结缔组织包裹，也可伴有弥漫性炎症。

【超声特点】

表现为无回声或不均质液体积聚，内常可见多发点状回声或碎片回声。CDFI：可见脓肿周边血流信号增多。

【诊断要点】

超声引导下穿刺抽吸可帮助确定致病病原体，并可作为一种有效的治疗方法。

（三）淋巴水肿

【相关临床】

淋巴水肿是指皮肤的淋巴水肿，过去人们认为主要是与淋巴造影及同位素显像有关。造成淋巴水肿的原因有原发的，如先天性淋巴管及淋巴结发育不良；继发的有炎症、创伤及肿瘤等。

【超声特点】

肢体皮肤增厚，真皮、皮下组织和肌肉均呈水肿表现，其回声增强、不均。皮下脂肪层明显增厚并呈云雾状或类似网状改变，脂肪层与肌层交界处淋巴管呈串珠状扩张，内径大于 5～7 mm，脂肪层内淋巴毛细管扭曲扩张，内径大于 2～4 mm。

【诊断要点】

超声不仅有助于上述病变的诊断，还能较准确的评估其他皮肤病理改变，像新生儿的瘘管、异物肉芽肿，皮下的浆液性或炎性积液等。

（四）蜂窝组织炎

【相关临床】

蜂窝组织炎是皮下、筋膜下、肌间隙或深部蜂窝组织的一种急性弥漫性化脓性感染。

【超声特点】

早期声像图表现为真皮层增厚，回声减低，软组织肿胀，肌肉纹理不清或模糊。

（五）银屑病

【相关临床】

银屑病又称牛皮癣，是一种具有特征性的红斑、丘疹、银屑的红斑鳞屑性皮肤病，是一种慢性复发性炎症性皮肤病，病因不清，有遗传倾向。临床上呈慢性过程，间断性加重，发病率占人口的1%～2%，任何年龄均可发病。皮肤损害为全身性的，好发于四肢伸侧，头部、背部及脐周。基本病变是不同形状及不同大小的红斑鳞屑样皮损，针头至扁豆大小，有的是圆形或斑片状。病理表现为：表皮角化不全，角质层内或下方有微脓肿或海绵状脓疱。

【超声特点】

银屑病皮损的典型表现三层回声带。强回声带：是入射回声的宽度有不同程度的增加，相对应于增厚的角质层和表浅的表皮。低回声带：与炎性病变有关，伴真皮乳头水肿，在急性期更为明显。强回声带：代表增厚和不均匀的网状真皮。

急性期：可探及血管的改变，皮肤增厚，表皮层增厚，回声增强，真皮层增厚，回声减低不均，可见到无回声或极低回声条状暗带，皮下的鳞屑间的气泡可产生小的声影。用高频探头，富含角化的病变对声速吸收明显，不能观察真皮层与皮下层。

随着临床情况的改善，典型的声像图发现是皮肤的厚度变薄，更特异的是表皮下的低回声带变窄，甚至消失。真皮和入射回声的厚度恢复正常，由微小气泡产生的后部声影消失。真皮下的低回声带与炎性浸润及血管扩张有关。越是急性期，此带越明显。治疗过程中声像图的改变与临床过程有良好的适应性。当治疗后皮肤厚度恢复正常时，真皮下的低回声带的消失则需要更长的时间。

【诊断要点】

过去主要是依靠临床观察评价银屑病的试验型治疗的有效性，带有高度的主观性。组织学的检查虽然客观、准确、可重复，并能与其他部门的检查结果相对照，但还是有微小的损伤，不适宜作为连续性观察的手段。为了寻找无创的方法，人们尝试过许多指标进行评估，红斑的分光光度测定法、微循环、皮肤机械特性（弹性测定法），等等；还有A超皮肤厚度的测量法。最终高频探头的B超检查法更可靠、准确，取代了A超，完全满足了临床的准确定量、可重复性、可再现性等要求。

（六）硬皮病

【相关临床】

硬皮病（scleroderma）是一种原因不明的慢性皮肤硬化病，局限性硬皮病为局部皮肤发硬，系统性硬皮病除皮肤广泛发生硬化外，还可侵及许多器官。病因不清。

【超声特点】

真皮层增厚，逐渐发展至表皮层、皮下层也增厚。表皮下呈低回声带，真皮回声增强，发生纤维化后，皮下组织与真皮界限不清。局部可有钙化。

【诊断要点】

临床能够明确诊断，超声的主要作用是可作为观察治疗疗效的手段。

（七）环状肉芽肿

【相关临床】

环状肉芽肿（granuloma annulare）是一种良性炎症性皮肤病，可累及表皮、真皮及皮下脂肪层。主要见于儿童和年轻人，分为四型：局限型、穿透型、广泛型及皮下型。局限型常发生于四肢，表现为环状结节状皮疹；广泛型与局限型表现类似，但分布范围更广；穿透型可延伸并穿透表皮层；皮下型常见于儿童，峰值发病年龄为 2～5 岁，组织学表现类似于类风湿结节。结节常无痛、实性，好发于胫前区；可自然消退，19%～75% 的病例出现局部或远处复发。

【超声特点】

皮下型表现为边界清楚的结节状低回声包块，位于皮下组织内，无骨骼受累及内部钙化。

【诊断要点】

环状肉芽肿超声无特异性，需与过敏性血管炎、结节病、脂质渐进性坏死、上皮样肉瘤等皮肤病相鉴别。

（八）结节性脂肪坏死

【相关临床】

本病为一种综合征，包括皮下结节、小关节滑膜炎、胰腺疾患。病因可能与一些疾患释放出的脂酶有关。临床表现不一，结节直径 1～3 cm，数目不定，可有触痛感，好发于躯干与下肢。

【超声特点】

声像图表现为脂肪层内圆形的低回声，内回声均匀，与周围皮下组织分界清晰（图 11-4-25），无包膜，后部回声衰减。

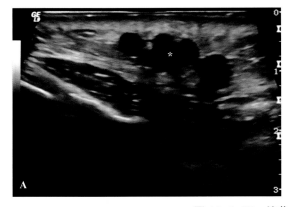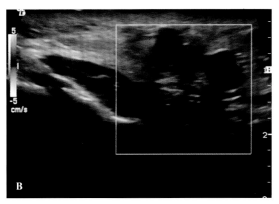

图 11-4-25　结节性脂肪坏死声像图
A. 皮下组织内可见多发圆形低回声，回声均匀，边界清晰（＊）；B.CDFI：内未见血流信号

【诊断要点】

本病应注意与钙化上皮瘤相鉴别，后者也呈均匀的低回声，但它位于皮肤层，无压痛。

（九）疣

【相关临床】

由人类乳头状瘤病毒引起，造成角质层向内增殖，形成椭圆形或梭形结构。位于足底区时，临床表现类似于异物或莫顿神经瘤，通常会引起足底区域的疼痛。查体可见足底区角化过度的病变。

【超声特点】

表皮和真皮的低回声梭形结构，边界清楚（图 11-4-26A）；由于明显的炎症，通常存在光滑的表皮的双层外观。在 54% 的病例，可在疣深层检测到足底滑囊炎。CDFI：真皮部分血流增加（图 11-4-26B）。

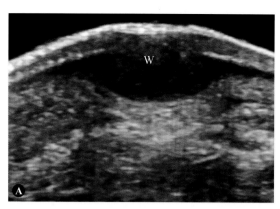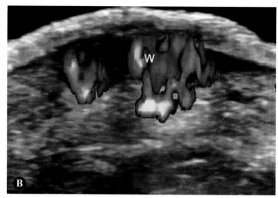

图 11-4-26　足底疣
A. 二维超声图像显示表皮和真皮中边界清楚的梭状低回声病变（W）；B.CDFI：内血流信号丰富（W）

【诊断要点】

鉴别诊断是脚茧（胶质瘤）、异物和莫顿神经瘤。

（十）瘢痕疙瘩

【相关临床】

瘢痕疙瘩（keloid）是指异常愈合过程导致的反应性增生，瘢痕超出了原始伤口的边界。而正常的瘢痕常局限于伤口处并可慢慢变小。组织学可见纺锤形细胞及粗大的嗜酸性胶原束。

【超声特点】

真皮层内低回声或不均质回声的斑块状结构或假性结节（图 11-4-27），偶可见线状高回声；

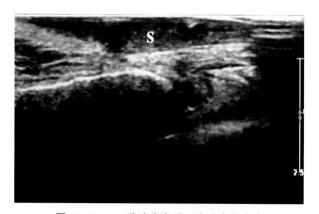

图 11-4-27　乳腺癌术后，胸壁瘢痕疙瘩
二维超声显示真皮层局部回声减低、增厚（S）

后者为病变内的粗大胶原纤维所致。CDFI：在皮损区可见不同程度的血流信号。

【诊断要点】

重点观察边界、大小、回声。血流信号的多少常与瘢痕疙瘩的活动性相关。

（十一）皮肤及皮下组织异物

【相关临床】

穿透伤及其他意外情况可导致皮肤及皮下组织异物，如木刺、玻璃、金属片等，但很多异物难以被 X 线检出，如 X 线对木质异物的检出率不足 15%。持续存在的异物可导致严重的感染或炎症并发症。

【超声特点】

异物在超声检查时表现为高回声（图 11-4-28），偶可为低回声（图 11-4-29），周边可见低回声晕（肉芽组织），后方伴声影或混响伪像。

【诊断要点】

超声检查可以检测到各种软组织异物，包括木刺、玻璃、金属、塑料等，同时可以评估其相关的软组织并发症。对于放射线可透的异物，超声可进行准确高效的定位及评估。在急性期为避免感染，可使用无菌凝胶。

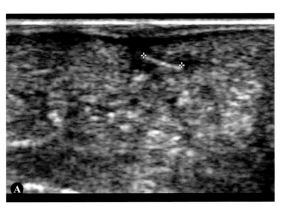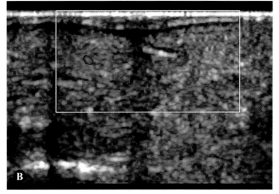

图 11-4-28 足底玻璃碎片残留
A. 右足底皮下脂肪层内见线样高回声，长 0.29 cm，后伴"彗星尾"征；B.CDFI：未见明确血流信号

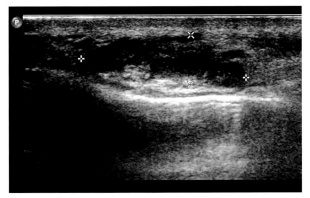

图 11-4-29 36 岁女性患者，面部注射美容术后
二维超声可见鼻旁皮下组织内可见低回声，大小为 2.6 cm×0.8 cm（测量游标所示），形态欠规则，边界尚清

第五节 皮肤及皮下组织病变的鉴别诊断

皮肤及皮下组织（浅表软组织）病变种类多样。对于浅表脂肪瘤等病变，影像学检查常可以做出明确诊断；但是对于多数病变，其影像学特征并不特异，常难以做出非常明确的诊断。对浅表软组织病变进行有效的鉴别诊断需要考虑患者的年龄、病变的解剖位置、病变在浅表组织中的特定位置。可将患者按年龄分为两组：成人，年龄 20 岁以下的儿童及青少年。解剖部位常分为肢体、躯干、头颈部。有些病变明显好发于特定的解剖部位，如上皮肉瘤虽然较罕见，仅占所有肉瘤的 1%，但 40% 以上发生于手及手腕。病变来源可分为皮肤（表皮及真皮）、皮下层（脂肪组织）、筋膜、肌肉表面或深层组织。在充分考虑上述三个因素并结合影像学特征后，常可以缩小鉴别诊断的范围，甚至做出明确诊断。

皮肤超声成像时，由浅层至深层可区分高回声和低回声结构。高回声结构的回声高于真皮层，低回声的结构低于真皮层。依据回声强度，可将皮肤及皮下组织病变分为高回声病变和低回声病变，见表 11-5-1。

低回声病变：由于生理或病理原因，使纤维结缔组织移位而产生。多数良恶性皮肤肿瘤表现为低回声，回声均匀，是细胞成分较多的缘故。以肿瘤边缘为参照，可了解局部的毗邻关系，并与血管、转移病变相鉴别。未受影响的静脉可以被压扁，动脉有波动。皮肤及皮下血管瘤在增殖期，内部回声较低；脂肪瘤为椭圆形或圆形，回声相对均匀的低回声，内有与长轴平行的高回声结缔组织分隔，产生"云彩"样图像。脂肪小叶的变化很大，对有经验的检查者，也很难。有疑问时，4～6 周后要复查。

囊肿和术后血肿往往为无回声，后方回声增强。新鲜血肿，呈不规则低回声，随着吸收和肌化，内部回声增强；表皮和滤泡囊肿是低回声区，内部回声不均匀，后方回声增强。淋巴水肿为低回声到高回声的交通网，周边有脂肪组织小叶。

强回声病变：钙化的回声增强，后方回声衰减，脂肪纤维瘤及纤维瘤内纤维组织增多，一般为原型或卵圆形的回声，内为稍增强的回声，与周围边界清晰，无血管结构。当生长较快或有血管结构时，要想到脂肪肉瘤。血管瘤治疗后，内回声增强，血管减少。脓肿根据其发生的急性程度，显示回声不均匀，伴有血管结构，但后部回声增强。有异物时（金属、木头、玻璃等）或有植入物时（缝合材料、导管、滤器及支架），可以呈强回声或低回声，与材料结构有关。通常为杂乱回声界面和形状。

表 11-5-1　显示皮下组织病变依据回声强度鉴别诊断

高回声结构	低回声病变	混合回声病变
纤维瘤	脂肪小叶	纤维脂肪瘤
钙化	表皮囊肿	新鲜血肿血管
异物	囊肿	脓肿
血管瘤机化	皮肤瘢痕植皮	陈旧机化斑痕
	肿瘤浸润	
	脂肪瘤	

一般情况下良性肿瘤：边界规则，回声均匀一致，无肿瘤内新生血管，无浸润型，无局部淋巴结肿大。恶性肿瘤：深层病灶、不规则边界、低回声、不均匀、影响邻近肌肉，CDFI：有致密不规则的血管形成。超声术前测量血管瘤的厚度很准确，是估计预后的重要指标。特别是 20 MHz 的探头能显示病变的浸润深度，且声像图的结果与组织学的结果很相似。彩超和能量图与二维超声图像结合，能发现瘤内及肿瘤周边的不正常低阻的波动血流信号。遇到此表现时，应当考虑到皮肤的恶性病变。

第六节　彩色多普勒超声在皮肤及皮下组织的应用

近年来的研究表明，彩色多普勒超声对皮肤及皮下组织肿瘤很有诊断价值。特别是黑色素瘤的预后诊断方面有着优于组织学诊断的某些作用。海绵状血管瘤的彩超及多普勒的特征性表现，能

与其他软组织肿物相鉴别。

Josee Dubois 用彩色多普勒超声对 116 例浅表软组织肿物进行了前瞻性的研究，提出了对海绵状血管瘤诊断的量化指标。在 70 例海绵状血管瘤中，有 59 例血管密度较高（每立方厘米 > 5 处血流信号），峰值动脉多普勒频移超过 2 KHz（敏感性为 84%，特异性为 98%）。因此，它可用于鉴别软组织肿瘤与海绵状血管瘤。

Nathalie Lassau 用彩色多普勒超声评估黑色素瘤的预后。对 27 例黑色素瘤进行观察，有 10 例病变厚度 > 2 mm 探及到新生血管，手术后，4 例有转移，与 Breslow index 的评估相吻合。笔者认为，彩色多普勒超声探及到新生血管，提示肿瘤有高度转移的可能。

Francesco Giovagnorio 利用彩色多普勒超声对 71 例皮肤及皮下组织的可触及性结节分析和分型，发现多血管的 IV 型诊断恶性肿物的敏感性和特异性分别为 90% 和 100%。因此，彩色多普勒超声能增加超声评价皮肤结节的特异性。

第七节　超声在皮科的应用现状及进展

既往大多数的皮科疾病，不论是结节性的还是弥漫性的，主要是临床医生依据临床表现，触诊及临床经验进行诊断。超声仪器的进步及高频探头的出现，使得超声在皮科这一特殊领域的应用得以实现。

使用高频探头检查皮肤时，能非常清晰的显示正常皮肤的三层结构（表皮层、真皮层和皮下层）。检查皮肤病变时，依据病变的大小、范围和部位选择探头。7.5 ～ 10 MHz 的电子线阵探头，探测深度可达 6 cm，能很好地有效的描述平面和规则表面的病变，提供一个宽广视野。10 ～ 20 MHz 带水囊的扇形机械探头，聚焦点表浅，适宜研究不规则表面。20 MHz 的高频探头，探测深度达 1.5 cm，对研究局灶性病变，炎性病变，术前测量肿瘤大小、皮肤厚度和密度，都有肯定

的作用。它能有效地与临床相对照，已成为一种重要的检查方法。具体的适应证包括：在原发肿瘤切除之前，对可疑转移肿瘤的诊断，肿瘤的随诊；治疗对照观察；所有不明原因的软组织肿胀；触诊有异常发现，超声引导下的介入诊断和治疗，如可疑病变的穿刺，或超声引导下的手术治疗。

高频探头还用于研究皮肤的弥漫性病变，提供一种形态学的检查方法，了解病变的过程及表现，观察病程及治疗结果。这类疾病包括牛皮癣、硬皮病、过敏性皮炎、结节性红斑、皮肌炎及肢体的淋巴瘤和过敏情况。还可用于监视局部用药的反应及并发症。它是一项很准确非侵入性的观察疗效的工具。

超声技术的不断进步将提高临床与超声的相互对照和补充。这种无创的检查，在皮科的未来发展可能包括：仪器本身的进步，对各种病变的认识更深刻，诊断更准确；研究领域会关注组织的特性，如弹性的测量，可能为鉴别良、恶性病变提供较多的信息，促进肿瘤的诊断；彩色多普勒超声及脉冲多普勒的应用会更加广泛；病变的三维图像的重建将有利于选定手术及治疗方案。特别是大于 100 MHz 和 150 MHz 探头的出现，将能观察到更细微的表皮结构。因此，有人认为它的图像与病理片相媲美的超声生物显微镜时代会很快到来。

参考文献

[1] Wortsman X，Jemec G B. Dermatological ultrasound with clinical and histological correlations[M]. Springer Ebooks，2013.
[2] Blacksin M F，Ha D H，Hameed M，et al. Superficial soft-tissue masses of the extremities[J]. Radiographics, 2006, 26（5）：1289-1304.
[3] Beaman F D，Kransdorf M J，Andrews T R, et al. Superficial soft-tissue masses： analysis, diagnosis，and differential considerations[J]. Radiographics, 2007, 27（2）：509-523.
[4] Boyse T D，Fessell D P，Jacobson J A，et al. US of soft -tissue foreign bodies and associated complications with surgical correlation[J]. Radiographics, 2001, 21（5）：1251-1256.
[5] 向斌，刘娟，朱文斌，等. 高频超声及彩色多普勒对甲外皮下血管球瘤的诊断价值 [J]. 中国实验诊断学 , 2013, 17（5）：937-938.
[6] 陈小娥，朱文元，侯麦花，等 . 皮下结节型环状肉芽肿 [J]. 临床皮肤科杂志 , 2008, 37（8）：515-516.
[7] 田野，邱逦 . 软纤维瘤的二维及彩色多普勒超声特征分析 [J]. 临床超声医学杂志 , 2017, 19（7）：474-476.
[8] 李明，赵新美，吴春燕等 . 体表血管平滑肌瘤的超声特点与病理学对照 [J]. 中国医学影像技术 , 2015, 31（9）：1402-1405.

（张一休　齐振红）

第十二章　肌肉、肌腱、外周神经及其他

　　运动系统超声检查在近年来获得广泛关注和临床应用，主要涉及肌肉、肌腱、外周神经和其他浅表软组织。这一领域的蓬勃发展，主要取决于高频超声成像能力的提高和普及。迄今，已有高达 20 MHz 的线阵探头用于临床，很多既往不能辨识的细小神经得以显示；既往能够显示的结构，其内部细节显示的更清晰。这些高频、宽频线阵探头的应用，使超声医师能够及时、准确的判断病变的存在及程度。同时，与其他影像学方法比较，超声检查具有操作简单快捷，对病变可进行多方位扫查成像，检查过程中可同时配合肌肉、肌腱活动进行动态观察，并能够随时进行双侧对比。以上这些特点使得超声成像成为肌肉、肌腱、外周神经等浅表软组织的首选影像学方法。

第一节　解剖

　　肌肉一般跨过一个或数个关节，两端分别附着于一块或几块骨。每块肌肉至少由一个肌腹、两个肌腱组成，肌腹通过肌腱和纤维骨性连接附着于骨骼上。肌肉也可能有多个肌腹，肌腹之间由纤维间隔分开，如腹直肌；或有多个肌腱而仅有一个肌腹，如肱二头肌、肱三头肌和股四头肌。肌腱在肌腹的两端，由结缔组织包绕胶原纤维构成。构成肌腱的胶原纤维大都平行排列，走行方向与所承受的牵引力一致。许多胶原纤维组成粗大的纤维束，有的彼此拧绕，增强牢固性。在肌腱的每一纤维束周围，由少量疏松的结缔组织包裹，即腱内膜。较多的纤维束再被同样疏松的结缔组织腱束膜包绕。包绕整个肌腱外的致密结缔组织构成腱外膜。深筋膜与肌外膜融合，并包裹在血管和神经之外，并含有脂肪组织穿插在肌群之间，与骨膜融合构成肌间隔。深筋膜和骨膜或骨间隔共同形成的纤维鞘，称为骨筋膜室，内含一组肌肉、血管和神经。

　　为了减缓肌腱运动时与骨面的摩擦，肌腱周围一般有辅助结构包绕，如腱鞘、滑囊及腱周组织。腱鞘最为普遍，为包绕在肌腱周围的鞘管，主要位于活动度较大的腕、指和踝附近。腱鞘帮助肌腱固定于某一位置并减少摩擦。腱鞘分外面的纤维层和内面的滑膜层，纤维层由深筋膜增厚形成，与骨共同构成骨—纤维性管道。滑膜层由滑膜构成双层套管，内含少量滑液，内层贴附肌腱表面，为脏层；外层贴于纤维层内面，为壁层。脏、壁层之间有少量滑液保证肌腱的滑动。滑囊是结缔组织形成的封闭潜在小囊，内衬滑膜，正常含有少量滑液。滑囊多位于肌腱与骨面密切接触而又互相滑动处，或位于肌腱与韧带、肌腱与肌腱之间，也可位于皮下。

　　某些肌腱内尚包含小的骨块，称作籽骨，全身最大的籽骨是髌骨，手掌和足底的肌腱中也常含有小的籽骨。籽骨能使肌腱灵活的滑动于骨面，减少摩擦，还可改变肌的拉力方向。

　　周围神经由神经纤维构成，神经元的轴突或周围突与包裹它们的髓鞘和神经膜构成神经纤维。每条神经纤维包被神经内膜，多条神经纤维交织聚集形成神经束，包被神经束膜，神经束继续聚集由神经外膜包裹后形成神经。神经在分布走行于身体各处的过程中，神经束多次反复分隔且重新组合。

第二节　仪器与方法

一、仪器

　　肌肉、肌腱、神经及其他浅表软组织超声检查首选 5.0 ～ 13.0 MHz 高频线阵探头，对于位置深在者如髋关节前方髂腰肌腱、臀区坐骨神经等可选用中频探头，甚至 5.0 MHz 的凸阵探头。目前，大部分超声设备已经初设了肌肉骨骼系统扫查条件，可直接选用，并适当调节增益、聚焦位置等。彩色多普勒血流成像时，仪器调节以清晰显示所观察部位的结构和血流为原则。

　　宽景成像或拓宽视野超声成像功能可提供病变及其周围毗邻结构的整体图像，使之更加直观，便于对比观察，也适合临床医师理解，在进行肌肉、肌腱、神经的长轴切面扫查时非常有价值。

二、扫查方法

　　1. 检查前准备

　　（1）一般无须特殊准备。可参考患者所带其他影像资料或者利用 PACS 系统调阅，以便参考并结合临床资料相互印证。

　　（2）适当进行扫查区域的体格检查，如触诊肿物质地，拮抗关节运动判断肌力，肌腱附着区有无触痛等。

　　（3）开放性外伤或感染区域要注意保护伤口及感染区，必要时探头敷以无菌隔离套。对怀疑有外科特异性感染者，需进行特殊处理，以免交叉感染。

　　2. 体位和肢体位置

　　根据病变部位、观察病变的需要和便于操作，而取不同体位。关节周围的肌肉、神经扫查一般取中立位。对于附着于关节周围的肌腱，一般根据扫查对象的位置使关节采用不同角度的屈曲、内收、外展、抬高或内外旋（翻）位等。

　　3. 扫查方法

　　（1）直接扫查法：大多数情况均可采用，涂布耦合剂后直接观察相应区域的肌肉、肌腱和神经。

　　（2）间接扫查法：在骨性突起及边缘隆起明显的部位，在指（趾）部位扫查或判别特别表浅的病变与皮肤及皮下组织关系时，探头与皮肤间可垫付导声垫或水囊，增加局部平稳性和扫查深度，进行间接扫查。不规则区域进行全景超声成像时，也可应用导声垫。

　　一般对病变部位进行长轴切面、短轴切面联合扫查。扫查过程中应根据深方肌肉、肌腱、神经的走行方向随时对探头声束扫查角度进行微调，使声束尽可能垂直于扫查部位，随时识别声束倾斜发生的各向异性（anisotropy）伪像并避免误诊（图 12-2-1）。

　　采用宽景成像时，探头应保持方向稳定，匀速运行。

图 12-2-1　肱二头肌腱短轴切面，探头扫查摆动过程中，由于声束与肌腱之间角度的变化，肌腱回声由垂直扫查时的强回声变化为倾斜扫查时的低回声（动态图）

三、扫查注意事项

　　1. 超声检查应全面仔细，除了解病史、观察主诉部位有无病变以外，根据具体需要还应增加对相邻的骨、关节、滑囊、肌肉、肌腱、韧带、其他软组织及血管神经束等情况进行观察，以便判定其来源和波及范围。

　　2. 检查肢体或头颈、胸背、腹壁等部位，应进行双侧对称部位的对比扫查。双幅图像对比显示和图像记录，有助于发现异常，尤其是微小病变。对于那些自诉有症状的部位发现病变或除外诊断，均十分重要。

　　3. 对于较大的病变，有条件者应采用宽景成像技术进行宽景扫查，有利于观察其大小（包括准确测量）、形态、组织来源、侵犯范围及其与邻近组织结构的关系。相反，对于较小的、细微的病变则应当充分利用屏幕，进行图像的放大观察并客观记录。

4.扫查过程中除静态观察外，还可采用探头加压、相应的关节和肌肉进行主动或被动运动等方法进行动态观察。例如：判别肌肉及肌腱损伤断端的异常活动，显现小的肌肉撕裂，肌腱有无脱位，神经与肌腱的鉴别和定位。

5.特别注意避免伪像引起的声像图干扰：在肌肉骨骼系统超声检查中出现"回声异常"时，应首先警惕是否为伪像所致。宜结合探头加压、侧动探头、双侧对比扫查等方法以除外可能的伪像。同时，还应考虑年龄增长所引起的生理性变化。

6.进行浅表病变血流信号检测时，应尽量减少探头压迫，多涂抹耦合剂，以保持探头与体表良好接触。

第三节　正常声像图

四肢及躯体的软组织，包括肌肉、肌腱和神经，有两个共同的重要解剖特征。第一，软组织分布具有由表及里层次分明的特点。无论头颅、面颊、颈项、肩背、腰骶、腹壁、肢体以至手指、足趾各个部位，这种层次特点概莫能外。第二，左右对称性。无论各部位体表软组织，由表及里层次多与少、厚与薄、不同部位断面层次结构的特点和个体差异如何，也无论纵断面或横断面，均具有极好的左右对称性。

一、肌肉与深筋膜

骨骼肌由肌纤维形成多条肌束组成，其回声低于肌腱、筋膜和皮肤，呈低回声或中等回声。长轴切面，肌束外周包绕的肌束膜、纤维脂肪隔、肌外膜、肌间隔及薄层纤维脂肪组织，均呈较强的线状或条状高回声，互相平行、排列有序，纵断面呈羽状、半羽状等结构。肌肉轮廓呈带状或梭形，轻度倾斜于肢体长轴（图12-3-1A）。肌肉收缩时，肌束直径增加，长度缩短，回声强度常减弱。短轴切面，肌肉略呈圆形、梭形或不规则形，肌束低回声中间可见网状、带状分隔及点状强回声（图12-3-1B）。肌肉中较大的血管呈管状无回声，动脉有搏动，CDFI 和 PDI 可显示其内彩色血流信号。

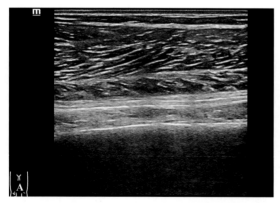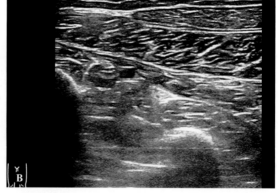

图 12-3-1　小腿三头肌声像图
A.长轴切面；B.短轴切面

人体的肌肉分布具有对称性，正常双侧同名肌肉形态、回声对称，扫查时应注意对比观察。

深筋膜为肌的辅助结构，由致密结缔组织构成，位于浅筋膜深面，包裹肌、肌群和神经血管等。深筋膜在腕部、踝部等处加厚并附着于骨面，形成支持带。

手掌和足底的深筋膜于掌心及足底中间部分最发达。掌心处为掌腱膜，远端延续为指腱鞘。足底中间部分为跖腱膜，后端狭窄附于跟骨结节，前端呈扇形散开。成人跖腱膜跟骨附着处厚度一般＜ 4 mm（图 12-3-2）。

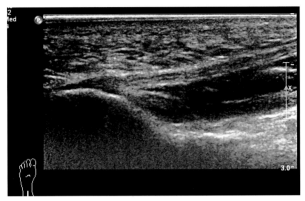

图 12-3-2 足底跖腱膜长轴切面声像图
显示跖腱膜自跟骨附着处延伸向脚掌方向。跖腱膜呈层状强回声结构，附着处的回声减低为各向异性伪像所致

二、肌腱

连于肌肉附着于骨，由平行排列的纵行胶原纤维和致密结缔组织构成。肌腱的共同声像图表现：长轴切面呈排列规则的束带状高回声，内部呈层状排列（图 12-3-3）。短轴切面图显示为圆形、椭圆形或扁平形高回声。当肌腱与声束入射角度不垂直时，肌腱呈低回声，即出现各向异性伪像。有腱鞘的肌腱，如肱二头肌长头腱，腕部指屈、伸肌腱，踝部的胫后、趾长屈、踇长屈肌腱及腓长、短肌腱等，周围腱鞘多无法分辨，当存在少量正常滑液时，呈一薄层无回声环绕在肌腱周围，厚度小于 1 ～ 2 mm，边界清晰。关节主动或被动运动时动态扫查，可见肌腱在腱鞘内自由滑动（图 12-3-4）。无腱鞘包绕的肌腱，周围存在滑囊和

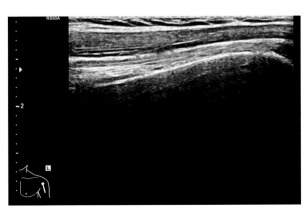

图 12-3-3 肱二头肌长头肌腱长轴切面声像图
使声束与肌腱走行方向垂直，肌腱呈层状排列的强回声结构

腱旁体结构。肌腱的骨连接处由纤维软骨带连接，呈边界清楚的低回声。

正常成人肌腱厚度：髌腱 3 ～ 6 mm，跟腱 4 ～ 6 mm，肱二头肌长头腱 4 ～ 6 mm。值得注意，不能依靠肌腱厚度的绝对值判断肌腱肿胀，临床工作中更多通过双侧比较观察进行诊断。正常肌腱内无血流信号显示，评估肌腱内血流信号时，应使所扫查肌腱处于松弛位。

图 12-3-4 第三指屈肌腱长轴切面声像图
探头保持稳定，患者手指做屈伸运动，显示肌腱活动自如，与周围腱鞘无粘连。腱鞘内的少量滑液未显示（动态图）

三、滑囊

固有滑囊位置恒定。正常情况下为一潜在间隙，仅有微量滑液，声像图无法显示，或仅显示声学界面形成的线状低回声裂隙，周围被薄层线状高回声包绕。正常滑囊厚度小于 2 mm，其内滑膜不易分辨。关节附近滑囊如肩峰下—三角肌下滑囊、髌上滑囊、腓肠肌—半膜肌滑囊、肩胛下肌滑囊、腘肌滑囊及髂腰肌腱滑囊在生理和病理条件下可与关节相通。

四、神经

神经的高频声像图表现与其组织解剖学细微结构非常对应。建议首先进行短轴切面扫查，神经呈典型的蜂房样或筛孔状结构，易于和其他组织区别。蜂房或筛孔对应于神经束，这也是目前超声能够显示的最小神经单位（图 12-3-5A）。长轴切面神经表现为管样结构，内部呈"束带"样低回声，间隔强回声的结缔组织（图 12-3-5B）。对超声医师而言，神经束和神经外膜是重

要的声像图特征，这两种结构的改变是外周神经病变发生明确病理生理变化的标志。

然而，并非每条外周神经都呈现上述的典型声像图特征。神经的超声表现取决于神经自身的组织学构成、神经的径线、探头分辨率，以及超声扫查时的成像角度。大部分情况下，外周神经的超声识别依靠神经的解剖走行位置及周围的解剖学标志，如血管、骨性隆起等。

正常神经回声结构可与肌腱类似，但回声强度稍低，初学者可能引起误判。以下几点可作为鉴别外周神经与肌腱的参考：①外周神经多与血管伴行；②关节活动时神经为被动运动，肌腱为主动滑动；③追踪扫查，外周神经形态基本一致，而肌腱则逐渐移行为肌肉。

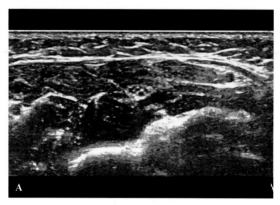 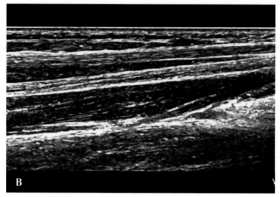

图 12-3-5　前臂正中神经声像图
A. 短轴切面显示神经位于前臂肌间隙，呈筛孔状表现；B. 长轴切面神经呈条带样结构，与肌腱相似

五、腕管

腕管底及侧壁由腕骨形成，顶由腕横韧带构成，内含浅、深指屈肌腱、拇长屈肌腱及正中神经等结构。腕骨呈强回声，其掌侧的指浅屈肌腱、指深屈肌腱及拇长屈肌腱纵断面呈带状强回声，横断面扫查为圆形或扁圆形高回声，各向异性伪像非常明显。正中神经在第二、三指浅屈肌腱浅方，回声结构类似于肌腱但强度稍低（图 12-3-6），屈、伸手指时正中神经在腕管内沿短轴方向左右移动，在长轴方向不随之运动，可资鉴别。

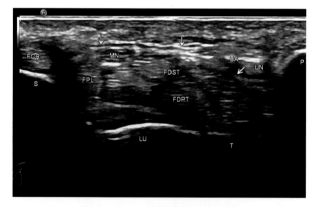

图 12-3-6　腕管横断面声像图
显示腕横韧带、腕骨围成的腕管结构，腕管内容物及其周围结构。FCR：桡侧腕屈肌腱，MN：正中神经，UA：尺动脉，UN：尺神经，S：舟状骨，FPL：拇长屈肌腱，FDST：指浅屈肌腱，FDPT：指深屈肌腱，LU：月骨，T：三角骨，P：豌豆骨，↓：腕横韧带

第四节　病理声像图

肌肉、肌腱、外周神经及其辅助结构是骨骼肌肉系统运动功能的主要发起和动力传送系统。外周神经将中枢指令传递至肌纤维，肌纤维收缩做功，通过肌腱的骨附着处作用于骨关节，产生运动。因此，这些组织的急性运动损伤和慢性劳损性病变非常常见。此外，类风湿等系统性炎症病变也可累及腱鞘、滑囊滑膜组织，带来滑膜渗液、增生。由于上述结构位置表浅，很多源于这些组织的肿瘤和瘤样病变也常被患者触及而就诊。

一、肌肉创伤与创伤相关性病变

（一）肌肉直接创伤

【相关临床】

肌肉直接创伤，除锐器切割伤外。常见于身体对抗性强的运动中，如足球、篮球运动中肢体的暴力相撞，撞击累及肌肉或关节。造成肌肉或关节内细小血管破裂，形成损伤。肌肉内的毛细血管网异常丰富，静息状态下多处于封闭或部分封闭状态。运动时，肌肉代谢需氧量增加，血流量可增长至静息时的 8 倍。撞击伤时容易发生毛细血管破裂，出血。一般程度的撞击伤，出血分布在肌纤维之间，并无大量肌纤维断裂，由于局部肿胀、肌纤维反射性痉挛，可引起明显疼痛。损伤后,受直立时重力的影响,出血沿肌间隙蔓延,相应区域皮肤出血瘀血斑，但瘀血平面多在损伤更远端处出现。

【超声特点】

1.撞击区域肌肉局限或弥漫性肿胀，肌外膜向外隆起但多完整。

2.损伤区域肌肉回声在急性期呈不均匀高回声，局部肌肉纹理不清晰（图 12-4-1A）。CDFI 表现为血流信号增加（图 12-4-1B）。

3.损伤较重者，肌肉内可见裂隙状的无回声。

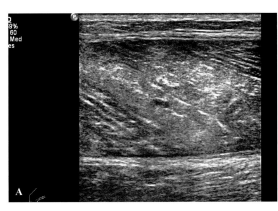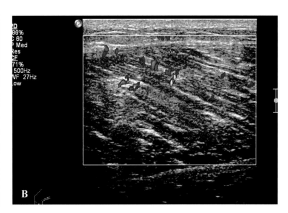

图 12-4-1 肌肉撞击损伤声像图

A.小腿撞击伤后 3 天，局部肿痛。超声显示肌肉形态饱满，局部纹理不清晰，回声增强；B.彩色多普勒超声显示血流信号增多

【诊断要点】

超声检查结合患者病史，诊断肌肉直接损伤并不难。值得注意，在撞击伤患者的超声检查中，超声的价值不仅在于发现肌肉肿胀，更重要的是评估损伤的范围和程度，这些信息仅仅依靠病史和体格检查无法明确。此外，撞击并非全部引起肌肉损伤。部分撞击能量释放在皮下脂肪层，引起局部脂肪组织创伤性脂膜炎改变，而深方肌肉并未受累。这些改变都能够通过超声检查明确。

（二）肌肉牵拉伤与血肿

【相关临床】

无论是一般人群还是职业运动员，肌肉运动牵拉伤都很常见。本病属于肌肉的间接损伤，多由不恰当或过量的运动负荷所致，最常发生在跨越两个关节的肌肉，如半膜肌、半腱肌、股二头肌、腓肠肌及股四头肌等。少数间接损伤并无明确的运动病史，患者可能仅仅由于简单的动作造成损伤，如凝血因子缺乏导致肌肉自发血肿等。

肌肉牵拉伤容易发生在肌纤维和肌腱、腱膜连接处。牵拉损伤后可以出现不同程度的血肿。此外，肌肉血肿还可发生在血友病、抗凝血药物治疗、其他凝血因子缺乏等情况。

【超声特点】

1.轻度牵拉伤 肌纤维破裂＜5%，受伤区以少量出血和水肿为主要病理改变。超声表现为局部肌肉正常的纹理结构消失，肌束与腱膜连接处连续性中断，回声减低。少量出血形成的血肿，表现为局部低或无回声区。

2. 中度牵拉伤（部分断裂）　肌纤维断裂累及整块肌肉的 1/3 ～ 2/3，超声显示肌肉回声部分中断，出现低至无回声裂隙，断端被血肿包绕，轻压探头肌肉断端出现异常飘动称为"钟舌"征（图 12-4-2A）。如合并肌外膜破裂出血沿肌筋膜向外扩散。慢性期病变区呈不均质低至无回声，壁厚不规则，腔内含有断端肌肉组织。

3. 重度牵拉伤（完全断裂）　肌纤维断裂范围 > 2/3 或全层断裂，声像图显示受伤肌肉回声完全中断，肌肉回缩出现较大的裂隙其内充填血肿（图 12-4-2B）。动态试验肌肉断端可见异常活动（"钟舌"征）（图 12-4-2C）。

4. 血肿的动态演变过程，早期出血可呈肌肉内低回声肿块。当血清、白细胞和纤维蛋白分开后，可呈现液—液分层现象。血肿完全液化时，为均匀无回声。逐渐吸收的血肿，回声逐渐增强且不均匀。血肿周边组织内的血流信号较正常肌肉明显增加。

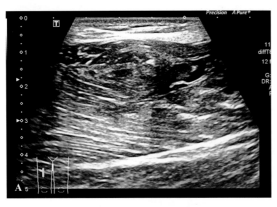
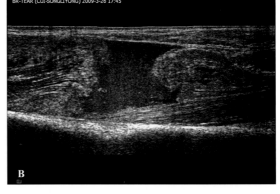

图 12-4-2　不同程度肌肉牵拉损伤声像图

A. 股四头肌长轴切面声像图，显示浅层肌肉连续性中断，累及股四头肌浅层之股直肌，局部可见无回声血肿填充；B. 肱二头肌完全性断裂，声像图显示肌肉两断端分离，中间填充无回声血肿；C. 探头加压，肌肉断端可见飘动，称作"钟舌"征（动态图）

【诊断要点】

超声检查肌肉牵拉伤及继发血肿并非困难，超声检查过程中要注意结合病史，特别需要根据患者自述疼痛的部位进行仔细检查。双侧对比扫查有助于发现小的牵拉损伤。

（三）运动性横纹肌溶解症

【相关临床】

横纹肌溶解症由多种病因引起。最常见于感染，化学药物中毒如海洛因、甲醇、工业用酒精及一氧化碳中毒等。不恰当的短期过负荷运动引起者相对少见，主要是因为运动过程中长时间的某一组或几组肌肉过度用力，导致横纹肌损伤、肌肉溶解，从而引起大量肌红蛋白、肌酸激酶、乳酸脱氢酶释放入血，肌红蛋白经肾小球滤过，形成管型堵塞肾小管，导致肾内梗阻性急性肾衰竭；同时由于肌红蛋白本身具有肾毒性，可直接损伤肾小管引起急性肾小管坏死。

病变主要临床特征是血清磷酸肌酸激酶升高，血和尿中的肌红蛋白阳性，伴肌肉酸痛等表现。

【超声特点】

受累肌肉出现相应改变。轻者肌肉内仅出现局限性结构回声紊乱，表现为肌纤维模糊或消失，出现裂隙状低或无回声；重者受累肌肉弥漫性肿大，回声广泛性增高，也可出现弥漫性低回声中夹杂多发高回声。肌肉纤维纹理不清晰，呈"磨玻璃"改变。肌肉对应的浅表皮下脂肪，甚至皮肤层也可肿胀（图12-4-3）。

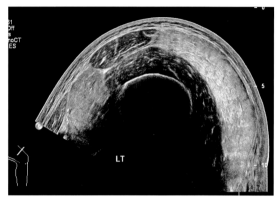

图 12-4-3　运动性横纹肌溶解症声像图

20岁男性健美爱好者，短时间大量蛙跳训练后3天出现双侧大腿肿胀，双侧大腿横断面声像图显示股四头肌明显肿胀，肌肉回声不均匀增强，以股内侧肌和股外侧肌为著。肌内可见散在分布"裂隙"样无回声

LT：左侧

【诊断要点】

运动性横纹肌溶解症患者，一般有近期明确的运动病史。患者主诉某一区域肌肉肿胀、疼痛。超声对相应区域进行扫查，多能得到阳性发现。由于运动往往为双侧肢体同时进行，所以双侧肌肉可有类似改变。一旦声像图出现异常，结合病史应想到本病的可能，及时提示临床进行进一步的确诊和处理，避免急性肾功能衰竭等严重并发症出现。

（四）局限性骨化性肌炎

【相关临床】

骨化性肌炎是一种良性病变，表现为肌肉内肿块，80%见于下肢和骨盆肌肉，病变较局限，可引起慢性疼痛，为了减轻疼痛可能需要外科切除术。虽然损伤是重要的易患因素，但是40%与外伤无关。骨化性肌炎的影像学鉴别诊断很重要，因为病理切片中原始间质细胞可以酷似纤维肉瘤细胞或横纹肌肉瘤细胞。在成熟期，如果将病变误认为肿瘤而活检，病理学医师可能会诊断为低分化的骨膜骨肉瘤或皮质旁骨肉瘤。

【超声特点】

损伤3周内，肌肉局部肌纹理结构紊乱，显示为不均质的肿块样结构。这一时期，有时声像图很难与软组织肿瘤鉴别。损伤3到4周后，超声可显示典型的早期钙化，沿着肌肉的羽状结构分布在病变区周边，这是骨化性肌炎的特征。随着骨化的进展，后方声影逐渐变得明显，这种变化可在数天内完成（图12-4-4）。

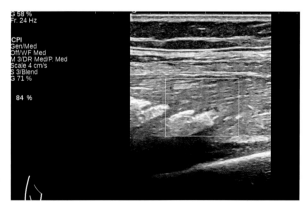

图 12-4-4　骨化性肌炎声像图

右大腿外伤后10天，局部肿胀。长轴切面声像图显示肌肉肿胀，沿肌纤维纹理方向分布斑片样强回声，后方声影不明显。CDFI：局部血流信号增加

【诊断要点】

超声检查很容易随访骨化性肌炎的进展变化。骨化性肌炎的肌肉病变局限于骨化范围之内，体积随时间逐步缩小，邻近骨皮质的表面完整（病变并不侵及骨组织），这些是骨化性肌炎与皮质旁骨肉瘤的最大区别。仔细调整探头的位置和角度使声束从带有声影的钙化间穿过，对钙化深方组织扫查，如果临近的骨皮质骨膜正常，则可以除外皮质旁骨肉瘤。超声显示不清者，CT 检查有助于明确诊断。

（五）肌疝

【相关临床】

肌疝也称作筋膜疝，是肌肉通过先天或后天肌外膜或筋膜缺损区域，向外突出而成。临床表现为局部可复性肿块，肿块大小不一，可在运动时或站立后出现或更为明显。肌疝很少出现临床症状，发生嵌顿时可引起疼痛。

【超声特点】

膨出的肌疝肿块多位于皮下，呈结节样，半圆形或丘状，深方与肌肉纹理结构相延续，无明确边界。肿块浅方边界清晰。肿块在肌肉松弛或局部加压扫查后消失，局部肌肉可表现为无任何异常（图 12-4-5）。

【诊断要点】

肌疝好发于下肢，多见于小腿前外侧肌群。临床容易误诊为浅表软组织肿瘤。超声扫查时应抓住肿物多暂时出现并在相应肌肉收缩时出现、可复位的特点。这些特征可与软组织肿瘤鉴别。

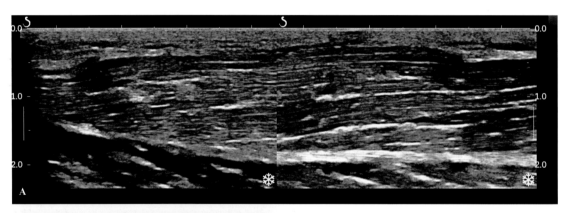

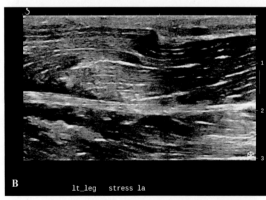

图 12-4-5　肌疝声像图
A. 20 岁男性患者，自述小腿中部软组织肿物，平卧位长轴全景切面声像图显示局部肌外膜略隆起，肌纤维膨出改变；B. 嘱患者改变体位，局部肌肉膨出明显，隆起处肌外膜形成台阶样改变

二、肌腱及其附属结构病变

（一）肌腱拉伤

【相关临床】

青年人多为急性运动性损伤；老年人则多在肌腱病基础上发生，多继发于慢性劳损，慢性全身疾病如类风湿、糖尿病、痛风、支气管肺疾病及服用喹诺酮类药物等，先引起肌腱病或退行性变，然后不当的外力作用导致肌腱损伤。容易发生损伤的肌腱有：跟腱、髌腱、股四头肌腱、肱二头肌腱、肩袖及手指屈肌腱等。

肌腱拉伤分完全性断裂和不完全性断裂。急性完全性断裂，常在断裂当时听到异常"砰"的响声，随即发生肌肉无力，功能丧失，局部肿胀、疼痛和压痛，由于断端回缩，断裂处可出现凹陷；不完全断裂只出现局部疼痛肿胀，肌肉无力和运动受限。

【超声特点】

1. 急性完全性断裂　肌腱回声中断或因肌腱断端回缩看不到肌腱回声，断端间隙有液体充填呈低回声或无回声（图 12-4-6），动态试验肌腱连续性中断。某些病例，肌腱断端分离不明显，被动牵拉肌腱运动状态下观察，可帮助判断肌腱完整性（图 12-4-7）。腱周、腱鞘内及邻近滑囊可见积液。

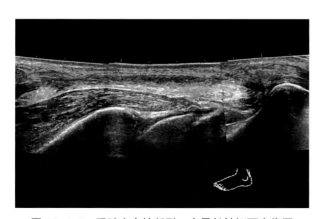

图 12-4-6　跟腱完全性断裂，全景长轴切面声像图
显示跟腱中部连续性完全断裂，两断端挛缩，中间填充条带样的低回声并少许无回声

图 12-4-7　跟腱完全性断裂
显示跟腱局部肿胀，未见明确断端间隙，手握同侧前脚掌被动背屈动作，可见跟腱肿胀处断端出现相对运动，近端肌腱向头侧运动，局部可见点状中等回声流动。明确为完全性断裂（动态图）

2. 不完全性断裂　肌腱回声连续性部分中断，断端部回声减低，呈梭形肿大，腱周或腱鞘内可见少量积液。急性损伤 CDFI 显示断端周边血流信号增多。

3. 陈旧性损伤　断裂处呈不均匀性高回声、肌腱变薄、表面凹陷，也可增厚；有肉芽组织形成或有滑膜嵌入时出现低回声肿块；合并肌腱钙化时出现灶状强回声，可伴有声影。

肌腱损伤超声诊断的敏感性 100%，特异性 85% 左右。

【诊断要点】

肌腱损伤常见于各种体育运动损伤，超声诊断并不难，但是发生在老年人的肌腱损伤需要考虑到是否为慢性全身性疾病所致。

（二）肌腱病

【相关临床】

多为慢性劳损性病变，除运动员外，不同年龄、不同运动水平的普通人群也很常见，最常发生在肱二头肌长头腱、髌腱及跟腱。有时发生在肩袖、股四头肌腱、腘绳肌腱、鹅足腱等。因其病理改变为肌腱纤维的变性而非炎症，所以既往称作肌腱炎并不正确。除损伤所致肌腱病之外，类风湿、痛风等系统性病变也会累及肌腱，形成类风湿性肌腱炎或晶体沉积性肌腱炎，患者往往有相应的临床表现和病史。肌腱病的发生位置主要累及肌腱的两个部位：肌腱固有乏血敏感区和肌腱末端骨附着处，后者临床也称作肌腱末端病。

外上髁炎是肘部最常见的肌腱病，又称网球肘。手部使用工具不当或球拍反复震动为诱发病因，造成急慢性肘部压力性损伤，使位于外上髁附着处的伸肌总腱出现退行性和炎性改变。本病多数发病缓慢，患者自觉肘关节外上方酸胀不适，活动时疼痛，可向上或向下放射。手用力握物、提壶、拧毛巾、织毛衣等动作可使疼痛加重。一般在肱骨外上髁处有局限性压痛点。严重者手指伸直、伸腕或执筷动作时即可引起疼痛。

跳跃膝指髌腱髌骨附着处的炎症，认为与髌腱反复的微小撕裂，继发黏液变性有关。最好发于运动员，如竞走、跳跃等。慢性劳损，风湿病，代谢性疾病等多种原因也可引起。

Osgood Schlatter's 病指髌腱胫骨粗隆处髌腱病合并该处骨骺的微小撕脱，最常见于男性青少年，骨骺未完全闭合时。由于股四头肌的强有力收缩，牵拉力通过髌腱传导至胫骨粗隆，引起反复的微小创伤所致。

跟腱病的发生部位除了跟腱跟骨附着处外，在跟腱中间 1/3 处也容易发生。这个节段跟腱血供恰处于分水岭区域，跟腱近端自肌肉 – 肌腱连接处向跟腱内供血，而跟腱远端由肌腱附着处向肌腱内供血，跟腱中段二者的交界区域血供相对较差。除血供因素外，跟腱的生物力学特性也有影响。腓肠肌内、外侧头移行于跟腱的位置较高，而比目鱼肌腱移行至跟腱处恰在跟腱中部，造成该处肌腱的应力明显增加。

【超声特点】

声像图主要表现为肌腱肿大、增厚，回声减低（图 12-4-8）。病变绝大多数为局限性，弥漫性全腱病变少见。邻近滑囊、腱周及腱鞘受累时，可出现积液。有时腱纤维鞘（膜）和腱周脂肪组织增厚，回声增强。肌腱末端邻近的骨皮质可表现为不光滑、回声中断、骨赘形成，腱体内也可出现强回声钙化灶。CDFI 显示肌腱病变区血流信号增多。值得注意，进行肌腱血流成像时，应使肌腱处于松弛位并且探头避免加压（图 12-4-9）。

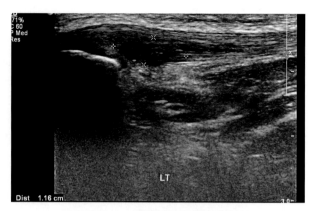

图 12-4-8　髌腱近端肌腱病声像图

超声显示髌腱髌骨附着处局限性回声减低，结构不清晰，LT：左侧

图 12-4-9　肘关节伸肌总腱肌腱病进行彩色多普勒血流成像，探头逐渐提起减少对组织的压力，可见病变区血流信号明显增多（动态图）

【诊断要点】

肌腱损伤常见于各种体育运动损伤，超声诊断并不难，但是发生在老年人的肌腱损伤需要考虑到是否为慢性全身性疾病所致。

肌腱病早期超声诊断敏感性稍差。除应用常规超声观察肌腱形态变化外，超声功能成像早期诊断肌腱病也有报道。如利用超声造影早期发现局部肌腱的充血反应，通过超声弹性成像评估肌腱病后的弹性变化。除诊断外，在超声引导下对肌腱病进行微创介入治疗也日趋成熟。

（三）腱鞘积液与腱鞘炎

【相关临床】

肌腱与腱鞘之间反复摩擦引起的损伤性炎症，肌腱炎与腱鞘炎多同时存在。手腕部腱鞘炎最常见。在手指常发生屈肌腱鞘炎，又称弹响指或扳机指；拇指为拇长屈肌腱鞘炎，又称弹响拇；在腕部为拇长展肌和拇短伸肌腱鞘炎，又称桡骨茎突狭窄性腱鞘炎；临床表现为腕关节桡侧疼痛伴提物无力，Finkelstein 试验阳性。手指长期快速或用力活动等慢性劳损是主要病因；亦可见于先天性肌腱异常（小儿拇长屈肌腱鞘炎），全身系统性疾病如类风湿性关节炎，产后等。

【超声特点】

急性腱鞘炎：腱鞘内出现积液，呈环状包绕肌腱，腱鞘滑膜增生，呈低回声，CDFI 显示血流信号丰富（图 12-4-10）。肌腱肿胀增粗，回声减低且不均匀，在鞘内滑动受限，但肌腱完整。慢性腱鞘炎时以腱鞘增厚为主要表现，肌腱往往也局部增粗，回声减低。腱与腱鞘分界不清，被动屈、伸肌腱显示滑动受限，呈"弹跳"样改变或运动消失（图 12-4-11）。

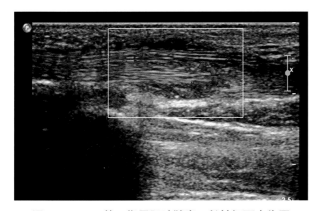

图 12-4-10　第三指屈肌腱鞘炎，长轴切面声像图
显示局部腱鞘增厚，呈低回声，肌腱轻度肿胀。CDFI 显示肌腱及增厚腱鞘内血流信号增多

图 12-4-11　屈肌腱鞘炎
长轴切面声像图动态观察显示肌腱在屈、伸过程中，于增厚腱鞘处活动受限，用力屈伸后肌腱呈弹跳运动

【诊断要点】

腱鞘炎不仅是腱鞘的炎症，多同时累及腱鞘和肌腱，超声表现为肌腱肿胀、腱鞘内积液或腱鞘增厚。所有包绕肌腱的腱鞘均可受累，以手腕部最常见。

（四）滑囊积液与滑囊炎

【相关临床】

滑囊为封闭的结缔组织小囊，作为一种缓冲结构，多存在于大关节肌腱附近，大多数解剖部位固定，称为固有滑囊。滑囊炎多继发于邻近骨、关节、肌腱炎症及损伤，局部反复摩擦及风湿、类风湿等系统性疾病；好发于反复活动或骨结构突出的部位，如肩峰下滑囊炎，坐骨结节滑囊炎。临床表现为关节周围或骨突部位逐渐出现的圆形或椭圆形肿物，并伴有活动受限，疼痛或局部压痛。

【超声特点】

在固有滑囊的部位或经常摩擦的骨突起部位，出现圆形或椭圆形无回声，后方回声增强。囊壁完整，内壁光滑或增厚，内部可见点片状低回声代表感染或出血（图 12-4-12）。出血性滑囊炎，由于血块凝缩、纤维蛋白形成，囊内可见条索样的强回声或游离的不规则结节样高回声，探头加压可见浮动。慢性滑囊炎，囊壁明显增厚，内壁不规则隆起，呈绒毛状或团块状，发生钙化时可见不规则强回声，伴或不伴后方声影。

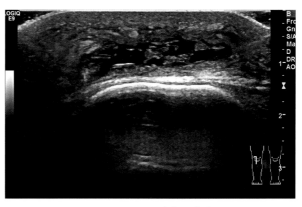

图 12-4-12　髌前滑囊炎
显示髌骨前滑囊扩张，内见无回声，囊壁不规则增厚，内壁呈团块样中等回声

【诊断要点】

熟悉常见滑囊的部位，是诊断滑囊炎的基础。本病好发于容易反复摩擦的骨突部位，滑囊积液是滑囊炎的主要表现形式。

三、周围神经卡压与神经肿物

（一）神经卡压综合征

【相关临床】

周围神经在走行过程中，常经过某些骨、纤维隧道，或跨越腱膜、穿过筋膜。各种原因导致局部狭窄，使经过该处的神经受挤压，出现神经功能障碍，临床称为神经卡压综合征。根据受压神经的部位及其组成纤维成分的不同，出现运动或感觉功能障碍。本征多继发于局部的机械性压迫如邻近滑囊、腱鞘的炎症、骨质增生、血肿、囊肿、肿瘤、外伤及血管畸形等。常见的神经卡压综合征有腕管综合征，肘（尺）管综合征，腓管综合征，踝管综合征等，详见表12-4-1。

表 12-4-1　四肢骨纤维管部位和相应走行神经

骨纤维管名称	部位	走行神经
腕管	腕掌侧	正中神经
踝管	内踝后下方	胫神经
腓管	腓骨小头外下方	腓总神经
肘管	肱骨内上髁后方	尺神经
腕尺管	腕掌侧豌豆骨桡侧	尺神经
肩胛上切迹	肩上部	肩胛上神经
桡管	肘关节前外侧	桡神经
四边孔	肩后部	腋神经
旋前圆肌	前臂上方	正中神经
梨状肌	臀后方	坐骨神经

【超声特点】

无论发生在哪个部位的神经卡压综合征，典型的超声表现为受压部位神经径线变细，其近端及远端神经增粗，局部神经径线的明显改变，称作"切迹"征。受压部位及邻近部位的神经回声减低，结构不清晰。

腕管综合征，正中神经受压的最常见部位为腕管入口处，神经受压变扁，宽径与厚径比值增大，受压处近端神经增粗（图12-4-13）。关于神经受压变扁及神经增粗的超声诊断阈值有很多报道，常用的包括正中神经横径与厚径比值大于4∶1，神经增粗横截面积大于 $12\ mm^2$。有时，神经增粗明显部位在腕管出口，受压处的远端，此种情况也有文献称作"反切迹"征。除神经自身改变外，超声检查还可以发现引起神经受压的原因，如腕管内屈肌腱鞘炎，肌腱肿胀，腕管内腱鞘囊肿等。

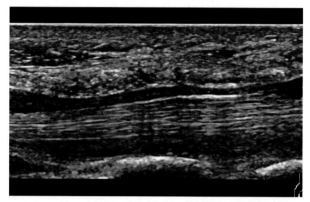

图 12-4-13　腕管综合征患者，腕管处长轴切面声像图
显示腕管内正中神经明显受压变细，其近端及远端神经增粗，形成典型的"切迹"征和"反切迹"征

肘管综合征，肘管位于肘内侧，肱骨内上髁和尺骨鹰嘴之间。尺神经受压的部位多在肘管出口附近。虽然有文献报道尺神经卡压横截面积的诊断阈值，但临床实际工作中更实用的方法是双侧对比。此外，肘管内正常尺神经横断面多表现为低回声，并不呈现典型的筛孔样外观。不要轻易根据低回声判断卡压的存在。同样，超声也可显示肘管区的囊肿、关节滑膜增生等引起神经卡压的原因（图12-4-14）。

【诊断要点】

神经卡压常发生在某些特定部位，熟悉相应部位正常的超声解剖特征是超声影像的关键。采用横断面连续扫查有利于迅速识别神经，并可以在动态扫查过程中判别神经的毗邻关系、形态和内部回声变化、与周围组织的关系。对声像图表现不典型病例，双侧对比扫查是一种有效的方法。

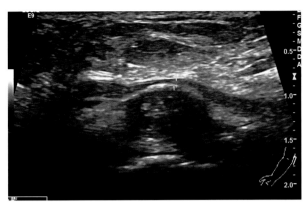

图 12-4-14　肘管综合征患者，超声显示肘关节滑膜明显增厚，将局部尺神经顶起，神经受压变薄，厚约 0.09 cm，其近端神经明显增粗

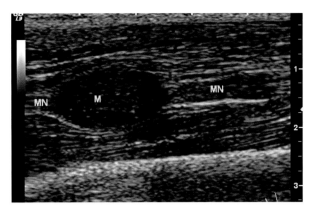

图 12-4-15　正中神经纤维瘤

前臂长轴切面扫查显示指浅屈肌与指深屈肌之间的正中神经鞘瘤，瘤体两端与正中神经相延续。M 瘤体，MN 正中神经

（二）神经纤维瘤与神经鞘瘤

【相关临床】

神经纤维瘤和神经鞘瘤为源自外周神经鞘膜细胞（Schwann）的良性肿瘤，较多见。多单发，沿神经干生长。大部分肿瘤无明显症状，被触诊或影像学检查发现。部分肿瘤可出现压痛及神经支配区域的疼痛。

【超声特点】

神经纤维瘤与神经鞘瘤多具有相似的声像图表现，有时难以鉴别。肿瘤常为椭圆形或类圆形、边界清晰，可有包膜，内部多呈较均匀低回声。发生囊性变、出血坏死时，肿瘤内可见小无回声灶，有时可发生钙化。部分肿瘤的一端或两端可见与相关神经干相连，是此类肿瘤的超声诊断特征（图12-4-15）。一般认为神经干偏心性分布者神经鞘瘤的可能性大，而神经干穿入瘤体中心者则考虑神经纤维瘤的诊断。CDFI 常发现瘤体内血流信号增多。

【诊断要点】

现代高频超声能够显示大部分周围神经，熟悉这些神经的解剖走行部位，相应区域发现肿物时，有意识寻找神经与肿物的关系，有利于确诊。

（三）莫顿神经瘤

【相关临床】

莫顿神经瘤又称跖痛症，它不是真正肿瘤，而是跖间神经支反复受跖骨头挤压而引起的局限性纤维瘤样增生。好发于长期穿高跟鞋的女性，亦见于职业运动员、舞蹈演员、扁平足和足底腱鞘囊肿的压迫。最常发生在 3、4 或 2、3 跖骨间趾神经。临床表现为跖骨头区域行走时剧烈疼痛、压痛和足趾麻木。

【超声特点】

超声于跖骨头水平跖间隙寻找病变。莫顿神经瘤多为卵圆形，边界欠清晰。瘤体一般较小，多在 1 cm 以下（图 12-4-16），探头加压有明显压痛。肿物与神经的连续偶尔可被显示。超声检查时可将探头自足底置于可疑跖骨头间隙，同时自足背对应位置进行加压，将瘤体自骨间隙挤出，可增加诊断敏感性（图 12-4-17）。文献报道超声诊断敏感性可达 95% ～ 98%。

【诊断要点】

本病具有典型的临床表现。第 3、第 4 跖骨头间隙相对最窄，因此神经受压增生的机会较多，故而最为好发。超声扫查时采取辅助手法将神经自骨间隙挤出是发现瘤体的关键。

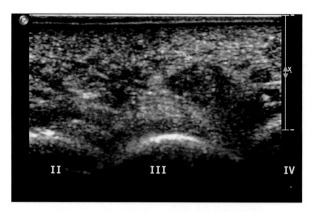

图 12-4-16　35 岁女，足前部走路时锐痛

超声于足底第 3 和第 4 跖骨头间隙横断面扫查，可见类椭圆形低回声结节（↓），局部压痛明显。Ⅱ，Ⅲ，Ⅳ第 2，第 3，第 4 跖骨

图 12-4-17　同图 12-4-16 中患者，探头置于足底处，自足背按压相应跖骨头间隙，可见神经瘤自跖骨间隙突出，显示清晰（动态图）

（四）神经脂肪瘤病

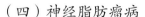【相关临床】

神经脂肪瘤病相对罕见，是一种发生在神经的良性肿瘤。其发病机制尚不清晰，曾有神经脂肪错构瘤、周围神经纤维脂肪瘤、神经内脂肪瘤等多种命名。本病好发于正中神经及其分支。临床上表现为手掌部无痛性肿块，随年龄增长逐渐长大，可以没有相应神经症状，部分患者可合并患指、患肢粗大。

【超声特点】

患侧正中神经增粗，低回声的神经束之间可见大量不规则强回声填充、包绕。神经的边缘清晰，神经束连续性完整（图 12-4-18）。神经增粗的部位多在前臂、腕部。其近端或远端的神经可相对正常，也可广泛分布。

【诊断要点】

本病常见儿童，神经明显增粗而无明确占位性改变，由于大量脂肪的增生包裹，使得神经表现为以强回声为主的不均匀回声特征。

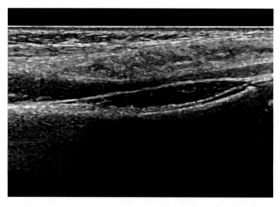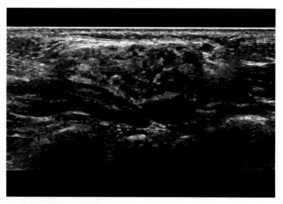

图 12-4-18　正中神经脂肪瘤病声像图

4 岁患儿，自幼发现右前臂及手指较对侧粗大，超声显示前臂及腕部正中神经明显增粗，回声不均匀，内部可见增粗的低回声神经束和高回声的脂肪组织；A. 长轴切面；B. 短轴切面

四、运动系统相关其他肿瘤与瘤样病变

（一）腱鞘囊肿与滑膜囊肿

【相关临床】

腱鞘囊肿从名字上看非常容易理解为单纯腱鞘或肌腱来源，实际上真正源于肌腱的囊肿罕见。腱鞘囊肿通常源自关节旁软组织，真正的病因不清，一般认为可能的发病机制有两种：软组织退变说和关节滑囊疝理论。关节周围软组织、肌腱、肌肉受关节反复运动、挤压，部分发生退行性变，

局部黏液样物质聚集,形成囊性病变。而滑囊疝理论则认为关节囊滑膜层随关节压力变化,自关节囊纤维层疝出,形成关节旁囊肿,此时囊腔与关节腔相通,囊内液体为关节液,囊壁为关节滑膜,因此从病理角度称作滑膜囊肿。随着关节挤压运动的持续存在,疝出的囊肿逐渐与关节囊脱离,游离于关节周围,即为腱鞘囊肿。

本病以手腕及足踝部小关节、肌腱旁好发,偶见于肌肉内和神经鞘膜。在手指几乎总是发生于指骨近端基底部掌面,第四指更常见。多见于青年女性。临床表现为手腕或足踝部皮下的圆形硬韧肿物并逐渐增大,无移动性,一般无疼痛,常由患者偶然触及就诊。当囊肿压迫神经时,可以神经症状首诊。部分患者囊肿因其他原因进行超声检查时被发现,称作"隐匿性囊肿"。

【超声特点】

囊肿多为圆形、椭圆形或不规则无回声,突出于皮下,壁完整(图12-4-19)。体积一般较小,径线不超过2.0 cm。肌肉内的囊肿可较大,文献报道最大达9.0 cm。关节附近的囊肿,有时可显示囊肿深方与关节相延续的通道。

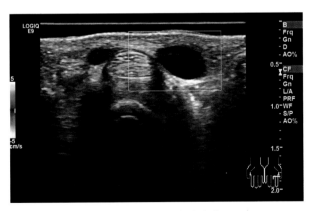

图 12-4-19 腱鞘囊肿声像图

左侧第二掌指关节旁无回声,边界清晰,内部无血流信号

【诊断要点】

本病以手腕、足踝小关节或肌腱旁好发,典型者表现为关节旁、肌腱旁囊性病变,CDFI:囊内无血流信号。应与腱鞘肿瘤相鉴别,后者表现为实性回声,并有血流信号显示。

（二）腘窝囊肿

【相关临床】

本病十分常见,属滑囊囊肿,即腓肠肌内侧头与半膜肌腱间的滑囊积液所致。正常情况下该滑囊为一潜在腔隙,成人多与膝关节囊相通。腘窝囊肿可继发于膝关节疾病,但也有相当数量的腘窝囊肿无病理改变,甚至可自行消失。临床表现为患侧膝腘窝内侧的硬韧包块,可有轻度膝关节症状;合并感染则出现红、肿、热、痛及全身炎症反应,膝关节功能受限;囊肿破裂后,囊液沿腓肠肌与比目鱼肌间隙或肌肉与浅筋膜间隙向下扩散,小腿可出现剧烈疼痛和肿胀,易误认为深静脉血栓或急性肌肉拉伤。

【超声特点】

1. 囊肿多呈椭圆形或茄形无回声,有光滑或增厚的囊壁。一般位于腘窝偏内侧,体积大者可向腘窝上方或向下延伸至腓肠肌远端。腘窝囊肿的声像图表现无特异性,诊断的关键是确认囊肿与位于腓肠肌内侧头与半膜肌腱间的扩张滑囊相通(图12-4-20)。

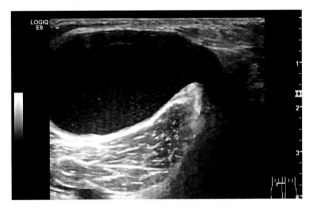

图 12-4-20 腘窝囊肿横断面声像图

显示腘窝区椭圆形无回声,其右侧深方可见颈部延伸至腓肠肌内侧头与半膜肌腱之间,为诊断腘窝囊肿的重要声像图表现

2. 无论囊肿体积大小,未破裂的囊肿其周缘均圆钝光滑。一旦超声发现囊肿的周缘,尤其是足侧端,失去圆钝外形,应首先考虑囊肿破裂。

破裂时可在腓肠肌表面、腓肠肌与比目鱼肌间出现无回声区并可引起小腿软组织肿胀，此时需与深静脉血栓鉴别（图12-4-21）。大的腘窝囊肿可压迫神经、血管使之移位，亦可继发囊内出血，囊内钙化，滑膜增生等改变。

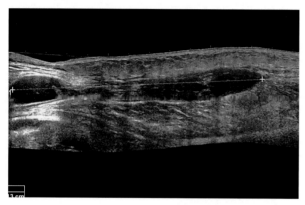

图 12-4-21　腘窝囊肿破裂声像图

　　患者以小腿肿胀疼痛就诊，全景长轴切面声像图显示，腓肠肌与皮下脂肪间混合回声病变，长约12cm，局部皮下脂肪增厚，回声增强，呈现脂肪炎改变。病变内部可见低回声及无回声区，近端延续至腓肠肌与半膜肌腱之间，符合腘窝囊肿破裂后伴发局部组织肿胀、炎症改变

【诊断要点】

　　本病一般位于腘窝偏内侧，声像图表现并无特异，诊断的关键是确认囊肿与位于腓肠肌内侧头与半膜肌腱间的扩张滑囊相通。一旦超声发现囊肿的周缘，尤其是足侧端，失去圆钝外形，应首先考虑囊肿破裂。

（三）腱黄瘤

【相关临床】

　　腱黄瘤多见于家族性高胆固醇血症，因游离和脂化胆固醇沉积于腱胶原纤维及其周围脂肪组织内所形成。常发生在跟腱，临床表现为跟骨上方无痛性、质硬肿块。

【超声特点】

　　跟腱明显增厚，以跟腱中段为著，腱体内正常结构消失或被推挤，可见结节状或弥漫性不均匀低回声（图12-4-22）。

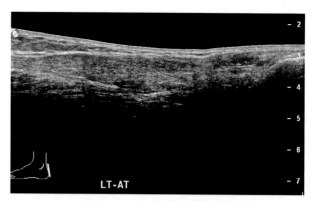

图 12-4-22　家族性高胆固醇血症患者

　　双侧跟腱肿胀，触诊质地硬。左侧跟腱全景长轴切面声像图显示跟腱广泛性肿胀，增厚，以中段为著。跟腱失去正常层状排列强回声结构，可见不均匀的低回声改变；LT-AT：左侧跟腱

【诊断要点】

　　腱黄瘤的形成与脂肪代谢障碍有关，除跟腱外，全身关节伸侧肌腱均易受累，并且累及双侧。超声检查时多部位、系统扫查有利于提示诊断。

五、其他

（一）肌肉脓肿

【相关临床】

　　肌肉脓肿常由全身感染或局部血肿和异物感染引起。致病菌多为金黄色葡萄球菌；少见者由结核杆菌引起，多继发于骨关节结核形成的冷脓肿，原发性肌肉结核少见。急性浅部肌肉脓肿，局部有明显红、肿、热、痛的典型炎症表现，触痛明显，可有波动感；深部脓肿，局部红肿多不明显，一般无波动，但局部可出现凹陷性水肿。肌肉脓肿可出现全身表现：发热、乏力、因疼痛活动受限，白细胞增多等。结核性脓肿，病程长，发病缓慢，局部无急性炎症表现。

【超声特点】

　　肌肉脓肿的超声表现取决于感染的类型和脓肿形成的阶段。典型脓肿通常表现为局限性无回声或混合回声区，后者含有不同数量的"碎屑"样和"条索"样中低回声。脓肿通常呈椭圆形或圆形，大多数边界不清或不规则（图12-4-

23）。位于肌腹筋膜面间的脓肿，边缘与肌肉外缘一致，纵切面呈纺锤形，横切面呈新月形。含气脓肿如果气体较多可产生大量后方声影，有时干扰显示无回声的脓液区，需要探头加压及调整扫查角度。软组织异物引起的脓肿，低或无回声区内，可见到异物回声，其后方可有声影。CDFI：化脓性脓肿周围组织内由于炎症充血进而血流信号丰富。继发于骨关节结核的肌肉冷脓肿，脓肿与骨关节病灶相连，显示为不规则无回声区。

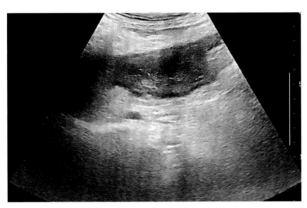

图 12-4-23A　腰大肌血肿合并感染

62 岁男性患者，心脏支架植入术后长期服用抗凝药物。2 月前突发右下肢屈曲疼痛，反复发热。超声检查显示右侧腰大肌肿胀，内部可见低回声病变，超声引导下抽出淡红色液体，培养为大肠杆菌感染

图 12-4-23B　嘱患者呼吸后动态观察，可见腹腔肠管自病变浅方滑过，提示为腹膜后病变，来自腰大肌（动态图）

【诊断要点】

　　肌肉脓肿的患者多存在全身感染或局部感染的表现，超声表现则取决于脓肿所处的阶段。肌肉间隙的脓肿需要与血肿、囊肿破裂相鉴别，有时脓肿在上述情况下发展而来。超声引导下穿刺抽液可以达到诊断与治疗同时完成的目的。

（二）先天性肌性斜颈

【相关临床】

　　即颈纤维瘤病，患儿出生时或出生后不久表现出累及胸锁乳突肌下 1/3 的一种纤维瘤病。患侧胸锁乳突肌出现局限性或弥漫性肿大和紧张；进而，肌肉发生纤维变性和挛缩，从而引起头和颈的不对称畸形，头向患侧倾斜，下颌转向健侧。本病发病的确切机制不清，报道与胎儿分娩过程中被牵拉、旋转或钳夹引起的胸锁乳突肌损伤，臀位产有关。通常为单侧发病，偶见双侧。

【超声特点】

　　1. 早期，患侧胸锁乳突肌呈梭形肿大，增厚；肌肉正常纹理结构模糊或消失，呈不均匀较高回声，或形成不均匀回声团块，仔细观察可见低回声裂隙，但肌外膜保持连续（图 12-4-24）；CDFI：肿块内可有较丰富血流信号，邻近血管特别是静脉可受压变形。

　　2. 随病程延长，肿大部分逐渐变小、回声进一步增强，血流信号逐渐减少，胸锁乳突肌较健侧变短。

　　3. 年长儿童（>2 岁），仅见肌肉受累区域呈不均匀高回声。

【诊断要点】

　　病变局限在胸锁乳突肌内，结合分娩史、临床表现，不难诊断；应与颈部淋巴结肿大和其他软组织肿块鉴别，此两种情况均与胸锁乳突肌无关，并具有各自的声像图特点，不难鉴别。

（三）骨筋膜室综合征

【相关临床】

　　深筋膜包裹肌、血管和神经，还伸入肌组之间并附着于骨，构成肌间隔，将不同肌组分隔包裹，形成骨筋膜室。各种原因引起筋膜室内压增高或容积减小，使间室内肌肉缺血、水肿，神经受压并引起功能障碍，称为筋膜室综合征。急性多由外伤、骨折、血管损伤引起；慢性常因长时间剧烈运动和超负荷体力作业引起。临床表现：

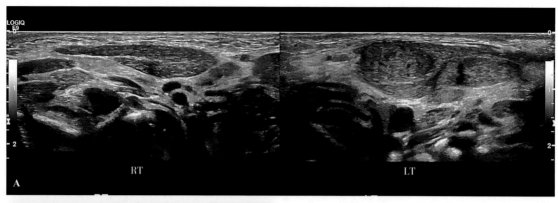

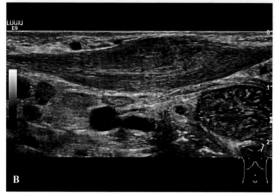

图 12-4-24　左侧先天性肌性斜颈患儿，出生 40 天

A. 双侧对比扫查显示左侧胸锁乳突肌局部肿胀，内部结构不清晰；B. 患侧全景长轴切面声像图显示局部胸锁乳突肌呈梭形肿大，回声减低；RT：右侧；LT：左侧

肢体肿胀、疼痛、牵拉痛。急性者可出现皮肤苍白、张力性水泡和感觉异常，严重者出现运动障碍，脉搏消失。

【超声特点】

1. 急性骨筋膜室综合征

（1）筋膜间室横断面积增加；

（2）间室内肌肉回声减低，继而回声不均匀增强，肌肉纹理模糊（图 12-4-25）；

（3）由出血、血肿引起者，间室内可见局限性低回声或高回声；

（4）CDFI：早期，静脉受压变细或血流消失，动脉血流 RI 增大，进而血流消失。

2. 慢性骨筋膜室综合征，表现为间室横断面积增大，肌肉结构不清晰。

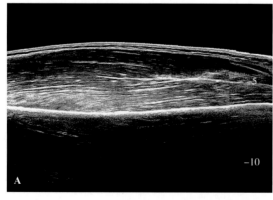

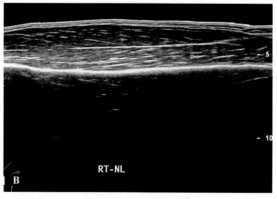

图 12-4-25　剧烈跑动后 2 天，左侧小腿肿胀，疼痛难忍就诊

双侧胫前全景长轴切面声像图显示左侧胫骨前肌群（A）较对侧明显（B）肿胀，肌外膜膨隆，提示骨筋膜室内压力增加。骨膜处肌纤维回声增强，可见少许裂隙样无回声，提示肌肉急性牵拉损伤；RT-NL：右侧正常

【诊断要点】

骨筋膜室综合征并无特异性的声像图改变，超声显示局部筋膜室形态异常，深筋膜受筋膜室内压力推挤呈现隆起改变时可提示本病的存在。

（四）特发性炎症性肌病

【相关临床】

根据临床表现、组织病理学特征，特发性炎症性肌病又可分为三种主要类型：多发性肌炎、皮肌炎和散发性包涵体肌炎。多发性肌炎女性好发，临床表现为肢体近端，对称性肌无力，组织

学检查显示肌纤维坏死、变性，伴有单核细胞浸润。皮肌炎患者同时合并皮疹，典型皮疹分布在面部、胸壁和四肢伸侧。

【超声特点】

炎症性肌病时，受累肌肉回声增强，但无特异性（图 12-4-26）。肌肉内的血流信号显示能够反应肌肉炎性活动程度，可进行病情随访。早期使用能量多普勒进行定量分析，还可进行血流速度和阻力指数的随访比较，但是这些血流参数受超声设备和扫查切面影响，灰阶超声造影定量分析可能更有帮助。

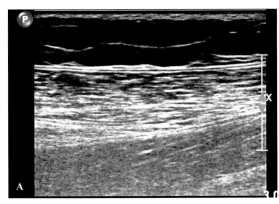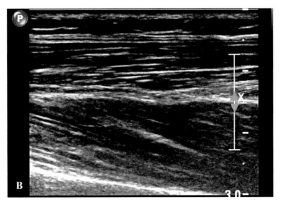

图 12-4-26　炎症性肌病患者肌肉回声改变（正常志愿者同一部位比较：图 B）

大腿内侧长轴切面声像图显示股内侧肌和收肌群体积萎缩，回声弥漫性增强，肌肉纹理显示不清

【诊断要点】

本病超声检查的价值在于发现病变，无法仅根据声像图表现进行确诊，但可在超声引导下进行穿刺活检。

（五）软组织异物

【相关临床】

软组织异物存留，常发生于软组织的开放性外伤，如火器伤、爆炸伤、高压容器的爆裂等所致的盲管伤，易见于缝针误刺、注射针、木竹刺折断。手术后组织内的线结、遗留的纱布，手术安置的特殊装置和金属标记物，也属于异物。异物存留的临床表现：新鲜外伤伤口有出血，局部疼痛，创面可能有泥沙、木刺、弹片等异物余存。

合并感染的异物局部肿胀疼痛或有瘘孔经久不愈。伤口愈合的组织内异物，表浅者可触及硬结。较大或特殊部位的异物，压迫神经、血管时可出现相应的症状。

【超声特点】

金属、玻璃、瓷片及沙石等异物，出现短带状、点状或团块状强回声；木竹、塑料、织物等异物，回声较金属等回声略低。表面光滑的金属、玻璃、瓷片等异物后方，常可出现明亮的"彗星尾"征（亦可出现声影），其强度与异物表面形态，声束是否与异物表面垂直有关，随声场深度而有递减趋势（图 12-4-27）。非金属异物后方多出现声影。靠近骨皮质的异物，其后方的声影或"彗星尾"征可不明显。异物合并有出血、渗液，脓肿或感

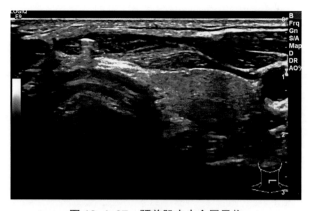

图 12-4-27　颈前肌肉内金属异物
超声显示左侧胸骨舌骨肌内短棒样强回声，边界清晰，后方可见"彗星尾"征

染性肉芽组织时，异物周围出现低或无回声区。

【诊断要点】

结合病史，异物的超声诊断并不困难。临床实践中，应注意随时根据扫查区域调整扫查深度和观察范围，以免遗漏位置过浅或过深的异物。一般而言，声像图的显示深度以局部骨表面被显示为最佳。

（崔立刚　刘吉斌）

第十三章　常见骨与软组织肿瘤

第一节　概述

在正常情况下，声束不能穿透致密坚硬的骨组织，仅能显示骨皮质表面的形态，不能显示深部结构。当肿瘤等原因导致骨皮质破坏、连续性中断，或骨皮质明显膨胀变薄时，声束才能穿透病变骨皮质，显示深部病变。超声在骨肿瘤诊断中有一定的应用价值，尤其当病变破坏骨皮质并向周围软组织侵犯时。肢体软组织肿瘤十分常见，种类繁多，成分复杂，主要来源于间叶及神经外胚叶的各种组织，即纤维、脂肪、肌肉、血管、神经、淋巴、间皮、滑膜等组织。软组织肿瘤分为良性、恶性和交界性。由于软组织肿瘤类型和发生部位不同，可有不同的临床表现，其共同的症状为软组织内出现大小不等的肿块。超声检查软组织肿瘤时可提供：肿瘤的位置、大小、形态、边界、内部回声性质（实性、囊性、混合性）、回声强度（低、等、高、强回声）、回声均匀性；探头加压后肿瘤形态、大小、内部结构及回声的改变；肿物内有无新生血管形成；肿瘤与毗邻神经、血管、肌肉、骨及关节的关系。超声能为术前诊断及手术方案的制订提供帮助，还可在超声引导下对肿瘤进行穿刺以明确病理性质。

第二节　检查方法

躯干及四肢部位的病变多应选用中心频率大于 7 MHz 的高频探头；若肿物位置表浅，如指（趾）等部位，可选用中心频率大于 12 MHz 的高频探头，以获得较好的分辨率；臀部、骨盆部位较深的病变多应选用 3.5 ～ 5 MHz 探头，以获得较好的穿透力。检查时可将探头直接置于患处扫查，如扫查表面凹凸不平的部位时，可在探头与患处之间加导声垫或涂覆较厚的耦合剂，以获得清晰的图像。应对肿物部位进行长轴、短轴、多切面、多角度扫查，自上而下，纵横有序地进行全面扫查，骨骼病变注意最好环绕肢体长骨扫查，避免漏查长骨对侧病变。有时还需要采用探头加压进行动态观察，更易发现病变特征。对于体积较大的肿物，应使用宽景成像功能，获得完整清晰的图像。

第三节　常见骨与软组织肿瘤诊断及鉴别诊断思路

一、骨肿瘤

（一）孤立性骨囊肿

【相关临床】

孤立性骨囊肿（solitary bone cyst）为病因未明的骨内良性、膨胀性病变，多呈单房囊腔，囊内有淡黄色清亮液体。目前学说多认为是局部血液循环障碍、静脉阻滞、骨内静脉压力增高致骨质吸收、细胞外液积聚造成。病理上，骨囊肿囊壁菲薄，内壁覆盖一层光滑的纤维薄膜，囊腔内为澄清或半透明的黄色略带血红的液体。

多见于青少年，男女比例为 2 ～ 3∶1。多见于四肢的长管状骨，好发于肱骨及股骨的干骺端或靠近生长板处，并逐渐向骨干移动。临床上发展较慢，病程长，症状轻，以疼痛、局部肿胀为主，约 2/3 患者的首发症状是病理骨折。

【超声特点】

（1）病变骨骨皮质膨胀变薄呈壳状强回声，表面光滑。

（2）骨内呈单房、圆形或椭圆形囊性无回声区，透声良好，局部无骨膜反应及软组织肿块。

（3）CDFI 显示病变内无血流信号。

（4）如合并骨折，局部可见骨皮质凹凸不平，连续性中断（图 13-3-1）。

【鉴别诊断】

超声检查孤立性骨囊肿时应注意与以下疾病相鉴别：

（1）动脉瘤样骨囊肿，表现为骨皮质明显膨胀变薄，骨内呈不规则多房多隔囊实性结构，囊性区液体混浊，部分病例可见红细胞沉积形成的液-液平面。而单纯性骨囊肿多为单房囊腔，囊腔内液体清亮。

（2）骨巨细胞瘤，该肿瘤具有局部侵袭性，内含大量的多核破骨巨细胞，血供丰富，好发骨端，好发年龄为 20 ～ 40 岁。超声表现为骨端骨皮质局限性膨胀变薄，局部为不均匀实性低回声肿物，肿物内可探及较丰富血流信号，病变多呈偏心性。而孤立性骨囊肿好发于儿童及青少年，常见于干骺端，囊腔内为无回声区，病变内无血流信号。

【临床意义】

超声诊断孤立性骨囊肿，当病变部位骨皮质膨胀变薄明显时可清晰显示骨内结构；当病变部位骨皮质膨胀变薄不明显时，需更换穿透力更强的低频探头，如仍无法显示病灶，则需放射学检查。

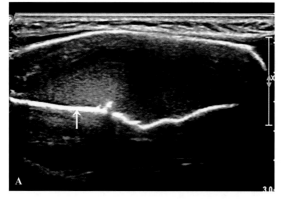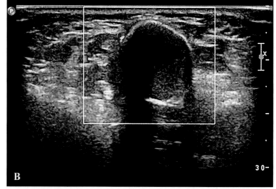

图 13-3-1 孤立性骨囊肿声像图

A. 右侧肱骨孤立性骨囊肿长轴切面，骨干骨皮质膨胀变薄（↑），骨内可见单房囊性无回声区，透声良好；B. 孤立性骨囊肿短轴切面，CDFI 示病灶内未见明显血流信号

（二）动脉瘤样骨囊肿

【相关临床】

动脉瘤样骨囊肿（aneurysmal bone cyst，ABC）是一种非肿瘤性单发的良性骨病变，占原发骨肿瘤的 1.3%；病因不明，有学者认为病因是骨内血管静脉血流障碍造成血管床扩大和充血，有报道认为原发 ABC 中，大约 2/3 的病例可能存在血管畸形、静脉阻塞或动静脉瘘。创伤有可能使这些血管畸形产生局部循环的改变，使血流溢出，骨内压力增加，进而导致溶骨破坏。病理学上，动脉瘤样骨囊肿大体表现为充满血液的海绵样囊腔，病变由薄层新生反应骨壳包绕。按照是否有明确原发病灶可将 ABC 分为原发性和继发性。

本病发病率无性别差异，75% 的患者的发病年龄在 5 ～ 20 岁。病变 70% 位于长管状骨，多见于股骨和胫骨，也常发生于胸椎和腰椎棘突、横突。临床上主要表现为病变部位疼痛和肿胀，病变邻近关节可出现关节运动障碍，易发生病理骨折。

【超声特点】

（1）典型表现为病变骨局限性骨皮质膨胀、变薄。

（2）骨内呈边界清晰低回声区或不规则多房

多隔状囊实性结构，部分病例可见红细胞沉积形成的液－液平面。

（3）CDFI 显示肿物边缘及内部分隔可见少许血流信号（图 13-3-2）。

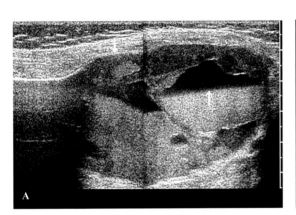 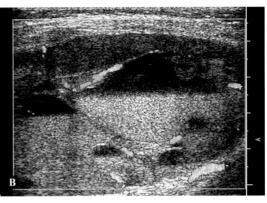

图 13-3-2 动脉瘤样骨囊肿声像图

A. 左侧胫骨近端可见骨质破坏，骨皮质膨胀变薄（↓），髓腔内呈多房分隔囊实性结构，可见液－液平面（↑）；B.CDFI 示病灶内分隔处可见血流信号

【鉴别诊断】

ABC 需要与以下病变相鉴别

（1）骨巨细胞瘤：好发于 20～40 岁成年人，好发于骨端，超声表现为骨端骨皮质局限性膨胀变薄，局部为不均匀实性低回声肿物，肿物内可探及较丰富血流信号，病变多呈偏心性，一般不出现液－液平面。

（2）孤立性骨囊肿：好发于儿童及青少年，好发于干骺端，为骨皮质膨胀性单房囊性病变，囊腔内为无回声区，而 ABC 多为多房多隔状囊实性结构。

【临床意义】

超声检查可显示 ABC 的位置、大小、边界及内部结构，可动态观察病灶内单发或多发液－液平面，对这一特征性表现的敏感性较高。

（三）骨软骨瘤

【相关临床】

骨软骨瘤（osteochondroma），又叫外生骨疣，是最常见的良性骨肿瘤，发生率为良性骨肿瘤的 31.6%～45%，占所有骨肿瘤的 12%，由瘤体及

其顶端透明软骨帽和外层纤维包膜构成，其外还可有滑膜囊。发病原因可能为骨骺软骨在生长板异常时，有小片内生软骨分离后，经过化骨形成骨软骨瘤，可一直长到骨骺板闭合时。

好发年龄 10～35 岁，常在 20 岁之前发现，男女比例为 2:1，85% 发生在股骨、肱骨及胫骨的干骺端，自骨表面向骨外生长，顶端背向关节面。生长缓慢，病程较长，常无症状。当肿瘤较大压迫邻近血管、神经、肌肉时，可出现相关症状和体征。

【超声特点】

（1）骨软骨瘤呈骨性强回声突起，从骨的干骺端突出于骨表面，顶端背向关节面生长，肿瘤基底部与正常骨皮质相连续。

（2）肿瘤顶端表面可见低－无回声软骨帽，呈月牙状或镰刀状，其厚度与年龄相关，年龄越小越厚，当软骨帽快速增大时要怀疑恶变。CDFI：病变处无明显血流信号。

（3）部分肿瘤瘤体较大，形状不规则，对周围肌肉、神经及血管等产生不同程度压迫；部分骨软骨瘤表面可出现低－无回声的扩张滑囊（图 13-3-3）。

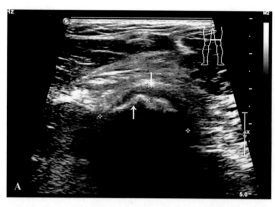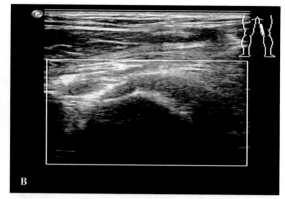

图 13-3-3　骨软骨瘤声像图

A.右股骨远端骨皮质表面可见不规则骨性隆起，呈宽基底（↑），骨性隆起表面可见较薄无回声软骨帽结构（↓）；B.CDFI 示病灶内未见明显血流信号

【临床意义】

超声可以显示 X 线不能显示的骨软骨瘤软骨帽及周围软组织，评估恶变风险并判断肿瘤对周围组织有无压迫；X 线检查受拍摄角度限制难以完整显示肿瘤，超声检查可以多角度多切面显示肿瘤，超声检查还可定位标记，更好地指导手术及术后随访。但超声无法显示病灶内部髓腔是否与母骨髓腔相连通，对于多发性骨软骨瘤的诊断需要结合 X 线检查。

（四）骨巨细胞瘤

【相关临床】

骨巨细胞瘤（giant cell tumor of bone，GCT）是较常见的原发性骨肿瘤之一，发病率占骨肿瘤的 4%～9.5%。组织学上主要由单核基质细胞和多核巨细胞组成。最新版 2013 年 WHO 骨肿瘤分类将其归类为富含破骨巨细胞的肿瘤，分为良性、中间性和恶性三种，目前趋向认为是一种介于良、恶性之间的交界性肿瘤，有侵袭性，易局部复发。

多见于青壮年，发病的高峰年龄在 20～40 岁，男女发病率无差异。好发于四肢长骨，最多见于股骨下端和胫骨上端，其次为桡骨远端、骶骨、股骨及肱骨近端，一般发生在骨骺融合后的成熟骨的骨端。骨巨细胞瘤多单发。临床表现主要以局部肿胀、疼痛、肿块，关节活动受限为主，偶有病理骨折，发生于脊柱者，可致椎体压缩骨折

引起相应的神经症状。

【超声特点】

（1）发生在长骨骨端的 GCT 表现为骨端偏心性的骨破坏，骨皮质膨胀变薄，可有微小破损，肿瘤内为实性不均质低回声，边界清晰。

（2）偏良性 GCT 边界清晰，内部及边缘可见血流信号。

（3）偏恶性 GCT 边界不清，肿瘤可突破骨皮质侵犯周围软组织形成软组织肿块，形态不规则，呈分叶状及多发结节样，瘤体内可显示丰富的血流信号（图 13-3-4）。

【鉴别诊断】

应与骨巨细胞瘤鉴别的疾病有：骨囊肿、动脉瘤样骨囊肿；偏恶性的骨巨细胞瘤还应与骨肉瘤鉴别。（1）骨囊肿发病年龄小，而骨巨细胞瘤则发病年龄较大，骨囊肿好发于干骺端，为骨皮质膨胀性单房囊性病变，囊腔内为无回声区，而骨巨细胞瘤多呈偏心性骨破坏，骨内为实性不均匀低回声，血流丰富。（2）动脉瘤样骨囊肿多位于干骺端，骨皮质明显膨胀变薄，骨内呈不规则多房多隔囊实性结构，囊性区液体混浊，内可见液-液平面。（3）骨肉瘤常有瘤骨形成及骨膜反应，且软组织肿块明显，常突破骨膜屏障侵犯软组织。（4）偏恶性的骨巨细胞瘤突破骨皮质侵犯周围软组织形成的软组织肿块相对局限，且很少出现骨化及钙化。

【临床意义】

超声检查可以较好地显示病灶的骨质破坏范围、软组织肿块内部回声及血供情况，可应用于 GCT 的诊断及术前评估。GCT 术后复发率较高，

与初发病灶相比复发病灶更易突破骨皮质生长或仅发生在软组织内，此时超声检查较 X 线及普通 CT 平扫敏感性更高。

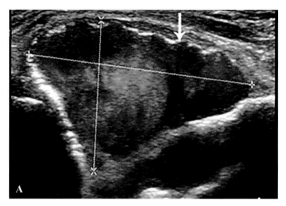
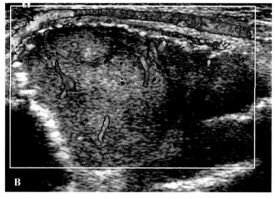

图 13-3-4　骨巨细胞瘤声像图
A. 左侧桡骨远端可见偏心性、膨胀性生长的骨破坏区，骨皮质膨胀变薄（↓），骨内可见实性不均质低回声肿块，回声不均；B.CDFI 示病灶内可见较丰富血流信号；C. 桡骨 - 骨巨细胞瘤（动态图）

（五）骨肉瘤

【相关临床】

骨肉瘤（osteosarcoma）也叫成骨肉瘤，起源于原始成骨性结缔组织，以肿瘤细胞能够直接产生肿瘤性骨样组织和不成熟的骨组织为特征，是最常见的原发恶性骨肿瘤，约占原发恶性骨肿瘤的 20%。骨肉瘤的组织学分型复杂多样，根据瘤骨多少分为成骨型、溶骨型和混合型。

本病好发年龄为 11 ～ 30 岁，以儿童及青少年多见，男性发病率大于女性。好发于四肢长骨干骺端，最多见于股骨下段、胫骨及腓骨上段。临床表现为肢体固定部位疼痛、局部肿胀，并出现软组织肿块。

【超声特点】

（1）超声显像可显示骨肉瘤骨皮质微小破损，粗糙不光滑，继而可见骨膜线状增厚、抬高

与骨皮质分离，形成三角形结构，与放射学描述的 Codman 三角完全符合。

（2）随病程进展骨质破坏的深度和范围增大，肿瘤突破骨膜屏障侵犯软组织，局部可出现包绕骨皮质的软组织肿块，可呈低回声、高回声及混合回声。肿块内可见大量垂直于骨皮质方向、放射状排列的强回声瘤骨，早期针状瘤骨细小，晚期针状瘤骨粗大且排列密集，与放射学描述的"日光"征较一致。

（3）彩色多普勒超声显示肿瘤内血供丰富，新生血管走行紊乱，可探及瘤体内沿针状瘤骨分布的丰富血流信号（图 13-3-5）。

对于成骨肉瘤，超声还可用于对肿瘤新辅助化疗效果的评价和随访。①化疗后肿瘤骨的破坏范围缩小。②化疗后肿瘤体积缩小。③化疗后肿瘤骨的包壳形成。④肿瘤内血供明显减少。

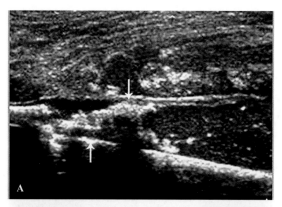

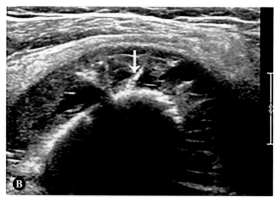

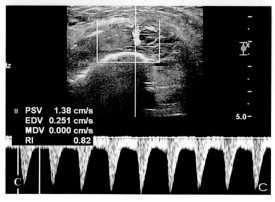

图 13-3-5　骨肉瘤（A～E）与骨髓炎（F～G）

A. 左股骨下段骨肉瘤长轴切面，可见骨膜抬高（↓）及抬高的骨膜与骨皮质（↑）形成 Codman 三角，不规则强回声瘤骨后方可见声影；B. 肿瘤短轴切面，肿瘤内可见垂直于骨皮质方向的强回声针状瘤骨（↓）；C.CDFI 示病灶内可见丰富血流信号，并探及高阻动脉血流频谱；D.股骨-成骨肉瘤（动态图）；E. 股骨-成骨肉瘤（动态图）；F. 桡骨-骨髓炎（动态图）；G. 桡骨-骨髓炎（动态图）

【鉴别诊断】

需与 Ewing's 肉瘤、化脓性骨髓炎相鉴别见表 13-3-1。

【临床意义】

超声检查可对骨肉瘤的术前诊断、新辅助化疗疗效的评估以及术后患者的随访提供可靠的依据。同时在超声引导下对肿瘤进行穿刺活检可快速获得病理学信息。

表 13-3-1 骨肉瘤超声鉴别诊断

疾病名称	Ewing's 肉瘤	骨肉瘤
好发年龄	稍低（平均 12.4 岁）	稍高（平均 15 岁）
好发部位	长骨骨干及骨干 - 干骺端 > 干骺端	90% 在长骨干骺端，其余部位只占 10%
骨膜反应	葱皮样者多于针状（放射或垂直状）	针状（放射或垂直状）多于葱皮样
瘤骨	无，但少数可有反应性骨硬化	有
疾病名称	化脓性骨髓炎	骨肉瘤
病程进展	急性期比骨肉瘤进展快	骨髓炎慢性期常比骨肉瘤进展慢
软组织改变	弥漫性肿胀，但无肿块	易突破骨皮质，常形成软组织肿块
骨膜反应	常呈层状（单或多层）或花边状，无定形，罕有针状（放射或垂直状）	常呈层状，针状（放射或垂直状），三角状

二、软组织肿瘤

（一）脂肪瘤

【相关临床】

脂肪瘤（lipoma）是一种由分化成熟的脂肪组织构成的常见良性肿瘤，可发生在任何脂肪存在的部位。大体上，脂肪瘤边界清楚，包膜完整，由浅黄色的脂肪组织构成，并被纤维性小梁分隔成小叶状。镜下，脂肪瘤由分化成熟的脂肪细胞组成，瘤细胞无明显异形性。

脂肪瘤为软组织最常见的肿瘤，可发生在皮下脂肪层、筋膜层、肌间隙以及肌层内。好发于上背部、颈肩部、腹壁和四肢远端，好发年龄 40 ～ 70 岁。主要表现为缓慢生长的无痛性肿块，少数情况下肿瘤生长较快，可引起神经卡压症状。触诊肿物质地较软，肿物位置较深时不易触及。

【超声特点】

（1）按内部回声高低将脂肪瘤分为高回声型、等回声型、低回声型和混合回声型，其回声类型与内部脂肪组织和结缔组织的含量有关。

（2）典型的脂肪瘤声像图表现为：边界清晰，呈椭圆形或圆形的低、等回声或稍高回声肿物，内部可见多发平行于皮肤的条索状高回声，探头加压易变形，肿瘤内多无血流信号。脂肪瘤内脂肪组织含量较多时呈低回声；当脂肪瘤内纤维结缔组织成分增多时，由于反射界面增多，脂肪瘤的回声会增高。部分皮下脂肪层内的脂肪瘤与周围脂肪层回声相似，此时超声检查应结合触诊提高检出率（图 13-3-6）。

【鉴别诊断】

（1）脂肪组织增生，常好发于中年妇女，患者往往肥胖，对称或非对称性，伴有或不伴有疼痛，超声表现为局部脂肪组织增厚，无明显边界，回声与周围脂肪组织相同。

（2）低度恶性分化良好的脂肪肉瘤，多呈高回声，位置相对较深、体积常较大，内部血流信号较多。

（3）位于背部的脂肪瘤应与弹力纤维瘤相鉴别，后者常位于肩胛下角周围深方肌层内，内部可呈条形低回声和高回声交替的多层状结构。

【临床意义】

超声检查可对软组织内脂肪瘤做出较明确诊断，并提供肿瘤的位置、大小、边界、回声类型、血流信号等信息。可与脂肪组织增生、弹力纤维瘤等疾病鉴别诊断，但体积较大且位置深在的脂肪瘤与分化良好的脂肪肉瘤较难鉴别，必要时可行 MRI 检查，MRI 脂肪抑制序列对脂肪来源肿瘤中的成熟脂肪细胞敏感性及特异性较高，确诊仍需组织病理学检查。

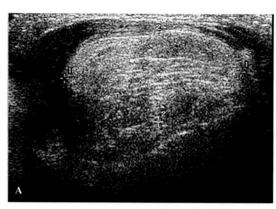
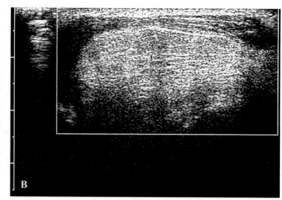

图 13-3-6　肌内脂肪瘤声像图

A. 左手大鱼际处肌层内可见一高回声肿物，边界清，内可见平行于皮肤的条索样高回声；B.CDFI 显示脂肪瘤内未见明显血流信号

（二）血管瘤

【相关临床】

血管瘤（haemangioma）是以血管内皮细胞增殖为特征，由大量新生血管构成的、性质不一的一组肿瘤。本病可发生在身体的任何部位，按发生部位可分为皮肤、皮下、肌肉、滑膜、神经及骨骼内等类型。血管瘤可分为毛细血管瘤、海绵状血管瘤、蔓状血管瘤，其中海绵状血管瘤较为多见。①毛细血管瘤多位于皮肤层和皮下，呈局限性血管扩张或略高出皮肤，鲜红色压之不褪色；②海绵状血管瘤主要是小静脉和脂肪组织向周围延伸、扩张而形成薄壁的囊腔状结构，病灶大片相互吻合，其囊内血流速度缓慢；③蔓状血管瘤主要由细小的动脉和静脉异常吻合，使血管丛明显扩张形成局部瘤体，瘤体范围广泛、界限不清，有多发性小动静脉瘘存在，血管内流速较快。

多见于婴儿、儿童和青少年，80%～90% 小于 30 岁，女性为男性的 2～3 倍。大多数发生于皮下、肌间及肌内。一般无明显自觉症状，可有间歇性疼痛、局部肿胀；或局部可触及肿物。有时在肿胀处可触及震颤、闻及血管杂音。血管瘤属于良性肿瘤，但术后易复发。

【超声特点】

（1）毛细血管瘤多表现为位于皮肤及皮下层的实性低回声团块，内血流信号较丰富。

（2）海绵状血管瘤及蔓状血管瘤多表现为位于皮肤层、皮下脂肪层、肌层内蜂窝样结构或迂曲扩张管状结构的囊实性包块，加压探头，肿物可被压缩，内管状无回声可被压闭或变细，部分管腔内可见实性低回声血栓或高回声静脉石。

（3）海绵状血管瘤：彩色多普勒显示肿物内可见静脉血流为主的血流信号，当静脉管腔内充满血栓时可无血流信号。蔓状血管瘤：彩色多普勒显示肿物内可见丰富的搏动性血流信号，有细小动静脉瘘的部位血流呈五彩镶嵌状，脉冲多普勒可探及低阻动脉血流频谱（图 13-3-7）。

【鉴别诊断】

本病需与淋巴管瘤等疾病相鉴别。淋巴管瘤好发于儿童，包括囊性淋巴管瘤、海绵状淋巴管瘤，肿瘤呈多房囊状无回声结构，分隔上可见血流信号，探头加压后无明显缩小。血管瘤与淋巴管瘤有时可合并存在，称为脉管瘤。

【临床意义】

二维和彩色多普勒超声可清晰显示软组织血管瘤的部位、形态、大小、内部结构及血流等特征，其诊断敏感性和特异性均较高，是软组织血管瘤首选的检查方法及治疗后随访手段。

（三）血管球瘤

【相关临床】

血管球瘤（glomus tumor，GT）起源于全身各部位细小动静脉吻合处的血管球，是一种少见的间

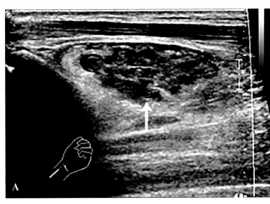
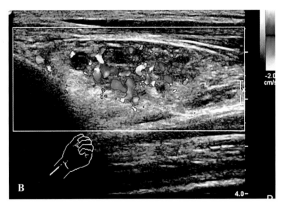

图 13-3-7 肌内血管瘤声像图

A.左前臂远端肌层内可见一囊实性肿物，周边见高回声环绕（↑），内见迂曲扩张的管状结构；B.肿瘤内可探及丰富血流信号

叶性肿瘤，良性多见。血管球的生理功能为控制末梢血管的舒缩，调节血流、血压及体温，血管球被一种精细的成胶原网所包绕，其中大量无髓鞘的感觉神经纤维及交感神经，最外层包有纤维组织膜。本病病因不明，多数认为是由于血管球在一定诱发因素作用下发生异常增生而形成的肿瘤。

病变多见于真皮及皮下组织，任何部位均可发病，多数病例发生于指（趾）甲下，单发多见，女性多于男性，好发于 20～45 岁。常伴有难以忍受的触痛和遇冷时引起的疼痛发作。

【超声特点】

（1）多位于甲下，边界清晰、形态规整、类圆形、单发、实性低回声肿物，直径多＜10 mm，探头加压患处疼痛明显。

（2）彩色多普勒可显示肿块内部丰富的血流信号，呈"彩球状"，脉冲多普勒可探及低速低阻动脉血流频谱（图 13-3-8）。

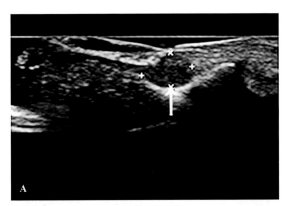
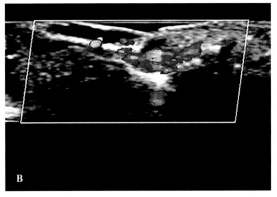
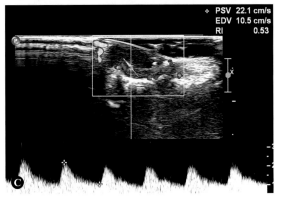

图 13-3-8 血管球瘤声像图

A.甲根部可见一实性低回声肿物，边界清，回声均匀，邻近指骨明显受压凹陷（↑）；B. CDFI 显示瘤体内可探及丰富血流信号；C. PW 显示肿物内为低阻动脉血流频谱

【鉴别诊断】

本病需与毛细血管瘤、腱鞘巨细胞瘤等鉴别。毛细血管瘤直径多 >1 cm，位置较表浅，无触痛；腱鞘巨细胞瘤常位于手部肌腱、关节旁，呈实性分叶状，无触痛，血流不丰富。

【临床意义】

软组织血管球瘤具有比较特异性的超声表现，高频超声分辨力好，对血管球瘤的诊断敏感性较高，可做到术前精确定位，超声可作为软组织血管球瘤首选的影像学检查方法。

（四）腱鞘巨细胞瘤

【相关临床】

腱鞘巨细胞瘤（giant cell tumor of tendon sheath，GCTTS）是起源于腱鞘、关节滑膜、关节外滑膜囊的良性肿瘤性病变。一般生长缓慢，好发于手及足部，为关节外的色素绒毛结节性滑膜炎，可分为局限型和弥漫型。本病病因不明，可能与炎症、外伤和胆固醇代谢紊乱有关。

局限型腱鞘巨细胞瘤（F-GCTTS），常见于指（趾）小关节及肌腱旁，屈侧多见，呈局限性结节状，体积较小，常单发，术后较少复发。弥漫型腱鞘巨细胞瘤（D-GCTTS）大多位于大关节旁，常见于踝关节、膝关节、肘关节旁，常包绕关节周围呈弥漫浸润性生长，体积较大，术后易复发。

【超声特点】

（1）局限型腱鞘巨细胞瘤表现为边界清楚、回声较均匀的实性低回声肿物，形态规则或欠规则，多呈团块状，多位于指间关节周围及肌腱旁，可包绕腱鞘生长，肿瘤可压迫邻近骨皮质形成局部凹陷。

（2）弥漫型腱鞘巨细胞瘤表现为包绕关节的较大实性低回声肿物，形态多不规则，呈分叶状，边界欠清，回声欠均。

（3）彩色多普勒显示多数肿物内部可见少量或丰富血流信号，呈斑点状或树枝状分布（图13-3-9）。

【鉴别诊断】

局限型腱鞘巨细胞瘤需与腱鞘纤维瘤相鉴别，后者相对少见，声像图表现与前者相似，较难鉴别，确诊需结合病理；弥漫型腱鞘巨细胞瘤需与色素沉着绒毛结节性滑膜炎（PVNS）相鉴别，两者具有相似的组织学特性，不易区分，后者多位于关节内，滑膜明显增厚，关节积液更多为血性。

【临床意义】

超声检查结合临床表现可对多数腱鞘巨细胞瘤做出明确诊断，超声可作为临床首选的检查方法和随访手段，可术后监测肿瘤复发情况。

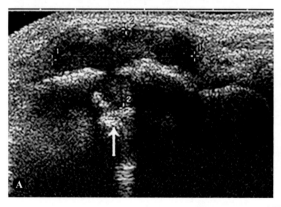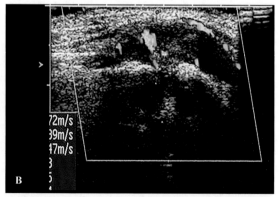

图 13-3-9　腱鞘巨细胞瘤声像图
A. 右拇指掌指关节旁可见不规则实性低回声肿物，邻近指骨受侵蚀（↑）；B.CDFI 显示肿物内可见较多血流信号

（五）韧带样纤维瘤

【相关临床】

韧带样纤维瘤（desmoid-type fibromatosis，DF），又名侵袭性纤维瘤病、硬纤维瘤。是一种少见的中间性、具有局部侵袭能力的成纤维细胞或肌纤维母细胞性肿瘤。该病虽为良性纤维增生性病变，但是具有明显侵袭性生长的生物学行为，恶变和转移较少见，但术后局部复发率很高。

本病好发于年轻女性，常见于腹直肌内，可能与妊娠和生育腹壁损伤等有关。腹外病变以肢带区和近端肢体及背部多见，好发于深部软组织，多起源于肌肉、筋膜或腱膜。该肿物质地较硬，与肌肉骨骼有粘连时活动受限，无明显疼痛。

【超声特点】

沿肌纤维生长的梭形或分叶状实性低回声肿物，可累及多个肌肉；肿瘤体积通常较大，边界不清，无明显包膜；肿瘤内可见片状高回声，一般无液化坏死，后方声衰减明显；肿瘤常包绕或侵犯邻近骨骼、血管、神经、肌腱等结构；肿瘤易局部复发，复发后可呈多灶性生长，边界不清，形态极不规则。彩色多普勒显示肿瘤内部可见散在血流信号（图 13-3-10）。

【鉴别诊断】

腹外型韧带样纤维瘤需与纤维肉瘤等其他软组织恶性肿瘤相鉴别。纤维肉瘤常表现为肌肉内较大的占位性病变，多呈向心性生长，生长迅速，肿瘤出血、坏死常见，亦可见钙化，血流信号较丰富。

【临床意义】

超声检查不仅能显示 DF 的准确定位、界定肿瘤范围，而且能提示肿瘤与周围组织毗邻关系，对 DF 的术前评估和术后监测都有重要意义。

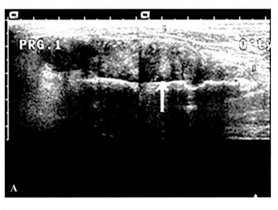

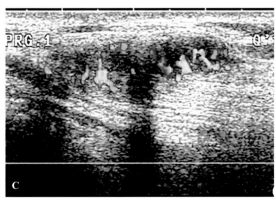

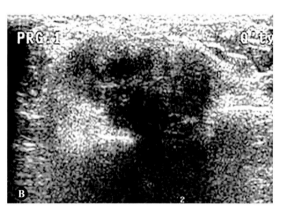

图 13-3-10　韧带样纤维瘤二维、彩色声像图

A. 前臂深部肌层内紧贴尺骨可见一实性低回声肿物，沿肌纤维呈浸润性生长，无明显包膜（↑）；B. 肿物短轴切面，肿物后方声衰减明显；C.CDFI 显示肿物内可探及较多血流信号

（六）脂肪肉瘤

【相关临床】

脂肪肉瘤（liposarcoma）是源于间叶组织的恶性肿瘤，占软组织恶性肿瘤的 14%～18%，主要由脂肪母细胞到成熟脂肪细胞不同分化阶段的细胞构成。按组织学类型可分为高分化型脂肪肉瘤、黏液样脂肪肉瘤、去分化脂肪肉瘤、多形性脂肪肉瘤和非特殊类型脂肪肉瘤。

好发于 50～70 岁，男性略多于女性，多发生于下肢，尤其是大腿、臀部和腘窝，其次是腹膜后、小腿、肩部和上臂。多表现为深部无痛性肿块，体积较大，边界不清，晚期可出现疼痛及功能障碍。

【超声特点】

因组织学类型和分化程度不同，声像图表现不一。

（1）高分化型脂肪肉瘤多表现为团块状或分叶状，边界较清楚，内部呈较均匀高回声，可有相对低回声区，可见少许血流信号。

（2）黏液样脂肪肉瘤是最常见的类型，表现为较均匀的低回声，其中黏液成分常呈囊性，可见少许血流信号。

（3）高度恶性脂肪肉瘤如多形性脂肪肉瘤，多呈强弱不等的混合性回声，血流信号较丰富。

（4）瘤内继发出血、坏死时，可出现不规则无回声；肿瘤亦可侵犯邻近骨骼，出现骨皮质破坏、缺损（图 13-3-11）。

【鉴别诊断】

高分化型脂肪肉瘤主要与较大、位置深在的脂肪瘤相鉴别，两者均含有不同程度的成熟脂肪成分，均可表现为高回声肿物，前者瘤体内可见低回声区及少许血流信号；黏液样脂肪肉瘤主要与含黏液成分的肿瘤相鉴别，如黏液纤维肉瘤等；其他类型脂肪肉瘤需与滑膜肉瘤、纤维肉瘤等相鉴别。但软组织肉瘤的超声表现特异性不高，确诊还需结合病理。

【临床意义】

大多数脂肪肉瘤呈局部浸润生长，切除后复发率较高，超声不但对术前确定手术方式、切除范围有指导意义，还可作为手术后随访监测的重要手段。

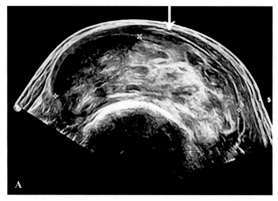
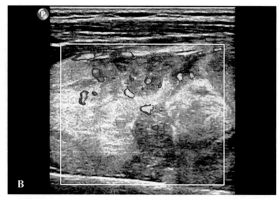

图 13-3-11 脂肪肉瘤声像图
A. 宽景成像显示左大腿深部肌层内较大实性软组织肿物，边界尚清，回声高低不均（↓）；B.CDFI 显示肿瘤内可探及较丰富血流信号

（七）滑膜肉瘤

【相关临床】

滑膜肉瘤（synoviosarcoma）属于间叶性梭形细胞肿瘤，是由未分化间叶细胞发生的具有滑膜分化特点的恶性肿瘤。其具有向上皮细胞及纤维细胞双相分化的特点，组织上分为纤维分化性、上皮分化性及混合分化性 3 种。病理学上分为双

相型、梭形细胞型及非特殊类型3种。

滑膜肉瘤多发生于青壮年，约半数发生在20～40岁，男女发病无明显差异，常发生于四肢近关节周围，以下肢关节特别是膝关节旁多见，约占2/3，与腱鞘、滑囊和关节囊的关系密切，很少发生于关节腔内。临床上滑膜肉瘤起病隐匿，肿瘤生长缓慢，病程长短不一，多表现为可触及的深在的无痛性软组织肿块，一般不引起明显的功能障碍，少数有疼痛及压痛和毗邻关节的功能障碍。

【超声特点】

（1）邻近关节或其他部位深在的团块状或分叶状的低回声肿物，边界尚清；呈浸润性生长，沿肌腱、腱鞘及组织间隙蔓延，甚至包绕邻近关节生长，可浸润破坏邻近骨质；肿瘤体积较大，多伴囊变、坏死及出血，常见钙化。

（2）彩色多普勒显示肿物内可见较丰富血流

信号，脉冲多普勒可探及高速高阻动脉血流频谱（图13-3-12）。

【鉴别诊断】

除典型的脂肪肉瘤具有特征性影像学表现外，其他软组织肉瘤均缺乏特异性影像学表现。滑膜肉瘤主要需与纤维肉瘤、韧带样纤维瘤等相鉴别。纤维肉瘤有巨大软组织肿块而骨质破坏较轻，无明显钙化，纤维肉瘤发病年龄较滑膜肉瘤大。韧带样纤维瘤多见于中青年，好发于大腿、腹壁及腹膜后，呈浸润性生长，边缘欠清晰，回声较低，且多均匀，内可见高回声条索影。

【临床意义】

超声能够清晰的显示肿瘤的形态、大小及与邻近组织的关系，不但对术前确定手术方式、切除范围有指导意义，同时借助超声引导下细针穿刺活检亦能提高本病术前诊断的准确性。

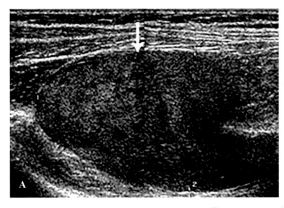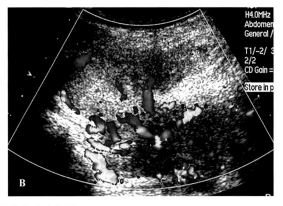

图 13-3-12 滑膜肉瘤声像图
A. 右膝关节旁可见一较大实性低回声肿物，形态不规则呈分叶状，内回声欠均（↑）；B.CDFI 显示肿瘤内可探及丰富血流信号

第四节 临床应用进展存在的问题和展望

在正常情况下，声束不能穿透致密坚硬的骨组织，仅能显示骨皮质表面的形态，不能显示深部结构。当肿瘤导致骨皮质破坏、连续性中断，或骨皮质明显膨胀变薄时，声束才能穿透病变骨

皮质，显示深部病变，超声在骨肿瘤诊断中有一定的应用价值。骨肿瘤超声检查所见必须结合临床病史、体征、肿瘤的好发年龄和部位综合分析判定，准确地定性诊断须穿刺病理检查。超声对骨肿瘤的整体显示不如 X 线、CT 和 MRI，如病变局限于髓腔内或骨内，骨质完整、厚度没有改变时，超声无法显示病变，但临床实践证明超声诊断骨肿瘤可起到辅助作用：①骨皮质被肿瘤溶

解破坏、缺损或变薄，可探查到肿瘤病灶及其范围，区别囊、实性；②判定恶性骨肿瘤向骨外侵犯，形成软组织肿块的大小及有无邻近重要血管、神经的侵犯；③应用 CDFI 可提供肿瘤内及周边的血流信息（包括血管的分布、血流多少及类型），有助于判定肿瘤良、恶性；④随访监测，动态观察和评估肿瘤化、放疗疗效及是否有术后复发；⑤判定恶性骨肿瘤有无远处器官及淋巴结等转移，寻找骨转移癌的原发灶；⑥超声引导定位进行肿瘤穿刺活检，使之更容易避开邻近重要血管、神经及肿瘤的坏死区。

近年来，随着超声技术的不断进展，超声对软组织肿瘤的显示能力与 MRI 近似，可成为影像学诊断的初选方法。超声对证实软组织肿瘤的存在、肿瘤囊、实性的判定是敏感可靠的，可较准确提供所在的解剖部位、大小和形态，与邻近血管、神经、关节和肌腱的关系，以及内部血流等信息。对实性肿瘤性质的判定，因其大体组织结构相近似，每种肿瘤的超声表现缺乏特异性，不能做出准确的组织学诊断。但根据超声的诸多表现，如肿瘤发生的部位、形态、大小、边界及内部回声、有无可压缩性、有无供养血管及血流类型、有无钙化等信息，再结合病史、临床表现、生长速度、好发部位、好发年龄等情况，可以帮助缩小鉴别诊断的范围，有助于判定肿瘤良、恶性。超声引导下进行肿瘤穿刺活检，可以精确定位、判定进针深度、避开重要神经、血管、选择取样部位。此外，超声在判断肿瘤与周围组织器官的解剖关系，在监测肿瘤复发等方面具有优势，简单易行。但欲判定软组织肿瘤确切的骨侵犯情况，应该借助 X 线和 CT。

思考题

超声检查软组织肿瘤较 MRI 有何优势，有何不足？

参考文献

[1] 中国医师协会超声医师分会.中国肌骨超声检查指南 [M].1 版.北京：人民卫生出版社，2017.

[2] 周永昌，郭万学.超声医学 [M].6 版.北京：人民军医出版社，2014.

[3] Fletcher C D M, Bridge J A, Hogendoorn P C W, Mertens F.World Health Organization classification of Tumours soft tissue and bone【M】. 4ed. Lyon: IARCP Press, 2013.

[4] Douis H, Parry M, Vaiyapuri S, et al.What are the differentiating clinical and MRI-features of enchondromas from low-grade chondrosarcomas[J]. Eur Radiol, 2018, 28(1):398-409.

[5] Yalcinkaya M, Lapcin O, Arikan Y, et al.Surface Aneurysmal Bone Cyst: Clinical and Imaging Features in 10 New Cases[J].Orthopedics, 2016, 39(5): 897-903.

[6] Freyschmidt J, Ostertag H.Ewing's sarcoma, fibrogenic tumors, giant cell tumor, hemangioma of bone: Radiology and pathology[J].Radiologe, 2016, 56(6): 520-535.

[7] 陈涛.超声在骨骼肿瘤诊断中的应用 [J].中华医学超声杂志：电子版，2010，7（7）：1098-1104.

[8] Wang C，Song R R，Kuang P D，et al. Giant cell tumor of the tendon sheath：Magnetic resonance imaging findings in 38 patients[J].Oncol Lett, 2017，13（6）：4459-4462.

[9] 郭稳、陈涛、王丹丹，等.超声弹性成像对腱鞘巨细胞瘤的辅助诊断价值 [J].中国超声医学杂志，2017，33（1），64-67.

[10] McCarville M B.What MRI can tell us about neurogenic tumors and rhabdomyosarcoma[J].Pediat Radiol, 2016, 46(6): 881-890.

[11] Braschi-Amirfarzan M, Keraliya A R, Krajewski K M, et al.Role of Imaging in Management of Desmoid-type Fibromatosis: A Primer for Radiologists[J].Radiographics, 2016, 36(3): 767-782.

[12] Ferrando P M, Garagnani L, Eckersley R, et al. Lipomatous tumours of the hand and wrist A series of 25 cases and review of the literature[J].Ann Ital Chir, 2014, 85(6): 587-592.

[13] Park S Y, Lee M H, Lee J S, et al. Ossified soft tissue recurrence of giant cell tumor of the bone: four case

reports with follow-up radiographs, CT, ultrasound, and MR images[J]. Skeletal Radiol, 2014, 43(10): 1457-1463.

[14] Kok A C, Terra M P, Muller S, et al. Feasibility of ultrasound imaging of osteochondral defects in the ankle: a clinical pilot study[J]. Ultrasound Med Biol, 2014,40(10): 2530-2536.

[15] Hung E H, Griffith J F, Ng A W, et al. Ultrasound of musculoskeletal soft-tissue tumors superficial to the investing fascia[J].AJR Am J Roentgenol, 2014, 202(6): W532-540.

[16] Chiang Y P, Hsu C Y, Lien W C, et al. Ultrasonographic appearance of subungual glomus tumors[J].J Clin Ultrasound, 2014, 42(6): 336-340.

[17] Lutterbach-Penna R A, Kalume-Brigido M, Morag Y, et al.Ultrasound of the thigh: focal, compartmental, or comprehensive examination[J]. AJR Am J Roentgenol, 2014, 203(5): 1085-1092.

[18] Carra B J, Bui-Mansfield L T, O'Brien S D, et al. Sonography of musculoskeletal soft-tissue masses: techniques, pearls, and pitfalls[J].AJR Am J Roentgenol, 2014, 202(6): 1281-1290.

[19] Ryu J A, Lee S H, Cha E Y, et al.Sonographic differentiation between Schwannomas and neurofibromas in the musculoskeletal system[J]. J Ultrasound Med, 2015, 34(12): 2253-2260.

[20] Kim O H, Kim Y M, Choo H J, et al.Subcutaneous intravascular papillary endothelial hyperplasia: ultrasound features and pathological correlation[J]. Skeletal Radiol, 2016, 45(2): 227-233.

（陈　涛　徐钟慧）

第十四章　浅表淋巴结

第一节　浅表淋巴结解剖及生理

一、淋巴结解剖结构及功能

淋巴系统由淋巴结和淋巴管构成。淋巴结属于外周免疫器官。正常淋巴结呈扁圆形，形似"小肾"，长径 5～15 mm。淋巴结的一侧常有凹陷，称为淋巴门，是血管和输出淋巴管出入的部位，可以位于淋巴结的一侧或一端。淋巴结外被包膜，包膜可伸入淋巴结实质内形成小梁，输入淋巴管由包膜进入淋巴结的淋巴窦内。淋巴结实质分皮质和髓质，皮质由浅到深依次为皮质淋巴窦、淋巴小结（淋巴滤泡）、副皮质区；髓质包括髓索、髓质淋巴窦、脂肪和疏松结缔组织，与淋巴门相连（图 14-1-1）。

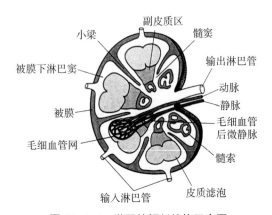

图 14-1-1　淋巴结解剖结构示意图
（引自：姜玉新，李建初.周围血管和浅表器官超声鉴别诊断图谱.2 版）

淋巴结的主要功能是滤过淋巴，产生淋巴细胞，参与免疫反应。进入体内的细菌、异物、毒素，以及体内产生的肿瘤细胞经淋巴结内的巨噬细胞吞噬清除，从而得到过滤。淋巴小结可产生 B、T 淋巴细胞，经淋巴窦进入淋巴输出管，汇入血液。淋巴结也是各种细胞免疫反应、体液免疫反应、吞噬作用的重要场所。

二、浅表淋巴结分布

人体约有 300～800 个淋巴结，其中浅表淋巴结主要分布于头颈部、锁骨上、腋下、腹股沟几个区域。

1.头颈部淋巴结包括水平和垂直分布两组（图 14-1-2）。水平分布的淋巴结包括：颏下（收纳颏部、口底、舌尖淋巴回流）、颌下（收纳口腔、咽部、面部淋巴回流）、腮腺（收纳腮腺、脸面、头皮淋巴回流）、乳突（收纳颅顶头皮、耳区淋巴回流）和枕前淋巴结（收纳枕后、颈后头皮淋巴回流）。垂直分布的淋巴结包括：颈前淋巴结（收纳喉、甲状腺、甲状旁腺、气管颈段、食管颈段的淋巴回流）、颈外侧淋巴结、咽后淋巴结（收纳鼓室、咽鼓管、鼻咽和口咽部的淋巴回流）。

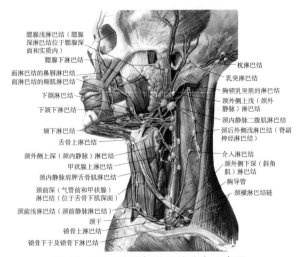

图 14-1-2　头颈部淋巴结分布示意图
（引自：奈特主编.张卫光译.奈特人体解剖学彩色图谱.6 版.北京：人民卫生出版社，2015.）

2.腋下淋巴结可分5群（图14-1-3）：外侧群（亦称外侧淋巴结，收纳上肢深浅静脉淋巴回流），前群（亦称胸肌淋巴结，收纳乳房外侧、上腹前外侧壁淋巴回流），后群（亦称肩胛下淋巴结），中央群（收纳上述3群淋巴回流），尖群（收纳中央群输出的淋巴）。

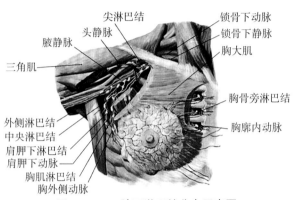

图14-1-3 腋下淋巴结分布示意图
（郭光文，王序 . 人体解剖彩色图谱）

3.腹股沟淋巴结分浅、深两群（图14-1-4）。浅群淋巴结收纳会阴、外生殖器、臀部及大腿前内侧淋巴回流，深群淋巴结数目少，收纳下肢深部及外阴深层淋巴回流。

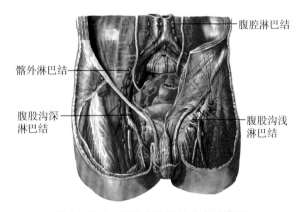

图14-1-4 腹股沟淋巴结分布示意图
（郭光文 王序 人体解剖彩色图谱）

第二节 正常浅表淋巴结超声检查

一、浅表淋巴结超声检查适应证

1.临床检查发现浅表淋巴结肿大，进行超声

检查有助于鉴别良、恶性淋巴结。

2.浅表淋巴结相应引流区域发生占位性病变，进行局部浅表淋巴结超声检查，有助于判断病变性质及淋巴结是否受累。

3.临床疑诊淋巴瘤患者，应进行全面的浅表淋巴结超声检查。

4.肿瘤治疗过程中及治疗后，定期进行浅表淋巴结超声检查，观察治疗效果，明确有无复发。

二、浅表淋巴结超声检查方法

1.仪器条件 淋巴结超声检查在很大程度上受仪器分辨率和扫查技术的影响，应选择7.5 MHz以上高频率探头，仪器内预设浅表器官条件。彩色多普勒超声检查应适当降低标定的最大血流速度范围，提高增益，降低壁滤波。

2.体位 检查前患者无须特殊准备。根据检查部位不同，检查过程中患者采取相应体位。检查头颈部时需保持颈部平直。检查腋下时上肢上举，充分暴露腋窝。检查腹股沟时双下肢伸直、分开，双脚外展。

3.标准断面及测量 灰阶超声显示淋巴结最大长轴切面，测量其长径及短径。彩色多普勒超声测量异常血流的最大流速及阻力指数。

三、淋巴结的正常声像图特点

1.超声检查内容 二维超声检查明确有无肿大淋巴结，及其数目、分布。观察淋巴结的形状，内部回声（皮、髓质是否清晰、二者比例是否正常、髓质位置是否正常、有无钙化），淋巴结有无融合，淋巴结与周围结构的关系。彩色多普勒超声观察血流多少、分布及形态。

2.正常淋巴结超声声像图表现（图14-2-1～图14-2-4） 正常淋巴结一般呈扁卵圆形或扁圆形，包膜光滑。长径差异较大，短径多 < 5 mm，因此判断淋巴结肿大时，短径增大比较有意义，短径测值在 0.5 cm 之内是正常淋巴结较为合理的判断标准，长径测值的意义较小。此外，一般来说正常淋巴结长径与短径的比值（L/S）> 2，但是颌下淋巴结较为特殊，正常时 L/S 可 < 2。

高分辨率超声能够显示淋巴结的皮质和髓质结构，皮质位于周围，呈均匀低回声，髓质位于中央，呈较强回声。部分正常淋巴结受体积过小、位置过深或过浅、超声分辨率有限等因素影响，在超声检查时髓质可显示不清，淋巴门位于淋巴结的一侧或一端，或难以显示门部，应密切结合临床情况进行判断。彩色多普勒超声可显示正常淋巴结的淋巴门部及髓质内点、线状血流信号，典型的正常淋巴结血流表现为淋巴门部和髓质内规则分布的细小分支状血流信号。

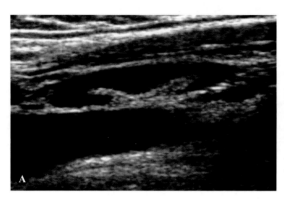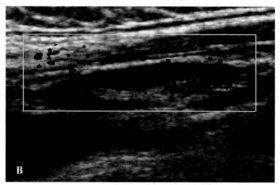

图 14-2-1　正常颈部淋巴结声像图

A.二维超声显示正常颈部淋巴结呈扁圆形，皮质及髓质分界清晰；B.彩色多普勒超声显示淋巴结髓质内点条状血流

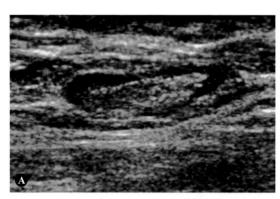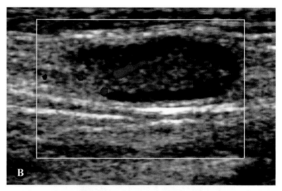

图 14-2-2　正常腋下淋巴结声像图

A.二维超声显示正常腋下淋巴结呈扁圆形，皮髓质分界清晰；B.彩色多普勒超声显示淋巴结髓质内散在点状血流

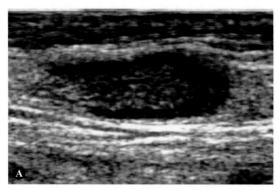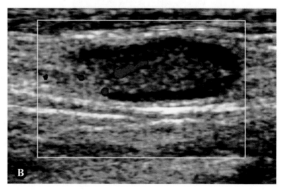

图 14-2-3　正常腹股沟淋巴结声像图

A.二维超声显示正常腹股沟淋巴结呈扁圆形，皮髓质分界清晰；B.彩色多普勒超声显示淋巴结髓质内条状血流

图 14-2-4　A.正常颈部淋巴结二维超声动态声像图；B.正常颈部淋巴结彩色多普勒血流动态声像图

第三节　病理性淋巴结超声诊断

一、淋巴结反应性增生

【病理与临床】

淋巴结属于次级淋巴组织，它们是抗原滤过网络的组成部分，其抗原来自间质的组织液和从外周传递至胸导管的淋巴结。淋巴结是对组织抗原免疫应答的主要场所。

淋巴结反应性增生是造成淋巴结肿大最常见的原因。多由急慢性感染、药物、异种蛋白产生的抗原引起的免疫反应。主要的病理改变是淋巴滤泡增生，最初滤泡增生仅限于皮质，严重时可发展到髓质，髓质减少，常伴有滤泡间的血管增生。随着感染和诱发因素的控制和缓解，反应性增生的淋巴结可逐渐恢复正常形态。

【声像图表现】（图 14-3-1，图 14-3-2）

二维超声声像图表现为淋巴结增大，可单发

或多发，多数不发生融合。增大的淋巴结仍保持规则的卵圆形，L/S > 2。淋巴结皮质呈均匀性增厚的低回声，包绕髓质，皮髓质分界清晰，髓质所占比例相对减少（图 14-3-1A）。彩色多普勒超声显示血流信号显著增多，由淋巴门进入，呈规则分支状分布于髓质，部分深入至皮质（图 14-3-1B）。

【鉴别诊断】

（1）淋巴结反应性增生与正常淋巴结鉴别：正常淋巴结呈长椭圆或扁圆形，皮髓质分界清晰，髓质位于淋巴结一侧，一端或中央；正常淋巴结的血流信号主要分布于髓质内，呈点状、线状。反应性增生的淋巴结皮质略增厚，因此淋巴结的短径稍增大，但仍为椭圆形，皮髓质均增宽，分界清晰；血流增加，但均由淋巴门进入，呈规则分支状分布于髓质内，放射状指向皮质。

（2）与恶性淋巴结鉴别，见表 14-3-1。

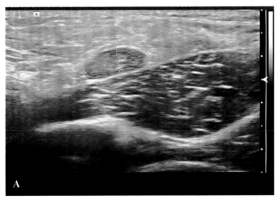 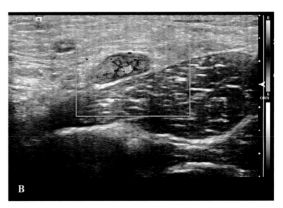

图 14-3-1　盆腔炎腹股沟淋巴结反应性增生

A.二维超声显示腹股沟区多发淋巴结皮质增厚，皮髓质分界尚清晰；B.彩色多普勒超声显示淋巴结内条状及分支状血流信号

图 14-3-2　腹股沟淋巴结反应性增生动态声像图
A.腹股沟淋巴结反应性增生二维动态声像图；B.腹股沟淋巴结反应性增生彩色多普勒动态声像图

表 14-3-1　良性反应性增生淋巴结与恶性淋巴结的超声鉴别要点

	良性	恶性
病因	急性或慢性炎性疾病	淋巴瘤或恶性肿瘤转移
淋巴结形态	扁平状或椭圆形，圆形少见	圆形或类圆形
长短径比值	≥2	<2
皮髓质	比值正常或变小，结构清晰	比值增大或髓质消失
皮质回声	正常水平，均匀	偏高不均匀（转移癌），偏低均匀（淋巴瘤）
淋巴门	居中，清晰	偏心或消失
血流信号	放射状分布，无非淋巴门处穿支血管	分布不规则，有非淋巴门处穿支血管
淋巴结融合	无	多见
Vmax	较低	较高
RI	较低	较高

二、结核性淋巴结炎

【病理与临床】

结核性淋巴结炎是结核菌引起的淋巴结结核性肉芽肿，可以是全身结核的局部表现，也可以是局部感染的结果，青少年多见，好发于颈部。主要病理改变是淋巴结肉芽肿性炎，伴干酪样坏死，可有液化坏死，偶有钙化形成。患者多全身症状不明显，多以淋巴结无痛性肿大为首发症状，合并肺结核时，可有低热、盗汗、倦怠无力等全身反应。

【声像图表现】

超声表现为淋巴结增大，以短径增大较明显（L/S＜2），淋巴结呈类圆形，常为多发，肿大淋巴结之间可相互融合。淋巴结皮质呈不均质低回声，髓质受压偏向淋巴结一侧，严重者髓质显示不清（图 14-3-3）。出现液化坏死时，肿大淋巴结内可出现极低回声甚至无回声（图 14-3-4，图 14-3-5）。陈旧的病变以及治疗后的病变可以出现强回声钙化灶。除上述直接征象外，一些间接征象也有助于诊断，如：皮肤与皮下组织受累时可肿胀、厚薄不均，淋巴结与周围组织分界不清。彩色多普勒超声显示淋巴结内部血流分布不均匀，血流信号减少。由于淋巴结髓质被挤压至一侧，所以彩色血流信号也偏于淋巴结一侧。

【鉴别诊断】

结核性淋巴结炎应与其他肿大淋巴结鉴别，特别是淋巴瘤。二者有很多相似之处，如 L/S 均

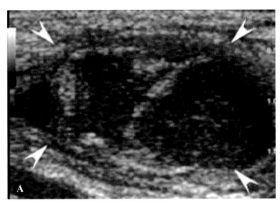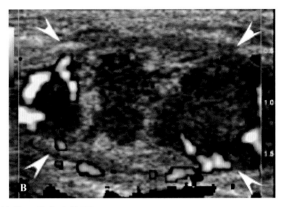

图 14-3-3 结核性淋巴结炎声像图

A.二维超声显示淋巴结内部回声不均，髓质显示不清；↑：病变淋巴结；B.能量多普勒超声显示淋巴结周边见较丰富血流；↑：病变淋巴结

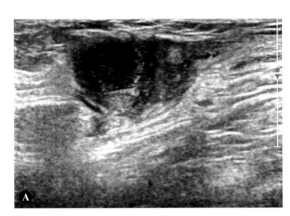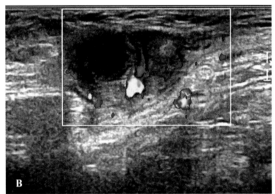

图 14-3-4 结核性淋巴结炎伴液化坏死声像图

A.二维超声显示淋巴结皮质增厚、边界欠清晰，内部回声不均，皮髓质分界不清，局部呈低至无回声，并可见少许散在的点状强回声；B.彩色多普勒超声显示淋巴结周低至无回声区内未探及明显血流信号，淋巴结局部及边缘可探及较丰富血流

图 14-3-5 结核性淋巴结炎伴液化坏死动态声像图

A.二维超声动态扫查，淋巴结边界欠清，皮质增厚，皮髓质分界不清，内部回声不均，伴低至无回声；
B.彩色多普勒超声动态扫查，淋巴结低至无回声区未见血流，局部及周边血流较丰富

＜2，髓质可消失，肿大淋巴结相互融合较常见。正因为如此，二者的鉴别才十分重要。二者的不同之处在于：淋巴瘤皮质增宽多为非均匀性，而结核性淋巴结炎皮质增宽以均匀性多见；结核性淋巴结炎可有结内液化、坏死或钙化，结节与周边皮肤、组织有粘连，淋巴瘤较少出现上述改变。彩色多普勒超声显示结核性淋巴结炎血流多位于结节无液化坏死的区域，而淋巴瘤多血流丰富，

以淋巴门分布为主，向周边延伸。

三、恶性淋巴瘤

【病理与临床】

恶性淋巴瘤是原发于淋巴网状系统常见的恶性肿瘤，分为非霍奇金淋巴瘤（Non-Hodgkin's lymphoma，NHL）和霍奇金淋巴瘤（Hodgkin's lymphoma，HL）两大类。我国以NHL多见，国外HL较多见。其病因一般认为与辐射、化学致癌剂、病毒如类疱疹病毒（EB病毒）等因素有关。本病主要侵犯淋巴结和结外淋巴网状组织。NHL病变部位可以是全身淋巴结，也可以是结外淋巴组织。HL病变部位主要是淋巴结，以颈部及锁骨上淋巴结最为多见，血管增生明显。

恶性淋巴瘤以男性多见，男女之比为1.5：1。各年龄段均可发生，国内以50～60岁发病率最高。早期无明显症状，仅以浅表淋巴结肿大为首发症状。凡淋巴结无原因渐进性持久性增大，或先有淋巴结肿大，后出现发热、各种抗生素治疗无效者均应高度警惕是否为恶性病变，随病情进展，患者可出现发热、贫血、衰弱、食欲下降、体重减轻或局部压迫症状。

【声像图表现】（图14-3-6，图14-3-7）

超声表现为淋巴结明显肿大，多数为多发，可仅局限于单一解剖部位，也可以多个解剖部位同时发生。对怀疑本病的患者要注意检查全身其他部位有无肿大的淋巴结及受累及的脏器，以利于临床分期及预后的判断。

常规二维超声检查可见淋巴结明显增大，形态呈卵圆形或圆形。L/S比值<2。中央髓质强回声消失或呈细线状，皮质非均匀增厚，使髓质及门部变形偏向一侧（图14-3-6A）。由于临床常见的NHL的病理改变主要是单一成分肿瘤细胞克隆性增生浸润，故大多数恶性淋巴瘤性淋巴结内较均匀的回声减低，部分病灶可显示为"蜂窝"样回声（图14-3-7A）。仪器分辨力不够高或病灶较为浅表时，淋巴结显示近似于无回声，部分淋巴结有融合，融合的淋巴结之间仍能看出分界。

彩色多普勒超声显示淋巴结内血供丰富，血流信号几乎充满整个淋巴结，采用多普勒能量图技术可以更加清晰地显示血管分布状态，淋巴门部血管粗大呈主干状，从主干血管发出许多分支伸向髓质和皮质，分布于整个淋巴结，其分支纤细，走行弯曲，有时非淋巴门处可见穿支血管（图14-3-6B，图14-3-7B）。

【鉴别诊断】

与结核性淋巴结炎鉴别：见结核性淋巴结炎部分。

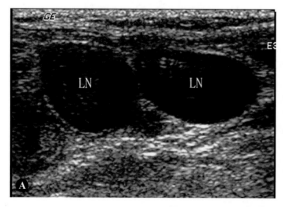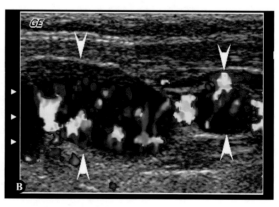

图14-3-6 颈部非霍奇金恶性淋巴瘤声像图

A.二维超声显示淋巴结回声均匀减低，近无回声，呈类圆形，边界清晰，皮质明显增厚，髓质显示不清；LN：淋巴结；B.彩色多普勒超声显示淋巴结内丰富且不规则血流；↑：病变淋巴结

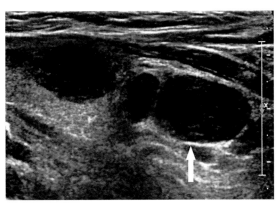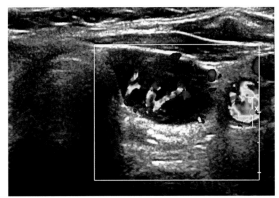

图 14-3-7　颈部弥漫大 B 淋巴瘤声像图

A.二维超声显示淋巴结类圆形，回声减低，局部呈"蜂窝"样回声（↑），边界清晰，皮髓质分界不清；

B.彩色多普勒超声显示淋巴结内丰富且不规则血流

四、淋巴结转移癌

【病理与临床】

经淋巴系统转移是全身各系统恶性肿瘤转移的主要途径之一。浅表淋巴结由于位置表浅易于被发现，临床上触诊淋巴结增大、质地硬、固定，但患者可能无明显临床症状，故正确判断淋巴结病变性质，确定有无淋巴结转移，对于肿瘤的确诊、分期、治疗方案的确定、疗效观察和肿瘤进展的监控均有一定的临床意义。

颈部淋巴结转移癌的原发灶绝大多数在头颈部，尤以鼻咽癌和甲状腺癌的转移最为多见。锁骨上窝淋巴结转移癌的原发灶多在胸、腹部。腋窝淋巴结转移癌的原发灶多在乳腺。肿瘤细胞的浸润，使淋巴结内结构破坏，并有肿瘤新生血管形成，由于肿瘤组织的环绕压迫，新生血管走行扭曲，不规则。

【声像图表现】（图 14-3-8 ～图 14-3-11）

超声表现为淋巴结肿大，外周包膜不清晰或有切迹，形态呈圆形、类圆形或分叶状，L/S 比值＜ 1.5 ～ 2.0，淋巴结的浸润程度与 L/S 比值

的减低呈密切相关。中央髓质强回声消失，或变窄呈细线状，皮质回声为不均匀的低回声或回声增强，并可有皮质不均匀增宽，淋巴门偏心（图 14-3-8A）。转移淋巴结形态特点亦与原发肿瘤的组织特点及生长方式密切相关，如甲状腺癌淋巴结转移，可显示较为特征性的点状钙化（图 14-3-9A，图 14-3-10A）及局部囊性变（图 14-3-11A）。转移淋巴结融合体积较大时，可对周围组织、大血管有挤压和浸润等征象。

彩色多普勒超声显示淋巴结转移癌可为多血供或少血供，以多血供者为主。结内血管失去正常分布形态，血流信号分布不均匀，血管移位，分支纤细，走行扭曲、紊乱，常显示为沿周边走行，非淋巴门处可见穿支血管（图 14-3-8B，图 14-3-9B，图 14-3-10B）。合并液化坏死和囊性变的淋巴结，囊变区不显示血流信号，表现为结内少血供（图 14-3-11B）。

【鉴别诊断】

与良性淋巴结肿大鉴别：见淋巴结反应性增生部分。

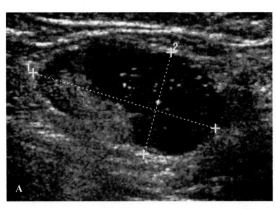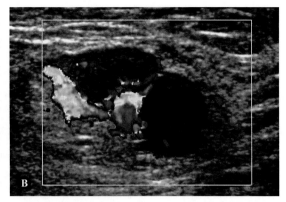

图 14-3-8　乳腺癌腋下淋巴结转移声像图

A.二维超声显示腋下淋巴结皮质不均匀增厚，皮髓质分界尚清晰，髓质偏心；B.彩色多普勒超声显示淋巴结内粗大且不规则血流

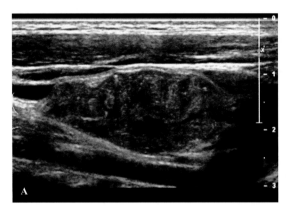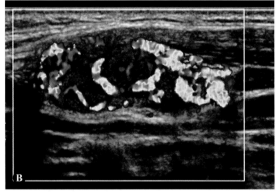

图 14-3-9　甲状腺癌颈部淋巴结转移声像图

A.二维超声显示甲状腺乳头状癌左侧颈部肿大淋巴结，形态欠规则，皮髓质正常结构消失、分界不清，内部可见散在的点状强回声；B.彩色多普勒超声显示淋巴结周边及内部丰富血流，血流分布杂乱

图 14-3-10　甲状腺癌颈部淋巴结转移动态声像图

A.二维超声动态扫查，甲状腺乳头状癌同侧颈部多发肿大淋巴结，沿颈部血管分布，部分相互融合，皮髓质正常结构消失、分界不清，内部可见散在的点状强回声；B.彩色多普勒超声显示上述淋巴结周边及内部丰富的血流信号，分布不规则

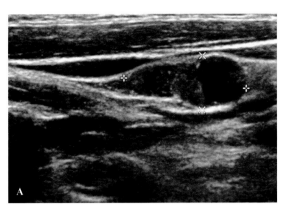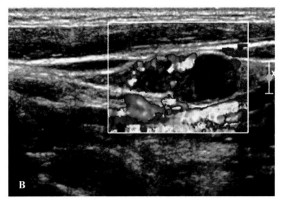

图 14-3-11　甲状腺癌颈部淋巴结转移伴囊性变声像图

A.二维超声显示甲状腺乳头状癌右侧颈部肿大淋巴结，皮髓质分界不清，局部呈无回声改变；B.彩色多普勒超声显示淋巴结无回声区域未见血流信号，周边可见散在的点、条状血流，血流分布杂乱

五、淋巴结超声造影

在恶性肿瘤的诊断和治疗中，对肿瘤引流区内的淋巴结进行评价是十分重要的。前哨淋巴结是最具肿瘤转移危险性的，通过对前哨淋巴结的评价能够早期发现肿瘤转移，并能预测整个淋巴引流区是否受到侵犯。此外，淋巴结肿大往往是全身疾病的局部表现，鉴别肿大淋巴结的良、恶性，对疾病的诊断和治疗有很大帮助。在高分辨率灰阶和彩色多普勒超声基础上，超声造影技术能进一步评价淋巴结的微循环情况，为明确肿大淋巴结的性质提供了更多信息。

淋巴系统的超声造影主要包括经静脉淋巴超声造影和经皮淋巴系统超声造影。当肿瘤转移到淋巴结时，肿瘤细胞会破坏其生长区域大部分微细血管。因此在灰阶超声造影上，淋巴结内部肿瘤浸润的区域常表现为低灌注区，坏死组织则表现为无灌注区。如果肿瘤细胞取代了正常淋巴结内组织，则造影时显示该处充盈缺损。因此，发生转移的淋巴结常见的造影表现为不均匀增强、局灶性增强以及充盈缺损。上述经静脉超声造影的特征为诊断转移性淋巴结提供了有力的依据。经皮淋巴系统超声造影可以显示从肿瘤的引流淋巴管，并追踪至前哨淋巴结。由于受微泡造影剂颗粒较大，以及黏附吞噬等因素，造影剂微泡只停留在第一级淋巴结内，因此超声造影可以较为准确的定位前哨淋巴结，减少淋巴结清扫的范围，并减轻相应的手术并发症。

（杨　萌）

第十五章 肝脏的术中超声

第一节 简介

术中超声扩展了外科医师的视野和手到病除的功能。它实用于许多不同领域，如：神经外科、血管外科、泌尿外科、胃肠外科及普外科。

一、术中超声的发展

术中超声的发展是经皮体外超声及科学技术发展的结果。1951 年 Wild 首先将术中超声应用于脑肿瘤手术。肾结石以及胆囊和胆道结石的术中超声最早开始于 1961 年，当时应用的是 A 型超声或非实时超声，由于 A 型超声提供的仅是波形而不是直观图像，图像分析较困难，未能被外科医师接受。20 世纪 70 年代末，高频实时 B 型超声的实用以及术中所用的特殊探头的发展（图 15-1-1、图 15-1-2），使现代术中超声（intraoperative ultrasound，IOUS）首先被证明可用于胆道和胰腺手术中（20 世纪 80 年代初）；Makuuchi 等报道了在肝脏手术中，应用术中超声可清晰显示肝脏肿瘤图像，安全进行切除手术（图 15-1-3）。故术中超声于 80 年代遍布于世界外科的各个领域，如：肝胆胰外科、神经外科、心血管外科，泌尿外科、胃肠外科及普通外科。实时动态术中超声对肝脏内部检查清晰的图像使肝脏手术有了奇迹般的变化。自 90 年代，彩色多普勒超声和内窥镜超声也融入术中超声，并成为术中定位不可缺少的手术步骤。随着超声技术不断地进展，超声造影和三维超声两项新技术也被应用于手术。前者是应用微形气泡造影剂，使部分常规超声难以清晰显示的病灶清晰地显示出来。三维超声技术可构筑脏器及肿瘤的三维结构，使肿瘤显示得更直观，更易被外科医生了解肿瘤与周围组织及血管的毗邻关系。为更好地将其应用于手术，外科医师均应接受这方面的教育和培训。

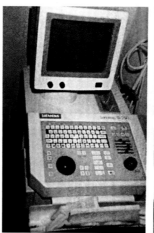
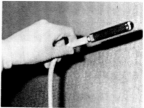
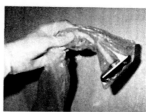

图 15-1-1　术中超声仪及其所用的 I 型（右上）和 T 型（右下）5.0MHz 线阵术中探头
T 型探头需加用一次性无菌塑料套

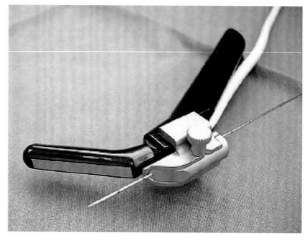

图 15-1-2　术中超声引导穿刺的 I 型探头和固定探针装置

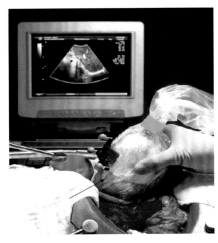

图 15-1-3 术中进行超声检查

二、术中超声的重要性

近年来，外科医师在肝脏手术中已不仅仅靠一双眼、一双手以及胆道造影和血管造影，而越来越多地将术中超声作为另一有力武器。术中超声的优势有以下几方面：

1. 术中超声与体外经皮超声相比，排除了胃肠气体及腹壁的影像，使用更高频率探头，使图像更加清晰，更易确定病变的性质。

2. 提高病变的检出率。尽管有无创性的影像检查如：体外经皮超声、计算机断层扫描（CT）及核磁共振成像（MRI）已有了飞速发展，但综合这些方法探测肝脏肿瘤的阳性发现率仍不超过 80%。尤其是直径 < 1.5 cm 的病变，术前常规检查常不易发现。对肝内实质深部的小病变，即使术中触诊亦不易被发现。而 IOUS 能够显示 4 ～ 5 mm 肝内病变。恶性肿瘤常有肝内转移，常为多发性小病灶，IOUS 可发现这些小病灶，为选择治疗方案的重要依据。文献报道，术中超声能比术前的 CT、MRI 提供更多信息，新病灶的发现率高达 94.3%，使 15% 的患者改变了手术方式。

3. 肿瘤可直接侵犯临近血管，在其内出现小的癌栓，IOUS 能很好地显示肿瘤与周围组织和血管的毗邻关系，以确定术式。

4. 病灶难以定性时，可行超声引导下定位穿刺活检，避开邻近的血管而准确刺入肿瘤内，明确良恶性病变。术中超声还可以引导插管、引流等操作。

因此，术中超声也将成为肝脏外科和胃肠外科医师不可缺少的助手。

三、方法学

手术过程包括开腹探查时对腹腔进行仔细观察、双手触诊。应用特殊的术中超声仪，由一名有经验的外科医师持 5.0 ～ 10.0 MHZ 探头进行术中超声检查。探头频率的选择应依据不同器官而定，原则上是在穿透力可及的范围内尽可能使用高频探头，这样会使图像更清晰。IOUS 最常用的是电子线阵扫描探头，其次为机械扇形扫描探头。I 型或 T 型两种术中超声探头极为小巧，可放在触诊探查时的两指之间，其探头仅宽 4 ～ 5 cm，有效视野范围为 3 ～ 7 cm，适用于检查肝、胰、脾、肾。笔形探头更窄，仅为 1 ～ 3 cm，适用于检查胆道、脑及末梢血管。T 型、I 型探头采用持弓式持握，笔形探头采用执笔式持握，另一只手固定脏器，开始检查。T 型探头适合横扫查和对肝内脉管系统的扫查；I 型探头多用于纵扫查和需要把手伸到横膈后方检查右肝后叶。术中超声探头及其导线可用气体消毒，但是这需用 48 h；而我们采用一次性的无菌塑料套套入探头，这样可连续用于患者，而无须再等气体消毒所花费的时间。超声探头晶体面与无菌塑料套之间用超声耦合剂介导。

第二节　肝脏的术中超声

一、肝脏外科解剖及其超声影像特点

肝脏是人体内最大的实质器官，借助其周围韧带固定于上腹部。分为三面：膈面、脏面和后面（图 15-2-1，图 15-2-2）。

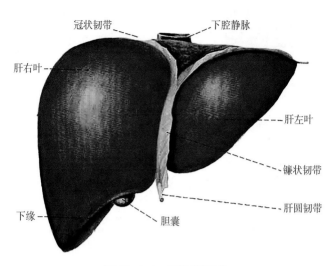

图 15-2-1　肝的膈面观

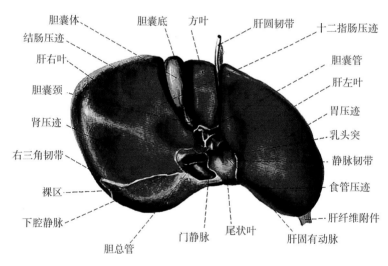

图 15-2-2　肝的脏面观

肝脏的功能性解剖：肝脏的分段是由肝脏的血管结构决定的，功能性肝段的解剖基础即由三支主要的肝静脉将肝脏分成四个区域。

1. 肝实质　肝实质的回声结构是规则的、伴有细小等回声结构（图 15-2-3）；其回声低于胰腺实质。

2. 肝静脉　肝静脉分支的管壁光滑、直接嵌入肝实质；其图像呈无回声、看不到管壁（图15-2-4）。

3. 门静脉　该静脉是肝门处最大、位置最靠后的结构，并以 120° 角分为左干及右干（图 15-2-5）。它与肝动脉及胆管组成特征性的超声结构。

与肝静脉不同的是，它在肝实质内被强回声所包绕。

4. 肝动脉　肝动脉伴随门静脉及胆管之间，辨认的特点是有搏动及动脉频谱。

5. 肝内胆管　在无扩张的情况下，胆管通常位于门静脉上方（图 15-2-6）。

6. 韧带及沟　这些结构在超声上呈强回声。

7. 下腔静脉　在肝脏后方呈圆形无回声结构，其直径随呼吸变化，并可见随右心房传导引起的搏动；还可见到循环血液回流时，下腔静脉管腔内细小光点的移动。

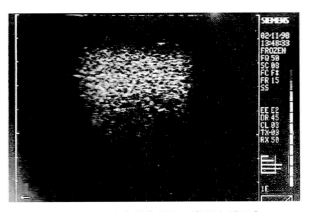

图 15-2-3　术中超声显示正常肝实质回声

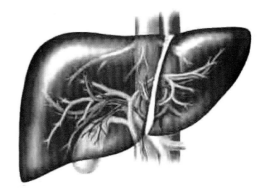

图 15-2-6　显示肝静脉及门脉（蓝色）、胆管系统（绿色）及肝动脉（红色）

二、肝脏术中检查方法

整个肝脏以纵向和横向扫描，由右肝外侧开始，探头从下外侧继续移向左侧圆韧带，同样扫描左肝外侧叶。原则是不要遗漏任何区域，尤其是常规超声检查的"盲区"：肝右叶靠近膈顶和肋膈角处、肝左外叶及靠近肝包膜的浅表肝组织。图 15-2-7 为纵向检查肝脏时的示意图。探头与肝脏之间由腹腔液体或无菌生理盐水接触介导。肝脏的超声探查取决于以下三步检查结果的分析：

1. 确定血管，以明确肝段。

2. 发现病变，并明确病变的大小、位置、数量及其与血管的关系，如：有无血管侵犯或栓塞、肿瘤周围供血情况等。

3. 超声引导下的穿刺活检。为此，可用 T 型超声探头，外科医师一手固定探头，另一只手持穿刺针并根据其回声进行穿刺。

上述操作在训练阶段可能需要 30 min；但当外科医师熟悉超声解剖和超声技术后，一般该操作过程仅需 10 ～ 15 min。一般无并发症及无菌区的污染发生。

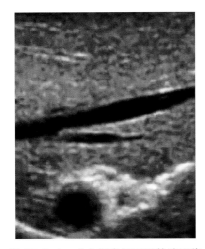

图 15-2-4　术中超声显示肝静脉图像

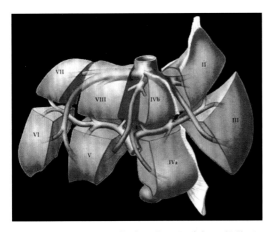

图 15-2-5　主要肝静脉属支、门脉与肝段关系

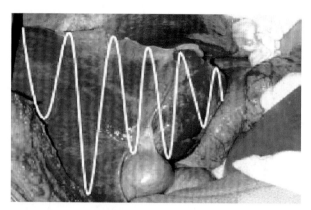

图 15-2-7 曲线表示术中超声探头纵向扫查整个肝脏时的轨迹，尤其是寻找转移性肝癌时，各个切面要有重叠的地方，以免漏掉小的病灶

三、术中超声发现

（一）良性病变

1. 腺瘤 肝细胞肿瘤多见于女性，有并发出血的可能性。超声图像可呈圆形或类圆形，多为低回声，有时也呈强回声；当中央出血时可出现无回声。胆管腺瘤较少见，可见于青年男性，超声图像呈圆形或类圆形，多为低回声结构，边界光滑清晰（图 15-2-8）。

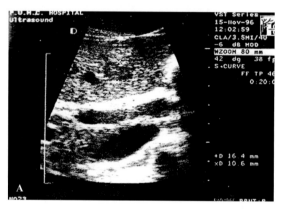
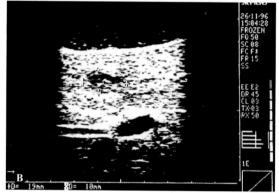

图 15-2-8 男性 31 岁，左肝内胆管腺瘤

A. 术前经皮超声发现左肝内 1.6 cm×1.0 cm 低回声类圆形实性占位；B. 术中超声定位显示左肝内 1.9 cm×1.0 cm 低回声占位，术中肉眼及探查未能发现该微小病变

2. 结节增生 病变呈圆形低回声区。

3. 血管瘤 有三种不同的超声图像。

（1）强回声图像 较常见，边界规则或欠规则。

（2）低回声图像 中央有分隔。

（3）伴无回声图像 其后方增强，提示内部为液体的回声（图 15-2-9）。

4. 血管平滑肌脂肪瘤 病变呈混合回声，边界清晰，形态规则（图 15-2-10）。

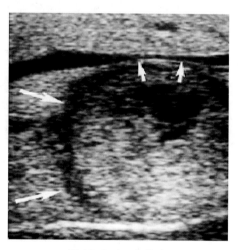

图 15-2-9 血管瘤

图像表现为边界清晰，形态规则（↑）；小箭头示血管瘤挤压右肝静脉，但无梗阻或血栓形成

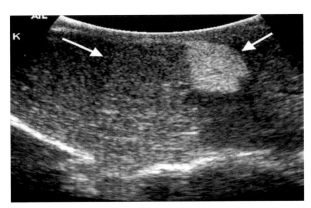

图 15-2-10 血管平滑肌脂肪瘤
边界清晰，其中高回声部分为脂肪成分较多区（↑）

5. 肝脓肿　早期呈不均质低回声，后期逐渐液化，内部出现无回声，可伴有分隔、壁厚、毛糙。

6. 包囊虫囊肿　包囊虫囊肿的特点是边界清晰、内部为圆形无回声的液体；其囊壁是有回声的，有时囊肿下方还附着有细小线状回声的子包囊虫壁。术中超声的目的之一在于显示囊肿之间的关系，以及囊肿与相邻组织的关系，如肝静脉、肝门等之间的关系，以避免手术损伤的危险；另外，还要发现其他小囊肿的部位，以防止包囊虫复发。

7. 胆管囊肿　边界清晰、内部为圆形或类圆形无回声结构，囊壁薄而规则，后方回声增强；大小由几毫米到数厘米不等。

8. 局部脂肪堆积或脂肪缺失　局部脂肪堆积表现为肝内中高回声（图 15-2-11），局部脂肪缺失

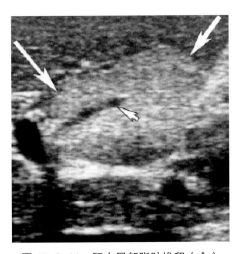

图 15-2-11 肝内局部脂肪堆积（↑）
声像图表现为高回声，无占位效应，注意小箭头表示的为肝内正常走行的小血管

表现为低回声（图 15-2-12），二者均边界欠清晰，形态不规则，探头加压后可见被轻微压缩，没有占位效应，不会挤压其他结构，肝内血管走行正常。

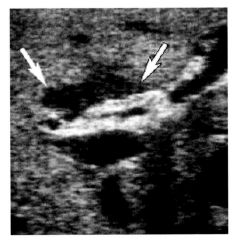

图 15-2-12 脂肪肝合并局部脂肪缺失（↑）
声像图表现为低回声，边界欠清，无占位效应，肝内血管走行正常

9. 肝内胆管结石　可见沿胆管走行方向分布的强回声，后伴声影，远端胆管扩张。注意与肝内胆管积气鉴别，后者也表现为沿胆管走行方向分布的强回声，但后方为彗星尾，且远端胆管不扩张。

（二）恶性病变

超声异常图像应包括病变的本身特点、大小、部位及数量等。

1. 肝脏转移肿瘤　大于 10% 的转移灶在术前漏诊（图 15-2-13 ～图 15-2-16），主要是存在于肝表面的小病灶，所以仔细全面扫查很重要。转移性肝癌的声像图表现多样（图 15-2-17 ～图 15-2-22），可能与原发肿瘤的组织成分和分化程度有关，可能的异常图像如下。

（1）最常见的异常图像是圆形或类圆形的强回声（图 15-2-23）；

（2）也可能是在肝实质内的低回声图像（图 15-2-24）；

（3）"靶"征图像是由中央的强回声环绕以低回声的晕环（图 15-2-25）；

（4）"公牛眼"征图像是由中央的有回声的

核心环绕无回声的液体；

（5）大的转移灶通常显示为中央无回声的坏

死区；有的实性的转移灶因压迫周围血管而间接出现其特征性的超声图像（图 15-2-26）。

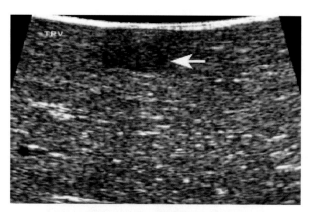

图 15-2-13　结肠癌肝转移

患者女性，44 岁，手术前 MRI 仅发现左外叶有结肠癌转移灶，术中超声发现另一直径 0.6 cm 转移灶（↑），从而改变手术方案

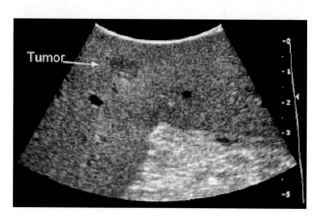

图 15-2-14　直肠癌肝转移

术前发现左肝占位，欲行肝部分切除术，但术中超声发现肝内布满多个小的病灶，所以放弃手术；Tumor：肿瘤

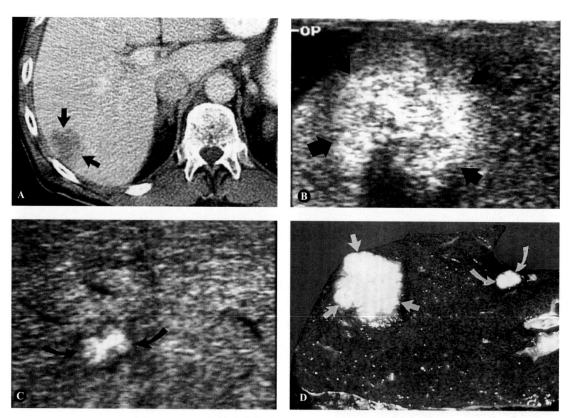

图 15-2-15　肝转移癌术前增强 CT、术中超声及大体病理

A. 为术前增强 CT 显示右肝直径 2 cm 结肠癌转移灶（↑）；B. 为术中超声显示该直径 2 cm 转移灶（↑）；C. 为术中超声发现另一个直径 0.8 cm 小转移灶（↑），术中触诊未发现；D. 为大体病理显示两个转移病灶（↑）

（引自：Lee，in Rumack，ed. Diagnostic Ultrasound，1991，496-497）

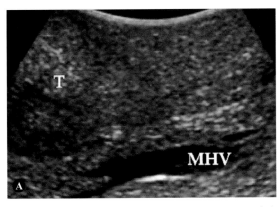
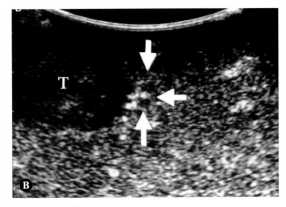

图 15-2-16　肝癌术中超声及术中超声造影

A.术中超声显示结肠癌肝转移病灶，边界模糊不清；B.术中超声造影，能够清晰的显示该转移灶边界，并能发现其旁两个小的转移灶（↑）；MHV：肝中静脉；T：肿瘤

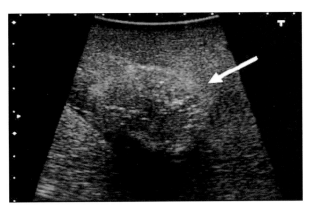

图 15-2-17　结肠癌肝转移

转移灶后方衰减，内可见小钙化灶（↑）

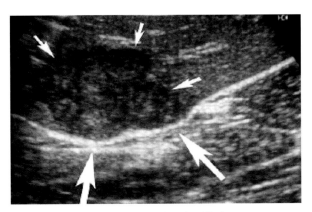

图 15-2-18　结肠癌肝转移

转移灶呈分叶状，肝包膜受转移灶挤压，略向外突；小箭头：肿瘤；大箭头：受挤压的肝包膜

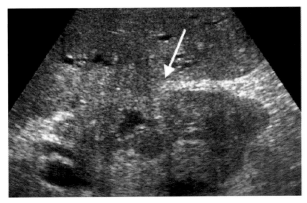

图 15-2-19　直肠癌肝转移图像

术中超声可见肿瘤破坏了高回声的静脉韧带（↑）

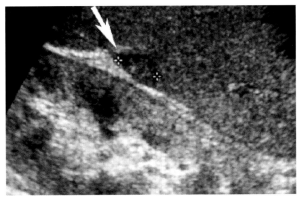

图 15-2-20　结肠癌肝转移

术中超声可用于寻找小的病灶，此图为结肠癌肝转移小病灶（↑），大小 0.8 cm × 0.6 cm

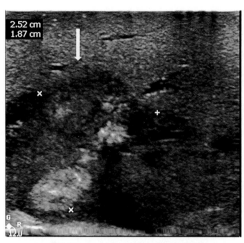

图 15-2-21　乙状结肠肝转移

患者男性，53 岁，肝内混合回声，内可见高回声（↑）

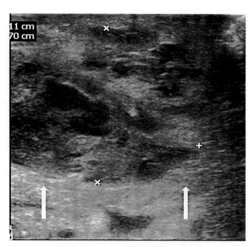

图 15-2-22　胃间质瘤肝转移

患者男性，70 岁，肝内混合回声，内部回声不均匀（↑）

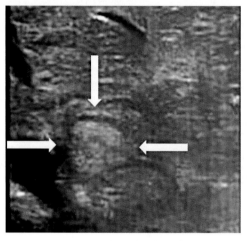

图 15-2-23　直肠癌肝转移声像图

患者女性，54 岁，肝内中强回声类圆形转移结节
（箭头）

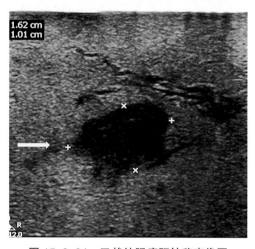

图 15-2-24　乙状结肠癌肝转移声像图

患者男性，57 岁，术中超声显示右肝内低回声占位
（↑），1.6 cm×1.0 cm

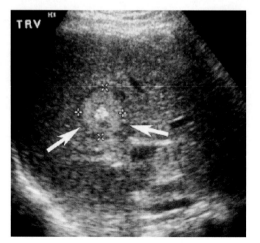

图 15-2-25　结肠癌肝转移

呈现"靶"环征，中心强回声为钙化（↑）

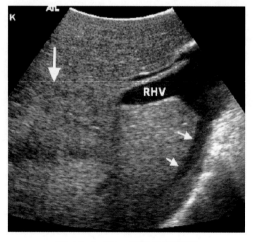

图 15-2-26　结肠癌肝转移

术中超声显示肿瘤边界模糊（大箭头所示），并侵
犯右肝静脉。RHV：右肝静脉；小箭头：肝右静脉属支

2.肝硬化肝癌 对于肝脏外科医师来说，最棘手的问题是既看不见，也摸不到肿瘤。尤其是直径小于 2 cm 的小肝癌，同时并发肝硬化的情况。这种既看不见，也摸不到的肿瘤约占 60%。因而，术中超声尤为重要（图 15-2-27 ～图 15-2-36）。

此外，术中超声还用于发现其他肝内新生结节、增生结节、血管瘤等，并进行术中穿刺活检，以除外恶性病变；其敏感性较术前检查高 2 倍。

瘤栓是肝细胞肝癌扩散的一个特征。术中超声对此诊断的敏感性较术前检查高 3 倍。超声也是唯一能同时诊断门静脉分支和肝静脉瘤栓的方式。从而进行肝段切除或保留肝静脉的切除手术。

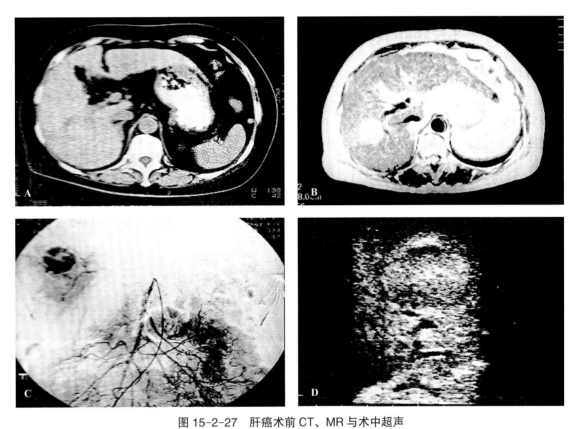

图 15-2-27 肝癌术前 CT、MR 与术中超声

A. ～ C. 女性患者，59 岁，术前 CT、MRI 及血管造影显示右肝癌；D. 术中超声显示肿瘤及其周围血管和胆管结构，肿瘤距肝表面 3 cm，肿瘤周边有晕环

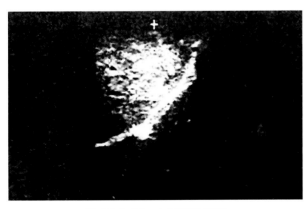

图 15-2-28 右肝后叶肝癌

患者女性，64 岁，术中超声显示右肝 3.7 cm × 3.4 cm 圆形强回声占位

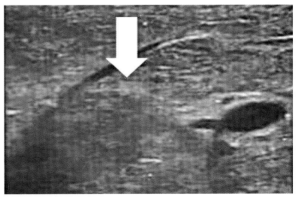

图 15-2-29 原发性肝癌

患者男性，52 岁，术中超声显示右肝脏低回声占位（↑）

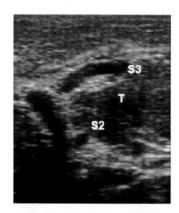

图 15-2-30　肝细胞肝癌

术中超声能清晰显示肿瘤与门脉分支及第Ⅱ肝段的毗邻关系，对术者提供重要信息。T：肿瘤；S2：左外叶上段；S3：左外叶下段

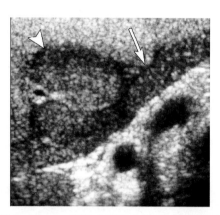

图 15-2-31　肝细胞肝癌合并局部脂肪缺失

术中超声显示 ◣：肝细胞肝癌；↑：局部脂肪缺失

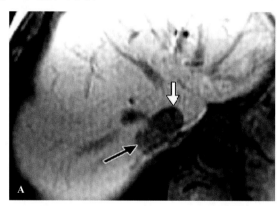

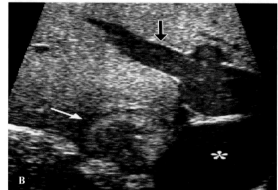

图 15-2-32　肝癌术前 MR 及术中超声

男性，54 岁；A. 术前 MRI，提示右肝实性占位（↑），病灶与下腔静脉（⇑）相邻，但不能确定病灶是否挤压或是侵犯下腔静脉；B. 术中超声，清晰显示病灶（⇑）挤压下腔静脉，但并无侵犯（*）；↑：显示的是肝中静脉

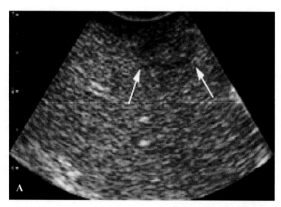

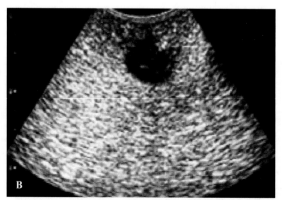

图 15-2-33　肝癌术中超声及术中超声造影

A. 术中超声显示一个边界欠清晰的中低回声（↑）；B. 术中超声造影能够非常清晰的显示该病灶

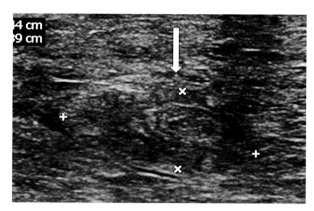

图 15-2-34 原发性肝癌

男性，44 岁，乙肝后肝硬化，原发性肝癌，低回声 2.4 cm×1.0 cm（↑），边界不清，内回声不均匀

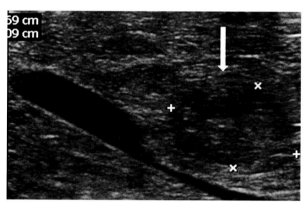

图 15-2-35 原发性肝癌

男性，48 岁，肝硬化合并原发性肝癌，肝内低回声 1.7 cm×1.1 cm（↑），内回声不均，压迫肝静脉，肝实质弥漫性回声减低、增粗

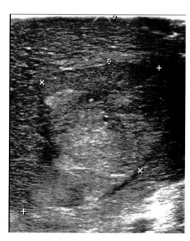

图 15-2-36 原发性肝癌

男性，66 岁，丙肝，原发性肝癌，右肝低回声 4.2 cm×2.8 cm，距离肝表面 1.0 cm，形态欠规则，边界尚清，内回声不均

第三节　胰腺的术中超声

一、胰腺的解剖

胰腺在胃的后方，横卧于腹膜后，呈棱柱状。表面被覆透明的薄层被膜，为后腹膜。胰腺右端膨大并向下形成钩状突起为胰头及钩突；稍向下略有变细的部分为胰颈；胰腺向左逐渐变狭窄形成胰尾；胰腺颈、尾之间的部分为胰体（图 15-3-1）。胰腺上缘紧邻腹腔动脉、腹腔神经丛和脾血管。下缘为横结肠系膜的根部。胰头被十二指肠包绕，其后方为下腔静脉；胰头钩突部向下突起并向后包绕肠系膜上动静脉。胰颈部狭窄，深面是肠系膜上静脉与门静脉的交界处。胰体部后方为腹主动脉。熟练掌握上述毗邻关系，尤其是胰腺与周围血管的关系，术中超声对胰腺肿瘤的定位及对胰腺癌可切除性的判断很重要。

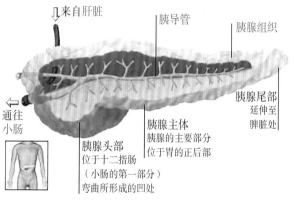

图 15-3-1 胰腺解剖图

二、胰腺术中检查方法

充分暴露胰腺，全面细致的触诊后，将探头直接接触胰腺表面，或注入生理盐水使探头距离胰腺表面 0.5 ～ 1.0 cm，以便不遗漏胰腺表浅组织病变，扫查要从胰头至胰尾顺次纵横多方位进行，可以适当翻转胰头或推开脾脏以免遗漏胰头和胰尾的病变。

三、术中超声发现

（一）良性病变

正常胰腺术中超声表现为边界清晰，内部回声为均匀细光点，呈中高回声，主胰管直径 0.1～0.3 cm（图 15-3-2）。

1. 胰腺假性囊肿　表现为无回声，边界清晰，若合并出血或感染，内部可见密集点状回声。IOUS 可帮助寻找囊壁薄且无血管处穿刺或切开囊壁（图 15-3-3）。

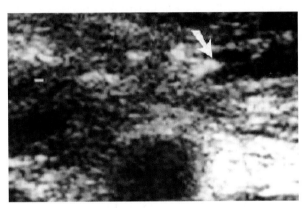

图 15-3-2　术中超声显示 18G 探针斜穿过胰腺组织而进主胰管内
↑：针头位置

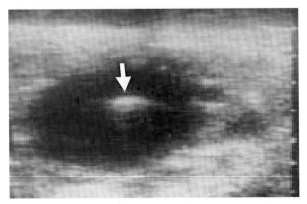

图 15-3-3　术中超声引导胰腺假性囊肿细针穿刺
↑：针头位置

2. 胰腺脓肿　表现为无回声，囊壁模糊，囊壁薄厚不均，内部回声杂乱不均。

3. 胰岛素瘤　胰岛素瘤是胰腺最常见的内分泌肿瘤，占胰岛细胞瘤的 70%～80%。直径小于 2 cm 的肿瘤常规影像发现率较低，而 75% 的胰岛素瘤直径小于 2 cm。部分瘤结节特别是瘤径＜ 0.5 cm 的肿瘤术中也难以触及，所以手术中肿瘤的准确定位是手术成功的关键（图 15-3-4，图 15-3-5）。术前的经腹壁超声、CT、MRI、DSA 和经皮选择性门脉穿刺取血胰岛素测定敏感性均不高，文献报道约 39%、31%、50%、49% 和 89%。而术中超声高达 91%～100%。胰岛素瘤术中超声显示为均质低回声或等回声，边界清，形态规则，呈圆形或椭圆形，多有完整包膜。

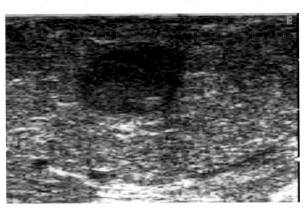

图 15-3-4　术中超声显示胰头部胰岛素瘤，直径 0.8 cm，呈低回声，因有包膜而边界清晰
（引自：D'Onofrio M. Abdom Imaging. 2007，32：200）

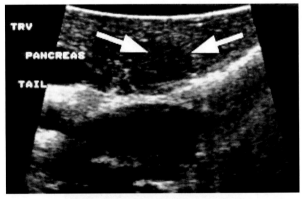

图 15-3-5　术中超声显示胰尾部胰岛素瘤（↑），直径 0.7 cm，呈均质低回声，边界清，形态规则，术前超声未显示该病灶；
TRV：横切面；PANCREAS：胰腺；TAIL：尾部

4. 慢性胰腺炎　胰腺回声弥漫性不均匀，回声增高，常伴有钙化（图 15-3-6）。部分病例可有局限性肿大。注意胰管内有无结石，胰管有无狭窄或扩张。

5. 胰腺囊腺瘤　多呈圆形或分叶状，边界清，内部为无回声，有分隔，呈多房，囊壁上可见乳头状高回声团，呈囊实性肿物（图 15-3-7）。

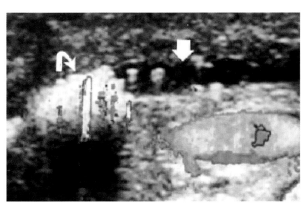

图 15-3-6　男，44 岁，慢性胰腺炎

直箭头显示扩张的主胰管及胰管旁小钙化灶，弯曲箭头显示胰头的大钙化灶

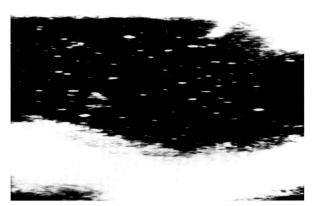

图 15-3-7　术中超声显示胰腺黏液性囊腺瘤，瘤内点状漂浮物清晰可见

6. 胰腺损伤　术中超声可以帮助显示胰腺外伤或手术损伤胰管、胰腺实质及周围血管等（图15-3-8，图15-3-9）。

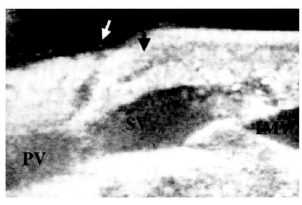

图 15-3-8　术中超声显示胰腺撕裂伤（白色箭头），黑色箭头显示扩张的主胰管，此刀刺伤并未损伤到门静脉（PV）

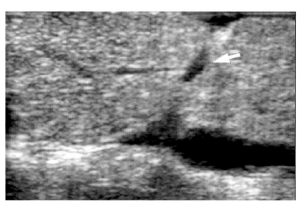

图 15-3-9　术中超声显示胰岛素瘤切除术后，该处主胰管破裂（↑）

（二）恶性病变

1. 胰腺癌

（1）胰腺癌瘤体表现：直径小于 3 cm 的胰腺癌多为低回声，回声较均匀，形态欠规则，边界尚清晰，较大的肿瘤内部回声不一，形态不规则，边界不清，常无包膜。多伴主胰管及胆总管扩张（图 15-3-10）。

（2）判断胰腺癌是否浸润肠系膜上动脉、脾动脉、腹腔干及腹主动脉：检查肿瘤是否接触并包绕上述动脉，三层动脉管壁是否完整未被破坏（图 15-3-11）。

（3）判断胰腺癌是否浸润肠系膜上静脉、脾静脉、门脉主干及下腔静脉：血管是否僵硬或被肿瘤包绕，血管壁是否连续性中断，管腔内是否有低回声栓子（图 15-3-12 ～图 15-3-15）。

（4）检查是否有肝转移，图像特征及检查方法在上一节中已描述，在此不再赘述（图 15-3-16，图 15-3-17）。

（5）检查胰腺周边及腹膜后淋巴结：淋巴结小于 5 mm 且皮髓分界清晰、呈扁椭圆形时，一般不考虑转移；直径处于 5 ～ 10 mm 且纵横比小于 2:1 的类圆形淋巴结，应疑似有转移；若最大径大于 10 mm，呈类圆形，皮质增厚，髓质变薄或消失，彩色多普勒显示血流丰富且紊乱，多为肿瘤转移。

2. 胰腺囊腺癌　表现为无回声内有多个实质性低回声，形态不规则，囊内壁毛糙（图 15-3-18）。

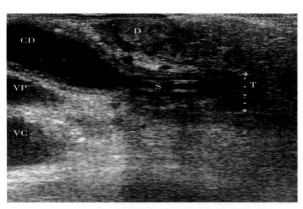

图15-3-10　显示胰腺癌堵塞胆总管，使胆总管增宽至1.1 cm
CD：胆总管增宽伴胆汁淤积；T：胰腺癌瘤体；
VP：门静脉，VC：下腔静脉，S：支架，D：十二指肠
（引自：Jakimowicz J. Surg Endosc. 2006，20：S425）

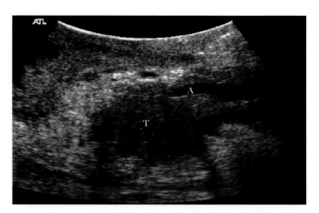

图15-3-11　术中超声显示胰腺肿瘤包绕肝总动脉，所以该肿物不能手术切除
T：胰腺肿瘤；A：动脉

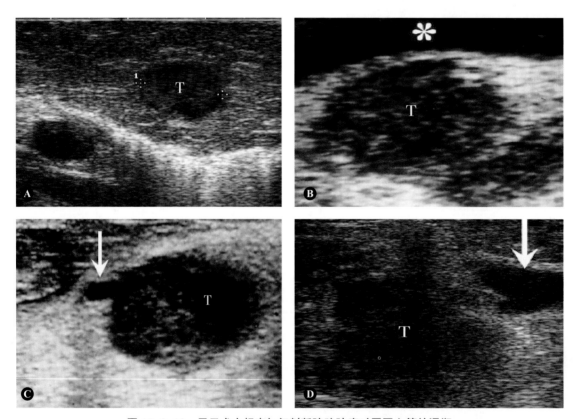

图15-3-12　显示术中超声如何判断胰腺肿瘤对周围血管的浸润
　　A.显示肿瘤位于胰腺组织内，远离周围血管；B.显示肿瘤与上方肠系膜上静脉（＊）间还有少许的正常胰腺组织，未浸润该血管；C.显示肿瘤与右侧胃十二指肠动脉（↑）管壁相连，分界不清，对管壁有浸润；D.显示肿瘤形态不规则，边界不清，挤压左侧肠系膜上静脉（↑），使其管腔变形，静脉内可见低回声癌栓；T：肿瘤
　　（引自：D'Onofrio M. Abdom Imaging. 2007，32：200）

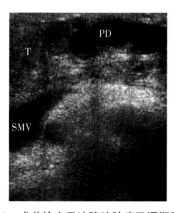

图 15-3-13 术前检查示该胰腺肿瘤已浸润肠系膜上静脉，不能手术切除，但术中超声显示该肿物（T）与肠系膜上静脉（SMV）间还有正常组织，并未接触及浸润，所以可以手术切除，术后病理亦证实血管无浸润

PD：扩张的主胰管

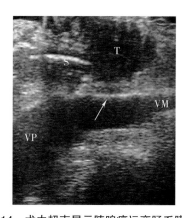

图 15-3-14 术中超声显示胰腺癌远离肠系膜上静脉，无浸润（↑）

T：胰腺癌；S：支架；VP：门静脉；VM：肠系膜上静脉

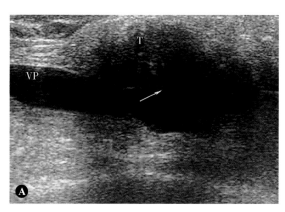 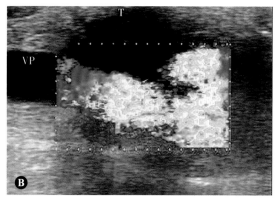

图 15-3-15 术中超声显示胰腺癌与门静脉的关系

A. 术中超声显示胰腺癌浸润门静脉管壁（↑）；B. 彩色多普勒显示肿瘤与门静脉关系；T：胰腺癌；VP：门静脉

（引自：Jakimowicz J. Surg Endosc. 2006，20：S425）

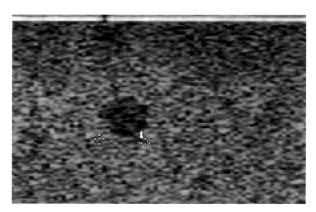 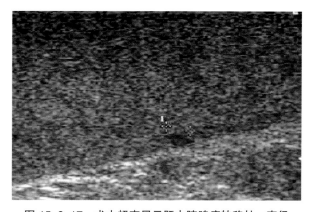

图 15-3-16 术中超声显示肝内胰腺癌转移灶，直径0.3 cm，低回声，边界清

图 15-3-17 术中超声显示肝内胰腺癌转移灶，直径0.2 cm，位于右肝包膜下

（引自：D'Onofrio M. Abdom Imaging. 2007，32：200）

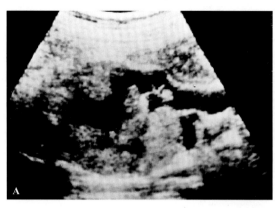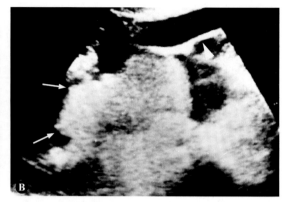

图 15-3-18　胰腺囊腺癌的术前和术中声像图比较
A. 术前经皮超声显示胰腺囊腺癌；B. 术中超声，更好的显示囊腺瘤（长箭头）与主胰管（短箭头）的关系

第四节　临床应用研究

应用术中超声对 49 名患者进行了临床研究。其入选标准为：（1）已知有肝脏病灶；（2）可疑有肝病病灶，如：肝转移癌可能性大的胃癌或结肠癌患者。

术前准备包括病史采集、体格检查、生化指标、凝血检查、胸部 X 线拍片、癌胚抗原等常规工作。术前影像学检查包括所有患者的体外经皮超声（n=49），部分患者行核磁共振成像（n=11）及计算机断层扫描（n=34）。

全部患者的术中评定包括肉眼观察、双手触诊及术中超声并根据术前影像学检查及术中评定进行对比分析。结果发现：体外经皮超声、核磁共振成像及计算机断层扫描，对所有经术中确定的肝脏肿瘤的阳性发现率分别为 55%、55% 及 74%。7 例患者（14%）的肝脏肿瘤经术中望诊、触诊均未发现，仅靠术中超声检查才确定。本研究 49 名患者中，23 名患者最终被证明患肝脏肿瘤。其中，15 例为恶性（原发性肝癌 9 例，转移癌 6 例）、8 例为良性肿瘤（血管瘤 3 例，肝囊肿 4 例，胆管腺瘤 1 例）。

该研究结论表明，术中超声是检查发现肝脏肿瘤最灵敏、最特异的方法，它直接影响相当数量患者的手术治疗。本研究于腹部探查时以 5.0 MHZ 的 I 型或 T 型探头进行的术中超声，证明了以往报道的术中超声的优越性是经得起手术考验的。

近年来，人们认识到经皮腹腔超声时，由于皮肤、皮下组织、肌肉、肋骨及肠道气体导致声波的衰减和散射，很大程度上妨碍了理想的超声成像。而且，体外超声需较大的声波以便穿透距离相对较远的腹腔内的脏器，因而需要较低频率的探头，这又直接影响了图像的分辨率和质量。术中超声可以发现许多其他影像学检查无法发现的病灶。术中超声——这种特殊的高级声像仪器使手术中快速、准确成像成为可能。有经验的外科医师能够很快学会并运用这种有用的工具。术中超声虽与传统超声的诊断标准相似，但它却具有可直接或以最短距离放置于肝脏表面的优点。

术中超声的影像资料有助于分辨肝脏中正常或异常的胆管或血管的解剖结构，确定已知的肿瘤及其他隐匿的肿瘤，尤其是那些可疑有病灶或术前影像检查发现，但术中又无法扪及的病灶。

第五节　腹腔镜超声

腹腔镜超声（laparoscopic ultrasonography，LUS）是近年来在现代腹腔镜外科高速发展基础上开发出的一种将腹腔镜检查和术中超声检查结合于一体的新型影像学诊断技术。20 世纪 60 年代，日本学者 Yamakawa 第一次使用直径 5 mm，长 30 cm 的超声探头通过腹腔镜来观察胆囊结石和胃癌，由此开创了 LUS 在腹腔镜手术中的应用尝试。90年代在腹腔镜超声影像学方面技术逐渐成熟。在肝脏、胆道、胰腺、泌尿系及血管等方面已积累了较多、较成熟的临床经验。

目前使用较多的腹腔镜超声探头包括外径10.0 mm频率4.0～10.0 MHz变频线阵探头和外径11.0 mm频率3.0～8.0 MHz的变频凸阵探头，两组探头导线长均为375 mm，通过手柄的调控装置，探头末端可做一定角度和方向的调整以充分接触靶器官。LUS具有实时高分辨率、血流成像及穿透力适中等特点，可以多角度直接接触靶器官，不受腹壁、骨骼及含气空腔脏器等物理屏障干扰，不仅具有腹腔镜直观的视觉效果，也拥有超声影像特有的对深度、层次、解剖关系和组织性质的实时判断，并且LUS较常规超声具有更高

的分辨率和检出率。LUS增强了外科医生在术中对所查脏器的内部组织、病灶及周边重要解剖结构，治疗效果的探知能力。在腹腔镜术中可代替外科医生的"触摸"。可以更准确地识别肿瘤的大小、深度、具体位置与邻近血管关系的信息，显著提高了肿瘤的分期和可切除性的评估能力，从而进行有效的处理，协助外科医生制定治疗决策。LUS还可以发现术前检查遗漏的病灶并进行准确的肿瘤分期，协助定位、定性诊断，引导手术、穿刺或介入治疗等（图15-5-1，图15-5-2），避免使用造影剂放射性检查。对在术中不能确诊的占位性病变还可通过超声探头上的活检导孔，引导活检器械准确取得病理活检组织。

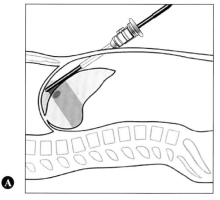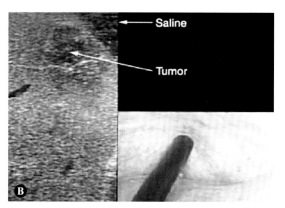

图 15-5-1　腹腔镜超声显示肝脏肿瘤

A.腹腔镜超声示意图，注入生理盐水有利于肝内病灶的显示，尤其是在膈顶的位置；B.腹腔镜超声显示在膈顶处的肝脏肿瘤；Saline，生理盐水；Tumor，肿瘤

（引自：Nadeem H. Ann Surg Oncol. 2014，21：2413）

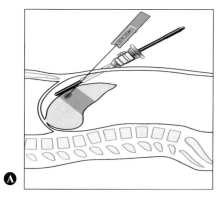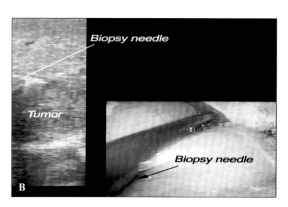

图 15-5-2　腹腔镜超声引导术中穿刺

A.腹腔镜超声引导术中穿刺示意图；B.在腹腔镜超声引导下，穿刺针进入肿瘤内；Tumor，肝脏肿瘤；Biopsy needle，穿刺针

（引自：Nadeem H. Ann Surg Oncol. 2014，21：2413）

一、LUS 在肝脏外科的应用

1. LUS 能在术中发现术前检查难以检出的微小病灶，如发现小的卫星灶或微转移灶等，对最终手术方案的制定和准确安全的实施具有重要意义。

2. 腹腔镜肝切除术面临的主要问题之一是如何在肝实质深部准确的确定病灶边界，LUS 能很好地解决这个问题，能够准确定位病灶的边界，既避免了因腹腔镜手术的触觉丧失可能引起的肿瘤"次全"切除，又避免了过多切除正常的肝组织。其次是如何控制镜下的出血。这一问题牵涉到如何在腹腔镜下准确找到病灶肝段的血管蒂，并以适当的方法予以处理，在处理较大的血管蒂时借助 LUS，术者可有一定程度的预见性，减少了突发的难以控制的大出血风险。LUS 可以明确肝实质内肿瘤的大小、数目、位置、范围、深度，并给出具体测量数据，彩色多普勒还可提供肝段内门静脉属支及门静脉、下腔静脉系统癌栓

情况，提供肿瘤与邻近重要血管、胆管及其他重要结构的关系，极大地提高术者的预见性，判断肿瘤可切除性，提高肿瘤完整切除率，降低出血及额外损伤风险，提高腹腔镜手术安全性和操作性，从而提高疗效和存活率，降低并发症和病死率。腹腔镜联合 LUS 可有效避免不必要的剖腹探查术。

3. 肝脏肿瘤消融治疗疗效确切，对某些无法切除而又难以进行经皮消融治疗的肝脏肿瘤患者，LUS 引导术中介入消融治疗具有独特优势，LUS 可以为腹腔镜术中介入消融提供精确、多角度、高分辨率的实时图像，并提供安全的介入入路。

4. 在肝脏的一些良性疾病如肝囊肿、肝脓肿等，在 LUS 引导下行囊肿开窗术或脓肿引流术会更加有效、安全。

二、LUS 在胆道外科的应用

1. LUS 可准确清晰的显示胆道解剖结构、内径、结石或病变情况（图 15-5-3，图 15-5-4），

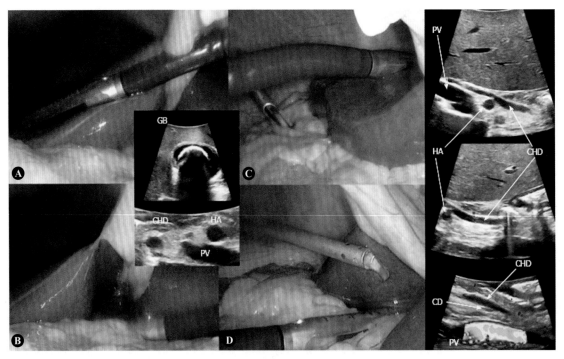

图 15-5-3 腹腔镜超声显示胆管

横向：A：通过肝脏成像；B：直接放于肝十二指肠根部。纵向：C：通过肝脏成像；D：直接放于肝十二指肠根部。CHD：肝总管；CD：胆囊管；HA：肝动脉；PV：门静脉；GB：胆囊伴其内结石

（引自：Dili A，Bertrand C. World J Gastroenterol. 2017，23（29）：5438-5450）

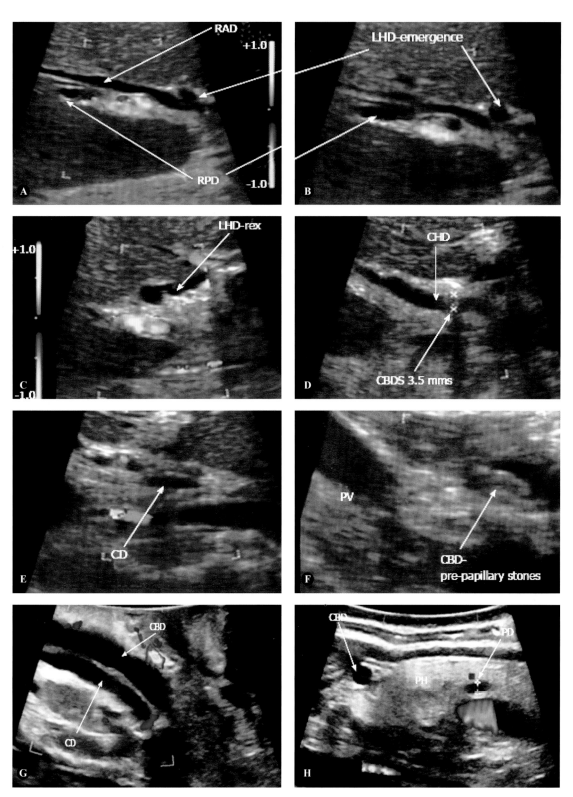

图 15-5-4　腹腔镜超声：胆管解剖

A ~ C：胆道解剖关系；D ~ F：胆总管结石；G、H：胆总管。RAD：右前段胆管；RPD：右后段胆管；LHD-emergence：左肝管近端；LHD-rex：Rex 隐窝处左肝管；CBDS：胆总管结石；CD（E）：胆囊管；CHD：肝总管；CBD-pre-papillary stones：胆总管乳头近端结石；CD（G）：胆囊管低位汇入胆总管；PD：胰管；PH：胰头；PV：门静脉

（引自：Dili A，Bertrand C. World J Gastroenterol. 2017，23（29）：5438-5450）

特别是对于胆总管下段的结石、肿瘤或未预期的病变是最简便、最有效的诊断技术。LUS 与术中胆管造影术比较，检查时间短，不需要分离胆管、插管，不易造成胆道损伤。通过 LUS 对结石大小的测量，术者能更好地把握胆总管切口的大小，避免切口过大造成的缝合困难以及反复延长胆总管切口。文献报道 LUS 检测胆总管隐匿性结石敏感性为 83% ～ 100%，特异性为 98% ～ 100%。LUS 为腹腔镜提供术中实时指导，提高结石的清除率，减少复发率。

2. 当 Calot 三角区因炎症解剖不清或解剖变异时，可依据 LUS 明确术野各重要管道走行，从而确定手术可行性，并最大限度避免和判断胆道损伤。

3. LUS 可敏感的探查胆囊实质性病灶内血流特征和胆囊壁受累情况，对于胆囊息肉性病变、胆囊壁增厚性改变与不典型胆囊癌的鉴别诊断具有重要作用，对胆囊切除术术中手术方式的选择具有重要意义。

三、LUS 在胰腺外科的应用

1. LUS 在胰腺癌中的应用

单纯腹腔镜下胰腺癌手术，因不能用手触摸而不能正确评估肿瘤与胰周血管的关系。LUS 检查可准确判断胰腺肿瘤具体范围，周边重要结构及受侵犯情况，尤其对小的肝转移灶、腹膜及腹膜后转移灶、血管浸润等方面明显优于其他各种检查，在胰腺肿瘤准确分期、可切除性评估和制定最终治疗方案等方面具有广阔的应用前景。

2. LUS 在胰岛素瘤中的应用

胰岛素瘤是胰腺最常见的内分泌肿瘤，治疗的最佳方法是尽早手术切除。本病根据典型的临床表现，诊断并不困难，但由于瘤体较小，在胰腺内发生的部位不恒定，又有隐匿、多发等特点，肿瘤的定位率很低，所以肿瘤的准确定位是手术成功的关键。腹腔镜手术创伤小、恢复快，LUS 通过全面扫描胰腺，明确胰岛素瘤的大小、数目、位置，瘤体与主胰管、门静脉、脾血管之间的关系（图 15-5-5），帮助决定选择哪种手术方式，

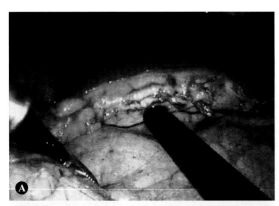

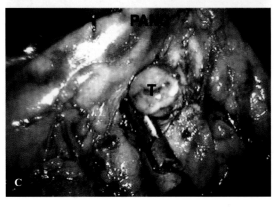

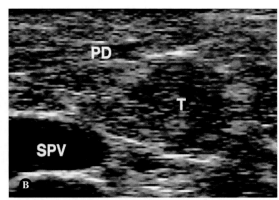

图 15-5-5 腹腔镜超声显示胰岛素瘤

A. 用 7.5 MHz 的腹腔镜超声探头直接接触胰腺进行扫查；B. 腹腔镜超声显示胰体部的胰岛素瘤，并显示肿瘤与周围血管和胰管之间的关系；C. 在腹腔镜超声引导下，腹腔镜将胰岛素瘤从周围正常胰腺组织中分离出来；SPV，脾静脉；PD，胰管；T，胰岛素瘤；PANC，胰腺

（引自：Iihara M. Surgery. 2001，130：1086）

全胰扫描更是可以避免遗漏胰腺实质内部病变，术中实时跟踪主胰管、门静脉、脾血管等管道，避免损伤，保证手术安全。

四、LUS 在胃肠外科的应用

1. 腹腔镜只能观察胃肠道浆膜层的情况，内镜只能观察黏膜层的情况，超声内镜对胃肠道肿瘤探查和分期具有一定价值，但存在不能发现远处转移灶等局限性，而 LUS 则可广泛检查胃肠道各层病变情况，腹腔镜术中可准确评估病变范围、局部重要结构及侵犯情况、远处转移病灶尤其是微转移灶等，从而提高病变切除率及准确性，降低并发症并最大限度减少不必要的开腹术。

2. 腹腔镜术中由于触觉感知的缺失，对于肠道等空腔脏器病灶的检测尤为困难，即使有术前影像学检查结果初步定位，但对于小病灶的术中实际位置的判断极其困难，腹腔镜超声对于肠道病灶的定位具有明显优势。

五、LUS 在泌尿外科的应用

1. LUS 可以准确了解病灶位置、大小、范围、血供等重要信息，显著提高肿瘤分期和可切除性评估能力。LUS 可以精确定位瘤体与正常肾脏组织的安全切除边界，分辨肾门血管的解剖，减少术中出血，缩短手术时间，减少并发症的发生。对于检测腹腔镜术中膀胱壁损伤、肾脏损伤和输尿管损伤并采取积极措施同样具有重要意义。

2. 腹腔镜下肾上腺切除术，肾上腺区域病变可能与肾上极和肝组织分界不清，LUS 可分辨病灶周围重要血管及其与肝、肾实质的分界，提高腹腔镜手术安全性、完整性和准确性。

LUS 使得超声影像技术在外科开创了新的应用领域，并已经成为腹腔镜外科的重要组成部分。LUS 对腹部各脏器腹腔镜手术辅助作用明显，对于提高腹腔镜手术安全性和准确性、提高腹腔镜手术疗效、降低并发症等方面具有明显优势。目前已经出现机器人导航技术、高强度聚焦超声及三维超声技术与 LUS 的整合研究和应用，随着腹腔镜技术和超声技术的不断进步，LUS 将越来越

体现出其不可替代的临床价值及广阔的应用前景。

参考文献

[1] Sahani D V，Kalva S P，Tanabe K K，et al. Intraoperative US in patients undergoing surgery for liver neoplasms：comparison with MR imaging[J]. Radiology，2004，232（3）：810-814.

[2] Kruskal J B，Kane R A. Intraoperative U S of the liver：techniques and clinical applications[J]. Radio Graphics，2006, 26（4）：1067-1084.

[3] Conlon R，Jacobs M，Dasgupta D，et al. The value of intraoperative ultrasound during hepatic resection compared with improved preoperative magnetic resonance imaging[J]. Eur J Ultrasound，2003, 16（3）：211-216.

[4] Schwarz L，Vibert E，Cunha S A. Intra-operative ultrasonography of the liver[J]. J Visc Surg, 2015,152(4): 245-250.

[5] Sahani D V，Kalva S P，Tanabe K K，et al. Intraoperative US in patients undergoing surgery for liver neoplasms: comparison with MR imaging[J]. Radiology, 2004, 232(3): 810-814.

[6] Rydzewski B，Dehdashti F，Gordon B A，et al. Usefulness of intraoperative sonography for revealing hepatic metastases from colorectal cancer in patients selected for surgery after undergoing FDG PET[J]. AJR Am J Roentgenol, 2002,178(2): 353-358.

[7] D'Onofrio M. Ultrasonography of the pancreas[M]. Germany: Springer, 2012.

[8] Long E E, van D J, Weinstein S, et al. Computed tomography, endoscopic, laparoscopic, and intra-operative sonography for assessing respectability of pancreatic cancer[J].Surg Oncol, 2005,14(2): 105-113.

[9] D'Onofrio M, Mansueto G, Vasori S, et al. Contrast-enhanced ultrasonographic detection of small pancreatic insulinoma[J]. J Ultrasound Med, 2003,22(4): 413-417.

[10] Wong M, Isa S H, Zahiah M, et al. Intraoperative Ultrasound with Palpation is Still Superior to Intra-arterial Calcium Stimulation Test in Localising Insulinoma[J]. World J Surg, 2007, 31(3): 586-592.

[11] Grover A C, Skarulis M, Alexander H R, et al. A prospective evaluation of laparoscopic exploration

with intraoperative ultrasound as a technique for localizing sporadic insulinomas. Surgery, 2005,138(6): 1003-1008.

[12] Doucas H, Sutton C D, Dennison A, et al. Assessment of pancreatic malignancy with laparoscopy and intraoperative ultrasound[J]. Surg Endosc, 2007, 21(7): 1147-1152.

[13] de Werra C, Quarto G, Aloia S, et al. The use of intraoperative ultrasound for diagnosis and stadiation in pancreatic head neoformations[J]. Int J Surg, 2015, 21 Suppl 1: S55-58.

[14] 张伟，李开艳，张青萍. 腹腔镜超声在外科腹腔镜手术中的应用 [J]. 中国超声医学杂志，2012，28（9）：856-858.

[15] Tanter S E, Thompson M H. A prospective single-blinded controlled study comparing laparoscopic ultrasound of the common bile duct with operative cholangiography[J]. Surg Endosc, 2003, 17(2): 216-219.

[16] Aziz O, Ashrafian H, Jones C, et al. Laparoscopic ultrasonography versus intra-operative cholangiogram for the detection of common bile duct stones during laparoscopic cholecystectomy: a meta-analysis of diagnostic accuracy[J]. Int J Surg, 2014, 12(7): 712-719.

[17] Nadeem H, Jayakrishnan T T, Groeschl R T, et al. Cost effectiveness of routine laparoscopic ultrasound for assessment of resectability of gallbladder cancer[J]. Ann Surg Oncol, 2014, 21(7): 2413-2419.

[18] Berber E, Garland A M, Engle K L, et al. Laparoscopic ultrasonography and biopsy of hepatic tumors in 310 patients[J].Am J Surg, 2004, 187(2): 213-218.

[19] Iihara M, Kanbe M, Okamoto T, et al. Laparoscopic ultrasonography for resection of insulinomas[J]. Surgery, 2001,130(6): 1086-1091.

[20] Ohno Y, Kumagi T, Imamura Y, et al. Usefulness of laparoscopy and intraductal ultrasonography in a patient with isolated immunoglobulin G4-related sclerosing cholangitis[J].Clin J Gastroenterol, 2018, 11(1):62-68.

[21] Sebastian M, Sroczyński M, Donizy P, et al. Schwannoma in the porta hepatis - laparoscopic excision under laparoscopic ultrasound guidance[J]. Wideochir Inne Tech Maloinwazyjne, 2017,12(3): 301-305.

[22] Singla R, Edgcumbe P, Pratt P, et al.Intra-operative ultrasound-based augmented reality guidance for laparoscopic surgery[J].Healthc Technol Lett, 2017,4(5): 204-209.

[23] Jamal K N, Smith H, Ratnasingham K, et al. Meta-analysis of the diagnostic accuracy of laparoscopic ultrasonography and intraoperative cholangiography in detection of common bile duct stones[J]. Ann R Coll Surg Engl, 2016,98(4): 244-249.

[24] Dili A, Bertrand C. Laparoscopic ultrasonography as an alternative to intraoperative cholangiography during laparoscopic cholecystectomy [J]. World J Gastroenterol, 2017,23(29):5438-5450.

[25] Gong NM, Yin HH, Cai WH, et al. IOUS and CE-IOUS during hepatic resection for patients with hepatocellular carcinoma in liver cirrhosis [J]. Clin Hemorheol Microcirc, 2019, 71(4):483-498.

[26] Ferrero A, Lo Tesoriere R, Russolillo N. Ultrasound Liver Map Technique for Laparoscopic Liver Resections [J]. World J Surg, 2019, 43(10):2607-2611.

（于健春　孝梦甦）

第十六章 超声造影在浅表器官中的应用

超声显像作为现代医学影像的重要组成部分，以其特有的实时性、准确性、便捷性、实用性、无创性等优点，被广泛地应用于临床各专科领域。近年来，超声造影剂及其成像技术的研发，推动了现代超声影像学的发展，使之成为多种疾病诊断和鉴别诊断的重要手段。通过外周静脉注射微泡造影剂，可增强病变组织与正常组织的对比差异，显示病变组织的血流灌注特点，从而提高超声发现病灶及定性诊断的能力，改善了超声诊断的敏感性和特异性，进一步拓展了其临床诊断和应用的潜力。近年来，超声工作者应用超声造影技术对以肝脏为主的实质性脏器进行了广泛的研究和临床应用，逐渐形成了一套理论体系及诊断标准，但对浅表小器官超声造影的临床应用价值仍处于早期探索阶段，尚未形成共识及标准。本章将就超声造影技术及其在浅表器官中的初步研究现状和潜在的临床应用进行讨论。

第一节 超声造影剂和造影成像技术

一、超声造影剂

早在 1968 年，Gramiak 和 Shah 首先提出了含气泡溶液作为超声造影剂的概念。他们最初的实验是在超声心动图检查时将振荡后的生理盐水注入升主动脉和心室腔内，由于盐水中的游离气泡与周围血液之间的声阻抗差很大，气泡在无回声的心血管内产生强回声而得以显示。接下来的研究发现许多其他的溶液被振荡后注入血管系统内也能产生相似的造影效果。这些早期游离性气泡造影剂的缺点是气泡较大、数量有限且不稳定，不易通过肺循环，因而无法用于左心或体循环的声学造影检查。

为了克服游离气泡的不稳定性，大量实验研究集中在探索由外膜包裹的微气泡造影剂。这些血管性造影剂是利用壳膜增加气泡的稳定性，防止其在血液中分解和融合。有些外膜是由弹性物质构成（如半乳糖、蛋白、脂质、高分子多聚体等）；而另一些外膜则由一种或数种表面活性剂的复合物组成。由于不同气体有其各自的物理化学特性，选用造影剂气体固然也非常重要。除了空气外，多种氟碳类气体、氮气等已被用作微泡气体。选用氟化物气体作为造影剂是因为它在血液中的溶解度低和蒸发压高，明显改善了造影剂的稳定性和增强效果。

造影剂的微泡直径均小于红细胞大小（< 7μm），具有稳定性好，溶解度低、反射性强等特点。采用外周静脉注射能够安全通过肺毛细血管床并进入体循环，随血流分布到身体各器官，通常可在血循环中持续 3 分钟以上。这些造影剂不仅能够增强彩色多普勒血流的信号，而且能够增强灰阶显像的回声性，明显改善声像图的对比分辨力。作为血管血池性超声造影剂，应具备对机体无毒性，可经周围静脉注射，能够通过肺循环和其他毛细血管床，以及稳定性好可持续循环一定时间等。

Albunex™ 是第一个获美国 FDA 批准商品化的超声造影剂。它是由声振 5% 人血白蛋白制成的含空气微泡（图 16-1-1）。Optison™ 则是可用于临床的第二代白蛋白类超声造影剂产品，它是由声振白蛋白和氟碳气体构成的悬浮液，与

Albunex™ 相比，Optison™ 明显改善了微气泡在血液中的稳定性和回声反射性。

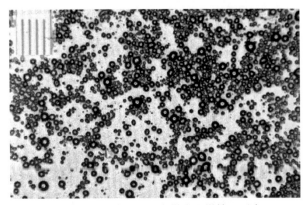

图 16-1-1　声振白蛋白微泡显微镜下形态

Levovist™ 是以糖为基质的微泡造影剂，由德国先灵公司研发。它由 99.9% 的半乳糖和 0.1% 的棕榈酸组成。棕榈酸是一种脂肪酸，能使微泡更小、更稳定。经静脉注射后，Levovist™ 可以在血液中持续循环超过 3 分钟。它已用于评价人体肝、肾、卵巢、胰腺、前列腺和乳腺等恶性肿瘤。该产品曾在欧洲和亚洲等国家的临床中使用。目前已退出市场。

Sonazoid™ 是第二代磷脂类超声造影剂产品。最初由挪威 Nycomed Amersham 公司开发，现属美国 GE 公司拥有，于 2006 年在日本首先批准临床使用，近年已在欧洲和亚洲一些国家用于临床。该造影剂微泡内氟碳气体由可生物降解的脂类聚合物外膜包裹。经外周静脉注入后，首先表现为血管血池性造影增强效应（血管期）；而后，可选择性地由体内特异性组织细胞所摄取（如被肝脏和脾脏内的网状内皮系统吞噬或黏附），并改变这些组织的回声特性（延迟期）。由于 Sonazoid™ 具有嗜网状内皮系统的特性，它可以经皮下组织注射造影增强局部引流淋巴管和前哨淋巴结的显示，为评价肿瘤的淋巴结状态和引导淋巴结活检提供了可能性。

Definity 是由美国 ImaRx 公司开发的超声造影剂。它是一种双层磷脂外壳包裹的氟碳（C_3F_8）微气泡，每层包膜厚约 0.005 μm，平均直径为 2.5 μm。该造影剂已获得美国 FDA 批准，用于临床检查。

SonoVue 是由意大利 Bracco 公司生产的超声造影剂，它为磷脂及聚乙烯二醇外壳包裹的六氟化硫（SF_6）微泡，平均直径为 2.5 μm，SF_6 含量为 2 ～ 10 μl/mL，气泡浓度为 2×10^8/mL。由于微泡的核心为惰性气体（SF_6），使其溶解度和扩散率降低。静脉注射后，在血流中的持续存在时间较同样大小的微空气泡寿命长，能为临床检查提供足够的时间。SonoVue 微泡具有较血液高很多的背向散射系数，且该微泡柔韧性好，即使低机械指数时亦能产生明显的谐波效应。因此，可利用 SonoVue 低机械指数实时观察器官及病变的血管分布、形态及微血管灌注状态。该造影剂已经在欧洲许多国家广泛使用，并在 2004 年批准进入中国市场并开始应用于临床。2016 年，获得美国 FDA 批准，可用于成人和儿童患者超声造影检查。其商品名为 Lumason。目前多数临床研究结果来自于该造影剂的临床使用。

近年国内声学造影剂的研究进展很快，多种类型的造影剂处于不同的研究开发阶段。由南方医院药学基地研制的全氟显，为含全氟丙烷气体的声振白蛋白微泡造影剂，平均直径为 2 ～ 5 μm。此外，由重庆第三军医大新桥医院开发的造影剂脂氟显、由重庆医大超声影像研究所以及北京大学生物医学工程学院开发的微泡造影剂也处于临床前期实验性阶段。

二、造影成像技术

与组织的线性声反射不同，造影剂微泡是非线性声波散射体，它们与周围液体（如血液）之间可产生很大的声阻抗差。在适宜频率下（诊断超声频率内），随入射声强逐渐增加微泡在入射声压的变化下同步进行膨胀、收缩振动，产生共振，二者间频率仍呈线性关系，此时散射强度达到最大。随声压进一步加大（0.1 < MI < 0.5），微泡的气体成分和外壳的弹性使得微泡更趋于膨胀，此时微气泡的膨胀运动幅度大于收缩幅度，气泡产生非同步振动。这种与入射声频的非线性振动导致波形畸变，谐波频率出现。当能量进一

步增加时（MI>0.5），微气泡在强烈声压交替振动下破裂，此过程产生短暂、强烈的非线性信号。

谐波成像（harmonic imaging，HI）：在适当的声能作用下，微泡产生发射频率（f）一半（1/2f）和多倍（2f、3f、4f）的谐频信号。微泡谐波的强度和频率取决于声压与微泡之间的相互反应。以第二次谐频波信号最强（即产生于发射频率后的第一个谐波峰），第三次谐频波渐弱、依次递减（图16-1-2）。由于普通探头的发射和接收频率是相同的，因此无法有效地显示微泡谐波信号成分。造影谐波成像技术是探头的发射频率（即基波频率）与普通成像相同，但探头的接收频率则设定为发射频率的两倍，即二次谐波频率。如探头发射频率为3.0 MHz时，其接收谐波频率则为6.0 MHz。虽然线性的组织散射体也能在声压下产生谐波信号，但比起微泡则要弱得多。进而，利用超声系统抑制和滤过组织反射信号，达到增强显示造影剂信号的目的。起初，二次谐波成像使用窄频带技术以减低和排除基波频率，脉冲长度明显增加以及信号被滤掉。这种窄频带技术的缺点是声像图的空间分辨率低于常规超声成像，限制了组织结构的显像。目前，单纯的（二次）谐波显像已很少用于声学造影。宽频复合脉冲谐波技术已克服了这些不足，成了超声造影成像技术的主流。

反向脉冲谐波成像（pulse inversion harmonic imaging，PIHI）：它是二次谐波成像基础上的衍

生产物。其成像技术为探头发射和接受两个超声脉冲宽频信号，第二个脉冲信号与第一个脉冲信号相反。当发射的两个脉冲信号呈相反状态时，线性（组织）和非线性（微泡）散射体的表现是不同的。组织散射体在脉冲的正压期和负压期相加所产生的组织谐波信号几乎等于零。而微泡在脉冲的正压和负压期表现与组织则截然不同。在负压期峰值时，微泡可膨胀数倍，而正压期则快速缩小，结果使微泡散射体在脉冲的正负压期之间产生很强的谐波信号（图16-1-3，图16-1-4）。当使用宽频带反向脉冲谐波成像技术时，可充分利用其较高的空间分辨率，抑制组织反射和选择性显示微泡的强信号等优点。显然这种技术和造影效果优于单纯二次谐波成像方法。

机械指数（MI）的定义是，在特定介质（声波衰减系数为0.3 dB/cm/MHz）中传播时，声波

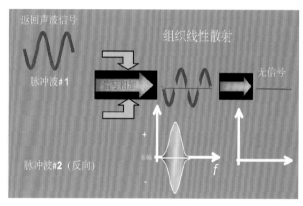

图16-1-3 示意图说明线性（组织）散射体在反向脉冲谐波成像中的现象

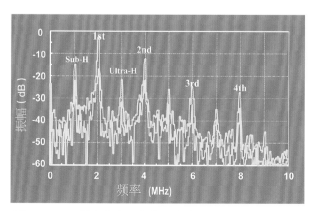

图16-1-2 微泡在声场中产生次谐波（Sub-H）和高谐波（2f、3/4f、3f、4f）散射的频率显示

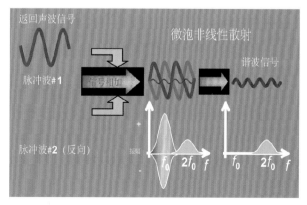

图16-1-4 示意图说明非线性（微泡）散射体在反向脉冲谐波成像中的现象

峰值负压与中心频率 f 的平方根之比，此公式的理论基础与超声波引起水中气泡空化的阈值有关。MI 越高破坏微泡的作用越强，可作为衡量微泡破坏的指标。不同造影剂微气泡外壳的强度和柔韧性不同，目前尚无统一标准来定义高 MI 或低 MI。一般认为 MI 数值达 1.0 即为高 MI，而当其数值为 0.1 或甚至低至 0.06，均认为是低机械指数。通常实时谐波成像所采用的 MI 范围在 0.1 ~ 0.2，以求尽量减少微泡破坏。当使用低功率和低 MI 连续发射声波并连续接收谐波信号进行成像时，不但能实时观察组织血液灌流，定量分析正常和异常血流动力学，亦能提高造影增强效果，充分发挥动态超声显像的优势。使用低 MI 的另一益处是它可以提高声像图信噪比。与气泡造影剂相比，组织缺乏非线性特性，要产生谐波信号需要较高的 MI。在低 MI 条件下，抑制了组织产生的信号而只保留微泡所产生的谐波信号，从而获得更佳造影效果。

因气泡受限于血管内，在两个脉冲间的瞬间延迟（即 1/PRF），任何随血流移入声场的气泡信号都将被增强，形成速度依赖性增强效应。随着气泡流动，含气泡丰富的区域在声像图上表现为强回声。通常回声最强的是血流速度最高的动脉，其次是血流速度较低的伴随静脉，第三是组织灌注的回声。由于收缩期和舒张期血流速度产生不同的增强程度，因此，实时超声造影时动脉的增强效应呈搏动性。采用灰阶谐波造影时，回声强度由强回声到无回声依次为血管、周围灌注组织、灌注少或无血流灌注的组织（如肿瘤，坏死和梗死）。这种技术使图像对比度增加 75%，灌注时可高达 100%。这种增强效应已用于探查和监测肿瘤的变化。

近年来，通过对超声与微气泡相互作用的研究，促进了超声新技术的研制和开发。数字化系统和宽频带探头的出现，使调控声波发射和信号接收的应变能力和后处理技术逐步完善。而各种新的成像技术不断研发和应用，又使超声造影显像技术日趋完善。

第二节　超声造影在浅表器官中的应用

一、在乳腺中的应用

近年来，乳腺癌的发病率逐年上升，已成为女性发病率最高的恶性肿瘤。由于早期乳腺癌没有任何症状，临床难以发现，因而有效的影像学检查至关重要。目前临床上最为常用的影像检查手段为超声检查和钼靶 X 线检查。随着超声技术的发展，超声造影在乳腺肿瘤鉴别诊断方面具有很大的潜力和应用前景。目前乳腺超声造影的研究着重于乳腺良恶性肿瘤造影增强形式和时间强度曲线等方面。

乳腺肿瘤是一种血管依赖性的肿瘤。当肿瘤＞2 mm 时，开始出现大量新生血管，支持肿瘤进一步生长、浸润和转移。肿瘤新生血管异形性明显，表现为：①外形欠规整，内径粗细不一，走行扭曲，紊乱；②分布不均匀，常在瘤体浸润性生长的边缘聚集；③管壁缺乏底膜和肌层，弹性差，壁薄、血管通透性大，易坏死出血，有时伴有管腔的狭窄和阻塞；④这种结构和功能的异形性，常常累及整个血管树，包括滋养动脉（直径 200 ~ 250 μm）、毛细血管（直径 10 ~ 50 μm），常可观察到血管环、动 - 静脉瘘、静脉末端的静脉湖及盲端静脉。而良性肿块新生血管分布均匀，且走行较规则。良、恶性肿块间不同的形态及血管增生方式是进行超声造影鉴别诊断的病理学基础。

1. 检查技术

首先使用常规灰阶显像方式对乳腺及周围组织，进行纵切、横切及斜切扫查。检查时随时调整动态范围、增益、深度、聚焦区域等，获得最佳图像。选择常规超声显示的病灶最大切面，固定探头，切换至实时灰阶谐波超声造影成像模式。乳腺超声造影通常使用 7.5 MHz 以上探头，扫描参数采用浅表结构设置，机械指数 0.06 ~ 0.10，单点聚焦置于病灶的深缘或图像深部。检查时选定病灶血流最丰富切面，连续实时观察病灶的动态灌注过程，观察时间大于等于 3 分钟。

造影剂经肘静脉以弹丸式注射。以 SonoVue 为例，使用前将 5 mL 生理盐水注入 SonoVue 冻干粉末中，用力反复震荡，形成白色奶样六氟化硫混悬微泡。单次注射剂量为 2.4 mL 或 4.8 mL，并用 5 mL 生理盐水冲注。SonoVue 的半衰期为 6 分钟。必要时可重复给药，但应间隔 8 分钟以上。

2. 超声造影评价乳腺肿瘤血管形态、鉴别乳腺良恶性肿瘤

恶性肿瘤的生长、转移等生物学特性，在很大程度上依赖于肿瘤的新生血管。肿瘤细胞通过分泌血管内皮生长因子等刺激形成新生血管，这些新生的肿瘤血管往往走行迂曲，粗细不一，形态不规则（图 16-2-1）。检测肿瘤新生血管有利于肿瘤的鉴别诊断，疗效判断和预后估计。对于病灶内部血流的检测，既往主要有赖于彩色多普勒和能量多普勒检查。然而它对于低流速小血管的检测不够敏感，常难以与背景噪音干扰造成的伪像相鉴别。

乳腺癌超声造影检查的主要目的即为探测肿瘤的新生血管及其血流动态学变化。组织病理学上，大部分乳腺癌均有血管密度（数量）的增加，其结构特点为不规则、分支混乱、有穿支血管，血管粗细不均，血流速度快慢不一。乳腺肿瘤血管的无序性与肿瘤的分级有很好的相关性。由于微循环的血流速度仅有 0.1 ～ 10 mm/s，彩色或能

量 Doppler 超声均无法检测到这种血流。超声造影谐波成像技术使得微循环血流显像成为可能。

研究表明，在检测乳腺肿瘤新生血管方面，超声造影明显优于常规的彩色及能量多普勒超声，因此对于乳腺良恶性肿瘤有较大的鉴别诊断价值；结合实时灰阶超声造影技术，对肿瘤微循环的灌注全过程进行实时、连续地观察，观察内容包括增强模式及时间 - 强度曲线等。良恶性肿瘤新生血管的形态及分布不同，造影后增强特点也有所不同。

恶性肿瘤造影特征主要包括向心性增强，边缘不平整，不均匀增强，内部可出现造影剂局灶性充盈缺损。血流束粗细不均，管径差异较大，走行迂曲、不规则、穿入肿瘤。恶性肿瘤向外浸润生长，其边缘浸润区的范围灰阶超声有时不能显示。由于在形态学改变出现之前，肿瘤新生血管已经形成，因此恶性肿瘤造影后显示范围往往大于灰阶超声所测范围，能更准确地显示肿瘤浸润情况（图 16-2-2 ～图 16-2-6）。

良性肿瘤为均匀性增强，边缘清晰，可呈点、线状及环状增强，甚至整体无增强。血流束粗细较为一致、走行平直、分布于肿瘤周边。良性肿瘤主要呈非浸润性生长，造影前后肿瘤大小无明显改变（图 16-2-7，图 16-2-8）。

参照乳腺动态增强 MRI 诊断标准，超声造影可以将乳腺病灶的微血流增强模式分为：（1）无增强：病灶回声与造影前基本相同，未观察到的回声变化。无增强是乳腺良性病变特征性的增强形式，主要与肿瘤血管生成少有关。无增强往往提示良性，其诊断敏感性 18.3%、特异性 97.7%、准确性 51.5%；假阳性见于导管内癌，分析其原因可能是由于导管内癌可以靠组织间的扩散获取营养而很少新生血管形成。（2）周边增强：仅病灶周边增强，中央无明显增强；或病灶的周边和中央均有增强，但周边增强的范围和 / 或强度明显大于中央（图 16-2-9）。周边增强常常提示恶性，虽诊断敏感性仅 39.5%，但特异性较高，达 98.3%，准确性为 73.8%。周边增强体现了恶性肿瘤的血管分布特点，即肿瘤边缘部位的血管丰富，最大微血管密度在肿瘤边缘 0.5 ～ 15.0 mm 处，

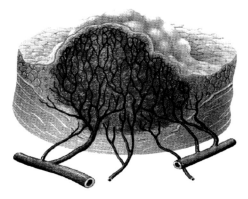

图 16-2-1　恶性肿瘤新生血管示意图

多数在肿瘤边缘 2.5 mm 内，提示边缘区是肿瘤细胞侵袭活跃的部位；而肿瘤中央微血管密度相对减少，甚至局部缺血缺氧坏死。假阳性见于中央有脓肿形成的乳腺炎。（3）均匀增强：整个病灶内区域呈现较均匀的弥漫增强，其强度基本一致（图 16-2-10）。（4）部分增强，病灶某一部分呈较均一的弥漫增强。（5）不均匀增强：病灶内各增强区分布不均一，强度不一致。目前研究认为，均匀增强、部分增强、不均匀增强用于鉴别良恶性的意义有限。

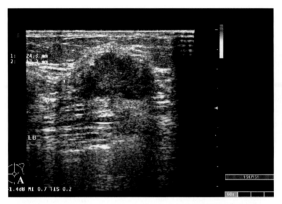

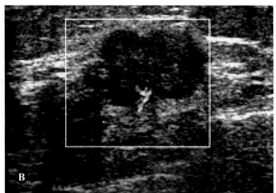

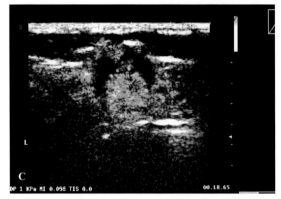

图 16-2-2　乳腺浸润性导管癌常规超声及超声造影表现

A. 灰阶超声显示左乳不规则低回声，边界不清；B. 彩色多普勒显示穿入血流；C. 实时灰阶超声造影后呈不完全增强，边缘增强较明显

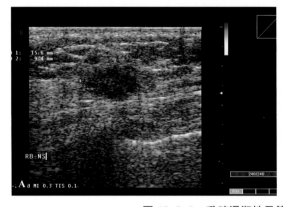

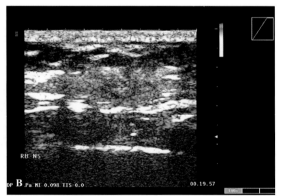

图 16-2-3　乳腺浸润性导管癌超声造影后病灶范围增大

A. 灰阶超声显示右乳低回声，形态欠规则，边界不清；B. 实时灰阶超声造影后病灶范围明显大于灰阶超声

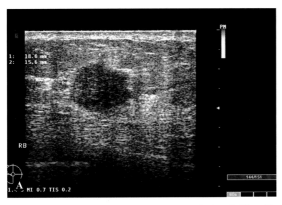
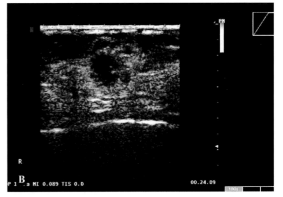

图 16-2-4　乳腺浸润性导管癌超声造影后病灶边缘明显增强

　　A. 灰阶超声显示右乳低回声，形态不规则，边界不清，边缘强回声晕；B. 实时灰阶超声造影后病灶边缘较内部增强更明显

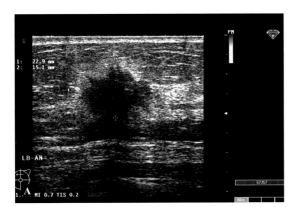
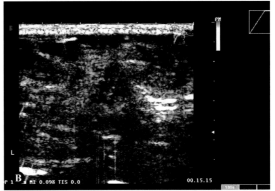

图 16-2-5　乳腺浸润性导管癌超声造影后病灶周边见放射状增强

　　A. 灰阶超声显示左乳低回声，形态不规则，边界不清，边缘可见强回声晕及毛刺；B. 实时灰阶超声造影后病灶边缘增强较明显，周边可见放射状增强的血管

图 16-2-6　乳腺浸润性导管癌超声造影表现（动态图）

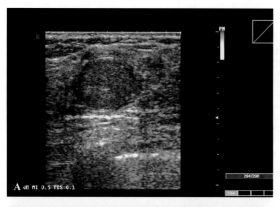
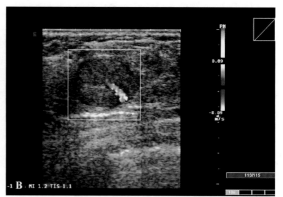
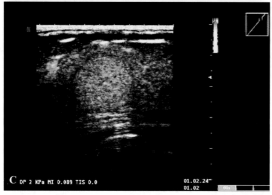

图 16-2-7　乳腺纤维腺瘤常规超声及超声造影表现

A.灰阶超声显示左乳低回声，形态规则，边界清晰；B.彩色多普勒显示规则、条状血流；C.实时灰阶超声造影显示病灶完全、均匀增强

图 16-2-8　乳腺纤维腺瘤超声造影表现（动态图）

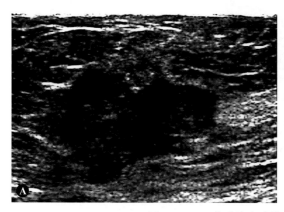
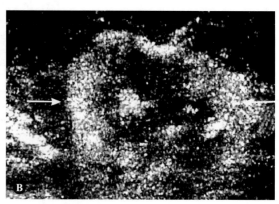

图 16-2-9　右乳外上肿块，术后病理为浸润性导管癌

A.常规超声显示低回声，边界不清；B.超声造影微血管显像为周边增强；增强以病灶的周边为主（↑）

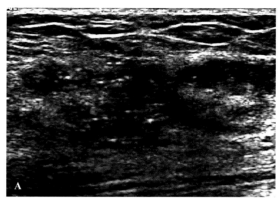
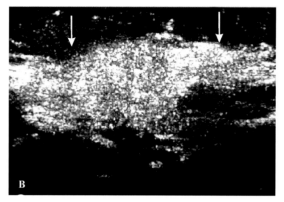

图 16-2-10　右乳外上肿块，术后病理为浸润性导管癌
A.常规超声显示低回声，伴微小钙化；B.超声造影微血管显像为均匀增强（↑）

应用造影剂定量分析软件还可以绘制出感兴趣区微泡灌注强度随时间变化的曲线，即时间 - 强度曲线，即可以评估乳腺病灶的微循环灌注血流动力学特征，也可以对曲线的造影参数进行定量分析。Caumo 等结合造影达峰时间与曲线廓清形态把时间 - 强度曲线形态分为三种类型，即 60 s 后达峰且缓慢廓清型、30 s 内达峰且迅速廓清型、30 s 内达峰且多相渐进廓清型，良性病灶多为第一种类型，恶性肿瘤多为后两种类型。此外，作者将造影峰值强度高于基础强度 100% 以上定义为明显增强，50% ～ 100% 为中度增强，小于50% 为轻度增强，恶性病灶多为明显增强，良性病灶则多为轻度或中度增强。该研究在综合了时间 - 强度曲线（形态和增强程度）和造影增强方式（均匀与不均匀）各项指标后，乳腺癌诊断的敏感性由 45% 提高到 100%，特异性由 78% 提高到 91%。

纵观乳腺良恶性肿瘤超声造影时间 - 强度曲线形态以及相关参数的一些相关研究，结果不尽相同。对于乳腺良性肿瘤的时间 - 强度曲线，一些研究显示为慢上慢下型，但也有研究显示为慢上快下型。有些研究指出恶性肿瘤峰值出现时间较早，曲线呈快上慢下型，也有学者认为恶性肿瘤造影后廓清较快，下降支陡直。分析其原因可能与乳腺良恶性肿瘤微血管形态、数量、分布的多样性与重叠性，不同的造影剂、超声仪器、造影设置条件及分析软件等因素相关。此外，综合

文献报道的时间 - 强度曲线研究的结果，恶性肿瘤渡越时间较短，良性肿瘤渡越时间相对较长。

目前的各项研究尚均属于小样本探索性研究，所总结的乳腺癌造影增强特征均有待进一步研究。

关于超声造影微血管的形态，根据造影剂微泡灌注的特点可以将超声造影微血管形态分成：（1）树枝型：肿瘤内微血管分布呈树枝样；（2）根须型（root hair-like）：肿瘤内血管扭曲、混乱、不规则分布呈发根样，而周边扩张、扭曲血管数目相对少；（3）蟹足型：肿瘤周边很多扩张、扭曲血管，部分呈放射状，并常可见周边毛刺样小血管（图 16-2-11）。良性病变多呈树枝样，诊断良性的敏感性 58.6%，特异性 87.5%，准确性73.8%。而恶性肿瘤多呈蟹足样，诊断恶性的敏感性 62.5%，特异性 96.6%，准确性 78.7%。良恶性病变均可呈发根样。研究发现超声造影微血管显像前后乳腺病灶大小测值可能发生变化。微血管显像后病灶大小测值增大多见于乳腺癌，偶见于乳腺炎。测值减小见于伴纤维化、坏死的乳腺癌。乳腺癌超声造影微血管显像病灶大小测值增大的原因可能是：（1）在占乳腺癌 60% ～ 70% 的浸润性导管癌中，约 85% 同时合并导管内癌。这些导管内癌多为低分化的粉刺型，分布以周边为主，也可以分布在病灶的一侧。如果无导管扩张、导管分支、微小钙化等表现，常规超声无法显示浸润癌周边的导管内癌；造影显像后，浸润癌周边的导管内癌因微血管增强而得以显示（图 16-2-

12）。（2）常规超声表现为边界清晰的浸润性导管癌中，绝大多数镜下见其向邻近组织浸润。这种浸润的征象常规超声有时不能显示，但造影增强后可以探测到。（3）癌周边增生活跃的乳腺腺病的微血管也可以增强，使病灶测值增大。

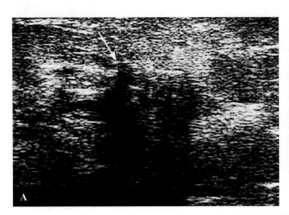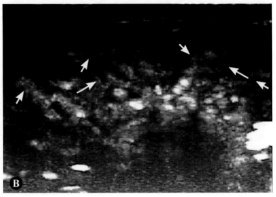

图 16-2-11　乳腺癌的灰阶及超声造影表现

A. 灰阶声像图显示低回声肿块（↑）伴声影；B. 造影剂注入 18 s，造影图像显示病灶周围明显增粗，扭曲，放射状血管（↑），呈"蟹足"样分布，边缘部可见细小毛刺样血管

（本图由上海瑞金医院李凤华提供）

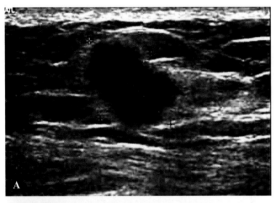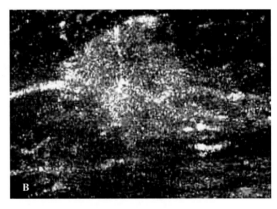

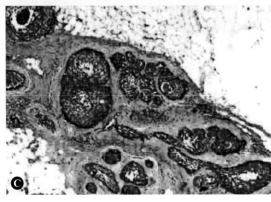

图 16-2-12　乳腺导管内癌的灰阶和超声造影图像及术后病理切片

A. 常规超声显示低回声，周边强回声晕；B. 超声造影微血管显像显示肿块弥漫性增强；C. 测值增大区域的病理组织学特征主要为导管内癌（HE 染色，放大 ×20）

3. 超声造影评价肿瘤血管生成因子、评价新辅助化疗疗效

病变微血管密度（microvessel density，MVD）是目前评价肿瘤血管生成的金标准，而血管内皮生长因子（vascular endothelial growth factor，VEGF）是最主要的血管生长刺激因子，其表达水平在肿瘤血管生成与转移中具有重要意义。因此，VEGF 及 MVD 是乳腺癌患者预后的重要指标，对 VEGF 异

常高表达和 MVD 明显增高的乳腺癌患者，术后应加强综合治疗改善预后，为制定个性化的治疗方案提供重要的依据。但 VEGF 和 MVD 是肿瘤血管形态学上的测量方法，需要对术后病理组织标本进行免疫组化染色后方能测量。另外，对两者的测量是在术后进行，其指导作用是滞后的。动态超声造影相对 MRI、CT 灌注成像技术来说，不仅其操作简便、价格低廉，而且还具有单纯血管内灌注显像的独特优点。

研究者采用第二代超声造影剂 SonoVue，结合低机械指数超声造影技术，能够动态连续的观察乳腺肿瘤微循环灌注情况，并利用时间—强度曲线量化评估超声造影参数，定量分析乳腺病灶

的血流动力学特征。研究结果表明乳腺肿瘤实时灰阶超声造影增强模式和定量参数与病理微血管密度之间存在很好的相关性，其中以造影参数曲线下面积与之相关性最佳，超声造影增强模式与 VEGF 表达水平之间也存在较好相关性。MVD 高表达的乳腺肿块动态增强顺序以由外向内为主，增强程度高于周围组织，乳腺肿瘤增强后造影剂的分布不均匀，其内可见灌注缺损（图 16-2-13），并且乳腺肿块周边可见放射状走行的血管。乳腺肿瘤 VEGF 表达水平不同，其超声造影的增强模式不同，VEGF 高表达的乳腺肿瘤增强后造影剂的分布不均匀，其内可见灌注缺损，乳腺肿块周边可见放射状走行的血管。

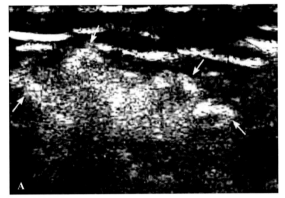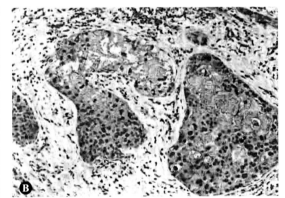

图 16-2-13 乳腺浸润性导管癌的超声造影图像及术后病理切片

A. 超声造影检查显示造影剂注入 15 s 以后，乳腺肿块周围可见放射状血管（↑）；B. 外科手术标本免疫组化染色证实 VEGF 高表达

（本图由上海瑞金医院李凤华提供）

动态定量参数超声造影可望成为无创性体内评估乳腺肿瘤的血管形成的新方法，为术前制定最佳个性化的治疗方案和预后评估提供依据。乳腺癌新辅助化疗已经成为局部进展期乳腺癌的标准治疗方案，可缩小肿瘤体积、降低临床分期，使无法手术的乳腺癌患者获得手术治疗的机会。而对于早期乳腺癌，可以提高保乳手术的机会。肿瘤大小及血流的变化是评价新辅助化疗疗效的两个主要指标，血流的改变可能先于肿瘤大小的变化。超声造影可以显示肿瘤内的微小血管，在反映血流变化方面明显优于彩色及能量多普勒超声，甚至具有与核磁共振相似的诊断价值。

新辅助化疗后乳腺癌残留肿瘤细胞表现为向心性退缩及蜂窝状退缩，肿瘤的退缩模式及残留病灶的范围是保乳手术选择的关键。超声造影能够显示微血管，对新辅助化疗后肿瘤退缩模式及有无残留做出判断，从而指导实施个体化治疗。

4. 超声造影鉴别乳腺癌术后复发与瘢痕

一般来说，瘢痕内的血供随时间延长而逐渐减少，成熟瘢痕组织内无血管或极少血管，研究显示瘢痕造影后多无增强，或仅有轻度增强。发生于瘢痕处的复发病灶造影后多呈中、高度增强，血流形态不规则，走行紊乱。

5. 超声造影评价淋巴结

临床上，评价腋窝淋巴结对乳腺肿瘤的术前分期十分重要。研究者对腋窝淋巴结做血管声学造影检查中发现，恶性淋巴结具有快进慢出的增强曲线特征。腋窝肿大淋巴结结构的声像图改变结合淋巴结超声造影，能够提高淋巴结定性诊断的准确性。Yang 等对 32 例有淋巴结肿大的乳腺癌患者进行彩色多普勒和超声造影检查，发现恶性淋巴结总的血管数和外周血管数在造影前后均大于良性淋巴结。尽管淋巴结整体造影增强的情况在良恶性淋巴结中都能观察到，但是恶性淋巴结的总体增强程度要大于良性淋巴结组。虽然良恶性淋巴结组增强达峰时间没有明显的差异，而恶性淋巴结组增强持续时间明显长于良性淋巴结组。对这些数据进行回归分析表明，对于恶性淋巴结预测最有意义的参数是造影后外周血管数目的增加以及增强的持续时间。在乳腺恶性肿瘤的诊断和治疗中，非常重要的是评价肿瘤的前哨淋巴结（sentinel lymph node，SLN），即原发灶淋巴引流的第一级淋巴结。前哨淋巴结是区域淋巴结中最容易被肿瘤侵犯的淋巴结。通过对前哨淋巴结的病理检查，可以预测整个淋巴引流区域是否受到肿瘤侵犯。临床上，乳腺癌前哨淋巴结的定位和活检病理检查直接影响肿瘤的分期和手术方案的制定。目前进行前哨淋巴结定位的方法有两种：①活体蓝色染料注射法；②放射性核素标记法。这两种技术的主要缺点是示踪物均可进入二级淋巴结，并无法提供淋巴结的解剖结构信息。现有的淋巴结定位技术常常导致无必要切除大量的淋巴结，其中包括未受累的淋巴结。因此，一种无辐射、无创伤、优于传统技术并特异性定位前哨淋巴结的检查手段是最理想的。

近年来的研究发现，将微泡造影剂（Sonazoid 或 SonoVue）注入皮下组织或肿瘤周围，声像图能够清晰地显示增强的淋巴管和淋巴结，获得实时淋巴循环系统造影效果，即淋巴超声造影显像（contrast ceus imaging of lymph node）。以微泡为基础的超声造影技术用于检测和评价前哨淋巴结具有理论上的优势。与核素显像和蓝染技术比较，淋巴超声造影可以无创性定位所有从肿瘤发出的淋巴管，并且直接追踪淋巴管至前哨淋巴结，并能提供其断层解剖结构信息及相对于其他结构的位置关系，因此它能够确切地证明造影增强的淋巴结代表肿瘤的前哨淋巴结，而不是二级淋巴结或者引流至无关的淋巴结；由于每个引流淋巴管都可以被识别，并且追踪至前哨淋巴结位点，从而降低了前哨淋巴结的漏诊率，减少了肿瘤切除范围和相关的可能并发症。

淋巴超声造影的方法是，在病变皮下或肿瘤周围注射造影剂后，首先采用低机械指数实时灰阶超声追踪造影剂微泡在淋巴管内的最初流动，以观察微泡被淋巴管摄入后的显像，进而跟踪增强的淋巴管显示前哨淋巴结（图 16-2-14，图 16-2-15）。因为造影剂微泡的摄入局限在淋巴细胞及网状内皮系统的正常组织内，如果肿瘤占位存在时，该处均表现为造影剂的充盈缺损，以此可反映肿瘤的转移情况。在猪黑色素瘤动物模型研究中发现，皮下注射的造影剂能够经淋巴管转运后在引流淋巴结内停留足够长时间（＞3 h），从而有利于术中超声扫描识别前哨淋巴结（图 16-2-16），并且能够显示充盈缺损的微小转移灶。更重要的是，Sonazoid 仅存留于前哨淋巴结中，而不会进入到下一级引流位点（如二级淋巴结），该特性克服了放射性核素扫描或蓝染技术的局限性，避免了前哨淋巴结和二级淋巴结的混淆现象，因为后两种技术的示踪物均可进入二级淋巴结。统计学分析表明淋巴系统超声显像检出 SLNs 的准确率为 87%，而淋巴系闪烁造影准确率 62%

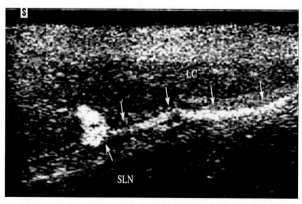

图 16-2-14　实时灰阶谐波超声清楚显示被造影剂微泡增强的淋巴管（LC），并追踪至前哨淋巴结（SLN）

（ *P* < 0.0001 ）。经皮组织或肿瘤周围注射的淋巴超声造影显像已开始用于临床研究并与传统的

亚甲蓝和核素显像对照，获得了令人鼓舞的结果，有望对乳腺癌术前的淋巴分期提供有效的信息

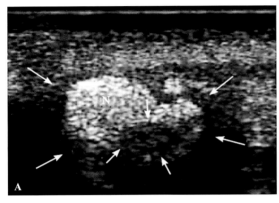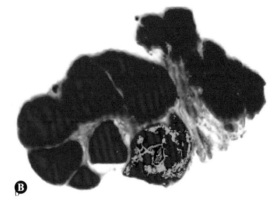

图 16-2-15　灰阶造影谐波图像与病理标本

A.皮下注射 1 ml 造影剂（Sonazoid）后，灰阶造影谐波声像图显示前哨淋巴结（长箭头）内含有低回声转移灶（短箭头）；B.病理标本显示淋巴结内肿瘤病灶与声像图所见相符

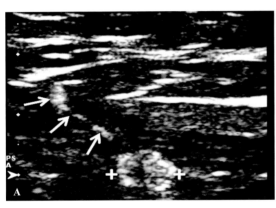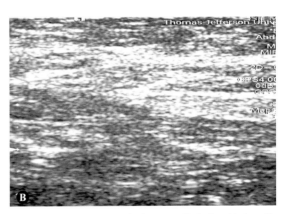

图 16-2-16　正常受试者乳腺皮下注射造影剂 Sonazoid 后，实时灰阶谐波超声造影显示微泡增强的腋下淋巴管（↑）和前哨淋巴结（+）

6.指导乳腺及淋巴结病变的活检

超声造影增强区往往是原位癌、浸润癌生长旺盛区、导管内乳头状瘤、腺病的小叶增生明显区、纤维腺瘤的生长活跃区、富含血管的间质；未增强区主要是纤维组织、黏液变、导管扩张、液化坏死。对局部高增强的有活性的组织的进行穿刺活检，提高乳腺肿瘤穿刺活检的准确性，判断局部治疗是否彻底。

总之，超声造影在乳腺肿瘤的诊断和鉴别诊断方面具有一定的作用。但是，超声造影应用的较成熟并已有较完善诊断标准的肝脏超声造影相比，乳腺超声造影缺乏公认的诊断标准，仍处于临床探索阶段。因此，还有待于大样本的乳腺造

影研究，以期达到检查方法的规范化并建立有效的诊断标准。

（张　璟　戴　晴）

二、在甲状腺中的应用

超声造影是一种新的超声成像方式，利用超声造影剂成像，通过显示造影剂的运动、分布，了解感兴趣区域的血流灌注状态及血流动力学变化，可以在微观水平评估组织灌注。超声造影的出现使微小血管的观察成为可能。下面从基本原理、病理生理基础、造影增强模式、定量评估 - 时间强度曲线、血管生成评价、临床应用及优势与局限性七个方面进行简单介绍。

1. 超声造影基本原理

超声造影剂注入体内后，具有较强的声波散射性，与周围血液形成高声阻抗差，使血管中血液的回声增强，使体内的小血管甚至微小血管得以显示。其直径小于红细胞，可以通过毛细血管床，通过体循环、肺循环进入全身各组织内，同时微米级的造影微泡不能通过血管内皮屏障进入组织间隙，使之保持在血管中。造影剂进入血液后，行为与红细胞相似，因此微泡到达脏器中的数目及进出的速率可以反映该组织的微循环血流灌注状态。

在声场中，组织呈线性散射，造影微泡呈非线性散射，这是超声造影成像的基础。目前超声造影成像方法多数采用反向脉冲谐频成像技术，探头发射和接收两个超声脉冲宽频（基频和谐频）信号，第二个发射脉冲信号和第一个发射脉冲信号相反，组织来源的线性信号受到抑制而来源于微泡的非线性信号被保留并成像。

超声造影具有三个重要的优势：（1）微泡增加了血液的背向散射 20 ～ 30 dB（转换系数 100 ～ 1000），提高了信噪比；（2）微泡产生强烈的非线性信号将来自微循环的信号同周围组织区分开来；（3）定量评价感兴趣组织的灌注情况。

超声造影剂是使组织回声增强的注入体内的物质。目前我国临床中最常用的造影剂为 SonoVue，SonoVue 的核心为惰性气体六氟化硫（SF6），溶解度低，扩散率低，静脉注射后，在血流中的持续存在时间长，能为临床检查提供足够的时间。具有较血液高很多的背向散射系数，通过静脉推注即可显著增强血液的回声。该微泡柔韧性好，即使低机械指数时亦能产生明显的谐波效应。因此，可利用 SonoVue 低机械指数实时观察脏器及病变的血管分布、形态及微血管灌注状态。

2. 甲状腺结节超声造影的病理生理基础

甲状腺是血供极为丰富的内分泌器官。注入 SonoVue 造影剂后，正常甲状腺表现为快速均匀一致增强。甲状腺结节形成后，出现异于正常实质的增强表现。研究表明，血管生成是甲状腺结节形成与生长的重要调控环节，甲状腺良恶性结节的血管生成均较正常甲状腺增多。恶性结节的新生血管内皮细胞分化差，形态不规则，粗细不一。甲状腺良恶性结节微血管在解剖结构和空间分布存在差异，是超声造影鉴别甲状腺良恶性结节的基本病理生理基础。

3. 甲状腺结节造影增强模式

Bartolotta 利用 SonoVue 对 18 例甲状腺实性结节进行的造影研究中将甲状腺结节的增强模式分为四种：不增强、点状增强、均匀弥漫性增强和非均匀弥漫性增强。恶性结节表现为不增强（4/13）、点状增强（4/13）和弥漫性增强（5/13）。良性结节表现为均匀弥漫性增强（3/5）或非均匀弥漫性增强（2/5）。北京协和医院将甲状腺结节的增强模式分为四大类：无增强、均匀增强、不均匀增强、环状增强（图 16-2-17）。甲状腺良恶性病变的增强模式总体上有差别：甲状腺恶性结节的典型超声造影表现为不均匀增强，而良性结节的典型超声造影表现为环状增强。不均匀增强诊断恶性病变的敏感度 88.2%，特异度 92.5%，阳性预测值 91.8%，阴性预测值 89.1%，准确率 90.4%。环状增强诊断良性病变的敏感度 83.0%，特异度 94.1%，阳性预测值 93.6%，阴性预测值 84.2%，准确率 88.5%。无增强的实性或囊实性结节高度提示为良性病变。

4. 定量评估——时间 - 强度曲线

准确定量评估实性器官的实质灌注对于判断组织性质、活性及血管生成重塑药物疗效具有重要的意义。超声造影定量评估组织灌注的原理是微泡的浓度与微泡信号强度之间存在线性关系，使用特定软件（如 Qlab）进行定量分析即可绘制出时间 - 强度曲线（图 16-2-18）。

甲状腺结节定量分析的研究表明快速进入、快速达峰及多相洗出曲线与恶性有关。Argalia 运用 Levovist 能量多普勒超声造影评估 61 个甲状腺实性冷结节，良性病变中，93%（40/43）的廓清曲线为规则单向，7%（3/43）为多向廓清。恶性病变中，89%（16/18）的廓清曲线为不规则和多向，11%（2/18）为单向廓清。研究得出时间强度曲线诊断恶性病变的敏感性为 88%，特异性为 93%。

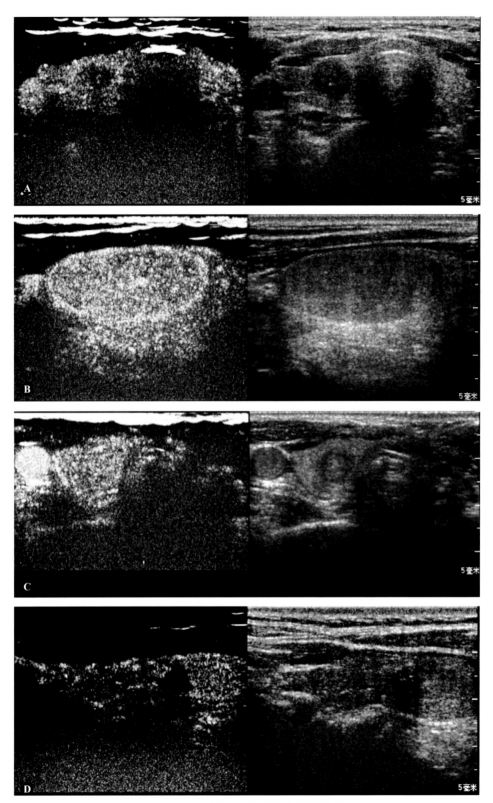

图 16-2-17　甲状腺结节的超声造影增强模式

A. 不均匀增强；B. 环状增强；C. 均匀增强；D. 无增强

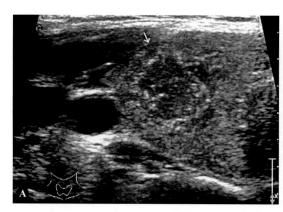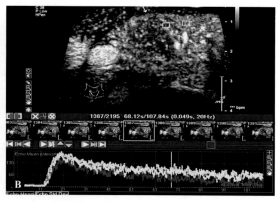

图 16-2-18　甲状腺结节的时间强度曲线
A. 甲状腺右叶实性结节（↑）的灰阶图；B. 甲状腺右叶实性结节的时间强度曲线

5. 甲状腺结节血管生成评价

对甲状腺良性结节及恶性结节之间生物学行为差异机制的研究发现，血管生成处于非常重要的地位。实验室评估使用显微镜对活检组织定量半定量分析，测定微血管密度（MVD）和血管生成因子（VEGF）是目前评价肿瘤血管生成的常用方法。超声造影能使实质脏器微血管（内径 < 7 ～ 10μm）显像，可以无创评估甲状腺结节内新生血管。总体而言，良恶性结节 CD34 标记的 MVD 有差别，良性结节的 MVD 明显低于恶性结节。比较不同组织类型甲状腺结节的中心和边缘的 MVD，发现 CD34 标记的乳头状癌的边缘 MVD 明显高于中心，差别最大。而良性结节边缘和中心的差别很小。区域增强与 MVD 和 VEGF 呈正相关，环状增强是良性结节的特征，其 VEGF 较低。通过时间 - 强度曲线的多项参数与 MVD、VEGF 呈现正相关，环状增强是良性结节的特征，其中 VEGF 较低。时间 - 强度曲线的多项参数与 MVD、VEGF 存在相关性。由此，超声造影可以反映肿瘤的微血管生成情况。

6. 超声造影在甲状腺结节诊断中的临床应用

超声造影应用甲状腺结节诊断的多个方面。

（1）超声造影对于鉴别甲状腺良、恶性结节具有重要意义，结合灰阶及彩色多普勒特征进行分析可以明确提高诊断效率。

（2）研究表明高增强或等增强为微小乳头状癌发生中央组淋巴结转移的独立危险因素，因此超声造影可能反映肿瘤的转移状况。

（3）通过对超声造影显示的甲状腺结节内的增强区域进行细针抽吸活检有助于提高甲状腺病变活检的阳性率，有效降低了假阴性率。

（4）在甲状腺结节的射频消融治疗中，超声造影可以反映消融区血管充盈缺损情况，评价消融程度及坏死范围，对消融术的进行起着指导作用，有效监控消融疗效并指导适时结束消融；同时用于甲状腺结节射频消融治疗后随访和疗效评估。

7. 超声造影的优势与局限性

超声造影剂无肾毒性，副作用发生率低，即使发生多数为瞬间反应，且症状较轻，易于使用，患者容易接受，可以实时动态评估病变血管的形态、功能。尽量采用低机械指数，同时避免长时间的超声检查。

超声造影不能获得 CT 或 MR 的宽幅图像，因此，在观察多个病灶时需要反复多次注入造影剂。此外，与传统超声比较，费时，同样具有操作者依赖性。甲状腺滤泡病变（包括结节性甲状腺肿腺瘤样变、甲状腺腺瘤、甲状腺滤泡癌）的鉴别诊断，是目前临床与影像检查的难点，超声造影对甲状腺滤泡癌与甲状腺良性滤泡病变的鉴别作用不大。

（张　波　赵瑞娜）

三、在睾丸中的应用

目前睾丸超声造影的研究主要涉及对睾丸扭转的早期诊断。睾丸扭转严重者能引起睾丸缺血或坏死，是青少年最紧急的阴囊急症。早期诊断和外科手术时机的把握为保存扭转的睾丸提供可能。应用超声造影检查可以客观评价睾丸内的血供状况，不受操作者手法等其他因素的影响，具有较好的重复性，弥补了彩色多普勒超声的不足；同时还可对扭转睾丸的造影剂增强情况进行定量分析，更准确的评价睾丸内血供情况，并进行睾丸扭转的分型判断，指导临床确立治疗方案，为早期手术挽救扭转的睾丸争取时间。此外，超声造影可以评价睾丸肿瘤和赘生物性病变，通过对肿物的血流表现及增强类型判断病变性质，尤其在鉴别睾丸占位性病变的囊实性方面具有较肯定的价值。睾丸超声造影的诊断赘生物性病变的价值尚在探讨之中。

1. 检查方法

患者取仰卧位，充分暴露阴囊，探头直接置于阴囊皮肤上。首先用二维超声对双侧睾丸、附件分别作纵、横及不同角度扫查，仔细观察睾丸大小、形态及内部结构。然后用彩色多普勒显示睾丸内部及周边血流，判断患侧睾丸有无血流信号，血流信号的多少与分布。可在横切面上同时显示双侧睾丸，或在同一切面同时显示睾丸内占位病变及正常睾丸组织。继而进入造影模式，优化图像，嘱患者安静、平静呼吸，经静脉弹丸式注射造影剂 SonoVue 2.4 ml，同时启动超声仪内置计时器计时，观察睾丸组织及病灶的灌注及增强情况，存储整个造影图像动态，以备在机分析。

2. 评价睾丸扭转

睾丸扭转又称精索扭转。睾丸扭转依据其缺血程度而分为两种类型，若仅精索静脉受压，睾丸内血液回流障碍，而动脉灌注仍存在时，为不全性扭转；当精索扭转压迫睾丸动脉或睾丸内血管血流完全阻断，睾丸组织失去灌注时，则为完全性扭转。睾丸血供的多少与扭转松紧度直接相关，CDFI 显示血流信号的多寡和有无是诊断与鉴别诊断睾丸扭转的重要依据。但是，由于 CDFI 受低速血流检测的敏感性、仪器的分辨力、操作者手法、参数的调节及取样角度等因素的限制，特别是在对睾丸不全扭转的诊断上会造成假阴性。

（1）完全扭转的超声造影表现：患侧睾丸始终无增强。其时间－强度曲线（TIC）为一条与时间轴平行的无增强的直线（图 16-2-19）。

（2）不全扭转的超声造影表现：患侧睾丸实质内有少量造影增强，但造影剂灌注明显减慢、减少。通过 TIC 曲线与正常侧比较，其峰值强度（PI）、增强强度（IE）均明显减低；达峰时间（TTP）、到达时间（AT）较对侧明显延长（图 16-2-20）。

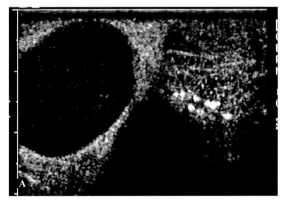
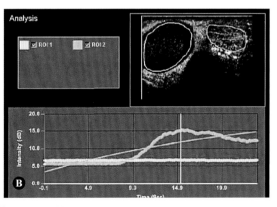

图 16-2-19 睾丸完全扭转

A. 超声造影表现为右侧睾丸内始终无造影剂灌注；B. 右侧睾丸时间－强度曲线与时间轴平行（黄色曲线）

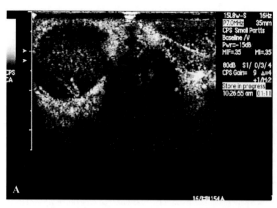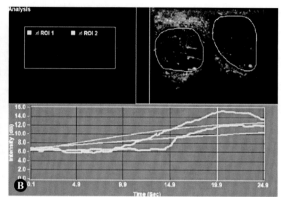

图 16-2-20　右侧睾丸不全扭转

A.CEUS 示右侧睾丸内造影剂灌注明显减少（↑）；B. 左侧睾丸较正常侧增强延迟，增强强度慢、减低（黄色曲线）

四、展望

超声造影显像技术在浅表器官中的应用经历了多普勒造影、谐波造影、灰阶反向谐波造影的不同发展阶段。超声造影检查无副作用、易于使用，患者容易接受，可以实时动态的评估病变血管的形态和功能的改变。动态低声压下的高频谐波成像技术以及利用软件分析血流灌注状态和参数，显著提高了浅表结构小血管的显像能力。新的超声淋巴造影技术也展示了在浅表器官中应用的良好前景。随着超声造影新技术的进一步发展，以及对纳米超声造影剂、靶向造影剂等超声造影剂研究的不断深入，超声造影必将会对浅表器官病变的诊断和鉴别诊断、指导手术、靶向治疗及疗效监测方面发挥重要作用。

参考文献

[1] Gramiak R, Shah P M. Echocardiography of the aortic root[J]. Invest Radiol, 1968, 3(5): 356-366.

[2] Burns P N, Powers J E, Fritzsch T. Harmonic imaging: a new imaging and Doppler method for contrast enhanced ultrasound[J]. Radiology, 1992, 185(P): 142.

[3] Folkman J. Angiogenesis and breast cancer. J Clin Oncol, 1994, 12(3): 441 - 443.

[4] Detmer P R, Bashein G, Hodges T, et al. 3D ultrasonic image feature localization based on magnetic scanhead tracking: in vitro calibration and validation [J]. Ultrasound Med Biol, 2016, 20(9): 923-936.

[5] Hanahan D, Folkman J. Patterns and emerging mechanisms of the angiogenic switch during tumorigenesis[J]. Cell, 1996, 86(3): 353 - 364.

[6] Kono Y, Moriyasu F, Mine Y, et al. Gray-scale second harmonic imaging of the liver with galactose-based microbubbles[J]. Invest Radiol, 1997, 32(2): 120-125.

[7] Simpson D H, Chin C T, Burns P N. Pulse inversion Doppler: a new method for detecting nonlinear echoes form microbubble contrast agents[J]. IEEE Trans Ultrason Ferroelectr Freq Control, 1999, 46(2): 372-382.

[8] Girard M S, Mattrey R F, Baker K G, et al. Comparison of standard and second harmonic B-mode sonography in the detection of segmental renal infarction with sonographic contrast in a rabbit model[J]. J Ultrasound Med, 2000, 19(3): 185-192.

[9] Chaudhari M H, Forsberg F, Voodarla A, et al. Breast tumor vascularity identified by contrast enhanced ultrasound and pathology: initial results[J]. Ultrasonics, 2000, 38(1): 105-109.

[10] Moon W K, Im J G, Noh D Y, et al. Nonpalpable breast lesions: evaluation with power Doppler US and a microbubble contrastagent-initial experience[J]. Radiology, 2000, 217(1): 240-246.

[11] Reinikainen H, Rissanen T, Paivansalo M, et al. B-mode, power Doppler and contrast-enhanced power Doppler ultrasonography in the diagnosis of breast tumors[J].Acta Radiol, 2001, 42(1): 106-113.

[12] Yang W T, Metreweli C, Lam P K, et al. Benign and malignant breast masses and axillary nodes: evaluation with echo-enhanced color power Doppler US[J]. Radiology, 2001, 220(3): 795-802.

[13] 王春美．三维超声成像技术的原理及临床应用 [J].
第一军医大学学报，2001（S1）：66-68.

[14] Argalia G, De Bernardis S, Mariani D, et al. Ultrasonographic contrast agent: evaluation of time-intensity curves in the characterisation of solitary thyroid nodules[J]. Radio Med, 2002, 103(4): 407-413.

[15] 蔡洁，刘志聪，滕淑琴，等．三维超声成像诊断甲状腺囊性肿块的价值 [J]. 中国超声诊断杂志，2002，3（09）：714-716.

[16] 张家庭，李泉水，曹秋平，等．乳腺癌腋窝淋巴结转移声像图与声学造影特征分析 [J]. 现代医药卫生，2004，20（19）：1963.

[17] Goldberg B B, Merton D A, Liu J B, et al. Sentinel Lymph nodes in a swine model with melanoma: contrast-enhanced lymphatic US[J]. Radiology, 2004, 230(3): 727-734.

[18] Cosgrove D. Future prospects for SonoVue and CPS[J]. Eur Radiol, 2004, 14Suppl 8: 116-124.

[19] Fleischer A C, Donnelly E F, Grippo R J, et al. Quantification of tumor vascularity with contrast-enhanced sonography: correlation with magnetic resonance imaging and fluorodeoxyglucose autoradiography in an implanted tumor[J]. J Ultrasound Med，2004，23（1）：37-41.

[20] 李吉昌，张先东，滕剑波，等．彩色多普勒超声诊断与鉴别诊断睾丸扭转和睾丸附件扭转的价值 [J]. 中华超声影像学杂志，2004，13（03）：77-78.

[21] Goldberg B B, Merton D A, Liu J B, et al. Contrast-enhanced sonographic imaging of lymphatic channels and sentinel lymph nodes[J]. J Ultrasound Med, 2005, 24(7): 953-965.

[22] Bartolotta T V, Midiri M, Galia M, et al. Qualitative and quantitative evaluation of solitary thyroid nodules with contrast-enhanced ultrasound: initial results[J]. Eur Radiol, 2006, 16(10): 2234-2241.

[23] Caumo F, Carbognin G, Casarin A, et al, Angiosonography in suspicious breast lesions with non-diagnostic FNAC: comparison with power Doppler[J]. Radio Med, 2006, 111(1): 61-72.

[24] 方华，李凤华，夏建国，等．实时灰阶超声造影在乳腺肿瘤诊断中的应用研究 [J].中国超声医学杂志，2007，23（6）：423-425.

[25] Jiang Y X, Liu H, Liu J B, et al. Breast tumor size assessment: comparison of conventional ultrasound and contrast-enhanced ultrasound[J]. Ultrasound Med Biol, 2007, 33(12): 1873-1881.

[26] 杜晶，李凤华，方华，等．超声造影微血管成像评估乳腺肿瘤血管形态及分布特征 [J]. 中华超声影像学杂志，2007，16（9）：773-776.

[27] Du J, Li F H, Fang H, et al. Correlation of Real-time Gray Scale Contrast-Enhanced Ultrasonography With Microvessel Density and Vascular Endothelial Growth Factor Expression for Assessment of Angiogenesis in Breast Lesions[J]. J Ultrasound Med, 2008, 27(6): 821-831.

[28] Zhang B, Jiang Y X, Liu J B, et al. Utility of contrast-enhanced ultrasound for evaluation of thyroid nodules[J]. Thyroid, 2010, 20(1): 51-57.

[29] 李世岩，黄品同，黄福光，等．超声造影对睾丸扭转的诊断价值 [J]. 中华超声影像学杂志，2008，17（1）：43-45.

[30] 陈淼，沈嫱．三维超声在乳腺癌中的诊断价值 [J]. 现代医药卫生，2011，27（13）：2013-2015.

[31] Sever A R, Mills P, Weeks J, et al. Preoperative needle biopsy of sentinel lymph nodes using intradermal microbubbles and contrast-enhanced ultrasound in patients with breast cancer[J]. Am J Roentgenol, 2012, 199(2): 465-470.

[32] Liu J B, Merton D A, Berger A C, et al. Contrast-enhanced ultrasound imaging for detection of secondary lymph nodes in a melanoma tumor animal model[J]. J Ultrasound Med, 2014, 33(6): 939-947.

[33] Li W B, Zhang B, Zhu Q L, et al.Comparison between Thin-Slice 3-D Volumetric Ultrasound and Conventional Ultrasound in the Differentiation of Benign and Malignant Thyroid Lesions [J]. Ultrasound Med Bio, 2015, 41(12): 3096-3101.

[34] Machado P, Stanczak M, Liu J B, et al. Subdermal ultrasound contrast agent injection for sentinel lymph node identification: an analysis of safety and contrast dose in healthy volunteers[J]. J Ultrasound Med, 2018, 37(7): 1611-1620.

（戴　晴　刘吉斌　黄品同）

321

第十七章 介入性超声在浅表器官中的应用

随着影像成像技术的发展、高频探头的广泛应用，使得甲状腺、乳腺及浅表淋巴结等疾病得以更清晰显示其大小、边界、内部回声结构以及与周围组织、血管的关系。对于一些微小局灶性病变，能更早地发现。为了能准确提供占位病变的病理诊断，1980年SallyJobe乳腺中心的放射科医生率先在X线引导下，用细针对乳腺局灶性病灶进行穿刺活检，代替了传统的外科手术活检。1987年Fornage、Faroax、Simatos报道了在超声波引导下乳腺活检技术。1995年以后，我国陆续报道了超声引导下在乳腺、甲状腺疾病中的介入应用。由于这一技术操作简便、途径清晰、准确，非常安全且重复性良好，因此在临床得以迅速推广。

超声引导下对乳腺、甲状腺疾病穿刺活检及治疗并不复杂，但需要多科合作才能准确完整地做出诊断。在具备高频率超声探头及活检器具的基础上，常规在病灶区域消毒铺巾后，首先需要仔细扫查乳腺（或甲状腺），找到局灶性病变；第二步在超声引导下将穿刺针准确地刺入靶组织，获取满意的细胞学及组织学标本，必要时可行相应的治疗。值得注意的是：最好能由病理科医生在场亲自制作标本的涂片并认为取材满意后穿刺结束。适应证：无严重出、凝血障碍禁忌证患者，乳腺、甲状腺等局灶性病变的患者均可行穿刺。

第一节 乳腺疾病的诊断

目前配有高频探头的中高档超声仪，对于一些临床不可触及的小肿物，均具有良好的分辨力。沿乳腺导管走行对乳腺进行放射状扫查可对乳腺导管内的乳头状瘤亦可做出较早地诊断。回顾我院（北京协和医院）近年的病例，发现最小的乳腺导管内的乳头状瘤为0.3 cm，这在传统的X线及红外线乳腺扫描均不能被发现。

在开展乳腺活检前首先了解一下乳腺的解剖及生理变化：成年妇女的乳腺，位于胸前第2～第6肋软骨之间，胸大肌的浅面。正常乳房内包含15～20个腺叶，每一个腺叶又分成许多小叶，每一个小叶由10～15个腺泡组成。腺叶之间由脂肪及结缔组织分隔，每一个腺叶有一根单独的腺管呈放射状，汇合后开口于乳头。乳腺由浅至深依次为皮肤、浅筋膜浅层、皮下脂肪、乳腺腺体、浅筋膜深层、胸大肌及肋骨。乳腺受内分泌的影响而变化，一生中分五个时期：青春期、性成熟期、妊娠期、哺乳期以及老年萎缩期。清晰地了解乳腺解剖及生理知识对于开展活检技术是非常必要的。

一、设备与技术

1. 采用7～12 MHz的高频超声探头

2. 活检针及活检枪

细胞学穿刺针较细的是20～22 G，长约4 cm。如果路径较长，需要相应更长的穿刺针。组织学活检针分两种类型：① Truest活检针前面针槽为半圆形，切割下组织亦为半圆形。② Tull-core-cut活检针由圆形针筒进行快速切割，切下的组织条亦为圆形。型号选用14～18 G不等（图17-1-1）。

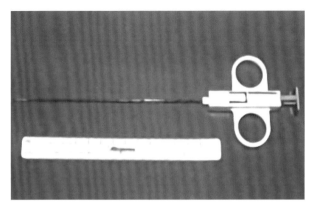

图 17-1-1 18 G 乳腺穿刺活检针，标本可用于切片做组织病理学检查

3. 涂片及固定液

细胞学涂片，置入 95% 乙醇中固定；组织条置入 10% 福尔马林中固定。

4. 体位及途径

根据病灶及活检的径路，可采用仰卧、侧卧或俯卧，目的是能清晰显示病灶的位置、大小、边界等，穿刺路径最短，以及患者术中最易保持的较为舒适体位。

5. 过程

首先要详细地询问病史、症状，以及过敏史，对有慢性病的患者术前进行妥善处理。穿刺前首先用 7 ～ 12 MHz 的探头仔细、反复、多角度地观察局灶性病变性质，观察其边界、内部回声。选好靶目标后以此为中心常规络合碘消毒铺巾。穿刺途径多选择倾斜进针，与胸壁尽量相平行。超声监测整个进针过程，能清晰观察到针尖所到之处。组织学活检：一般选用 18 G 或更粗些的组织活检针，先用 2% 利多卡因 2 ～ 5 mL 局部麻醉。在实时超声监测下，用 18 G 的 Full-core-cut 活检针穿刺至靶目标浅表边缘处进行活检。在活检前先要向患者解释过程，消除患者的紧张情绪，至少在麻醉 30 s 后方可开始活检。如果仔细观察会发现，在超声显示下穿刺针道形成的强回声条在进入肿瘤组织内会发生轻度的弯曲。造成这种假象的原因是由于穿刺针在快速穿透不同介质而产生的，如由脂肪组织进入肿瘤组织。根据笔者的经验，用 18 G 组织活检针所穿出标本，效果颇佳，无须先行切皮。一般穿刺 2 ～ 4 条组织即可做出较好的诊断（图 17-1-2）。

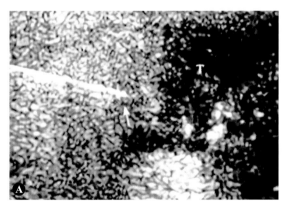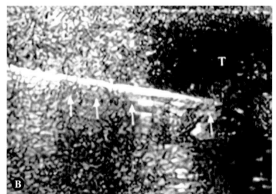

图 17-1-2 A. 穿刺针尖（↑）到达肿物（T）边缘，准备弹射；B. 穿刺针（↑）弹射进入肿物（T）内取样

二、疾病的诊断

1. 乳腺炎

多发生于产后 3 ～ 4 周，由金黄色葡萄球菌感染引起。

炎症多位于乳腺外下象限，边界模糊、形态不规则，以低回声为主，部分伴有高回声，探查时有压痛感；炎症伴有液化时，超声会发现其内有点状强回声漂浮；慢性炎症时，周边回声不规则增强。仔细观察，发现大部分炎症病变对胸大肌一般很少有破坏。这一点可以与结核相鉴别。穿刺可采用 20 ～ 22 G 长 4 cm 的细胞学活检针；对于有明确液化的，可采用 16 ～ 18 G 较粗穿刺针进行抽吸引流。涂片检查内有大量白细胞。伴液化时穿刺液可以送细胞培养加药敏检查。穿刺置管引流也是治疗乳腺脓肿较好的办法，以免外科手术，损伤小且不影响美观，患者愿意接受。

2. 乳腺囊肿

由于乳腺管阻塞，继之扩大，呈囊状扩张而形成。声像图上呈圆形或椭圆形，边界清晰整齐、光滑，内部为均质的无回声，伴有后壁回声增强。常采用 18GPTC 穿刺针，穿刺液多为清亮液体。在哺乳期可由于乳汁淤积引起，囊内液体较黏稠。声像图上与乳腺囊肿相似，常见的囊性包块有手术后血肿、淋巴囊肿以及脓肿等。采用细针穿刺送细胞学病理诊断、细菌培养等检查加以鉴别诊断。较大的单纯囊肿在穿刺抽吸治疗后，可以避免外科手术。

3. 乳腺结核

乳腺结核占乳腺疾病的 1%。多由血行传播引起。笔者曾经发现 2 例患者都是由于肺、胸壁结核蔓延至乳腺。超声发现乳腺结构被破坏，病变累及区域与胸大肌间分界模糊。穿刺抽吸多为干酪样坏死组织。

4. 乳腺囊性增生病

此病发病率高，多表现乳房胀痛，月经前期加重，触诊有结节感。超声探查发现腺体层结构紊乱，回声分布不均，部分伴有乳腺导管囊状扩张。有些瘤样增生结节与乳腺癌鉴别是非常困难的，对于这类患者，有必要进行穿刺活检。一般选用 18G 组织活检针，对局部增生结节进行组织活检，做病理检查。阴性结果者应长期随诊。

5. 乳腺纤维腺瘤

乳腺纤维腺瘤常见于青年女性，约占乳腺肿瘤的 10%，多位于乳房的外上象限。触诊发现边界光滑，活动良好的韧性结节。超声探查显示：边界光滑、完整，有一层光滑的包膜，内部回声多均匀。部分内部伴有钙化。CDFI 显示内有规则的低阻血流供应。有些病灶形态不规则，如呈分叶状的乳腺纤维腺瘤，临床及超声确诊均较困难，但穿刺简便易行，可做出明确的诊断。多用 18G 组织活检针或 20～18 GPTC 细胞学活检针对肿物穿刺，做相关病理检查。

6. 乳腺腺体内局灶钙化

有少数患者临床触诊未及明确结节，钼靶显示乳腺腺体小部分区域结构紊乱，伴有成堆的点状钙化。超声检查对于较大的钙化灶容易显示，但对于微小的钙化灶不如 X 线敏感，因为钙化与乳腺腺体及导管回声类似，均表现为强回声。Bmno、Forage 认为，对于结构紊乱区仍应进行活检。

7. 乳腺癌

乳腺癌占女性恶性肿瘤的首位，发病率呈逐年上升的趋势。乳腺癌是从乳腺导管上皮及末梢导管上皮发生的恶性肿瘤。早期表现为无痛性肿块；较晚期肿瘤浸润 Cooper 韧带，会造成乳腺表皮的皱褶及凹陷。根据癌组织的不同类型，声像学特点上亦有不同。

（1）乳头状导管癌　乳头状导管癌早期病灶非常小（北京协和医院最早发现并行手术切除的浸润型微小导管癌最大径约为 0.3 cm），临床上无任何症状，触诊无异常。超声在沿乳腺导管走行放射状扫查时可发现导管内微小低回声结节，可以清晰观察结节与导管上皮的关系，以了解浸润程度。CDFI 常可发现扩张导管内肿物有新生动脉血流供应，对诊断更有帮助。

（2）髓样癌　髓样癌体积一般较大，4～6 cm，呈圆形，边缘光滑，多位于乳房深部，界限清楚，质地较软。后期可与皮肤粘连，早期易发生转移。常用 18G 组织活检针，或者 22 GPTC 穿刺活检针。由于这类肿瘤含有的肿瘤细胞较多，间质细胞较少，故细胞学涂片容易做出诊断。

（3）乳腺硬癌　乳腺硬癌占乳腺癌的 70%～80%，声像图表现特点为内部及后部回声明显衰减。由于硬癌的组织病理特点是癌细胞含量少，大多数为纤维组织，集合成絮状或片状，因此采用细胞学细针穿刺涂片确诊率低，往往需要组织学活检。

8. 淋巴结

对任何部位可疑淋巴结进行超声引导下细针穿刺，做细胞学诊断，判断是否为恶性肿瘤淋巴结转移，常不需要进行组织学活检，但对于怀疑淋巴瘤或其他良性病灶者，常需做组织学活检，以便做免疫组化明确病变病理诊断。

三、活检注意事项与诊断结果

对于囊实性肿物，操作者一定注意要对肿物进行多点穿刺抽吸，以免以偏概全，做细胞学穿刺抽吸时注射器保持 $2 \sim 3 \ cm^3$ 的负压下，对病灶不同部位反复抽吸，观察有满意的抽出物后拔针，将液体标本快速涂片后，放入 95% 乙醇内进行固定；将细碎组织块挑出放入 10% 福尔马林夜中固定。这一过程需要快捷，以防止细胞自溶、肿胀及破裂而影响检查结果。浸润性导管癌往往比乳腺的髓样癌、转移癌及小叶癌更容易找到瘤细胞。

Bruno、Fornage 报道了 254 例经外科手术证实的临床没有触及的非囊性乳腺病变，在超声引导下细胞学活检，敏感性为 91%，特异性 77%。Snerge、Fornage 等报道，对于局灶性病变确诊敏感性 97%，特异性 98%。Fornage、Snerge 报道，对于 36 例 1 cm 以下的肿瘤穿刺，手术证实穿刺结果，敏感性 94%。

四、缺点与不足

细针穿刺可以获得较满意的细胞学诊断。不足之处在于不能区分肿瘤的组织类型，以及是否有浸润。对于纤维腺瘤细胞学穿刺，特别是对于高分化的纤维瘤，细胞学涂片往往不能给予准确的病理诊断，而组织学活检则能明确病变的组织学类型。穿刺细胞学涂片质量的好坏，往往会直接影响细针穿刺的诊断。如果重复细胞学穿刺失败，就要考虑进行组织学活检，或者外科手术活检。假阴性的细胞学诊断结果很少发生，除非由于缺少细胞或者有显著的结缔组织的肿物。例如：小叶增生癌。假阴性结果是很少发生的，有人曾报

道过乳头状瘤、导管腺瘤，以及不典型的导管增生。

总之，超声引导下对乳腺穿刺活检术与外科手术相比，有诸多优势：操作时间短，可在局麻下完成，不需外科手术，皮肤没有切口，患者的花费远较外科手术低，患者容易接受；同时又能为临床提供准确的诊断与定位。

第二节 乳腺肿块超声引导术前定位

随着影像技术的不断进步和乳腺超声筛查的广泛开展，超声发现了越来越多的不易被临床触及的微小乳腺肿物，它们的精准定位对于后续的治疗就显得尤为重要。目前我院对于微小乳癌病灶术前超声细针定位已成为常态，此法准确性高、操作简便、安全，便于术中精准切除病灶，手术切口小，对软组织损伤小，术后易恢复，对乳腺肿物的早期诊断与治疗具有很大的实用价值。

一、设备与技术

1. 采用 7 ～ 12 MHz 线阵探头，20 G 乳腺定位针（图 17-2-1）。

2. 体位及途径

一般于手术当天或前一天定位。患者取仰卧或侧卧位。

3. 过程

首先超声检查先明确病变部位、估测穿刺点及穿刺途径。于选定部位常规消毒后铺巾，消毒探头或在探头表面套上无菌手套。在实时超声引导下，将定位针刺入肿块内，或肿块边缘 5 mm 以内的区域，然后缓缓退出针鞘，避免用力牵拉导丝，将导丝留置于肿块内（图 17-2-2），导丝

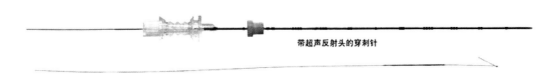

带超声反射头的穿刺针

图 17-2-1 20 G 乳腺定位针

露出体表部分用纱布包裹并固定于胸壁皮肤。定位针一般从探头一端进针，这样不仅有利于清晰显示整个进针过程，还能减少探头对穿刺针的挤压，避免穿刺针移位与定位针脱出等意外的发生。外科医生在手术中根据定位针位置进行切除。由于定位精准，手术切口也比较小。如果乳腺有多处局灶性病变需要切除时，可以在乳房多处定位。笔者所在医院最多一次在同侧乳房定位 3 处。

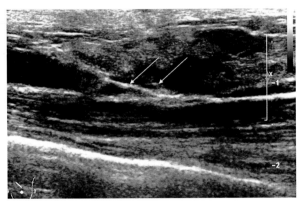

图 17-2-2　乳腺肿块细针定位（箭头指示定位导丝末端）

二、术前定位注意事项

术前定位尽量在手术当天进行，减少定位针移位的风险；定位穿刺点最好避开乳晕及破损处；对于深部病变，注意避免损伤胸肌、胸膜等组织。

第三节　甲状腺疾病的诊断与治疗

早在 1966 年 Crile 就报道了细针穿刺治疗甲状腺囊性肿物；1990 年 Livragli 开始研究观察在超声引导下用无水乙醇治疗甲状腺结节。1995 年以后，我国陆续报道了在这一方面的研究结果。

甲状腺解剖见第三章。

一、设备、条件及注意事项

1. 采用 5～12 MHz 高频超声探头。

2. 细胞学穿刺针（如果没有专用的 PTC 针，可用 10 mL 注射器代替）（图 17-3-1）；组织学活检针（18～20 G）；活检枪。

3. 对于甲状腺下极背侧的肿物治疗要慎重。容易刺激喉返神经造成短暂声音沙哑。

4. 穿刺过程中不要做吞咽动作。

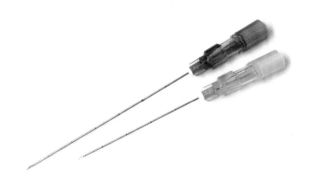

**图 17-3-1　22 G 和 25 G 穿刺针常用于甲状腺
细针穿刺活检**

二、适应证及操作过程

1. 适应证

细针穿刺活检适应证：依据放射性同位素和（或）超声检查结果选择需要进行穿刺的甲状腺结节。结节大于 5 mm，存在可疑癌超声征象者：结节内部可见微小钙化灶；结节边界不清；结节为较明显低回声（回声低于颈前肌肉回声）；形态不规则；结节纵横比大于 1.0；结节内部血流增多以及囊实性结节中实性部分有可疑征象者。对于结节大于 5 mm 不存在超声可疑征象如具有高危病史也应该进行穿刺，包括：有甲状腺癌家族史、儿童时期有放射线外照射史、有电离辐射暴露史、PET 扫描显示 ^{18}FDG 摄取增高、多发性内分泌肿瘤 2（MEN2）/家族性髓样癌（FMTC）-相关 RET 原癌基因变异；降钙素大于 100 pg/mL。所有颈部淋巴结结构异常者均应进行穿刺。

粗针穿刺活检适应证：甲状腺弥漫性病变或甲状腺病变范围较大，在活检针安全射程范围以内者。

2. 禁忌证

（1）有严重出血倾向，凝血机制有障碍者。

（2）超声显示病变不清晰者。

（3）患者不能配合者。

3.操作

患者选择平卧位,颈肩部用枕头垫高。先用高频超声探头扫查,确定穿刺点、穿刺途径。常规消毒、铺巾,消毒探头或探头套无菌套。用消毒过的探头、耦合剂再次扫查,确定穿刺点和穿刺途径。用2%利多卡因局麻。

细针穿刺活检:在实时超声引导下,将穿刺针沿探头边缘刺入结节,在病灶内反复提插抽吸,必要时可以连接注射器保持2～3cm³的负压下进行,抽吸时可改变针道方向,尽量对结节多点取材,尤其是对超声可疑部位(如钙化区)重点取材。可选择多点进行穿刺(图17-3-2)。待看到少许细碎组织进入后,拔针,将针头内组织液进行涂片,置入95%乙醇固定;组织液或(和)冲洗入液基细胞保存液,组织块则放入装有10%福尔马林溶

液的标本瓶中固定,可以进行免疫组化检查(图17-3-3)。

粗针组织学活检:穿刺前弹试活检针,超声监视下,不断调整声束方向,清晰显示针道,针尖刺到肿物表面后,弹射活检装置活检。组织条放入10%的福尔马林固定液中,送病理检查(图17-3-4)。

图17-3-2　超声引导显示穿刺针刺入结节（动态图）

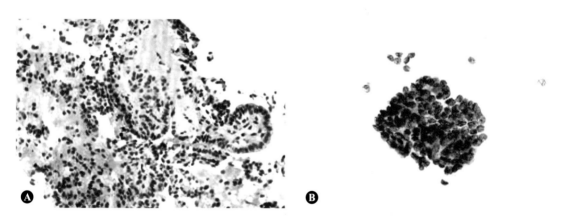

图17-3-3　甲状腺细针穿刺镜下表现

A.组织病理显示符合甲状腺乳头状癌;B.细胞学显示异型增生的甲状腺滤泡上皮细胞,毛玻璃样核,可见核沟与核内包涵体

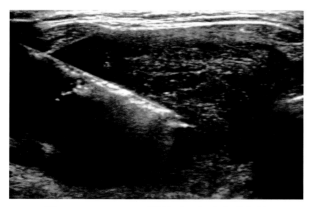

图17-3-4　18 G 活检针对甲状腺右叶穿刺

三、注意事项

1.穿刺时避开大的血管、神经及重要相邻器官,如气管等。

2.拔针后要充分压迫止血,防止发生出血。

3.活检中一旦出现出血,立即停止操作,拔出针头压迫止血。

四、穿刺细胞学结果的分析

目前多采用2009年甲状腺细胞学 Bethesda

报告系统，共分为六类，其中也提示了可能的恶性风险和临床处置的建议：

1. 取材不满意或不能诊断，恶性风险 1% ～ 4%，临床处理建议重复穿刺。

2. 良性病变，恶性风险 0 ～ 3%，临床处理建议临床随访。

3. 意义不明确的细胞非典型病变或意义不明确的滤泡性病变，恶性风险 5% ～ 15%，临床处理建议重复穿刺。

4. 滤泡性肿瘤或可疑滤泡性肿瘤，恶性风险 15% ～ 30%，临床处理建议外科一叶切除。

5. 可疑恶性肿瘤，恶性风险 60% ～ 75%，临床处理建议外科手术。

6. 恶性肿瘤，恶性风险 97% ～ 99%。临床处理建议甲状腺全切术。

其中的重复穿刺建议是至少间隔3个月以上。

五、甲状腺疾病的诊断

1. 急性甲状腺炎

多由颈部及上呼吸道感染扩散而致，或穿刺不当感染所致。声像图表现甲状腺肿大，回声减低；伴有脓肿形成时，其内有不规则无回声区以及少许点状强回声。一般不需要穿刺。症状不典型或伴有明显脓肿准备形成时采用穿刺。涂片往往是大量白细胞。脓汁可以进行穿刺引流。

2. 桥本甲状腺炎

桥本甲状腺炎又称自体免疫性甲状腺炎。早期患者感觉颈部不适，甲状腺肿大，质地变韧变硬，尤以峡部明显。声像图显示甲状腺两叶弥漫性轻度肿大，边缘光滑整齐，峡部明显增厚，甲状腺实质回声增粗，分布不均，回声低，有部分伴有0.5 ～ 1.0 cm无包膜的小结节。细针穿刺涂片：大量淋巴细胞浸润。

3. 甲状腺实性肿物

甲状腺实性肿物占甲状腺肿瘤的 70% ～ 80%，大小可为 0.5 ～ 15 cm。声像图表现：甲状腺正常大小，病体呈圆形或椭圆形，边界清晰，有包膜，病体可呈低回声、等回声；伴钙化时表现为强回声；伴囊内出血时，表现为无回声。其

边缘大多可有晕征，病体的底部回声不衰减，其周围甲状腺组织回声正常。10% ～ 25% 腺病可以恶变。

4. 甲状腺囊性肿物

甲状腺囊性肿物可分为单纯性甲状腺囊肿、甲状腺腺瘤，甲状腺癌囊性变，以及出血性囊肿。声像图上甲状腺囊性肿物都表现为低至无回声，大部分边界清晰。据北京协和医院统计，甲状腺囊性肿物恶性的占 2.4%。二维超声鉴别良恶性有困难，可以采用细针穿刺抽吸囊液送病理学检查。同时对不规则囊壁抽吸或活检，进行病理分析。

5. 甲状腺癌

甲状腺癌单发结节中癌的发生率为 5% ～ 35%，大于 60 岁者，为 50%。多发结节癌发生率为 1% ～ 20%。非典型甲状腺癌声像图上缺乏特异性表现，往往需要穿刺活检。

六、甲状腺疾病的乙醇注射治疗

1. 术前准备

术前准备检查甲状腺功能血小板及凝血情况。询问过敏史，向患者解释治疗过程，消除患者的紧张情绪。甲状腺实性结节通常需要外科手术治疗。对于年龄大、全身状况差不能耐受手术治疗的，或者出于美容或担心术后复发而不愿接受外科手术治疗者，可以在超声监视下向肿瘤内注射无水乙醇。

2. 术中过程

选用外套管针，由于外套管为塑料制品，抽吸过程中易于控制，随囊壁皱缩，圆钝的前端也不会刺破囊壁引起囊内出血。当囊液黏稠、不易抽吸时，换用粗的外套管针。注入无水乙醇前，采用2% 利多卡因 2 ～ 4 mL 囊内冲洗抽出后，注入无水乙醇 2 ～ 8 mL，留置 3 ～ 5 min，部分抽吸后，再留置 0.5 ～ 1 mL。当囊肿内有较多分隔时，增加留置乙醇量（1 ～ 2 mL），可使分隔凝固变性收缩，囊腔消失。注入无水乙醇时，超声监测可以见到"云雾"状强回声在囊内自注入处向周边弥散。北京协和医院报道，囊性结节治愈率 78.7%，有效率 97.9%。超声监测下向瘤体内

注射无水乙醇，可以观察到无水乙醇弥散至肿物的边缘。这种治疗最好采用侧孔型穿刺针，如果没有，可以采用调整针尖的方向达到使无水乙醇均匀弥散在肿物内。注入无水乙醇量按甲状腺结节治疗前体积的 20% ～ 40% 计算，每周 1 次，至乙醇总量达治疗前结节体积的 1.2 倍。注射时，注意要多点注入，旋转针尖方向，控制乙醇均匀弥散于结节内；退针要慢，避免乙醇通过针道溢入正常组织引起疼痛（图 17-3-5）。

3. 治疗效果评价标准

（1）治愈临床症状完全缓解，血 T3、T4、TSH 正常，超声显示结节小于 1 cm，CDFI 显示结节内丰富血流消失。

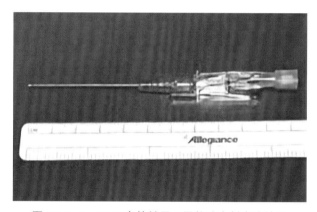

图 17-3-5 18 G 套管针用于甲状腺穿刺囊液抽吸

（2）有效临床症状缓解，血 T_3、T_4、TSH 正常，超声显示结节明显缩小（1 ～ 2 cm）。

（3）无效经 3 次治疗，结节无明显缩小或缩小后又复增大（>2 cm）。

4. 并发症

甲状腺囊性结节治疗中无明显不适。甲状腺实性结节患者在注入乙醇的过程中，一般都有可耐受的局部疼痛，有时向耳后放射，休息 3 ～ 5 min 后缓解。有文献报道，3% 患者出现暂时性失音，2 ～ 3 个月后不治而愈。分析其原因，多由于无水乙醇外溢损伤了喉返神经引起，这种损伤不像外科手术中的切断，因此可以恢复。笔者所在治疗过程中出现过 3 例声音沙哑，未经特殊治疗在 2 个月后均恢复。

5. 治疗机制

无水乙醇可以使细胞脱水，蛋白质发生凝固性坏死，进一步纤维化钙化。从 20 世纪 80 年代起广泛用于治疗肝脏恶性肿瘤。笔者认为，即使有少量恶性肿瘤细胞细针穿刺活检未能取到，这些肿瘤细胞最终也将被乙醇凝固破坏，因此这种方法是安全的。

6. 术后处理

抗生素预防感染、止痛药。

7. 甲状腺高功能腺瘤

超声发现局灶性结节，CDFI 发现结节内有较丰富的血流信号。呈局部"火海"征。同位素发现局灶热结节周围甲状腺组织受到抑制。在超声监视下对结节注入无水乙醇观察到无水乙醇弥散到边缘即停止注射，间隔 1 周彩超复查；观察肿物内血流情况，再次注射无水乙醇，直到复查肿物内血流完全消失。根据笔者的经验，通常需要治疗 3 次，患者症状消失，T_3、T_4、TSH 和同位素检查均恢复正常。患者停用抗甲状腺药物。

8. 甲状旁腺机能亢进

甲状旁腺病变有：①腺瘤占 83%，它有完整的包膜，常有囊变、出血或钙化，单个腺瘤占 90%；②增生肥大，约占 15%，累及 4 个腺体，外形不规则，无包膜；③甲状旁腺癌占本病的极少数。有文献报道，超声引导下治疗甲状旁腺机能亢进。

超声引导下甲状腺穿刺诊断与治疗：笔者们报道，囊性结节治愈率为 78.7%，有效率为 97.9%。有文献报道，甲状腺高功能腺瘤及囊实性结节有效率为 80%。与传统治疗方法相比，有诸多优点：与药物治疗方法相比，结节缩小明显，效果好；无手术风险；可多次治疗。远期无严重并发症。Biiem 报道，手术引起甲状腺功能减低发生率 22%，放射性碘治疗甲状腺结节引起正常甲状腺组织损伤，远期甲状腺功能减低发生率 3%。超声引导下甲状腺穿刺治疗，由于在直视下操作观察乙醇弥散范围，避免了乙醇对正常甲状腺组织的损伤。Livrahi 对患者进行 4 年临床观察，未发现有甲状腺功能低下。笔者在 6 年随诊中亦未发现有甲状腺功能低下。综上所述，超声引导下甲状腺穿刺诊断及治疗简便、创伤小、患者痛苦小、疗效显著，已被临床医生及患者广泛接受。

七、甲状腺结节的超声引导下热消融治疗

肿瘤的射频、微波等热消融治疗技术是近20年来引人瞩目的肿瘤微创治疗技术，其原理是利用热能毁损肿瘤组织，使得肿瘤组织发生凝固性坏死、碳化及脱水，继而发生不可逆的损伤，凝固性坏死组织细胞和周围中性粒细胞释放水解酶，使坏死组织溶解液化，由淋巴管、血管吸收，消融区体积逐渐缩小，组织缓慢变软，直至完全吸收消失。2001年，Dupuy等首次在超声引导下射频消融治疗8例复发的甲状腺癌，治疗后患者未见复发病灶，2006年Kim等报道射频消融治疗35个甲状腺良性"冷结节"，88%患者未出现并发症，经过9～18个月后结节体积缩小了90%以上。以下简要介绍一下超声引导甲状腺结节射频消融技术。

1. 适应证

多用于甲状腺良性结节的治疗，对于恶性结节的治疗目前还存在争议。

2. 禁忌证

（1）有严重出血倾向，凝血机制有障碍者。（2）超声显示病变不清晰者。（3）患者不能配合者。（4）有严重心脑血管疾病。

3. 操作

患者取仰卧位，肩部适当的垫高，头部向后仰，充分暴露颈部。超声检查下选择进针点及路径，常规消毒铺巾，2%利多卡因麻醉（皮下及甲状腺包膜外）将18 G射频针在彩超引导下置入甲状腺肿瘤的中心部位，启动射频仪，开始射频消融。通过实时超声观察射频针尖周围呈现强回声区，随着治疗时间的延长，强回声范围逐渐扩大，其范围不再增大时，局部射频消融结束。然后移动射频针至未消融区域继续治疗，直到强回声覆盖整个肿瘤及周边提示肿瘤射频消融治疗结束。消融时间视肿瘤的大小及成分而定，一般为3～20 min。可用"杠杆撬离法"或"液体隔离带法"预防热损伤毗邻结构（图17-3-6）。

4. 治疗后的评估

有学者认为治疗后超声造影显示消融部位呈无增强表现，可认定消融有效。也有学者认为术

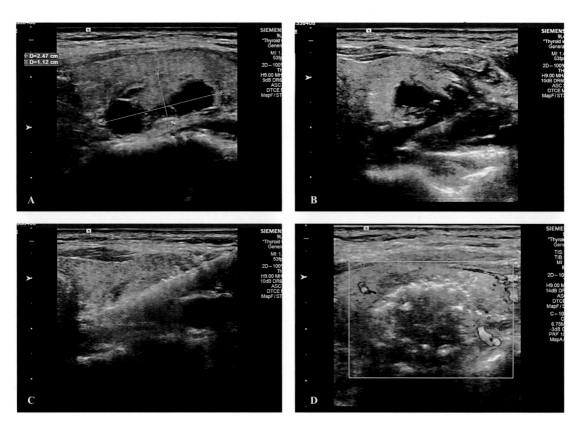

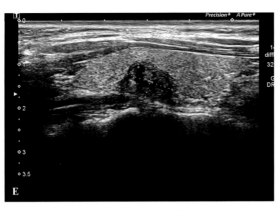 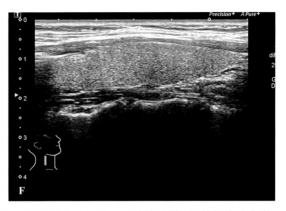

图 17-3-6　女，33 岁，查体发现甲状腺右侧叶囊实性结节，对实性部分 FNA 结果考虑良性，行射频消融治疗，
术后复查，消融灶逐渐缩小至完全消失

A. 甲状腺右侧叶囊实性结节，约 2.5 cm×1.5 cm×1.1 cm；B. 结节周围注射生理盐水隔离带，保护周围
神经及重要组织结构；C. 多点次移动消融结节；D. 消融后病灶彩色多普勒超声显示，局部无血流信号；E. 术
后 6 个月复查，消融灶边界清晰，大小 1.1 cm×0.9 cm×0.7 cm；F. 术后 24 个月复查，消融灶消失。

（本病例资料由天津市第三中心医院超声科经翔教授提供）

后 6～24 个月随诊复查超声，消融处病灶缩小甚
至消失，认为消融有效。

目前热消融技术在甲状腺结节的治疗中处于
临床探索阶段。但因其创伤小，并发症少，疗效好，
大部分学者认为其有着良好的应用前景，但对于
该技术规范化还需要进一步探讨。

参考文献

[1] 姜玉新，戴晴.北京协和医院医疗诊疗常规超声医
学 [M].2 版 .北京：人民卫生出版社，2012：397-
404.

[2] Parker S H, Jobe W E, Dennis M A, et al.US-guided
automated large-core breast biopsy[J].Radiology,
1993, 187(2): 507-511.

[3] 刘峰，姜玉新 .乳腺疾病的影像学引导经皮穿刺组
织活检 [J]. 中华超声影像学杂志，2005，14（6）：
474-476.

[4] 姜玉新，荣雪余，孙强，等 .乳腺肿块的术前超声
引导定位 [J]. 中华超声影像学杂志，2000，9（11）：
5-6.

[5] 张青，朱庆莉，李文波，等 .超声在意义不明确的

细胞非典型病变甲状腺结节中的价值 [J]. 中国医
学科学院学报，2016，38（4）：378-382.

[6] Ali S Z, Cibas E S. The Bethesda System for
Reporting Thyroid Cytopathology: Definitions,
Criteria, and Explanatory Notes[M]. Springer US,
2010.

[7] Haugen B R, Alexander E K, Bible K C, et al.
2015 American Thyroid Association Management
Guidelines for Adult Patients with Thyroid Nodules
and Differentiated Thyroid Cancer: The American
Thyroid Association Guidelines Task Force on
Thyroid Nodules and Differentiated Thyroid
Cancer[J]. Thyroid, 2016, 26(1): 1-133.

[8] 章建全 .经皮热消融治疗在甲状腺乳头状癌及其区
域淋巴结转移中的应用前景 [J]. 中华医学超声杂
志（电子版），2014，11（8）：1-4.

[9] Dupuy D E, Monchik J M, Decrea C, et al.
Radiofrequency ablation of regional recurrence from
well-differentiated thyroid malignancy[J].Surgery,
2001, 130(6): 971-977.

（张　青　蔡　胜　刘吉斌）

第十八章　部分浅表器官的
其他影像诊断

第一节　眼部影像诊断

应用 CT、MRI 及超声诊断，可以及时迅速地对眼球及周围组织的病变进行诊断，为治疗提供了更多帮助，本节将眼部 CT、MRI 的检查方法及眼部常见疾病的特征分述如下。

一、CT 检查方法及解剖

1. 眼眶

在 CT 图像上眼眶骨为高密度，使用骨窗（窗宽 3000～4000，窗位 500～700）显示较佳。眼底横断面扫描可显示眶下裂、蝶骨大翼、眶外侧壁、内侧壁，以及泪囊窝底。视神经管水平横断面可清楚显示视神经管的形态、横径及其周围结构，如蝶骨、前床突、眶上裂等结构，该层面显示眶壁前内侧的泪囊窝最佳。眼眶冠状面检查可以清晰显示眶内、外、顶、底壁及其邻近含气鼻旁窦。

2. 视神经

视神经由视网膜的神经节细胞的轴突组成。起于眼球止于视交叉。其直径 3～4 mm，长度 40～50 mm，可分为 4 段：①球内段：自视神经盘至巩膜后孔出口处，包括视盘及巩膜后孔内穿过部分，长约 1 mm。②眶内段：长约 25 mm。该段视神经的长度超过眼球与视神经孔间的距离，呈 S 形弯曲,在眶尖部,视神经被漏斗形总腱环(也称 Zinn 环或肌圆锥)所包围。③管内段：位于视神经管内，长 5～6 mm。④颅内段：自视神经孔至视交叉止，长约 10 mm。视神经的周围有三层鞘膜，即硬脑膜、蛛网膜及软脑膜。硬脑膜在视神经眶口处分为两层，外层覆盖于眶内面，形成

眶骨膜，内层成为视神经眶内段的硬脑膜，向前行与巩膜相融合。硬脑膜与软脑膜之间，为鞘膜间空隙，由蛛网膜分为两部，即硬膜下腔与蛛网膜下腔。该两腔的前端终止于眼球后面形成盲管。向后通过视神经孔直接与大脑之间各腔隙相通，其间充满脑脊液。

在 CT 图像上，视神经显示为与肌肉密度相似的中等密度影，球内段视神经与眼球壁密度相似而无法区分，眶内段由周围低密度的球后脂肪影衬托可清楚显示，具有一定曲度，并可见等密度影从视神经上隆起或与之交叉，这是穿入（穿出）或与视神经伴行的血管影，勿误为肿瘤，管内段及颅内段由于周围骨质的伪影影响而显示不佳。普通 CT 平扫无法显示视神经周围的鞘膜间空隙（硬膜下腔和蛛网膜下腔）。

3. 眼部血管

在 CT 图像上，平扫眼动、静脉的密度与肌肉密度相仿，注入造影剂后均有明显增强并可清楚显示，在视神经稍上水平横断面扫描可显示双侧眼动脉由后外跨过视神经向前内行走，交叉的角度可有个体差异，也可双侧不对称，眼上静脉见于上直肌稍下水平断面上，由前内走向后外，与上直肌交叉。眼上静脉的直径为 2～3.5 mm，检查时头部位置的改变可改变其直径，正常人双侧可不对称。

4. 眼外肌

在 CT 图像上，眼外肌呈中等密度，横断面扫描可显示整条的各条直肌，冠状面扫描可显示各直肌的断面。两条斜肌在冠状面图像上显示最佳。

5. 眼球

在 CT 图像上，眼球壁呈现与肌肉密度相似

的中等密度,横断面扫描可显示前部的虹膜、角膜,但眼球壁中后部的三层结构密切相连,密度相仿,CT 上无法区分。眼球内容物中,晶体密度与眼球壁密度相似或略高,密度较均匀,不能区分晶状体皮质和晶状体核。房水和玻璃体呈低密度,与水的密度相似。

6. 眶内脂肪

在 CT 图像上,脂肪呈低密度,CT 值为 0 ~ 100 Hu。

7. 泪腺

泪腺位于眼眶上壁外侧的泪腺窝内,由上睑提肌腱膜分隔为较大的眶部泪腺和较小的睑部泪腺。CT 图像上,冠状面扫描显示较好,位于眼眶前外侧,密度与邻近的眼球壁和肌肉相似,为中等密度。

二、MRI 检查方法及解剖

眼部 MRI 检查线圈选择头部线圈或 3 英寸的眼表面线圈。头部线圈用于眼眶病变或颅眶沟通病变,可很好地显示球后、眶尖、管内段视神经以及颅内海绵窦、视交叉的病变。表面线圈对眼球病变可以提高空间分辨率,但其扫描野较小,对球后深部病变显示能力有限,而且表面线圈对眼球运动比较敏感,容易产生较明显的运动伪影。

1. 眼眶

眼眶由致密的骨质组成,由于皮质骨在 MRI T1 和 T2 加权图像上均呈低信号,且眶壁旁的额窦、筛窦和上颌窦内的气体呈低信号,因而 MRI 对显示眼眶的轮廓和形态远不如 CT 敏感和准确,只能显示出眶骨骨髓腔内 T1 和 T2 加权图像上均呈高信号的黄骨髓。眼眶膜、球筋膜在 T1 和 T2 加权图像上呈现出与肌肉信号相近的中等信号,高分辨率 MRI 可显示之。

2. 视神经

MRI 几乎可显示整段视神经。视神经在 T1WI 图像上呈等信号,T2WI 图像上呈稍低或等信号,球内段视神经因周围巩膜为低信号可清晰显示,以横轴位和平行于视神经的斜矢状位显示为佳。观察视神经球后各段需要用冠状面扫描,

获得近似垂直于视神经的横断面图像,T1WI 图像视神经呈等信号,T2 STIR 图像为压脂序列,可清晰显示视神经为稍低或等信号,视神经眶内段周围蛛网膜下腔为高信号,管内段及颅内段周围脑脊液较少,蛛网膜下腔高信号通常不能显示。增强扫描通常采用联合脂肪抑制技术的 T1WI 像,视神经无强化。

3. 眼部血管

因血管内快速流动血液的流空效应而不产生信号,故其在 T1 和 T2 加权图像上可为低信号,呈条状。在高信号的脂肪及等信号的肌肉、视神经衬托下,MRI 可较清楚显示前后走行的眼动脉、眼上和眼下静脉主干。

4. 眼外肌

眼外肌有 6 条,即 4 条直肌、2 条斜肌。在平扫 MR T1 和 T2 加权图像上均呈中等信号。斜矢状面成像可将上、下直肌整条呈现于同一断面上,横断面扫描则可显示整条内、外直肌,而冠状面成像显示斜肌最佳。增强扫描仍然采用压脂序列,正常眼外肌呈明显均匀强化。

5. 眼球

眼球壁分为三层,外膜为纤维膜,中膜为葡萄膜,内膜为视网膜。这三层在 CT 上是无法区分的,在 MRI 图像上,视网膜和脉络膜紧密结合在一起,且信号相似(在 MRI T1 和 T2 加权图像上均呈中等信号),因而难以区分,而巩膜因含有致密的胶质和丰富的弹性纤维,故在 MR T1 和 T2 加权图像上均为略低信号。在联合脂肪抑制的增强 T1WI 图像上,葡萄膜(包括虹膜、睫状体及脉络膜)明显强化,视网膜显示不清,巩膜不强化,这样使得视网膜、巩膜和脉络膜在 MR 图像上区分开来。房水和玻璃体含有相似的成分,约 99% 为水,故在 T1 加权图像上呈略低信号,在 T2 加权成像上呈高信号。晶状体由 65% 的水和 35% 的蛋白质组成,这些蛋白质在晶状体皮质内以聚合状态存在,而在晶状体核内则为沉淀状态,因此晶状体皮质部在 T1 和 T2 加权图像上均呈低信号。

6.眶内脂肪

眶内脂肪在 MRI T1 和 T2 加权图像上均呈高信号。使用脂肪抑制技术可显示脂肪组织内的纤维隔膜，其在 T1 和 T2 加权图像上均呈中等信号。

7.泪腺

泪腺位于眼眶的前上方外侧壁的泪腺窝内，在 MRI 横断面及冠状面图像上均可清楚显示。在 T1 加权图像上呈中等信号，T2 加权图像上呈略高信号，增强扫描明显均匀强化。

三、骨折和软组织损伤

CT 可较清楚地显示眶骨骨折及邻近软组织的损伤。根据骨折的位置，可分为外表面骨折（如颧弓和眶前缘的骨折），眶内部骨折（如破入筛窦和上颌窦的骨折）。CT 横断面和冠状面扫描可直接显示骨折位置类型，碎片的移位等情况，同时还可显示骨折引起的继发改变。眼眶下壁骨折可伴有下直肌、下斜肌、邻近脂肪和结缔组织及骨折碎片突入上颌窦内，CT 冠状面图像可显示高低等混杂密度物质突入上颌窦顶部。破入筛窦的骨折，则由于眶内组织与筛窦相通，而发生眶内气肿，CT 图像上眶内出现低密度的气体影。眶骨骨折可伴骨膜下小血管的破裂，导致骨膜下血肿。儿童由于眶骨膜附着处较疏松，因而较为多见。CT 图像上，骨膜下血肿表现为边界清楚的高密度影，与眶骨有较宽的基底相连。

MRI 图像上，由于皮质在 T1 和 T2 加权图像上均呈无信号或低信号，骨折仅显示为这些无或低信号区的不连续，不如 CT 敏感和准确。但 MRI 对骨折伴发的软组织损伤显示较好，骨膜下血肿在 T1 和 T2 加权图像上均呈高信号，眶内气肿均呈低信号，可清楚显示突入上颌窦、筛窦的脂肪和肌肉。

四、眼内异物

1.CT 表现

CT 对不透光和半透光眼内异物较 X 线平片敏感。CT 可发现小至 0.6 mm³ 的铜，铁等重金属不透光异物，对铅等半透光异物诊断的最小体积约为 1.5 mm³，CT 不能直接显示木屑等透光性异物，但 CT 可显示异物周围的肉芽肿性反应或局部的空气密度，前者表现为形态不甚规则的略高度密影，后者为圆形或圆柱形低密度影。

CT 横断面和冠状面成像可明确异物与眼球的关系，确定异物为球内异物或眶内异物，同时，还可确定异物与视神经的关系，这些对临床的处理有重要意义。

CT 对眼内异物的诊断有以下缺陷：①不能显示透光性异物如木屑，植物；②异物被其周围的出血，炎性渗出物、脓肿或肉芽肿遮掩而漏诊；③较大的金属异物可产生伪影，影响图像质量。

2.MRI 表现

含铁磁性异物不能做 MRI 检查，否则，异物会移动，造成眼内组织更大的伤害。

非磁体异物，随异物中氢原子含量的多少及 T1 和 T2 弛豫时间的长短、在 MRI 可显示为各种信号。MRI 可显示在 CT 图像上不能显示的木屑、植物等透 X 线异物。对异物周围的肉芽肿性反应、出血、眶内积气的显示也较 CT 敏感。非磁性金属异物如铜、铅等在 MRI 图像上可产生伪影，因而不如 CT 准确和敏感。

五、视神经炎

视神经炎的 CT 影像表现：视神经增粗，但无明显肿块，增强后不同程度强化，可见视神经鞘强化而视神经不强化，呈现"双轨征"，CT 一般不能显示视神经无明显增粗的视神经炎。

视神经炎的 MRI 影像表现：视神经局部或弥漫增粗，粗细可不均，T2WI 信号增高，压脂的冠状位 T2WI 像更有利于显示（图 18-1-1A），压脂的增强扫描序列可见病变区较明显强化（图 18-1-1B），少数情况下视神经鞘可见明显强化呈"双轨征"。视神经炎常为多发性硬化和视神经脊髓炎的早期表现，因此视神经炎患者应常规行颅脑 MRI 检查，以尽早诊断多发性硬化。

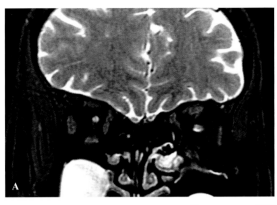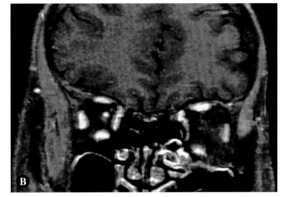

图 18-1-1　视神经炎典型 MRI 表现

A.视神经炎压脂的冠状位 T2WI 像显示视神经信号增高；B.视神经炎压脂的冠状位 T1WI 增强图像显示视神经明显强化

六、眼外肌炎

眼外肌炎所致的炎症可涉及一条或数条眼外肌。CT 平扫一般可见眼外肌的肌腹和肌腱均增粗，边界模糊，其密度与正常眼外肌相仿，增强后可有不同程度的强化，部分病例炎症比较局限，仅有眼外肌节段性增粗。炎症波及葡萄膜和巩膜时，可使其不规则增厚，直肌肌腱在巩膜附着处的边界模糊。

在 MRI 上，眼外肌炎的信号强度无特异性，在 T1 加权图像上呈等信号，在 T2 加权图像上呈略高信号。

七、泪腺炎

在 CT 平扫图像中可显示一侧或两侧泪腺肿大，呈杏仁形或卵圆形，可向前越过眶缘，向后沿眼眶外侧壁及外直肌走行，肿大的泪腺与周围结构轮廓一致，可包绕眼球，可伴有周围结构炎症。病变边缘模糊。眶壁骨质无受压及侵蚀性改变。在 CT 上病变泪腺呈等密度，若为结核性感染，有时可见点状钙化，常伴有耳前淋巴结肿大。增强扫描肿大的泪腺可有不同程度的强化。MRI 上肿大的泪腺呈略高或等信号，有时 T2WI 信号可略低，脓肿形成处信号强度较高，钙化则呈点状低信号。增强后可见较明显强化。

八、视网膜母细胞瘤

在 CT 平扫时，发现眼球内实性肿块，伴有斑片状或斑点状钙化，诊断较易明确。肿瘤较小时，便可出现钙化；肿瘤生长较大时，可引起眼球膨大。肿瘤沿视神经向眼眶发展累及眶锥甚至颅内，肿块可通过视神经孔进入颅内，肿瘤向前可穿破角膜或巩膜，此时在 CT 上可表现为眼内较大软组织肿块，几乎填满了整个眼眶，眶内正常结构显示不清。

由于 CT 平扫时就能显示肿瘤特征性改变，故增强后 CT 扫描意义不大。

MRI 对视网膜母细胞瘤的诊断常不如 CT 敏感，故临床上很少应用，但 MRI 在显示肿瘤蔓延、侵及颅内组织、显示视神经、视交叉等结构，明显优于 CT。在 MRI T1 加权图像上显示眼内软组织肿块，呈低、等混合信号，T2 加权图像呈高、低混合信号，其 T1 和 T2 加权图像上的低信号区提示钙化。当肿瘤较大，累及视神经或视神经交叉时，这些结构在 MRI 图像上表现为增粗、结构不清而代之以软组织肿块。

九、恶性黑色素瘤

早期因受巩膜和玻璃膜的限制，肿块仅能沿脉络膜平面扩张，肿块呈"扁豆"状；当肿瘤较大，进入玻璃体，则其头部和视网膜下肿瘤迅速增长，而颈部受玻璃裂口影响以至形成头圆、底大、颈部狭窄的"蘑菇云"状。CT平扫时，肿瘤多表现为均匀、边界清楚的等密度或略高密度肿块，增强后呈高密度均匀强化。当肿瘤较小时，仅在增强图像可见到一扁平高密度突起；当肿瘤较大、瘤内出现坏死，则表现为局部无强化的低密度区；当肿瘤内有出血时，CT平扫即表现为局部高密度区。

恶性黑色素瘤在MRI图像上信号变化颇具特征，即在T1加权图像上呈高信号，在T2加权图像上呈低信号，这是因为肿瘤内的黑色素具有顺磁特性。肿瘤形态及边界如CT表现。在肿瘤较大时，突入玻璃体，可出现"蘑菇云"征象。增强扫描肿瘤可见强化，呈现比平扫T1WI像更高的信号，且多均匀一致。如果肿瘤内有囊变、坏死，则局部呈水样信号。如合并视网膜下积液，则在MRI T1和T2加权图像上均为高信号。

十、视神经鞘脑膜瘤

在CT平扫横断面上，患侧视神经增粗，可呈纺锤形增粗，肿瘤多为结节状，边界清楚，呈等密度。肿块内见到线状或砂粒状钙化，则可提示为视神经鞘脑膜瘤的诊断。当肿瘤较大时，压迫眶骨，可见眶尖部骨质增厚，有硬化征象。增强后CT图像上显示肿瘤均匀一致强化，而中间视神经仍为均匀条状低密度，则形成"双轨征"表现。当增粗的视神经边缘不光整，出现高低不平的不规则征象，常提示肿瘤侵越了视神经的神经鞘。

MRI横断面、矢状面及冠状面成像，比CT更具诊断优势。肿块在T1WI上呈等信号，T2WI呈等或略高信号，有时平扫即可显示中心包绕的视神经。病变信号较均匀，增强后呈显著均匀强化，可见"双轨"征。MRI对于肿瘤钙化不能有效显示。

十一、视神经胶质瘤

由于视神经胶质瘤在儿童常表现为良性行为，生长缓慢，沿视神经生长，受硬膜限制，肿瘤较局限，表现为患侧视神经局部增粗，多呈纺锤形；有时整条视神经增粗。肿瘤也可呈结节状或隆起形。CT横断面图像上显示局部视神经呈纺锤形，边界清楚，为均匀等密度。静脉造影后可均匀或不均匀强化。无钙化。当肿瘤较大时，可侵犯眼球，向后可累及视交叉和视束。

在病变早期，MRI图像显示视神经呈纺锤形增粗，与脑白质相比，T1加权呈低信号，T2加权为高信号。当肿瘤呈结节状时，可见肿块与视神经相连。在T1加权时，肿瘤边缘可见条状脑脊液积聚之低信号，颇具特征。肿瘤较大可沿视神经管进入颅内，累及视交叉或视交叉后脑组织，此时MRI显示病变范围明显优于CT，尤其是T2加权上病灶的高信号以及Gd-DTPA增强后肿瘤明显强化，使平扫时等信号的病灶勾画出清晰的轮廓。

十二、海绵状血管瘤

眶内海绵状血管瘤多位于球后肌锥内。在CT平扫时，肿瘤多呈圆形、类圆形或分叶状、境界清楚的肿块，密度因血窦和间质的多少而不同，有高密度、不均匀密度或低密度，部分可有斑点状钙化，但出现圆形钙化灶时，提示有静脉石形成。CT增强后扫描，肿瘤有明显强化，由于肿瘤内血流缓慢，CT增强后延迟扫描，肿瘤密度会更高。由于肿瘤生长缓慢，肿瘤较大时压迫眶骨，CT可见眶骨变形，但无骨质破坏。

在MRI图像上，与眶内脂肪相比，肿瘤在T1加权图像上呈低信号，与眼肌相比则呈等信号（图18-1-2A），T2加权为高信号（图18-1-2B）。增强后，肿瘤明显强化（图18-1-2C），横轴位、矢状位及冠状位扫描按照时间顺序可见渐进性强化。由于肿瘤内的血管钙化及血栓形成而使肿瘤的信号不均。

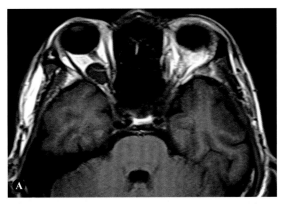
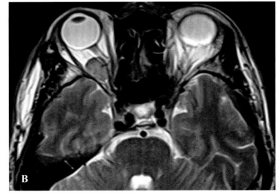
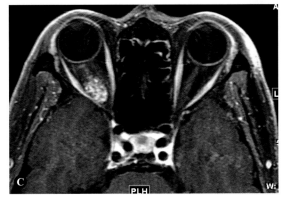

图 18-1-2　眶内球后肌锥内海绵状血管瘤
典型 MRI 表现

A.眶内球后肌锥内海绵状血管瘤 MRI 横轴位 T1WI 像呈等信号；B.眶内球后肌锥内海绵状血管瘤 MRI 横轴位 T2WI 像呈高信号；C.眶内球后肌锥内海绵状血管瘤 MRI 横轴位 T1WI 增强图像呈明显强化

十三、神经鞘瘤

神经鞘瘤多为实性，边缘光滑。CT 平扫是呈均匀等密度肿物影，增强后呈均匀强化；若肿瘤较大，肿瘤中心区出现囊变时，则囊变区为不强化低密度影，整个瘤体呈环状或不均匀强化。肿瘤压迫骨质可引起眶骨变形、骨质缺损，但无骨质破坏，钙化罕见。

在 MRI 图像上，神经鞘瘤较小时呈一实质性软组织肿块。与眼肌相比，在 T1 加权图像上呈等信号或略低信号。在 T2 加权图像上呈高信号，且信号均匀一致。由于眶内脂肪较多，在 T1 加权时，肿瘤低信号衬托的较明显。当肿瘤有囊变时，其囊变部分呈水样信号。Gd-DTPA 增强后，肿瘤实性部分强化，而囊变区不强化。

十四、颈动脉海绵窦瘘

颈动脉海绵窦瘘影像学表现为患侧的海绵窦扩大、眼上静脉、眼下静脉扩张、眼外肌及眶内脂肪水肿，眼球突出。CT 表现为眼上静脉及眼下静脉扩张、迂曲，严重者呈囊状，平扫呈软组织密度，增强后明显强化，当眼上静脉内有血栓时可无强化。眼内软组织肿胀，如眼外肌肥大、视神经增粗、眶内脂肪垫增大。患侧海绵窦扩大。MRI 检查对于患侧海绵窦扩大的显示敏感性远高于 CT，可以显示迂曲扩张的静脉。因流空效应，扩张的眼静脉及海绵窦内静脉在 T1WI 和 T2WI 上呈无信号区，表示这些血管内血流速度较快。MRA 可显示扩张的海绵窦和眼静脉。同时可以清晰显示眶内组织的肿胀、眼外肌肥大。

十五、甲状腺相关眼病

甲状腺相关眼病又称甲状腺相关性免疫眼眶病，是一种影响甲状腺、眼眶软组织和四肢皮下组织的自身免疫性疾病，是最常见的眼球突出病因。除了甲状腺功能亢进，甲状腺功能正常和低下者可同样伴有眼部病变。

甲状腺相关眼病影像学表现为双侧或单侧眼球突出，可为多发、双侧对称的眼外肌增粗，也可只累及一个或数个眼外肌，表现为左右侧不对称受累。眼外肌增粗以肌腹增粗为著，肌腱多不受累。眼外肌易受累的顺序为下直肌、内直肌最多见，其次是上直肌和提上睑肌，偶尔累及外直肌。眼外肌增厚可导致视神经受压变细，尤其是视神经眶尖处，需要仔细观察。

甲状腺相关眼病表现为眼球突出、眶脂体增厚、眼外肌增厚及眶壁压迫性改变。在 MRI 图像上，增厚的眼外肌 T1WI 呈等或低信号（图 18-1-3A），急性期 T2WI 呈高信号（图 18-1-3B），中晚期呈等或稍低信号。T1WI 呈斑点状高信号提示脂肪变性，病程较长。增强扫描可见眼外肌轻至中度强化（图 18-1-3C），常常有的病例还可见眶内脂肪片状密度增高影（炎性细胞浸润）、眶隔脂肪疝、泪腺增大、脱垂、视神经增粗等表现。

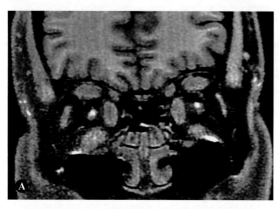
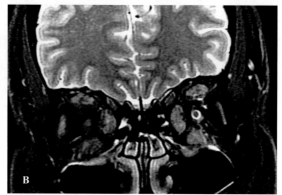
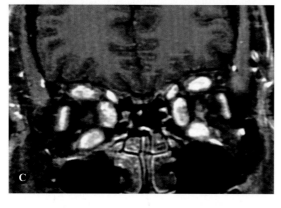

图 18-1-3　甲状腺相关眼病眼外肌增厚
典型 MRI 表现

A. 甲状腺相关眼病 MRI 冠状位 T1WI 像显示眼外肌增厚呈等信号；B. 甲状腺相关眼病 MRI 冠状位 T2WI 像显示眼外肌增厚呈高信号；C. 甲状腺相关眼病 MRI 冠状位 T1WI 增强图像显示眼外肌增厚伴中度强化

第二节　腮腺的影像诊断

利用 CT、MRI 对于腮腺的病变进行诊断，对临床处理有很大帮助。

一、恶性肿瘤

在 CT 检查中，很难区分各种腮腺肿瘤的组织学类型。CT 上腮腺恶性肿瘤密度不均匀，边缘不规则，分界不清，增强扫描不均匀强化。大多数腮腺恶性肿瘤 CT 平扫即可发现病变。普通增强 CT 扫描对腮腺恶性肿瘤的诊断意义不大。目前国内有学者研究表明，多层螺旋 CT 双期扫描对腮腺良恶性肿瘤的鉴别诊断有很大意义。在对比剂注入后 30 秒和 120 秒分别进行第一期和第二期扫描。恶性肿瘤和良性的多形性腺瘤在双期扫描时呈渐进性持续强化的特点，与这两者明显不同，腺淋巴瘤在一期扫描时呈明显快速的早期强化，强化程度明显高于恶性肿瘤和多形性腺瘤，二期扫描时强化程度明显低于恶性肿瘤和多形性腺瘤，呈"延迟排空"的特点。多层螺旋 CT 双期增强扫描对腺淋巴瘤的定性诊断敏感度和特异度分别达到了 90% 和 100%。而恶性肿瘤与多形性腺瘤的鉴别，尚需结合更多 CT 征象，该研究同时总结了帮助提高腮腺恶性肿瘤诊断敏感性和特异性的 CT 征象,比如血管包埋或破坏的征象、肿瘤低密度区的中心性分布,深浅叶的同时受累等。另外一项较小样本量的研究指出,双期增强 CT 扫描结合彩色多普勒血流显影(CDFI)中阻力指数(RI),以 RI ≥ 0.77 作为诊断恶性肿瘤的阈值标准,对于多形性腺瘤和恶性肿瘤鉴别诊断的敏感度和特异度可提高至 84% 和 100%。此外,面神经在 CT 上不能显示,腮腺上部的肿瘤,若有乳突尖或茎的骨质破坏,则提示面神经受累。

与腮腺本身比较,恶性肿瘤在 MRI T1 加权图像上呈低信号,T2 加权图像上也以低信号为主,但信号不均,边界不清,形态不规则。肿块与腺体之间的脂肪层可以消失,肿瘤也可同时涉及腮腺深、浅两叶,下颌后静脉移位除了提示肿瘤位置靠外,还常提示面神经受累。腮腺恶性肿瘤还常伴颈部淋巴结肿大。功能磁共振成像技术对于腮腺肿瘤的诊断提供了更多信息。在动态增强(dynamic contrast-enhanced,DCE)磁共振成像扫描中,腮腺恶性肿瘤的时间-信号曲线(time-intensity curve,TIC)绝大多数呈洗脱型

(早期强化并快速洗脱)、平台型(早期强化并延迟洗脱),而一些良性肿瘤也可表现为这两种 TIC 曲线类型。在磁共振的弥散加权成像(diffusion weighted imaging,DWI)图像中,一般认为恶性肿瘤因其肿瘤细胞增殖较快,自由水分子弥散受限,具有较低的表观弥散系数(apparent diffusion coefficient,ADC),因而在 DWI 图像上呈高信号,ADC 值减低。在腮腺肿瘤中,多形性腺瘤的 ADC 值较腺淋巴瘤、恶性肿瘤值高,而腺淋巴瘤因其特殊的组织学类型,ADC 值较其他的良性肿瘤偏低,与恶性肿瘤的平均 ADC 值接近,因此仅凭 DWI 成像难以鉴别其中的腺淋巴瘤和恶性肿瘤。2008 年,Radiology 一项纳入 50 例腮腺良恶性肿瘤的回顾性研究发现,利用 TIC 曲线类型和 ADC 值可帮助鉴别单一成像方式难以鉴别的多形性腺瘤和恶性肿瘤。在 TIC 呈洗脱型的肿瘤中,ADC ≥ 1.0×10^{-3} mm²/sec 倾向于恶性;在 TIC 呈平台型的肿瘤中,ADC < 1.4×10^{-3} mm²/sec 倾向于恶性。反之良性可能性大。但是对于界定良恶性肿瘤的 ADC 值阈值,仍需大样本量研究验证(图 18-2-1)。

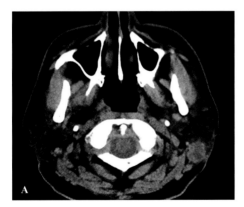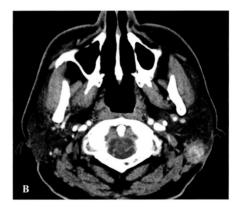

图 18-2-1 腮腺恶性肿瘤典型 CT 表现

A. 平扫横轴位图像显示左侧腮腺恶性肿瘤边缘不清,密度不均;B. 增强横轴位图像显示左侧腮腺恶性肿瘤明显不均匀强化

二、良性肿瘤

腮腺良性肿瘤在 CT 平扫图像上表现为圆形或椭圆形等密度灶,CT 值为 30 ~ 50 HU,增强扫描呈明显强化,CT 值可达 60 HU 或更高,病

灶轮廓可不规则或呈分叶状。肿瘤发生囊性变时,囊内 CT 值较低,呈水样密度。肿瘤发生钙化时,平扫可见点状、斑片状或条状高密度影,CT 值在 60 HU 以上。有人认为,发现钙化常提示肿瘤为良性。CT 可有效地判断肿瘤的来源,来

源于腮腺旁组织的肿瘤可在肿瘤与腺体之间出现一低密度带。大多数作者认为，腮腺导管造影后CT扫描有利于病变的显示，肿瘤较小时，可见局部导管阻塞不显影，病变周围导管呈包绕状，部分被推压移位，管径变细；肿瘤较大时，导管主支或主要分支常常阻塞而不显影，部分显影的导管同样被推压移位。若肿瘤不是原发于腮腺而是来源于邻近组织，则整个腮腺被推压而使导管密集，移向一侧。国内一项小样本量病理学对照研究，结果发现多层螺旋双期增强CT扫描对于多形性腺瘤和腺淋巴瘤这两种腮腺良性肿瘤的诊断价值，敏感度和特异度均高于彩色多普勒血流显像（图18-2-2）。

在MRI上，各种良性肿瘤的表现大致相仿。在T1加权成像时，肿瘤往往为低信号，在质子密度加权成像时，大多为等信号或高信号，少数为低信号；在T2加权成像时，大多数为高信号少数为等信号或低信号。各类肿瘤的信号均匀程度颇多变异，特别在T1和质子高密度加权时，信号均匀和不均匀者，大约各占半数。信号不均匀时，大多为不均匀的低信号或低等不均匀的混合信号。在病理上，大多数良性肿瘤具有纤维包膜，肿瘤较小者往往包膜显示不清。良性肿瘤大多数轮廓清楚，呈圆形或椭圆形，少数为哑铃状。在动态增强（dynamic contrast-enhanced，DCE）磁共振成像扫描中，腮腺良性肿瘤的TIC曲线表现多样，持续强化型（强化峰值晚于120 s出现）、洗脱型、平台型、平坦型（基本无强化）。2008年，发表在Radiology一项回顾性研究中，表现为持续强化型、平坦型TIC曲线的均为良性肿瘤，在DWI成像中，多形性腺瘤的ADC平均值较腺淋巴瘤、恶性肿瘤值高，可以此鉴别。

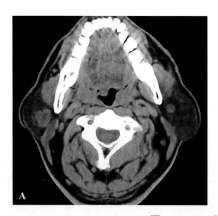
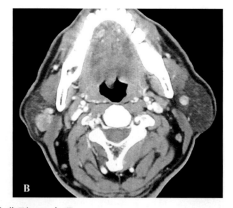

图18-2-2 腮腺良性肿瘤典型CT表现

A. 平扫横轴位图像显示右侧腮腺腺淋巴瘤呈分叶状，密度较均；B. 增强横轴位图像显示右侧腮腺腺淋巴瘤明显不均匀强化，病变内可见囊变

三、腮腺炎

在CT图像上，急性腮腺炎的典型表现为腺体弥漫性肿大，轮廓模糊。早期腺体密度稍增高，后期水肿则密度减低，形成脓肿时，可见斑点状或空洞状低密度坏死液化区。邻近颈深筋膜增厚，皮下脂肪层模糊、密度增高。增强扫描腮腺弥漫性明显强化。慢性腮腺炎表现为腺体缩小、密度增高，在部分病例可见腺体内点状散在的钙化影，提示导管内结石。在腮腺导管造影后CT图像上，可显示腺体内导管扩张，粗细不均或导管内小结石影。

在MRI图像上，急性腮腺炎的典型表现为整个腺体弥漫性肿大，腺体的T1和T2弛豫时间延长，在T1加权图像上呈低信号，在T2加权图像上呈高信号；此外，邻近颈深筋膜增厚，脂肪间隔变窄。在慢性腮腺炎，腺体体积缩小，但MRI信号变化不如急性期改变明显，MRI对显示腮腺导管扩张和结石不如CT敏感。

第三节　甲状腺和甲状旁腺的 CT 和 MRI 诊断

一、正常甲状腺和甲状旁腺

为了便于描述和分析 CT 和 MRI 图像，通常将颈部分为几个间隙。甲状腺和甲状旁腺位于脏器间隙内，脏器间隙由颈深筋膜的中层所环绕，占颈前部的大部分，除了甲状腺和甲状旁腺外，其内还有喉、气管、食管、喉返神经、淋巴结等组织结构和器官。脏器间隙的前方是舌骨下肌群，侧方主要由胸锁乳突肌构成，脏器间隙后方是颈椎及其周围肌肉。

甲状腺分左右两叶位于环状软骨下方、气管两旁，中间以峡部连接，由于正常甲状腺组织含碘量几乎比血清高 100 倍，因此平扫呈均匀高密度（图 18-3-1A），平扫 CT 值为 80 ～ 100 Hu，增强扫描均匀强化（图 18-3-1B），CT 值为 140 ～ 180 Hu。甲状腺在 MRI 图像上信号均匀，在 T1WI 图像上信号稍高于颈部肌肉的信号强度，在 T2WI 图像上呈等信号改变。89% ～ 97% 的人有 4 个甲状旁腺，左、右均有上、下两个腺体，大小约 5 mm×3 mm×1 mm。上甲状旁腺一般在甲状腺侧叶上极的后而靠内侧，略高于喉返神经及甲状腺下动脉。下甲状旁腺位于甲状腺侧叶下极的下、后、外侧。在 CT 和 MRI 图像上正常甲状旁腺不能被分辨，在 CT 增强图像上通常可以看到位于双侧甲状腺后方、颈长肌前方脂肪组织内的甲状腺下动脉和静脉。这些小血管直径小于 5 mm，代表正常下甲状腺的解剖位置。

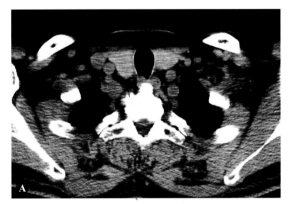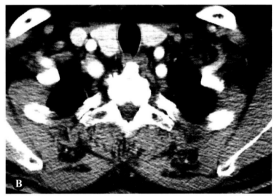

图 18-3-1　正常甲状腺组织 CT 平扫及增强表现
A. 正常甲状腺 CT 平扫呈均匀高密度；B. 正常甲状腺 CT 增强扫描呈均匀高密度

二、甲状腺良性病变

甲状腺常见的良性病变包括结节性甲状腺肿、甲状腺炎、甲状腺腺瘤及异位甲状腺等。

结节性甲状腺肿表现为颈前无痛性结节及肿物，边界清楚，甲状腺不规则增大，罕有对称性增大，甲状腺内多发、散在、规则的结节为结节性甲状腺肿的特征性改变。常有斑片、弧形粗大钙化，颗粒状小钙化少见。肿物与邻近器官结构无明显侵犯或浸润征象，少有淋巴结肿大。结节性甲状腺肿囊性变 MRI T1WI 像可为低信号，如果有蛋白含量高的胶体、出血，T1WI 为中或高信号。结节性甲状腺肿 T2WI 常呈高信号，钙化斑为无信号区。结节无包膜，边界多清楚，信号不均匀。

甲状腺腺瘤 CT 表现多为边缘规则的结节或肿物，密度均匀或不均匀，较大者可有囊变，有包膜，边缘锐利，与周围组织常有脂肪间隙相隔；低剂量 CT 双期增强扫描动脉期结节明显强化，静脉期密度减低。甲状腺腺瘤 MRI 表现为实性肿瘤，T1WI 信号不一，余正常甲状腺比较呈中、低信号，出血部分呈高信号，T2WI 呈高信号，可见完整的低信号晕环。

异位甲状腺是一种胚胎发育畸形，是胚胎时

期甲状腺始基在发育过程中部分或全部停止移动，停止在原位或下降过程中的任何部位，如咽部、舌内、舌骨上、舌骨下、喉前、胸骨上、气管内、食管内、胸骨后及胸腔内等处。CT 及 MRI 诊断要点：多为舌中线或中线旁肿物，约 1～3 cm，卵圆形，边缘规则，CT 平扫多为高密度肿物，增强 CT 扫描肿物明显强化，MRI 的 T1WI 上肿物信号高于舌肌肉，T2WI 呈高信号，增强 MRI 肿物信号明显均匀增高，正常甲状腺缺失或很小。

三、甲状腺恶性病变

甲状腺原发恶性病变包括甲状腺癌和原发甲状腺淋巴瘤。甲状腺乳头状癌是最常见的甲状腺癌，多见于儿童及青少年，生长缓慢，预后好，但淋巴结转移率高。肿瘤质硬，多无明显包膜，呈浸润性生长，部分有囊变或钙化。CT 示甲状腺内不规则高密度区内混杂不规则低密度灶，边缘模糊，部分有明显外侵征象。肿瘤囊性变及囊壁明显强化的乳头状结节，是乳头状癌的特征性表现，微小砂粒状钙化，可作为恶性病变定性诊断的指针，可出现颈部或纵隔淋巴结转移，气管食管沟是甲状腺癌转移淋巴结的好发部位。低剂量 CT 双期增强扫描动脉期结节明显强化，静脉期强化程度降低。肿瘤在 T1WI 呈中等或低信号，T2WI 信号明显增高，均质或不均质，钙化为低或无信号。甲状腺淋巴瘤可以是单发或多发的结节，偶尔可以是弥漫性甲状腺肿大，对周围组织结构大多呈压迫改变，较少为浸润改变，钙化及坏死都较少。CT 平扫密度均匀，增强后强化程度与肌肉相仿，可见边缘强化带，病灶内混杂明显强化区，少见坏死及钙化，常包绕血管，可有周围气管浸润及颈部淋巴结肿大。MRI-T1WI 呈低信号，T2WI 呈高信号，MRI 对评价肿物侵犯甲状腺以外的组织结构，特别是肌肉受侵，有重要意义。

四、甲状旁腺肿瘤

原发性甲状旁腺机能亢进最常见的原因是单发甲状旁腺腺瘤，占 80%，其次为结节状增生

（12%）、多发腺瘤（4%）和甲状旁腺癌（1%）。腺体增生一般小于腺瘤，不容易被发现。甲状旁腺腺瘤与甲状旁腺癌不易区分。甲状旁机能亢进症临床表现复杂多样，可以表现为骨棕色瘤、屡发肾结石、高血钙、神经功能症等。

CT 平扫甲状旁腺腺瘤位于甲状腺后方，异位甲状旁腺腺瘤则可位于气管食管沟、甲状腺下极下方、胸骨上窝或前纵隔，多呈小结节状，边缘光整，密度均匀，平扫密度较低，注入造影剂后早期强化明显，需要做多期增强扫描，对于小的病变需要做薄层扫描。甲状旁腺 4DCT 增强扫描研究显示，甲状旁腺腺瘤平扫密度低于正常甲状腺（图 18-3-2A），取 ROC 曲线界值 75 HU，鉴别甲状旁腺腺瘤和甲状腺组织敏感性和特异性均为 96%，第一期增强延迟 45 秒扫描，甲状旁腺腺瘤强化高于淋巴结（图 18-3-2B），取 ROC 曲线界值 114 HU，鉴别甲状旁腺腺瘤和淋巴结的敏感性和特异性均为 96%。第二期增强扫描延迟 70 s 扫描，甲状旁腺腺瘤强化较第一期明显减低（图 18-3-2C，图 18-3-2D），淋巴结强化仅轻度减低。

甲状旁腺腺瘤最常见的信号特征是在 MR T1 加权图像上呈低信号或稍低于正常甲状腺或肌肉信号，T2 加权图像为高信号，接近或超过脂肪信号。甲状旁腺腺瘤内有出血时，T1、T2 加权均为高信号。如果腺瘤内细胞退行性改变、陈旧性出血含铁血红素沉积，以及腺瘤纤维化时，T1、T2 加权均可呈低信号。注入 Gd-DTPA 后，甲状旁腺瘤较正常甲状腺强化明显，在 T1 加权图像上几乎与脂肪等信号。应用脂肪抑制程序，可以更好显示甲状旁腺腺瘤。

甲状旁腺癌无特征性影像学表现，分化好、边界清楚的病变与甲状旁腺腺瘤难于鉴别。仅约 1/3 的甲状旁腺癌合并颈部淋巴结转移，约 25% 有肝、肺、骨的远处转移。甲状旁腺癌大小不等，边缘多不规则，可侵犯周围脂肪、颈部肌肉、气管、食管、神经和甲状腺，密度和（或）信号不均匀，增强后有不同程度强化。当肿瘤切除后反复复发，或出现转移时提示肿瘤为恶性。

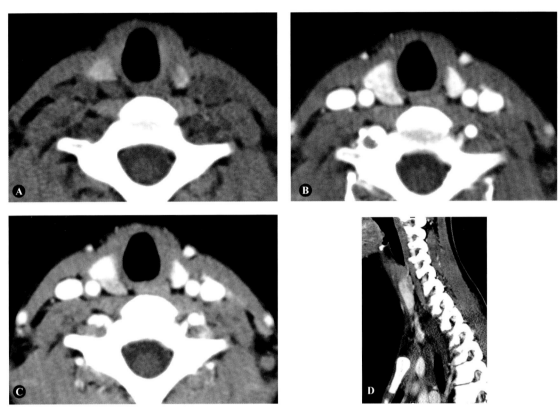

图 18-3-2 甲状旁腺腺瘤动态增强 CT 表现

A. 平扫横轴位图像显示甲状腺右叶上部后方甲状旁腺腺瘤，平扫密度低于正常甲状腺；B. 第一期增强扫描横轴位图像显示甲状旁腺腺瘤明显强化，与正常甲状腺强化相近；C. 第二期增强扫描横轴位图像显示甲状旁腺腺瘤强化较第一期明显减低，低于正常甲状腺强化；D. 第二期增强扫描矢状位图像显示甲状腺右叶上部后方甲状旁腺腺瘤，强化低于正常甲状腺

第四节 乳腺影像诊断

一、诊断方法

自乳腺 X 线摄影从 20 世纪六七十年代出现以来，乳腺影像诊断得到了长足的发展。乳腺 X 线摄影、超声均在乳腺影像诊断中占据重要地位，是目前首选的乳腺影像学检查方法。乳腺 MRI 在高危患者的筛查中也占据了一席之地。其他如乳腺透照检查（light scanning）即光扫描，乳腺热像图，均认为诊断效果欠佳。

1. 乳腺 X 线摄影

20 世纪 60 年代末，Charles Grose 引入钼靶球管及专用乳腺 X 线摄影装置。所用电压为 25 ～ 28 kV，产生一个接近单能量射线，可提高物体对比。20 世纪 70 年代，由于引入了钆或镧稀土荧光增感屏的软组织放射技术，这种增感屏和高速对比胶片联合使用，可降低放射剂量，并增强显像效果。另一改进影像质量的技术是放大。采用小焦点（约 0.1 mm 大的焦点）和空气间隙，可以获得放大 1.7 ～ 2.0 倍的图像，使之容易观察，进一步提高了疗效。随着数字技术的广泛应用，目前的乳腺 X 摄影已实现了数字化，CAD 辅助诊断也已经广泛应用。近年来，乳腺断层 X 线摄影及乳腺对比增强 X 线摄影的出现，又为致密型乳腺肿瘤的诊断带来了新的突破。

乳腺 X 线检查对降低 40 岁以上妇女乳腺癌死亡率的作用已经得到了国内外大多数学者的认可，是目前广泛应用于乳腺癌早期筛查的乳腺影像学检查方法。

2. 乳腺超声诊断（见第八章）

3. CT 成像

CT 检查密度分辨率较高，可显示一些钙化、囊肿、出血等病变，还可以显示胸壁、腋窝淋巴结等情况，但射线剂量较大，临床应用较少。目前已出现了专门应用于乳腺检查的 CT 扫描系统，CT 用于乳腺影像诊断仍有潜力。

4. 磁共振成像（MRI）

乳腺 MRI 检查已经广泛应用于临床。MRI 具有软组织分辨率高，无电离辐射等优势，对乳腺癌的诊断具有较高的敏感性。在乳腺癌高危人群中，动态增强 MRI 已成为高度推荐的筛查手段，也是乳腺癌新辅助化疗的重要疗效评价手段。近年来，DWI、IVIM、DKI、DTI、灌注成像等 MRI 新技术在乳腺上的应用，为 MRI 在乳腺诊断上的应用提供了新的方向。MRI 的缺点主要包括：检查耗时长，对比剂注射具有一定风险，花费较高等。

5. 介入方法

传统的乳腺介入诊断方法是细针抽吸活检（FNAB）。超声引导下细针抽吸活检在第十七章中介绍，这里主要指 X 线引导 FNAB。无论摸到或触摸不到的乳腺肿块，为了进一步定性的乳腺病变，均可以采用 X 线引导下进行。采用三维立体方法或二维坐标格栅方法来定位，然后进行穿刺活检。取出组织送病理确定病变的性质。

近年来，粗针穿刺活检（CNB）的临床应用越来越广泛，有取代细针穿刺和肿块切除活检的趋势。它具有操作简单、痛苦小、诊断阳性率高、可以进行组织分型、免疫组化检查等优势。近年来，X 线立体定位等技术的应用，使得病变部位的定位更加准确，X 线定位下的粗针穿刺活检对于乳腺 X 线摄影发现的微小病变具有重要的应用价值。

随着乳腺 MRI 检查在临床上的广泛应用，MRI 引导下的穿刺活检也开始进入临床应用。目前，MRI 引导下的穿刺活检一般适用于仅在 MRI 上发现的病灶。在 MRI 上发现的病灶，如经过超声和钼靶的再次确认，仍不能发现异常，可在 MRI 引导下对病灶进行定位或穿刺活检。

6. 乳腺导管造影

本法是经乳头的导管开口处，注入对比剂进行乳腺导管造影的一种方法。它的指征是乳头血性溢液，其恶性病变的可能性占 20%。从乳头导管开口处，注入 0.1 ～ 1.0 mL 造影剂，照轴位和侧位乳腺导管相，发现导管扩张，或有充盈缺损时，则考虑为导管内肿瘤。但造影结果不能分辨良恶性。如能挤出分泌物，做涂片送病理检查，可以进一步确定肿瘤的性质。

二、乳腺 X 线摄影

1. 乳腺 X 线摄影的指征

适用于筛查性人群和诊断性患者的乳腺检查。

（1）有乳腺癌家族史。

（2）有乳腺疾病（尤其是乳腺癌）病史。

（3）有乳腺肿块、局部增厚、异常乳头溢液、皮肤异常、局部疼痛或肿胀症状。

（4）乳腺超声或其他相关检查发现乳腺异常。

（5）40 岁以上女性（尤其未生育及高龄生育）每 1 ～ 2 年例行体检，月经初潮年龄在 12 岁前、绝经年龄超过 55 岁及其他乳腺癌高危人群筛查起始年龄可适当提前。

2. 乳腺 X 线摄影的鉴别诊断

在乳腺 X 线摄影中，有以下基本病变：①肿块；②钙化；③结构扭曲；④不对称征象；⑤淋巴结；⑥皮肤病变；⑦单侧导管扩张；⑧伴随征象。如何鉴别，分述如下。

（1）肿块

主要观察肿块的形态、密度及边缘。

良性肿块多为类圆形，边缘清晰，密度均匀，如囊肿、纤维腺瘤、淋巴结、皮脂腺囊肿、乳头状瘤或血肿（图 18-4-1）。

恶性肿块多形态不规则，边缘模糊、毛刺状，密度不均。有毛刺的肿瘤，癌瘤的可能性超过 90%（图 18-4-2）。

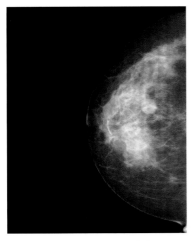

图 18-4-1 良性肿块
右乳外侧圆形等密度肿块，边缘清晰：纤维腺瘤

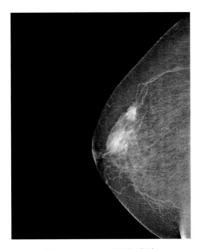

图 18-4-2 恶性肿块
右乳外侧不规则形稍高密度肿块，边缘毛刺状：乳腺癌

（2）钙化

钙化是乳腺 X 线摄影中经常见到的征象。大多数钙化是良性的，多数良性钙化也易于分类。另外，钙化有时是恶性病变唯一的征象。尤其是早期非浸润性癌，常常摸不到肿块，但在普查中发现，有 20% ～ 30% 癌瘤，钙化是主要的 X 线征象。

钙化须依据其形态、分布和排列来判断良恶性。

典型良性钙化包括：皮肤钙化，血管钙化，粗糙"爆米花样"钙化，粗棒状钙化，圆形和点状钙化，环形钙化，营养不良性钙化，钙乳样钙化和缝线钙化。良性钙化倾向于弥漫性分布、区域性分布，一般较大（图 18-4-3）。

可疑恶性钙化包括：不定型钙化，粗糙不均质钙化，细小多形性钙化及细线样钙化。恶性钙化一般较小，倾向于成簇、线样分布或节段性分布。可疑恶性钙化最特征性的类型是与导管内癌相关（图 18-4-4）。

（3）结构扭曲

在 X 线摄影中，结构扭曲的特征是局部的放射状影或乳腺实质与脂肪界面上的牵拉、扭曲等改变。结构扭曲为有恶性倾向的征象，也可为术后、外伤后、放射瘢痕、慢性炎症的征象，可建议活检。

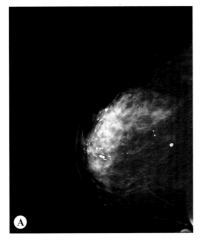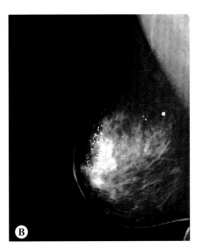

图 18-4-3 良性钙化：右乳区域性分布多发粗棒状钙化及少量圆形、点状钙化
A. 轴位；B. 斜位

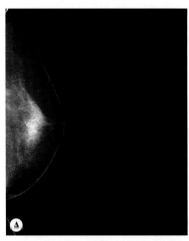

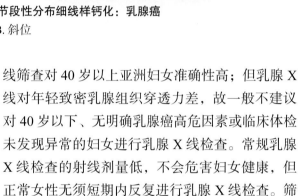

图 18-4-4　细线样钙化：左乳外上节段性分布细线样钙化：乳腺癌
A.轴位；B.斜位

（4）不对称征象

多数的不对称征象为伪影、正常腺体组织或正常变异。进展性不对称，即在随诊中新发现的局限性不对称，或局限性不对称较前增大、明显，可能为恶性病变。因此，对于进展性不对称，应进一步检查。

（5）淋巴结

通常呈边缘清晰的肾形结节，可见淋巴结门。一般短径 <1 cm。多位于乳房外侧，特别是外上象限的脂肪组织中。

（6）皮肤病变

皮肤病变有时可能与乳腺内的病变混淆，必要时可在投照时做皮肤标记。

（7）单侧导管扩张

为单侧的管状或管状分支结构，较少见，恶性的 PPV 约为 10%。

（8）伴随征象

伴随征象包括：皮肤回缩、乳头回缩、皮肤增厚、小梁增粗、腋窝淋巴结肿大等。新发的伴随征象常为可疑恶性征象。

3.乳腺 X 线摄影在乳腺癌普查中的应用

乳腺 X 线检查对降低 40 岁以上妇女乳腺癌死亡率的作用已经得到了国内外大多数学者的认可。建议每侧乳房常规应摄 2 个体位，即头足轴（CC）位和侧斜（MLO）位。乳腺 X 线影像应经过 2 位以上专业放射科医师独立阅片。乳腺 X

线筛查对 40 岁以上亚洲妇女准确性高；但乳腺 X 线对年轻致密乳腺组织穿透力差，故一般不建议对 40 岁以下、无明确乳腺癌高危因素或临床体检未发现异常的妇女进行乳腺 X 线检查。常规乳腺 X 线检查的射线剂量低，不会危害妇女健康，但正常女性无须短期内反复进行乳腺 X 线检查。筛查指南如下：

（1）对于一般人群妇女乳腺癌筛查指南

20 ～ 39 岁

不推荐对非高危人群进行乳腺筛查。

40 ～ 49 岁

①适合机会性筛查。②每年 1 次乳腺 X 线检查。③推荐与临床体检联合。④对致密型乳腺推荐与 B 超检查联合。

50 ～ 69 岁

①适合机会性筛查和人群普查。②每 1 ～ 2 年 1 次乳腺 X 线检查。③推荐与临床体检联合。④对致密型乳腺推荐与 B 超检查联合。

70 岁或以上

①适合机会性筛查。②每 2 年 1 次乳腺 X 线检查。③推荐与临床体检联合。④对致密型乳腺推荐与 B 超检查联合。

（2）乳腺癌高危人群筛查

建议对乳腺癌高危人群提前进行筛查（20 ～ 40 岁），筛查间期推荐每年 1 次，筛查手段除了应用一般人群常用的临床体检、彩超和乳腺 X 线检查之外，还可以应用 MRI 等新的影像学手段。

乳腺癌高危人群的定义：①有明显的乳腺癌遗传倾向者。②既往有乳腺导管或小叶中、重度不典型增生或小叶原位癌（lobular carcinoma in situ，LCIS）患者。③既往行胸部放疗。

三、乳腺磁共振成像（MRI）

1.乳腺 MRI 的指征

①乳房囊性增生病变、囊肿、乳腺小腺瘤、乳腺癌、乳腺假体等。②评价乳腺 X 线摄影或超声检查上的可疑异常表现，为鉴别诊断提供有价值的信息及发现隐性乳腺癌。③乳腺癌的分期及评估乳腺癌新辅助化疗疗效。④保乳术后复发的监测。⑤高危人群乳腺癌筛查。⑥乳房成形术后对植入假体评估及随访。⑦腋窝淋巴结转移，原发灶不明者。⑧ MRI 引导下穿刺活检

2.乳腺 MRI 的鉴别诊断

在乳腺 MRI 中，有以下基本病变：①肿块样强化；②非肿块样强化；③淋巴结；④皮肤病变；⑤无强化病变；⑥伴随征象；⑦含脂病变。如何鉴别，分述如下。

（1）肿块样强化

主要观察肿块的形态、边缘及强化特点。

良性肿块多为类圆形，多为类圆形，边缘清晰，强化均匀或有低信号分隔，T2WI 多为高信号，动态增强曲线多为上升型，如囊肿、纤维腺瘤、淋巴结、皮脂腺囊肿、乳头状瘤或血肿。

恶性肿块形态常不规则，边缘不规则、毛刺状，强化不均，动态增强曲线多为流出型或平台型（图 18-4-5）。

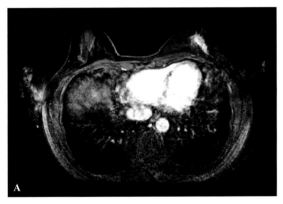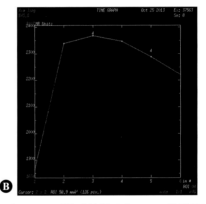

图 18-4-5　乳腺动态增强 MRI，示左乳外下象限乳腺癌，病变呈不规则的肿块样强化，TIC 曲线呈流出型

A. 动态增强 MRI 图像；B.TIC 曲线

（2）非肿块样强化

既不是肿块样又不是点状的异常强化，内部可以有正常强化或者无强化的区域。

非肿块样强化常依据其分布和强化特点来判断良恶性。

从强化分布来讲，双侧对称的非肿块强化可能是一种良性改变；线样强化如沿着导管走行，并且出现分支，则为偏恶性的征象；段样强化也是偏恶性的征象。

从强化特点来讲，集群卵石样强化和簇状小

环样强化为偏恶性的征象。

（3）淋巴结

通常呈边缘清晰的肾形结节，可见淋巴结门。一般短径 <1 cm。多位于乳房外侧，特别是外上象限的脂肪组织中。

（4）皮肤病变

有些良性皮肤病可见强化，如瘢痕、皮脂腺囊肿、皮炎等。

（5）无强化病变

多为良性病变，如导管扩张、囊肿、血肿、

术后或放疗后改变等。

（6）伴随征象

伴随征象包括：皮肤回缩、乳头回缩、乳头侵犯、皮肤增厚、皮肤侵犯、腋窝淋巴结肿大、胸肌侵犯、胸壁侵犯等。伴随征象常为可疑恶性征象。

（7）含脂病变

多为良性病变，如淋巴结，脂肪坏死，错构瘤，术后含脂坏死 / 血肿等。

参考文献

[1] 鲜军舫，史大鹏，陶晓峰 . 头颈部影像学——眼科卷 [M]. 北京：人民卫生出版社，2014.

[2] 沙炎，罗德红，李恒国 . 头颈部影像学——耳鼻咽喉头颈外科卷 [M]. 北京：人民卫生出版社，2014.

[3] 刘丽东、苏丹柯、金观桥、等 . MSCT 双期扫描对腮腺良恶性病变的诊断价值研究 [J]. 当代医学杂志，2009，15（20）：62-66.

[4] 贺芬宜，苏丹柯，刘丽东，等 . MSCT 双期增强扫描结合彩超对腮腺肿瘤的诊断价值 [J]. 实用放射学杂志，2011，27（5）：678-681.

[5] Yabuuchi H, Matsuo Y, Kamitani T, et al. Parotid gland tumors: can addition of diffusion-weighted MR imaging to dynamic contrast-enhanced MR imaging improve diagnostic accuracy in characterization[J]. Radiology, 2009, 249(3): 909-916.

[6] 贺芬宜，苏丹柯，刘丽东，等 . 腮腺良性肿瘤的 CT 及彩超检查诊断与病理学对照分析 [J]. 中国癌症防治杂志，2011，3（1）：64-68.

[7] Marmin C, Toledano M, Lemaire S, et al. Computed tomography of the parathyroids: The value of density measurements to distinguish between parathyroid adenomas of the lymph nodes and the thyroid parenchyma[J]. Diagn Interv Imaging, 2012, 93(7-8): 597-603.

[8] Christakis I, Vu T, Chuang H H, et al. The diagnostic accuracy of neck ultrasound, 4D-Computed tomography and sestamibi imaging in parathyroid carcinoma[J]. Eur J Radiol, 2017, 95: 82-88.

[9] D'Orsi C J, Sickles E A, Mendelson E B, Morris E A, et al. 2013 ACR BI-RADS Atlas: Breast Imaging Reporting and Data System. 5th ed. Reston, VA: American College of Radiology，2014.

[10] 中华医学会影像技术分会，中华医学会放射学分会 . 乳腺影像检查技术专家共识 [J]. 中华放射学杂志，2016，50（8）：561-565.

[11] 中华医学会放射学会乳腺专业委员会专家组 . 乳腺磁共振检查及诊断规范专家共识 [J]. 肿瘤影像学，2017，26（4）：241-249.

[12] 中国抗癌协会乳腺癌专业委员会 . 中国抗癌协会乳腺癌诊治指南与规范 [J]. 中国癌症杂志，2015，25（9）：692-754.

（金征宇　张竹花　孔令燕）

第十九章　核医学在甲状腺、甲状旁腺中的应用

第一节　放射性核素甲状腺显像

甲状腺显像是临床上最早应用的放射性核素显像，但是随着超声的发展与普及，其应用逐渐减少，然而它将继续在临床诊断中扮演重要的角色，这是因为它不仅用来显示甲状腺的大小、位置、形态，还反映了甲状腺的血流和功能情况，可用于多种甲状腺疾病的诊断与鉴别诊断、分化型甲状腺癌转移灶的寻找、计算甲状腺重量为碘治疗及疗效评估提供依据等。甲状腺显像是诊断甲状腺疾病的常用方法之一。

一、显像原理及显像剂

【显像原理】

正常甲状腺组织具有选择性摄取和浓集碘的功能。将放射性碘引入人体后，有功能的甲状腺组织将其摄取，参与激素的合成。此时在体外用核医学显像装置探测体内射线分布情况，即可获得甲状腺组织的影像，包括甲状腺位置、大小、形态和各部位功能的详细信息。

锝与碘属同族元素，且 $^{99m}TcO_4^-$ 与无机碘离子很类似，也能被甲状腺组织摄取和浓集，但不能进一步发生有机化，不参加甲状腺激素的合成，所以放射性锝也可用于有功能的甲状腺组织显像。

【显像剂】

$^{99m}TcO_4^-$：显像剂量 111 ～ 185 MBq（3 ～ 5mCi）。因为 ^{99m}Tc 具有良好的物理特性（物理半衰期短、射线能量适中、发射单一伽马射线、甲状腺受辐射剂量小等），且使用方便，因此目前临床上多使用 $^{99m}TcO_4^-$ 进行甲状腺显像。

$Na^{131}I$：常规显像剂量按每克甲状腺组织 111 ～ 185kBq（3 ～ 5 μCi），成人剂量为 1.85 ～ 3.7 MBq（50 ～ 100 μCi）；寻找甲状腺癌转移灶时的口服剂量 74 ～ 148 MBq（2 ～ 4 mCi）。甲状腺 ^{131}I 显像清晰，尤其适用在异位甲状腺、胸骨后甲状腺肿和分化好的甲状腺癌的转移灶。

二、显像方法

【显像前准备】

应用 $^{99m}TcO_4^-$ 进行甲状腺静态显像，无须特殊准备。应用 $Na^{131}I$ 进行甲状腺静态显像时，受检者应停用影响甲状腺功能的药物或食物足够长的时间，且检查当日需空腹。检查前需摘除颈部金属饰品。

【显像方法】

1. 甲状腺静态显像平面显像

空腹口服 $Na^{131}I$ 后 24 小时、静脉注射 $^{99m}TcO_4^-$ 20分钟后，进行平面显像。患者取仰卧位，颈部垫高，尽量伸展充分暴露甲状腺，常规采用前位，左前斜位，右前斜位，对于病变范围较大者可以采用抬高位。寻找甲状腺癌转移灶显像时，需进行全身显像。

2. 甲状腺静态显像断层显像

断层图像分辨率较平面显像高，适用于探测甲状腺小结节。对于甲状腺吸附锝能力较差的患者因采集时间长图像质量差不宜作断层显像。

三、适应证

（1）了解甲状腺的形态、大小、位置、功能状况。

（2）甲状腺结节的诊断和鉴别诊断。

（3）异位甲状腺的诊断。

（4）判断颈部肿块与甲状腺的关系。

（5）移植甲状腺的监测和甲状腺手术后残留甲状腺组织及其功能的观察。

（6）甲状腺炎的辅助诊断。

（7）估计甲状腺的重量。

（8）寻找甲状腺癌转移病灶，以助选择治疗方案，评价 $Na^{131}I$ 治疗效果。

四、图像分析

【正常图像】

甲状腺位于颈部正中，胸骨切迹的上方，气管前方。大多数人甲状腺分为左右两叶，两叶大小相似。平面显像成蝶形，两叶中下部可见峡部，有时在峡部或一叶上可见向上方突起的锥叶，正常甲状腺放射性分布中央较高且均匀，边缘轮廓整齐，放射性分布稀疏（图 19-1-1）。

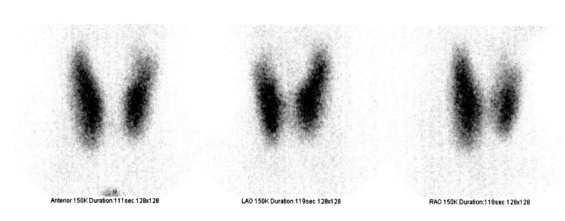

Anterior 150K Duration:111sec 128x128　　LAO 150K Duration:119sec 128x128　　RAO 150K Duration:118sec 128x128

图 19-1-1　甲状腺位置、大小、形态正常，双叶内放射性摄取正常，分布均匀，
未见异常放射性增高区或减低区

【异常图像】

临床上的异常影像主要包括位置、大小、形态、放射性摄取及分布异常。形态异常常表现为甲状腺形态不规则或不完整、边缘不光滑、先天性一叶缺如等。放射性分布异常常见有整个甲状腺呈放射性分布异常浓聚、分布普遍稀疏或不显影和局部分布不均匀等。

五、临床应用

1.甲状腺结节的诊断及鉴别诊断

甲状腺显像中可以见到热、温、凉、冷四类结节。

热结节（hot nodule）：甲状腺显像时，结节部位摄 $Na^{131}I$ 或 $^{99m}TcO_4^-$ 的能力高于周围正常甲状腺组织，呈现局部异常放射性浓聚。热结节绝大多为良性病变，常见于甲状腺腺瘤、功能自主性结节（图 19-1-2）等。

温结节（mild nodule）：临床上所触及的结节部位摄取 $Na^{131}I$ 或 $^{99m}TcO_4^-$ 的能力与周围正常甲状腺组织相似，图像上表现为结节处示踪剂放射性分布与周围的甲状腺组织相近，未见明显异常放射性分布。温结节多见于甲状腺腺瘤、结节性甲状腺肿和慢性淋巴细胞性甲状腺炎的患者；若患者甲状腺上小的"冷结节"表面覆盖有正常的甲状腺组织时也可以呈现温结节的表现。

冷结节（cold nodule）：结节处的甲状腺组织无聚集显像剂的功能，在甲状腺显像上表现为异常放射性缺损区。单发冷结节常见于甲状腺癌、甲状腺囊肿、腺瘤囊性变、出血等，多发冷结节见于多发的恶性肿瘤（图 19-1-3），急性甲状腺炎、亚急性甲状腺炎、局部慢性淋巴细胞性甲状腺炎等。"冷结节"提示结节的甲状腺组织分化不良，生理功能降低。单发性者甲状腺癌的发生率较高。单发冷恶性病变 7.2%～54.5%，多发冷恶性病变 0～18.3%。

"凉结节"（cool nodule）：结节部位摄取 Na^{131}I 或 ^{99m}TcO$_4^-$ 能力降低，显像时表现为结节处放射性分布低于周围正常甲状腺组织但高于本底；常为"冷结节"表面覆盖有正常的甲状腺组织所致。其临床意义与"冷结节"相同，多见于甲状腺癌、甲状腺囊肿以及甲状腺腺瘤伴出血、钙化、囊性变等，也可见于亚急性或慢性淋巴细胞性甲状腺炎等情况。

Anterior 150K Duration:53sec.128x128　　　　LAO 150K Duration:44sec.128x128　　　　RAO 150K Duration:56sec.128x128

图 19-1-2　甲状腺左叶功能自主性"热"结节

甲状腺左叶见较大的类圆形异常放射性浓聚区，其内放射性分布不均匀，见异常放射性减低区，余甲状腺组织及右叶未见明确显影

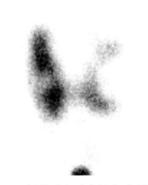

图 19-1-3　甲状腺右叶中部小"冷"结节，
左叶大"冷"结节

病理示甲状腺左、右叶乳头状癌

各类结节并非某种疾病所特有，多种疾病都可以出现功能相似的结节。因此，需要结合临床特点、其他实验室检查、相关影像学检查以及核医学的其他相关检查进行鉴别诊断。

2. 异位甲状腺的诊断

先天性的异位甲状腺为胚胎发育异常形成的迷走甲状腺，常见的甲状腺异位是胸骨后、舌根部（图 19-1-4）、舌骨下及喉前，极少数可位于卵巢。甲状腺显像对于异位甲状腺的诊断和定位极具价值，有功能的异位甲状腺组织，具有摄取 Na^{131}I 的能力，但一般失去正常甲状腺的形态；正常的甲状腺部位则无放射性浓聚。

3. 判断颈部肿块与甲状腺的关系

甲状腺显像可以辅助判断颈部包块与甲状腺的关系，具有高度的特异性。甲状腺影像轮廓完整，形态正常，肿块位于甲状腺之外且无明显放射性聚集者，提示多为甲状腺外肿块；肿块表现为明显的放射性聚集，提示多为甲状腺来源的肿块（图 19-1-5）。

4. 甲状腺炎的辅助诊断

甲状腺静态显像可辅助诊断甲状腺炎。亚急性甲状腺炎可累及整个甲状腺，也可呈一叶或局灶性发病，甲状腺显像可见受累部位呈放射性分布减低。仅累及局部的可见局灶性放射性减低区，也可表现为单发或多发的冷（凉）结节。若累及整个甲状腺时，甲状腺可不显影或略高于周围软组织本底（图 19-1-6）。

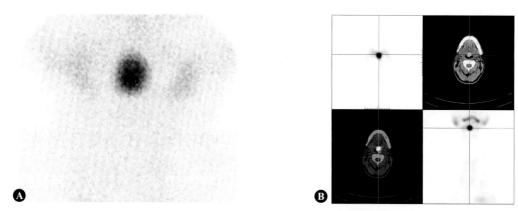

图 19-1-4　A. 甲状腺静态显像平面显像：下颌区域正中见类圆形异常放射性浓聚区；
B. 甲状腺静态显像断层显像：舌根部见放射性摄取异常增高软组织结节

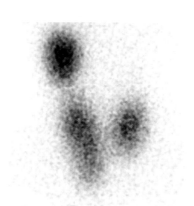

图 19-1-5　女性，40 岁。发现右侧颈部肿物半年，逐渐长大。体检：右侧颈部舌骨水平可及一较大肿物

　　超声：甲状腺左叶小，余未见异常；甲状腺右叶上方一实性肿物。甲状腺显像：甲状腺形态尚完整，左叶小。右侧颈部所及肿物位于甲状腺右叶上方，对锝摄取，考虑为甲状腺组织

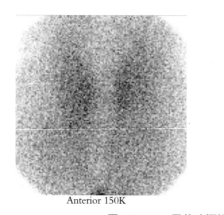

Anterior 150K

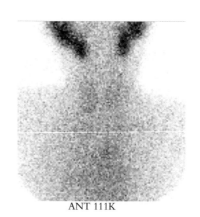

ANT 111K

图 19-1-6　甲状腺摄锝功能极差，轮廓显示不清晰
颈部本底明显增高

5. 寻找甲状腺癌转移病灶，指导选择治疗方案，评价 $Na^{131}I$ 治疗效果

分化较好的甲状腺癌如乳头状腺癌和滤泡性腺癌及其转移灶具有摄取 $Na^{131}I$ 的功能，甲状腺显像表现为转移灶呈异常放射性浓聚区（图19-

1-7～图19-1-9）。因此，应用 $Na^{131}I$ 甲状腺显像能够探查颈部淋巴结转移及远处转移灶，如肺和全身骨骼转移，准确分期，指导临床选择合适的治疗方法。

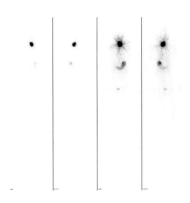

图 19-1-7　甲状腺癌术后，甲状腺显像示颈部残余甲状腺组织，残余部位未见明确转移病灶

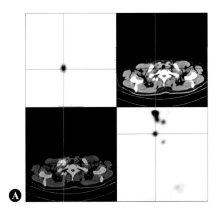

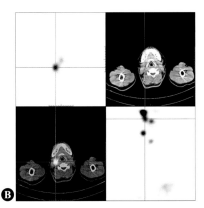

图 19-1-8　甲状腺癌术后颈部、右锁骨上及纵隔淋巴结转移
A. 甲状腺静态显像断层显像：右锁骨上见类圆形放射性异常浓聚软组织小结节；B. 甲状腺静态显像断层显像：右颈部见类圆形放射性异常浓聚软组织小结节

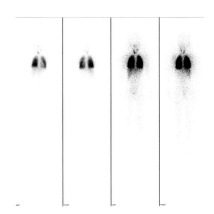

图 19-1-9　女性，9岁，甲状腺乳头状癌术后5年，Tg1000ng/mL
甲状腺显像示颈部残余甲状腺显影，双肺见弥漫性放射性增高区，提示多发肺转移

六、临床评价

甲状腺脏器小，又位于人体比较表浅的位置，体检容易触摸到。临床影像诊断中，常采用超声来鉴别甲状腺内肿块或结节是实性或囊性、了解病灶部位血流。由于超声反映的是组织结构的声像图，不反映病灶部位的功能，它不能区分结节为功能亢进的"热结节"、有功能的"温结节"或无功能的"冷结节"。其次部位较深时超声探查受一定限制，如异位甲状腺，位于舌根部、胸骨后甲状腺癌转移灶的寻找有一定困难。因此临床医生在选择检查项目前必须了解各项检查方法的特点，有利于获得有效的诊断依据。

第二节 放射性核素甲状旁腺显像

甲状旁腺显像（parathyroid imaging）是用放射性核素方法定位诊断甲状旁腺功能亢进（hyperparathyroidism，HPT）。甲状旁腺功能亢进症不论是由增生还是腺瘤或癌引起，主要治疗方法都是手术切除，因此术前准确定位十分重要。核素显像是功能显像，只要是功能亢进的甲状旁腺组织，均可显示。因此，对体积小，异位的甲状旁腺病灶的检出率较其他方法高。

一、显像原理及显像剂

【显像原理】

^{99m}Tc-MIBI 是亲脂性的具有阳离子特征的放射性药物。其在体内的分布与局部的血流灌注成正比，一旦进入细胞，主要位于线粒体内。甲状旁腺腺瘤和其他肿瘤细胞内含有嗜酸细胞，富含大量的线粒体，能够高度的摄取 ^{99m}Tc-MIBI 并长时间滞留，其在线粒体内的浓度是细胞外的浓度的 1000 倍。通常嗜酸细胞含量在 25% 以上的甲状旁腺组织能够滞留 ^{99m}Tc-MIBI，而嗜酸细胞含量低和缺乏的甲状旁腺组织不能滞留 ^{99m}Tc-MIBI。

正常甲状腺组织和甲状旁腺肿瘤组织都摄取 ^{99m}Tc-MIBI。注射 ^{99m}Tc-MIBI 约 3 ~ 5 min，正常甲状腺组织对其的摄取达到高峰，约 60 min 半数被快速清除。但功能亢进的甲状旁腺肿瘤组织对 ^{99m}Tc-MIBI 的摄取明显高于正常甲状腺组织，而洗脱速度明显慢于周围的甲状腺组织，在注射后 2 h 其放射性活性依然保持稳定。因而，采用延迟显像并与早期影像进行比较能够诊断功能亢进的甲状旁腺病灶。

【显像剂】

^{99m}Tc-MIBI：370MBq（10mCi）

二、显像方法

【显像前准备】

显像前无须特殊准备。

【显像方法】

1. 甲状旁腺显像平面显像

^{99m}Tc-MIBI 双时相法：静脉注射 ^{99m}Tc-MIBI 后，于 15 ~ 30 min 和 2 ~ 3 h 分别在甲状腺部位采集早期和延迟显像。当怀疑异位甲状旁腺时，应加做胸部抬高位，即包括颈部和上胸部，必要时行断层显像；怀疑棕色瘤时，应行全身显像。早期影像主要反映甲状腺组织，2 ~ 3 h 的延迟影像可反映功能亢进的甲状旁腺组织。

2. 甲状旁腺断层显像

断层图像分辨率较平面显像高，适用于探测小病灶，定位异位甲状旁腺组织。

三、适应证

1. 甲状旁腺机能亢进（如增生、腺瘤）等的诊断与术前定位。

2. 异位甲状旁腺的诊断。

四、图像分析

【正常图像】

早期相：甲状腺显影清晰，放射性分布均匀，甲状腺区域无异常放射性增高或浓聚区；未见甲状旁腺显影（图19-2-1A）。

延迟相：甲状腺影像基本消退，颈部区域未见异常放射性增高或浓聚区（图19-2-1B）。

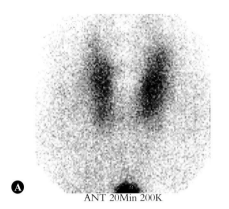 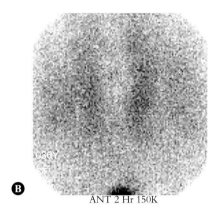

A   B
ANT 20Min 200K   ANT 2 Hr 150K

图 19-2-1　甲状旁腺显像正常图像
A.甲状旁腺显像早期相：甲状腺显影清晰，放射性分布均匀，甲状腺区域无异常放射性增高或浓聚区；
B.甲状旁腺显像延迟相：甲状腺影像基本消退，颈部区域未见异常放射性增高或浓聚区

【异常图像】

1.早期相示甲状腺显影清晰，甲状腺区域可见单个或多个异常放射性浓聚区；延迟相示甲状腺影像基本消退，而甲状腺区域放射性浓聚区消退不明显，是典型的功能亢进的甲状旁腺组织显影的图像。

2.早期相示甲状腺显影清晰，放射性分布均匀，延迟相示甲状腺影像基本消退，甲状腺区域始终未见放射性浓聚区；早期相及延迟相示甲状腺以外的颈部区域或纵隔区始终可见单个或多个异常放射性浓聚区，是典型的功能亢进的异位甲状旁腺组织显影的图像。

五、临床应用

甲状旁腺显像是反映功能性甲状旁腺病变的功能性显像，应用于原发性甲旁亢的诊断和功能性甲状旁腺病变组织的定位，是这类疾病的初查方法，一般联合颈部超声共同诊断。对于甲旁亢术后和复发，甲状旁腺显像同样有重要的临床价值。凡是引起甲状旁腺功能亢进的病变，都能异常摄取 ^{99m}Tc-MIBI 而显影，可见于甲状旁腺腺瘤（图19-2-2，图19-2-3）、甲状旁腺增生（图19-2-4）、甲状旁腺癌（图19-2-5）或者甲状旁腺囊肿等疾病。当甲状旁腺功能亢进症发生棕色瘤时，^{99m}Tc-MIBI 显像能够诊断和定位棕色瘤，图像表现全身骨分布区域可见单发或多发的异常放射性增高区（图19-2-6）。

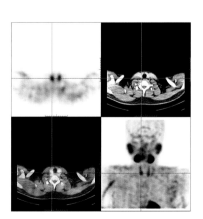

图 19-2-2　甲状旁腺显像断层显像示右侧甲状腺下极背侧见放射性摄取异常增高软组织小结节；
病理：甲状旁腺腺瘤

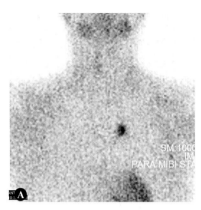
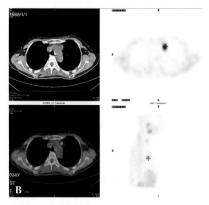

图 19-2-3　异位甲状旁腺

A.甲状旁腺显像延迟相：中纵隔区域见类圆形异常放射性浓聚区；B.甲状旁腺显像断层显像：主动脉弓旁放射性摄取异常增高软组织结节，考虑为异位甲状旁腺组织；病理：（纵隔）甲状旁腺腺瘤

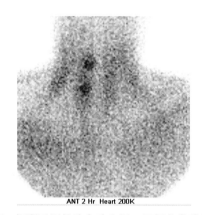

图 19-2-4　甲状旁腺显像延迟相：相当于甲状腺右叶上极、下极多发放射性浓聚区，考虑为多发甲状旁腺组织；病理：甲状旁腺增生

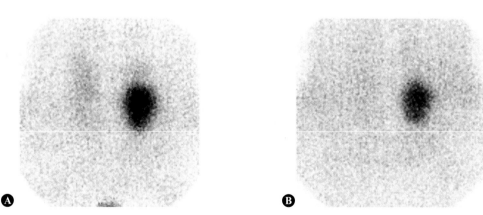

图 19-2-5　甲状旁腺腺癌

A.甲状旁腺显像早期相：甲状腺隐约显影，相当于甲状腺左叶下极水平可见一类圆形异常放射性浓聚区；B.甲状旁腺显像延迟相：甲状腺影已消退，左叶下极水平放射性增高区未见消退；病理：（左）甲状旁腺腺癌

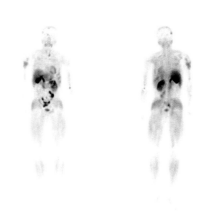

图 19-2-6 甲状旁腺全身显像
相当于甲状腺左叶下方可见类圆形放射性浓聚区，考虑为功能亢进的甲状旁腺组织；头部、左侧前肋
及后肋、右侧后肋、右侧肱骨中上段可见多发放射性增高区，考虑为"棕色瘤"

六、临床评价

超声诊断对体积虽小但部位较表浅的甲状旁腺肿瘤非常适合，但甲状旁腺位于颈部位置变异较多，超声不易发现，尤其对气管后腺体及纵隔内腺体探测能力差。CT 可以发现位于颈部和纵隔的病变，但阳性率不高，且无法定性。异位甲状旁腺腺瘤定位困难，是导致手术探查失败的常见原因。^{99m}Tc-MIBI 双时相显像属功能显像方法，只有功能亢进的甲状旁腺组织才会显像，结果相对客观。对于异位甲状旁腺的定位诊断，包括纵隔内异位，术后复发及异位甲状旁腺需再次手术者，^{99m}Tc-MIBI 双时相显像较为灵敏，比超声和 CT 具有更为明显的优势，有重要的临床价值。

（景红丽）